全国中医药行业高等教育"十四五"规划教材

全国高等中医药院校规划教材（第十一版）

中医养生学

（新世纪第四版）

（供中医学、针灸推拿学、中西医临床医学、护理学等专业用）

主　编　马烈光　章德林

U0364461

中国中医药出版社

·北　京·

图书在版编目（CIP）数据

中医养生学 / 马烈光，章德林主编 . —4 版 . —北京：
中国中医药出版社，2021.6（2024.8重印）
全国中医药行业高等教育"十四五"规划教材
ISBN 978-7-5132-6804-2

Ⅰ . ①中… Ⅱ . ①马… ②章… Ⅲ . ①养生（中医）—
中医学院—教材 Ⅳ . ① R212

中国版本图书馆 CIP 数据核字（2021）第 052710 号

融合出版数字化资源服务说明

全国中医药行业高等教育"十四五"规划教材为融合教材，各教材相关数字化资源（电子教材、PPT 课件、
视频、复习思考题等）在全国中医药行业教育云平台"医开讲"发布。

资源访问说明

扫描右方二维码下载"医开讲 APP"或到"医开讲网站"（网址：www.e-lesson.cn）注
册登录，输入封底"序列号"进行账号绑定后即可访问相关数字化资源（注意：序列号
只可绑定一个账号，为避免不必要的损失，请您刮开序列号立即进行账号绑定激活）。

资源下载说明

本书有配套 PPT 课件，供教师下载使用，请到"医开讲网站"（网址：www.e-lesson.cn）认证教师身份后，
搜索书名进入具体图书页面实现下载。

中国中医药出版社出版
北京经济技术开发区科创十三街 31 号院二区 8 号楼
邮政编码 100176
传真 010-64405721
万卷书坊印刷（天津）有限公司印刷
各地新华书店经销

开本 889×1194 1/16 印张 19.75 字数 526 千字
2021 年 6 月第 4 版 2024 年 8 月第 6 次印刷
书号 ISBN 978-7-5132-6804-2

定价 75.00 元
网址 www.cptcm.com

服 务 热 线 010-64405510 微信服务号 zgzyycbs
购 书 热 线 010-89535836 微商城网址 https://kdt.im/LIdUGr
维 权 打 假 010-64405753 天猫旗舰店网址 https://zgzyycbs.tmall.com

如有印装质量问题请与本社出版部联系（010-64405510）

全国中医药行业高等教育"十四五"规划教材
全国高等中医药院校规划教材（第十一版）

《中医养生学》
编 委 会

主 编
马烈光（成都中医药大学）　　　　　章德林（江西中医药大学）

副主编
陈涤平（南京中医药大学）　　　　　刘铜华（北京中医药大学）
樊　旭（辽宁中医药大学）　　　　　林　辰（广西中医药大学）
谢毅强（海南医学院）　　　　　　　孙贵香（湖南中医药大学）
王自润（山西大同大学）

编　委（以姓氏笔画为序）
于笑艳（内蒙古医科大学）　　　　　王　彭（天津中医药大学）
王河宝（江西中医药大学）　　　　　刘　峰（北京联合大学）
江　玉（西南医科大学）　　　　　　杨　涛（河南中医药大学）
吴夏秋（浙江中医药大学）　　　　　张　弛（成都中医药大学）
陈　飞（黑龙江中医药大学）　　　　陈玉鹏（福建中医药大学）
陈燕清（山西中医药大学）　　　　　周　青（云南中医药大学）
殷振海（宁夏医科大学）　　　　　　谈　博（广州中医药大学）
梅拉·哈万（新疆医科大学）　　　　曹　峰（贵州中医药大学）
梁丽娜（大连医科大学）　　　　　　蔡　骏（上海中医药大学）
阚俊明（长春中医药大学）　　　　　熊常初（湖北中医药大学）

学术秘书
张　伟（成都中医药大学）　　　　　王河宝（江西中医药大学）

全国中医药行业高等教育"十四五"规划教材
全国高等中医药院校规划教材（第十一版）

专家指导委员会

名誉主任委员

余艳红（国家卫生健康委员会党组成员，国家中医药管理局党组书记、局长）

王永炎（中国中医科学院名誉院长、中国工程院院士）

陈可冀（中国中医科学院研究员、中国科学院院士、国医大师）

主任委员

张伯礼（天津中医药大学教授、中国工程院院士、国医大师）

秦怀金（国家中医药管理局副局长、党组成员）

副主任委员

王　琦（北京中医药大学教授、中国工程院院士、国医大师）

黄璐琦（中国中医科学院院长、中国工程院院士）

严世芸（上海中医药大学教授、国医大师）

高　斌（教育部高等教育司副司长）

陆建伟（国家中医药管理局人事教育司司长）

委　员（以姓氏笔画为序）

丁中涛（云南中医药大学校长）

王　伟（广州中医药大学校长）

王东生（中南大学中西医结合研究所所长）

王维民（北京大学医学部副主任、教育部临床医学专业认证工作委员会主任委员）

王耀献（河南中医药大学校长）

牛　阳（宁夏医科大学党委副书记）

方祝元（江苏省中医院党委书记）

石学敏（天津中医药大学教授、中国工程院院士）

田金洲（北京中医药大学教授、中国工程院院士）

仝小林（中国中医科学院研究员、中国科学院院士）

宁　光（上海交通大学医学院附属瑞金医院院长、中国工程院院士）

匡海学（黑龙江中医药大学教授、教育部高等学校中药学类专业教学指导委员会主任委员）

吕志平（南方医科大学教授、全国名中医）

吕晓东（辽宁中医药大学党委书记）

朱卫丰（江西中医药大学校长）

朱兆云（云南中医药大学教授、中国工程院院士）

刘　良（广州中医药大学教授、中国工程院院士）

刘松林（湖北中医药大学校长）

刘叔文（南方医科大学副校长）

刘清泉（首都医科大学附属北京中医医院院长）

李可建（山东中医药大学校长）

李灿东（福建中医药大学校长）

杨　柱（贵州中医药大学党委书记）

杨晓航（陕西中医药大学校长）

肖　伟（南京中医药大学教授、中国工程院院士）

吴以岭（河北中医药大学名誉校长、中国工程院院士）

余曙光（成都中医药大学校长）

谷晓红（北京中医药大学教授、教育部高等学校中医学类专业教学指导委员会主任委员）

冷向阳（长春中医药大学校长）

张忠德（广东省中医院院长）

陆付耳（华中科技大学同济医学院教授）

阿吉艾克拜尔·艾萨（新疆医科大学校长）

陈　忠（浙江中医药大学校长）

陈凯先（中国科学院上海药物研究所研究员、中国科学院院士）

陈香美（解放军总医院教授、中国工程院院士）

易刚强（湖南中医药大学校长）

季　光（上海中医药大学校长）

周建军（重庆中医药学院院长）

赵继荣（甘肃中医药大学校长）

郝慧琴（山西中医药大学党委书记）

胡　刚（江苏省政协副主席、南京中医药大学教授）

侯卫伟（中国中医药出版社有限公司董事长）

姚　春（广西中医药大学校长）

徐安龙（北京中医药大学校长、教育部高等学校中西医结合类专业教学指导委员会主任委员）

高秀梅（天津中医药大学校长）

高维娟（河北中医药大学校长）

郭宏伟（黑龙江中医药大学校长）

唐志书（中国中医科学院副院长、研究生院院长）

彭代银（安徽中医药大学校长）

董竞成（复旦大学中西医结合研究院院长）

韩晶岩（北京大学医学部基础医学院中西医结合教研室主任）

程海波（南京中医药大学校长）

鲁海文（内蒙古医科大学副校长）

翟理祥（广东药科大学校长）

秘书长（兼）

陆建伟（国家中医药管理局人事教育司司长）

侯卫伟（中国中医药出版社有限公司董事长）

办公室主任

周景玉（国家中医药管理局人事教育司副司长）

李秀明（中国中医药出版社有限公司总编辑）

办公室成员

陈令轩（国家中医药管理局人事教育司综合协调处处长）

李占永（中国中医药出版社有限公司副总编辑）

张峘宇（中国中医药出版社有限公司副总经理）

芮立新（中国中医药出版社有限公司副总编辑）

沈承玲（中国中医药出版社有限公司教材中心主任）

编审专家组

全国中医药行业高等教育"十四五"规划教材
全国高等中医药院校规划教材（第十一版）

组　长

余艳红（国家卫生健康委员会党组成员，国家中医药管理局党组书记、局长）

副组长

张伯礼（天津中医药大学教授、中国工程院院士、国医大师）

秦怀金（国家中医药管理局副局长、党组成员）

组　员

陆建伟（国家中医药管理局人事教育司司长）

严世芸（上海中医药大学教授、国医大师）

吴勉华（南京中医药大学教授）

匡海学（黑龙江中医药大学教授）

刘红宁（江西中医药大学教授）

翟双庆（北京中医药大学教授）

胡鸿毅（上海中医药大学教授）

余曙光（成都中医药大学教授）

周桂桐（天津中医药大学教授）

石　岩（辽宁中医药大学教授）

黄必胜（湖北中医药大学教授）

前　言

为全面贯彻《中共中央 国务院关于促进中医药传承创新发展的意见》和全国中医药大会精神，落实《国务院办公厅关于加快医学教育创新发展的指导意见》《教育部 国家卫生健康委 国家中医药管理局关于深化医教协同进一步推动中医药教育改革与高质量发展的实施意见》，紧密对接新医科建设对中医药教育改革的新要求和中医药传承创新发展对人才培养的新需求，国家中医药管理局教材办公室（以下简称"教材办"）、中国中医药出版社在国家中医药管理局领导下，在教育部高等学校中医学类、中药学类、中西医结合类专业教学指导委员会及全国中医药行业高等教育规划教材专家指导委员会指导下，对全国中医药行业高等教育"十三五"规划教材进行综合评价，研究制定《全国中医药行业高等教育"十四五"规划教材建设方案》，并全面组织实施。鉴于全国中医药行业主管部门主持编写的全国高等中医药院校规划教材目前已出版十版，为体现其系统性和传承性，本套教材称为第十一版。

本套教材建设，坚持问题导向、目标导向、需求导向，结合"十三五"规划教材综合评价中发现的问题和收集的意见建议，对教材建设知识体系、结构安排等进行系统整体优化，进一步加强顶层设计和组织管理，坚持立德树人根本任务，力求构建适应中医药教育教学改革需求的教材体系，更好地服务院校人才培养和学科专业建设，促进中医药教育创新发展。

本套教材建设过程中，教材办聘请中医学、中药学、针灸推拿学三个专业的权威专家组成编审专家组，参与主编确定，提出指导意见，审查编写质量。特别是对核心示范教材建设加强了组织管理，成立了专门评价专家组，全程指导教材建设，确保教材质量。

本套教材具有以下特点：

1.坚持立德树人，融入课程思政内容

将党的二十大精神进教材，把立德树人贯穿教材建设全过程、各方面，体现课程思政建设新要求，发挥中医药文化育人优势，促进中医药人文教育与专业教育有机融合，指导学生树立正确世界观、人生观、价值观，帮助学生立大志、明大德、成大才、担大任，坚定信念信心，努力成为堪当民族复兴重任的时代新人。

2.优化知识结构，强化中医思维培养

在"十三五"规划教材知识架构基础上，进一步整合优化学科知识结构体系，减少不同学科教材间相同知识内容交叉重复，增强教材知识结构的系统性、完整性。强化中医思维培养，突出中医思维在教材编写中的主导作用，注重中医经典内容编写，在《内经》《伤寒论》等经典课程中更加突出重点，同时更加强化经典与临床的融合，增强中医经典的临床运用，帮助学生筑牢中医经典基础，逐步形成中医思维。

3.突出"三基五性"，注重内容严谨准确

坚持"以本为本"，更加突出教材的"三基五性"，即基本知识、基本理论、基本技能，思想性、科学性、先进性、启发性、适用性。注重名词术语统一，概念准确，表述科学严谨，知识点结合完备，内容精炼完整。教材编写综合考虑学科的分化、交叉，既充分体现不同学科自身特点，又注意各学科之间的有机衔接；注重理论与临床实践结合，与医师规范化培训、医师资格考试接轨。

4.强化精品意识，建设行业示范教材

遴选行业权威专家，吸纳一线优秀教师，组建经验丰富、专业精湛、治学严谨、作风扎实的高水平编写团队，将精品意识和质量意识贯穿教材建设始终，严格编审把关，确保教材编写质量。特别是对32门核心示范教材建设，更加强调知识体系架构建设，紧密结合国家精品课程、一流学科、一流专业建设，提高编写标准和要求，着力推出一批高质量的核心示范教材。

5.加强数字化建设，丰富拓展教材内容

为适应新型出版业态，充分借助现代信息技术，在纸质教材基础上，强化数字化教材开发建设，对全国中医药行业教育云平台"医开讲"进行了升级改造，融入了更多更实用的数字化教学素材，如精品视频、复习思考题、AR/VR 等，对纸质教材内容进行拓展和延伸，更好地服务教师线上教学和学生线下自主学习，满足中医药教育教学需要。

本套教材的建设，凝聚了全国中医药行业高等教育工作者的集体智慧，体现了中医药行业齐心协力、求真务实、精益求精的工作作风，谨此向有关单位和个人致以衷心的感谢！

尽管所有组织者与编写者竭尽心智，精益求精，本套教材仍有进一步提升空间，敬请广大师生提出宝贵意见和建议，以便不断修订完善。

国家中医药管理局教材办公室
中国中医药出版社有限公司
2023 年 6 月

编写说明

　　全国中医药行业高等教育"十四五"规划教材《中医养生学》是在国家中医药管理局统一规划和指导下，为适应我国中医药高等教育行业发展的需要，全面推进素质教育，培养21世纪高素质人才而编写出版的。

　　本教材是在一上版规划教材的基础上修订而成。全书分绪论和上篇基础篇、中篇方法篇、下篇应用篇。绪论讲述中医养生学的基本概念、基本特征及学习要求等；上篇基础篇讲述中医养生学的发展简史、理论基础及基本原则等；中篇方法篇讲述常用的中医养生方法，内容涉及情志、社交、饮食、起居、针灸推拿、药物等方面；下篇应用篇作为养生的应用指导，包含应用方法、审因施养、病中调养、科普传播等内容。

　　本教材的绪论、第二章理论基础由马烈光编写；第一章发展简史由张弛编写；第三章基本原则由陈涤平、林辰、曹峰、熊常初编写；第四章精神养生由章德林编写；第五章社交养生由周青编写；第六章饮食养生由谈博编写；第七章起居养生由刘铜华编写；第八章房事养生由陈燕清编写；第九章雅趣养生由王河宝、吴夏秋编写；第十章沐浴养生由江玉编写；第十一章导引养生由刘峰编写；第十二章针灸推拿养生由樊旭、殷振海编写；第十三章药物养生由王彭、阚俊明编写；第十四章应用方法由蔡骏、陈飞编写；第十五章审因施养由孙贵香、陈玉鹏编写；第十六章病中调养由谢毅强、于笑艳、梁丽娜、杨涛、梅拉·哈万编写；第十七章科普传播由王自润编写。在此期间，副主编陈涤平、刘铜华、樊旭、林辰、谢毅强、孙贵香、王自润对各自负责的稿件进行了统审。最后，主编马烈光、章德林在学术秘书张伟、王河宝的协助下统审确定了全稿。另外，在教材编写过程中，传鹏、秦源博士做了不少工作，在此表示感谢！本教材融入了课程思政教学内容，同时附有融合出版数字化资源。

　　编写《中医养生学》教材，是一项重大而艰巨的任务。受命以来，编委会全体同仁焚膏继晷、殚精竭虑，稿凡屡易，方克成是书。虽然如此，但限于我们的知识水平和认识能力，疏漏与讹误或存，诚冀师生同道及广大读者提出宝贵意见，以便进一步修订提高。

《中医养生学》编委会

2021 年 5 月

目　录

绪 论

　　健康长寿是人类最宝贵的财富和人生最大的幸福，是人类自古以来热烈追求和为之奋斗的一项基本目标，是国家繁荣昌盛和社会文明进步的重要标志。"君王众庶，尽欲全形"，在中华民族漫长的历史中，各族各界人民，上至帝王将相，下至贩夫走卒，无不热烈追求健康长寿，努力探索养生，更将其与中医学结合，受中医理论指导，发展形成了内涵丰富、方法多样、特色鲜明的中医养生学体系。可以说，中医养生学具有悠久的历史、独特的理论知识、丰富多彩的方法、卓有成效的实践经验、鲜明的东方色彩和浓郁的民族风格，是中华民族的一大创造，是我国传统文化中的瑰宝，也是中医学宝库中的一颗璀璨明珠。近年来，顺应"健康中国"战略的实施和全球健康形势的发展，医疗卫生工作重心已然前移，预防、治未病受到了极大关注，中医养生学的价值愈加凸显，已成为一门充满生机与活力的中医分支学科，必将为满足人民日益增长的美好生活需要和人类健康长寿事业作出新的贡献。

一、养生

　　养生，是我国千古盛行的、特有的文化和社会现象，是中华民族为世界医学和人类健康长寿贡献的一大创造性成果。古往今来，"人之情，莫不恶死而乐生"，养生之风，由此盛行于中华大地。数千年的发展历程中，养生始终维护着中华民族的繁衍昌盛，在生命健康领域取得了卓越成效，更将热爱生命、追求健康长寿的意识深深地烙印在中华文化和民族血脉之中。在这种文化传统和民族意识的影响下，受中医学的指导，养生的理论和方法得到了不断充实和蓬勃发展，形成了内容丰富、体系完善的健康长寿维护系统。

（一）内涵

　　养生，又称摄生、道生、卫生、保生等。养生之"养"，含有保养、修养、培养、调养、补养、护养等意；"生"，即指生命。概言之，养生就是保养人的生命。具体而言，养生是人类为了自身良好的生存与发展，有意识地根据人体生长衰老不可逆的量、质变化规律，以及自然、社会运行法则，创造和利用一切有利于健康长寿的理论和方法，所进行的涵盖物质和精神，贯穿全生命周期的身心养护活动。

　　中华民族的却病延年之术，别称较多，而以"养生"谓之，则可追溯至《管子》，其中之《幼官》《白心》《立政九败解》三篇皆有"养生"用词。从学术内涵来看，养生主要源起于道家，《道德经》中称之为"摄生"，其后的《庄子》等道家典籍中，方以"养生"作称。中医学历史上，被誉为"医家之宗，奉生之始"的《黄帝内经》中，即多次出现"养生"，如"以此养生则寿……以此养生则殃"（《素问·灵兰秘典论》）、"智者之养生也"（《灵枢·本神》）等。

养生不限于医学领域，在我国悠久的历史中，各个阶层和领域的人均热烈追求养生，并根据自身的知识结构，发展出了各自的养生特色，甚至形成了不同的养生流派。其中，以中医理论为指导的中医养生最具生命力，广泛流传至今，并不断地丰富和发展，形成了独特的学术体系。因此，中医养生，即在中医理论的指导下，根据生命发展规律和自然、社会运行法则，以中医特色方法为主，所进行的维护健康长寿的身心养护活动。

（二）外延

养生的外延非常宽泛，可以说，凡与生命和健康长寿相关的领域、理论、方法等，均可纳入养生范畴，其中，符合中医学认知规律的内容，则为中医养生的外延。

养生在其发展过程中，海纳中华文化中的健康长寿知识，形成了各具特色的流派，发展出了丰富多彩的理论和方法，这些都扩大了养生的外延。大体而言，从流派角度出发，养生可分为道家养生、儒家养生、佛家养生、医家养生（中医养生）等，民间养生探索虽不成派，但内容丰富，可整体视为一类；从理论角度出发，凡与健康长寿相关的理论均可用于养生；从方法技术角度出发，其外延涵盖精神养生、起居养生、功法养生、饮食养生、药物养生、针灸推拿养生等。这些内容中，受中医学理论指导，或符合中医学认知的部分即属于中医养生范畴。养生还与一些领域有密切的交叉关系，存在名词混用的现象，如道家、保健、亚健康等。

养生与道家：一般认为，养生来源于道家。诸子百家中，道家崇尚"天人相通"的"法自然"之道，重视生命健康，热烈追求长寿，在养生方面积累了非常丰富的经验，因此，即使在中医养生体系中，道家内容也渗透甚多，道家中人多为养生家。但是，道家所追求的终极目标不仅仅是健康长寿，更是长生，相比养生追求而言，偏于虚幻。道家理论作为道家养生的基础理论，相对于中医理论而言，具有朴素性和先天局限性，缺乏经过大量实践检验的医学根基的支撑，且在追求目标的驱动下，并未以养生为主形成体系。道教出现后，其养生理论和行为逐渐宗教化、神仙化、神秘化。但总的看来，如果将宗教、迷信、玄虚的部分剥除，道家几乎可视为一门朴素的养生专派，对其他各类养生流派的影响均十分深远。可以说，道家养生和中医养生，是中华文化特有的、专注于研究健康长寿的并蒂之花。

养生与保健：从古至今，维护和提升健康水平的学术虽有"摄生、道生、卫生"等不同称谓，但现今均统于"养生"之中。而"保健"一词，清代以前医籍中未见，清代始用，历时很短，中医特色也不明显。当前，"保健"一词因其字面意思容易理解，故在非中医专业领域，尤其在科普读物中应用较多。对比而言，中国传统文化孕育出的养生学术，其着眼点在"生"，即生命；保健一词，落脚点在"健"，即健康。衡量生命延续的状态是否良好，要从"质"与"量"两方面考察，生命的"质"即健康，生命的"量"则是寿命。因此，养生重"生"，实际包含了保健和延寿两方面内容，涵盖范围更加广泛。如果单从维护健康的内容来比较，由于养生与保健所属的医学体系不同，因此，决定了二者在健康思维、核心思想、保健方法等方面均有所不同。但二者毕竟同属于保持健康、维护生命的学术体系，故相互之间一直在借鉴融合，共同发展。

养生与亚健康：从范畴来看，养生历史源远流长，伴随着医学的产生而出现，是中医学乃至中华文化中的固有学科。亚健康是随着医学模式的转变而新兴的研究方向和对健康–疾病中间状态的新认知，与西医学所称的慢性疲劳综合征有一定相似性。近年来，在借鉴现代观念和科技的中医开放理念驱动下，有中医学者从中医角度研究亚健康，且取得了一些成果，逐渐出现了中医亚健康学。从研究对象来看，养生研究整个生命过程的规律及如何提高生命质量、却病延年的理论及方法，而亚健康着眼于"亚健康状态"，研究如何治疗、改善亚健康状态，使人恢复无病健康态。因此，亚健康研究对象较养生为窄。从方法技术来看，养生涉及的方法并不局限于医学领域，社会、精神、运动等各种方法，只要有利于健康，均可纳入养生的方法体系；而亚健康主要采取中西医结合的干预、治疗手段，有时会涉及危险因素的防控，因此，养生所采用的方法要比亚健康学更为丰富。

（三）目的和意义

目的决定了过程和手段，了解养生目的，有助于更好地理解和掌握相关概念。养生从古至今对维护健康长寿作出了巨大贡献，尤其在当前时代和医学发展背景下，更具有重要的现实意义。因此，了解养生的意义，能坚定学习信念，提高、开阔思维和眼界。

1. 养生目的　养生立足于生命，其根本目的就是保持健康、却病延年。"人命至重，有贵千金"，是我国唐代著名医学家、养生学家孙思邈的名言，维护生命正是养生的落脚点和着眼点。中医养生对延年益寿这一目标的认识，不是无止境的"长生久视"，而是努力追求和贴近人的"天年"寿限，以健康地达到寿命上限为目的。为达到这一目的，要依靠三方面的有机结合，一是依靠社会，努力创造和维持良好的生存环境；二是依靠医学，发挥健康咨询、养生指导和防治疾病的作用；三是依靠每一社会成员，发挥个人主观能动性，做好自我养生和帮助他人养生。

具体而言，养生的目标：孕前、孕中即应做好养生，为新生命奠定健康基础；出生后，常人应以健康为目的，通过各种养生方法强身健体，维持和提升健康状态，称之为"无病养生"；当形体稍有不适、精神微有失衡，出现疾病征兆，处于病前状态时，应积极地选择有针对性的养生调摄方法，以防止临床疾病的发生，及时恢复身心健康状态，称之为"未病先防"；临床疾病发生后，养生的目的在于辅助临床治疗，减少疾病的传变和复杂化，提高治疗效果，缩短疗程，从而降低疾病对生命造成的影响，称之为"已病防传"或"既病防变"；若所患疾病属暂不可治愈的，如糖尿病、高血压、慢性阻塞性肺疾病等，以延缓疾病发展、提高生存质量为目的，应临床治疗与日常养生相结合，控制疾病的进程，提高生活质量，称之为"带病延年"；在疾病康复过程中，施行养生的目的在于防止疾病的复发，加快康复速度，称之为"瘥后防复"。

2. 养生意义　养生的意义重大，不可忽视。小而言之，个人要想身心健康、益寿延年，就必须养生；大而言之，人类要想与环境协调适应、持续稳定地发展进步而不至消亡，也必须养生。总结起来，养生的意义大致有四点。

（1）**康寿意义**　从古至今，笃行养生者，其寿命大多较长。反之，能得长寿者，亦多精于养生，或其所行与养生暗合。尤其在中医学界，名医由于善于养生，多能得高寿。如国医大师邓铁涛有一整套适合自己的养生方法，且坚持几十年不辍，故能于百岁高龄时，仍精神矍铄，目光清亮，思维敏捷，四肢灵便，成为当代中医界的养生楷模。可见，养生能提升健康水平，减少疾病的发生，对健康的维持和长寿的获得具有重要的意义。

（2）**社会意义**　社会和谐持续健康地发展，必须以人为本，人民的健康和高素质是社会向前发展的前提和基础，因此我国积极实施"健康中国"发展战略、推进健康中国行动。而养生可以促进大众健康、提高全民健康素养，有助于缓解生活高压力和人口老龄化带来的社会影响。

（3）**医学发展意义**　中医养生的发展，符合当前医疗卫生服务重心前移的要求，是医学未来发展方向的重要借鉴。随着社会的发展，人们越来越关注自身的健康，认识到与其病后治疗不如平时养生防病。同时，人们也认识到，将卫生工作的重点移至临床治疗前，可以有效降低医疗卫生支出，节省医疗资源，且能收到更好的防治效果。因此，近年来医疗卫生服务重心不断前移。这与中医养生"正气为本""治未病"的基本原则不谋而合。养生的良好效果和对健康长寿的超前认识已引起医学界的关注，对健康领域相关医学的发展产生了重要影响。

（4）中医教育意义 首先，学习养生可以加深中医学子的文化修养。养生是中国传统健康文化的集大成者，其所关注的健康与长寿，也是学生们学习兴趣所在，因而养生是中医药高等院校讲授传统文化最佳载体。其次，学习养生能提升中医学生的健康形象。我国大众对中医从业者的形象认识往往是和蔼可亲、健康高寿，而作为中医人，也应当认识到，医生不仅是"疾病杀手"，更应该做"健康代言人"和患者的健康楷模，这也是古今中医大家的谆谆教诲。中医学高等教育，乃至整个医学教育，除使学生一入学便接受并牢记"人命至重，有贵千金"的思想外，更应教导其在行动上踏踏实实从自身做起，关注和树立自身的健康行为习惯。因此，在中医高校内，以多种方式进行养生教育，开展养生活动，对中医学子完善知识结构、提升实践能力、拓宽未来发展十分重要。

二、中医养生学

中医养生学以中国古代的天、地、生、文、史、哲为深厚底蕴，以中医理论为坚实基础，集各地各族人民养生智慧为一体，融会道、儒、释及历代养生家、医学家的养生体验和研究成果，形成了博大精深的学科体系。自《黄帝内经》以降，历代中医学者均将养生置于中医医疗体系中的重要位置，并有许多专篇专著讨论之，然而中医养生学科一直未能建立。直至近现代，随着社会经济的发展和健康形势的变化，中医养生学才真正成为中医学的一门独立分支学科，并在时代潮流的推动下，呈现出巨大的活力和发展前景。

（一）内涵

中医养生学是在中医理论指导下，根据人体生命活动变化规律，研究调摄身心、养护生命、却病延年理论和方法的中医分支学科。

中医养生学凝聚了前人的养生智慧和经验结晶，创建中医学理论体系的《黄帝内经》的问世，在中医养生学发展历史上具有里程碑意义。《黄帝内经》广泛吸取和总结了秦汉以前的养生成就，对养生学的形成和发展起到了承前启后的作用，更奠定了中医养生学的理论基础。《黄帝内经》以来，历代都有养生专著专篇，经过长期的经验积累、理论升华和实践验证，中医养生学逐渐成为一门富有鲜明特色的中医分支学科，形成了稳定的学科体系，具有独立而深厚的学术理论，以及独特、丰富并卓有成效的实用方法。

（二）外延

中医养生学是一个开放的学科体系，涉及天文气象、哲学宗教、人文社会、心理行为、预防保健等诸多领域，其中的许多内容已成为当今多学科研究的热点。中医养生学以中医理论为基础，包含了生命观、寿夭观、健康观、和谐观、权衡观等基本观念；确立了预防为主、扶正祛邪、形神合一、审养、五脏为本、杂合以养等基本原则。在其指导下，中医养生学所采用的养生手段和方法丰富多彩，不胜枚举。这些养生方法充分利用自然和社会环境中诸多有利于健康的因素，全面调动人体自身的调节能力，使人与环境和谐一体，而且简便易行，卓有成效。

在中医养生学的概念中，部分内容与中医学的其他概念和分支学科易发生混淆，如中医治未病和中医康复学，需加以辨别。

中医养生与中医治未病：中医养生和中医治未病都隶属于中医，皆运用了中医药相关的方法技术和干预措施，都以维护人类生命，预防疾病的发生、发展和复发为目的。从源头而言，治未病可谓中医的最高战略，也是中医养生所要取得的目标之一，近年来随着治未病研究和临床实践的不断丰富，其已成为中医养生在临床的实现方式，对中医养生体系的完善和学科的发展发挥了重要的推动作用。但两者也有一定的区别：一是两者的目的有所不同，中医养生的根本目的是却病延寿，具体而言，根据不同人群，细分为提高生活质量和健康水平，预防疾病的发生，控制疾病的传变，加速康复，益寿延年等；中医治未病的目的是预防疾病的发生和复发。二是两者干预的切入时机不同，中医养生广泛适用于各年龄段及人生各个时期，任何时期、任何对象均有养生的必要；中医治未病切入干预的时间段主要在欲病和微病阶段。二者形成的学科相比较，也有不同之处：一是两者的学科对象不同，中医养生学广泛适用于各类人群，但偏重于健康人群；中医治未病学主要对象是机体偏颇比较明显，或即将发生疾病的亚健康人群，及部分病后防复发的人群等，其对象相对较窄。二是两者的干预方法有差别，中医养生学采用的干预方法十分丰富，不局限于中医特色诊疗手段，且具有很强的包容性和拓展性；中医治未病学主要运用的是中医的方法技术，因此，对某些人群更具有针对性。

中医养生学与中医康复学：养生与康复均为提升和恢复健康、防治疾病的必要手段，中医养生学与中医康复学均为中医学的重要分支学科。在患病及残障康复期间，养生与康复手段常并举，二者很难截然分开，因而在学科发展早期，二者曾并称为"中医养生康复学"。养生、治疗、康复的交叉与融合，是中医学完整的生命健康干预过程，因此，养生与康复是不同的中医学范畴；二者手段不同，中医养生学手段丰富，包括医疗和非医疗手段，中医康复学主要采用康复治疗器械及药物、手法等进行病后恢复；针对人群不同，中医养生学广泛涉及所有人群，主要针对的是健康人群，而康复学主要针对残障人群及病后恢复期患者。

（三）学科特点

中国是一个历史悠久的文化大国，有着丰富的哲学人文特色思想，在这种环境中产生和成长起来的中医养生学，与数千年的中国传统文化密不可分。中医养生学隶属于中医学，因此中医学的基本思想和理论对其起着根本性的指导作用。从这两点出发，中医养生学具有以下学科特点：①根植传统文化，博集千家妙法。②关注生命全程，追求健康长寿。③强调"治未病"，重视预防疾病。④贯彻审因施养，方法广泛适用。

1. 根植传统文化，博集千家妙法 中医养生学与中华传统文化的关系十分密切，深深根植于传统文化，广纳博采诸多久经检验、行之有效的养生方法，这是中医养生学的鲜明特点。

首先，传统文化是中医养生学的沃土。与世界其他民族相比，中华民族爱好和平、敬顺爱人、团结自律，由此发展出的传统文化，主要探究的是国家、民族、家庭、个人生命的长久绵延之法，具有浓厚的人本特色，并在数千年的中华文明发展历史中，逐渐将对生命的热爱和对健康长寿的追求融于民族血脉之中。传统文化中之"养生"，从国家而言，即养"生民"；从个人而言，即"保生长寿"。二者在中医学中实统于一体，即张仲景在《伤寒杂病论·序》中所言："上以疗君亲之疾，下以救贫贱之厄，中以保身长全，以养其生。"因此，中华传统文化是中医养生学起源和发展的丰沃土壤。

其次，养生理论来源于传统文化，这与中医学的特点一致。举凡中华大地上诞生的本土学科，不论儒学、道学、中医学等，其理论根基均建立于中华传统文化的活水源头之上，可谓"一源多歧"。根植于传统文化，是中华本土学科的共同特点。中医养生学作为中医学的分支学科，秉承了中医学的特点，其理论亦来源于传统文化中深邃的哲学思想。

另外，中医养生学涉及的养生方法和经验，很多来自于传统文化。无论精神养生法、雅趣养生法、起居养生法等，中华传统文化中的各家学派都曾加以研究、拓展和验证，有"千家妙法"之称，为中医养生学相关养生法的总结和凝练提供了源泉；即使方药养生法、针灸推拿养生法等具有中医特色的养生方法，也早已为历代养生家所普遍采用，为养生方法的发展提供了医家视角之外的有益探索和验证。

2. 关注生命全程，追求健康长寿　中医养生学作为一门医学学科，其关注点已超越疾病之上，而专注于人体生命的全过程，以健康长寿为研究和追求目标，努力探索和完善其维护系统，这是中医养生学的一大特点。

中医养生学的理论体系，是在对人类生命发展客观规律的研究基础上构建的，是中医学对人类生命规律认识理论的综合与凝练。中医养生学所涉及的各种养生方法，均针对生命而提出，具体着眼点在健康和长寿。同时，要求各种养生方法必须与生命个体特征适应，深入个体生命出生前、出生后、病前病中病后的全过程，甚至包括临终关怀的内容。

3. 强调"治未病"，重视预防疾病　中医养生学认为不论健康、疾病、亚健康等，均为生命的一种存在状态，所区别者在于对生命产生的影响不同：不断提高的健康水平，有利于生命存续，可以保证生命长度；疾病和亚健康则会损害健康，从而损害生命、缩短寿命。从这一认识出发，中医养生学重视在疾病发生之前的"治未病"，从而消灭疾病于未生或萌芽状态，维护生命的正常延续。"治未病"，直接承继了传统文化中"思患而豫防之""有备无患"等防微杜渐的思想，并在中医学中将其具体化和系统化，直接指向了疾病预防，因而成为中医学的最高战略，也是中医养生学的基本原则。

4. 贯彻审因施养，方法广泛适用　中医养生学在长期的实践中，认识到生命活动是复杂的，影响人体健康的因素在不断变化，人体的功能状态也在不断变化。因此，健康长寿不是一功一法、一个模式所能实现，而应该从个体特征和其所处环境的具体情况出发，仔细辨别审查其中有利于或不利于生命健康的因素，综合采取有针对性的多种调养方法进行调摄。中医养生学尚清楚地认识到，养生是一生的工程，健康长寿是长期目标，非一朝一夕可以实现，需要深入生活的每个细节，持之以恒地进行综合调摄。因此，中医养生学非常重视各种方法的适用性，并强调每个人应尽可能广泛地掌握适合自身特点的多种养生方法。

三、学习要求和方法

学习中医养生学要以历史辩证唯物主义为指导思想，深入了解、全面掌握本课程的基本理论、基本知识；本着理论联系实际、循序渐进的原则，课堂理论学习与社会实践相结合，熟练掌握各种养生方法的适用范围、具体操作、注意事项，提高自己和指导他人养生实践活动的能力。为达到以上要求，在学习方法上应特别注意以下几点。

（一）前后联系，牢固掌握教材内容

中医养生学内容十分丰富，教材将中医养生学的发展简史、基本理论、基本原则、常用方法及其运用系统地整理出来，学习时应以教材为纲，构建起清晰的学科知识结构。这样接受知识，才不至于杂乱无章，为今后不断完善和充实自己的养生知识和技能打下坚实的基础。

养生理论从养生实践中总结、概括、提炼得来，养生实践又要依靠养生理论进行具体分析确立养生方法，养生理论、养生方法和养生实践环环相扣、相互依存、相互促进，是一个有机的整体。本教材上篇主要阐述养生理论、养生法则，中篇和下篇主要阐述具体的养生方法及其在养生实践中的实际运用。因此，学习时应前后联系，全面理解，牢固掌握教材的内容。

（二）知行并重，在养生实践中检验真知

中医养生学是一门实践性非常强的学科，学习中医养生学，必须在不断获取真知的同时，将所学到的知识应用于实践中，检验所学知识的正确性，并长期坚持不懈，逐步构建和完善适合自身的养生体系。

1. 广求真知　获取养生知识的途径和方法主要有：①提高文化修养，中医养生学有着深厚的文化内涵，宜根据教材所涉及的养生知识，学习相应的文化背景，提高自身的文化修养，加深对相关知识的理解。②勤查古籍，根据中医养生学的发展简史，查阅相关古典文献，深入了解古代养生学知识，继承精华、弃除糟粕。③关注学科动态，现代中医养生学发展迅速，学者应关注本学科动态，通过学术期刊、网络等搜集资料，不断充实更新养生知识，与时代同步。

不断丰富养生知识体系，是养生的内在需求。学习时应当在日常生活中，博采广搜，不断获取养生新知，充实养生知识体系。养生知识，主要有理论和方法两个方面，本课程的学习，要求在这两个方面都加以关注和学习。

养生新知，必须是"真知"，所以要学会甄别真伪。从养生学的历史已经可以看出，中国从古到今，积累了非常丰富的养生知识，甚至其内容要大大超过医学知识。迨至现代，西医预防、营养、健康管理、体检等知识都可为中医养生所借鉴，社会上也有人不断发明创造新的养生方法。但是，这些社会流行的养生知识中，有时真伪并见，泥沙俱下，具有一定的迷惑性。因此，在学习教材外的养生知识时，必须处处谨慎，仔细分辨并远离伪养生论。甄别养生真知的方法，首先要判断其是否符合医学常识，尤其是中医学的基本理法；其次是将其应用于实践，进行检验；再次是通过他人实践而验证。

2. 坚持践行　养生之道，知之不易，而行之更难。《素问·四气调神大论》曰："道者，圣人行之，愚者佩之。"指出：养生的规律，高明的人能够奉行，愚昧的人却只是把它挂在嘴边说说，像装饰物一样。即口能言之，不能行之，没有落实在行动上。老子《道德经》第四十一章中也言及"上士闻道，勤而行之"。学习养生，必须将养生知识落实到行动。所以，践行养生是养生的关键，是检验养生理论的标尺，是学习和研究养生的必由之路。

养生践行要持之以恒。《庄子·达生》说："善养生者，若牧羊然，视其后者而鞭之。"指出养生要时时刻刻鞭策自己坚持不息。学习养生，不仅要付诸行动，方法合适，而且要不懈地坚持下去，才能持续改善脏腑功能和体质，却病延年。要想持之以恒地践行养生，必须注意：①养生坚持生活化。提倡养生生活化，就是要积极主动地把综合性地维持健康的行为与能力融入日常生活的各个方面。养生是人类之需、社会之需，日常生活中处处均可养生，只要将养生思想深深扎根于生活之中，掌握养生法则与方法，就可防病健身，祛病延年，提高健康水平。②养生坚持精专。"精"指养生方法要坚持运用，反复实践，直至精熟，强调养生方法的重复性；"专"指确定某种养生方法适合自身之后，就要专注于该方法的锻炼，不能不加试验就轻易改换方法，强调养生方法的个体化和专一性。中国传统养生方法很多，要根据自己各方面的具体情况，科学合理地加以选择。选定之后，就要专一、精练，切忌见异思迁，朝秦暮楚。因此，学习和实践养生要树立正确的态度，做到"三心"，即信心、专心、恒心，掌握正确的方法，勤学苦练，细心体会。

上篇
基础篇

扫一扫，查阅本章数字资源，含PPT、音视频、图片等

中医养生学的形成和发展经历了漫长的岁月，具有悠久历史和丰富内涵，其发展源流大致可分为以下几个历史阶段。

第一节　远古起源期

早在远古时期，中华先民就在中国大地上生活、劳动着。他们为了生存，依靠集体的智慧和力量，用原始的劳动工具、有限的劳动经验、简单的劳动协作，来应对自然界的种种灾难，抗击猛兽的频繁侵袭，以获取必要的食物，同时也逐步积累了相应的医药知识和生命养护经验，萌发出朴素的养生观念，创造出许多简单易行的养生技术和方法。

早期原始社会的人们大都住在洞穴里，以避风寒暑湿，防备猛兽虫蛇。人类在爬山、攀树、与毒蛇猛兽搏斗及部落之间发生战争时，常常发生外伤，原始人就在损伤疼痛、肿胀处抚摸、按压，以减轻症状，或拍打、动摇身体疼痛部位，经过长期的反复实践，摸索出一些简单的疗伤方法和按摩手法；对伤口则会自觉不自觉地用泥土、树叶等涂裹，并逐渐发现了一些具有止血、止痛、消肿作用的药物。远古先民们在寻找食物的过程中，发现某些食物食后可增强体质，减少疾病，遂由偶然获得变为主动摄取。

旧石器时期，随着火的发明和利用，改善了人类的饮食条件，扩大了食物品类，改变了先民的食性，《韩非子·五蠹》说："上古之世，民食果蓏蚌蛤，腥臊恶臭，而伤肠胃，民多疾病。有圣人作，钻燧取火，以化腥臊，而民悦之。"并逐渐总结发明了灸焫、热熨之术。

新石器时代，人类逐渐摸索掌握了磨制石器的技术，并利用砭石、石针、荆棘刺等进行原始的医疗实践，《山海经·东山经》记载："高氏之山，其上多玉，其下多箴石。"后世郭璞注释时认为，箴石"可以为砭针治痈肿者"。汉代许慎编著《说文解字》云："砭，以石刺病也。"砭石、石针等石器作为原始人类最初的医疗工具，用来切开脓肿、排脓放血或止痛消痈，形成了早期的外科技术。

石针、骨针等工具的使用，推动了衣着服饰的发明和广泛应用。原始先民从最初的冬用兽皮保暖、夏用树叶护身，到石器时代的兽皮缝制，反映了古人衣着智慧的演进，也增强了人体防寒抗病、减少外伤的能力。

原始时期，先民长期采集、狩猎于森林之间，听百鸟之鸣，闻山间松涛之声，观飞禽走兽之姿，随而模仿之，便是音乐、歌、舞、体育养生的发端，如《吕氏春秋·适音》记载："筋骨瑟缩不达，故作为舞以宣导之。"古人在日常作息时发现，当疲劳体乏之时，只要宁神静息片刻、伸展活动一下肢体或捶击捏拿身体局部，就能恢复体力，于是有了吐纳、导引、按摩之术的出现。

第二节　先秦奠基期

秦始皇统一中国之前，是为先秦时期。从传说中的五帝时代，历经夏商周直至春秋战国，随着社会的发展，各种医事、饮食、养老等制度相继建立，诸子百家的养生论述纷然杂陈，养生知识和实践经验得以进一步积累，为养生学科的形成奠定了基础。

五帝时代，是古人心中的理想社会，尤其是黄帝时代。《淮南子·览冥训》称其"人民保命而不夭，岁时熟而不凶"，传说中当时的人们善于养生，少病而康寿，"上古之人，其知道者……故能形与神俱，而尽终其天年，度百岁乃去"（《素问·上古天真论》）。

从实物证据来看，中国古代养生至少可追溯至殷商时期。甲骨文中的"盥""沬""浴""洗""帚""扫""醫"等字，说明距今 3000 多年前的古人已重视个人卫生和起居环境卫生。殷墟出土的实物有盆、勺、壶、盂、陶搓、头梳等盥洗用具，说明当时已有洗手、洗面、洗头、洗脚及扫地等卫生习惯。

周代，养生、健康的观念更为普遍。《周易》《周礼》《诗经》等儒家经典中的养生论述已较为丰富，《周易·颐卦》中提出了节制饮食的养生原则，《周易·井卦》较详细地讨论了饮水卫生的问题。另外，《周易》提出的"天行健，君子以自强不息""地势坤，君子以厚德载物"等君子之道和为人处世之道，历来被奉为修性养德的重要原则。《周礼》把医生分为"食医、疾医、疡医、兽医"四类，这是我国现有最早的医学分科的文献记载。"食医掌和王之六食、六饮、六膳、百羞、百酱、八珍之齐"，说明当时已有专门负责食养的机构和官员，且已把饮食卫生和四时制膳纳入行政管理范围。《诗经》注重生活方式和习惯，涉及相当一部分预防、保健的医学思想，涵盖了饮食调养、环境卫生、精神养生、体育活动、劳动锻炼等方面，说明周人的养生观念已涉及生活的各个方面。

养老敬老是中华民族的优秀传统。远在尧舜时期，我国就已有养老之俗，夏商继之，而周代则已经形成养老的制度。《周礼·地官》有"养老"的专门规定，是大司徒执掌邦国安定天下的主要职责之一。《礼记》的《王制》《内则》等篇详细记载了当时的养老措施。此外，根据《周礼》记载，周代已经建立起"慈幼""振穷""恤贫""宽疾"等制度，将贫困、残疾及幼儿等特殊人群的生活健康问题，纳入保养万民的政策范围。

春秋战国时期是中国养生思想发展重要的时期。儒、道养生构成了这一时期养生的主流，养生家从饮食、起居、精神修养和运动养生等各个方面展开，阐述全面，内容丰富，为中医养生学的形成提供了早期的思想准备。

先秦儒家养生思想的主要特点是修德养心，重视人格精神的修养和伦理道德的规范。孔子以仁为本，以"己所不欲，勿施于人"为基本原则，注重用儒家的伦理道德来加强人性修养，培养豁达乐观、积极进取的生活态度，达到温文尔雅、文质彬彬、博大宽容、中和平正的人格境界，最终实现"仁者寿"的养生目标。孟子继承了孔子的养生思想，更加重视修心。《孟子·公孙丑上》提出"我善养吾浩然之气"的养生格言，以培养坦荡、无私的胸怀，"富贵不能淫，贫贱不能移，威武不能屈""养心莫善于寡欲"的人格特征，以达到"仰不愧于天，俯不怍于人"的崇高境界。

管子十分重视精、气、神对人体生命的作用，《管子·内业》提出"正静""平正""守一"和"和成"等思想，主张静心正心，节制"五欲"，调和饮食，以达到养生长寿的目的。

《吕氏春秋》既兼采各家，又自成一家，可谓杂家。在养生方面，《吕氏春秋》主张运动养形以怡神，提出"流水不腐，户枢不蠹""知本""去害"的原则，特别强调"谨养之道，养心为贵"。全书分十二纪，按不同月令提出养生大法，开后世四季养生的先河。

老子是道家学说的创始人，首先提出"摄生""长生"等养生学概念。其养生思想的核心为"道法自然""清静无为"和"少私寡欲"等。《道德经·十六章》曰："致虚极，守静笃。"《道德经·二十五章》曰："人法地，地法天，天法道，道法自然。"《道德经·四十四章》曰："知足不辱，知止不殆。"阐述一切应从尊重生命的自然规律出发，顺应之而养护身心。庄子继承并发展了老子"道法自然"的养生观，主张人应该摆脱所谓仁、义、礼、智的束缚，完全按照人的自然本性，逍遥人世，即顺从事物之自然，不违背事物发展规律，不强作妄为。同时，庄子较清楚地论及具体方法，如"吹呴呼吸，吐故纳新，熊经鸟申""抱神以静，形将自正"等。

第三节　秦汉成形期

秦汉时期，国家统一，实行中央集权的封建专制统治，人口增多，经济繁荣，自然科学进步明显，从而促进了医疗卫生事业的发展。随着《黄帝内经》养生理论的初步构建，养生之术广泛流行，中医养生学已具雏形。

这一时期，诸多帝王君主都是养生长寿的热烈追求者，在此社会背景下，中医养生学发展较快，涌现出一大批著名的养生家以及养生专论、专著。秦汉时道教已盛行，道家学说作为维护统治的思想武器，黄老学说得以进一步继承发展；西汉之际，汉武帝"罢黜百家、独尊儒术"，使儒家思想得以大力发挥；东汉时期佛教传入中国，并迅速成长起来。道、儒、佛三教思想都对当时的养生思想产生了巨大影响。

《黄帝内经》的成书，是中医养生学史上的一个里程碑，对先秦以来的养生经验进行了高度概括和总结，不仅形成了比较系统的理论，而且还记载了许多行之有效的具体方法。《黄帝内经》养生学说的内容，除《素问》的《上古天真论》《四气调神大论》《生气通天论》及《灵枢》的《本神》《天年》《五味》等专论外，其余都散见于各篇之中，其主要内容包括以下几方面。

一是提出了比较完整的生命学说理论，奠定了中医养生学的理论基础。《黄帝内经》指出："人以天地之气生，四时之法成。""夫四时阴阳者，万物之根本也。"认识到人类生命是自然界包括天地、四时阴阳运转的产物，天地自然是生命的根本。《黄帝内经》还指出："两神相搏，合而成形，常先身生，是谓精。""人之血气精神者，所以奉生而周于性命者也。"对个体生命的来源及生命发生发展的物质基础和规律进行了系统解释。

二是提出了整体观念。《黄帝内经》充分运用阴阳五行学说，概括说明了人与自然、社会，以及人体自身结构、生理功能、病理变化等的统一性、特殊性及其辩证关系，强调人要适应自然界的变化，既保持人与外部世界的和谐统一，又保持人体内部的平衡协调，"阴平阳秘，精神乃治"。

三是提出"天年"的概念。《黄帝内经》详细阐述了人体生、长、壮、老、已的生命历程和规律，特别是对人体衰老的变化过程、原因有较为详细的论述，并提出了延缓衰老的措施、方法。

四是明确提出"治未病"的预防思想。《黄帝内经》把人体"正气"作为预防疾病和延缓衰老的关键，强调正气的主导作用，认为"正气存内，邪不可干""邪之所凑，其气必虚"。这种以内因（正气）为主的养生思想，对养生学的发展有着非常重要的意义，后世的许多养生方法，其出发点就在于健身强体，维护和增强自身的正气，提高防病能力，达到健康长寿的目的。

　　五是提出以阴阳平秘为标准的综合养生模式。《黄帝内经》指出："五脏者，中之守也……得守者生，失守者死……夫脏者，身之强也……得强则生，失强则死。"把五脏的"得守""得强"作为养生的核心问题，强调五脏在生命过程中的主宰地位。这种以五脏为中心、以精神气血为基础、以阴平阳秘为标准的综合养生模式是中医养生学的基本特色。

　　六是树立了全方位的养生大原则。《黄帝内经》在不同篇章中，为养生的各个方面树立了许多重要原则，尤其"圣人""智者""道者"所立圣贤之语，更是养生的基础性原则。如《素问·上古天真论》的养生五大法则"法于阴阳，和于术数，食饮有节，起居有常，不妄作劳"，圣人之教"虚邪贼风，避之有时，恬惔虚无，真气从之，精神内守，病安从来"。《灵枢·本神》的智者养生"必顺四时而适寒暑，和喜怒而安居处，节阴阳而调刚柔"等。这些原则不仅为后世医家所承继发扬，且一直影响至今，始终贯穿于养生学科发展的全过程。

　　七是从反面提出了养生之戒，以警示后人。《黄帝内经》不仅从正面论述了养生基本理论、原则和方法，同时也列举了一些反面的伤生之行，谆谆告诫后世当努力避之。如《素问·上古天真论》举出"以酒为浆，以妄为常，醉以入房"等伤生劣习，从而将今时之人"半百而衰"的教训与上古之人"尽终其天年"的成功养生经验相对比，突出强调了养生的必要性和重要性。这些反面教训，即使在今天看来也极具现实性和教育意义。

　　《神农本草经》是我国最早的药物学专著，把药物分为上、中、下三品。经统计"上品"所载药物120种。其中注明久服之后可以达到"耐老""增年""长年""不老"等效果的颇多，如人参、地黄、枸杞子、女贞子、杜仲等。

　　在中医养生文化的形成、发展史上，佛家的"澄心""顿悟"等认知方式、持戒守律的行为准则等，都不同程度地被养生家所认同或吸收。尤其是安息国僧人安世高所译的《安般守意经》，东汉末年就已在洛阳地区流传，对当时的调息静坐养生产生了较大影响，以至后来广为流传的"止观"功夫，不仅成为佛教僧侣普遍遵行的修持方法，也为历代养生家所推崇。

　　秦汉时期，服食、行气、导引、房中等养生方法，以及各种神仙方术广为流行。道教创立后，又产生了很多炼养的方法。

　　服食术是战国以来流行最广的养生方法，源于神仙家服食"不死之药"的理念，初以服草木果实为主，后来发展到服用金石矿物乃至金石炼制的丹药。秦始皇、汉武帝还"亲祠灶"以烧炼丹药。此后直至晋唐的服石炼丹之风，即由此而起。

　　行气又称食气、服气、炼气等，是一种早期的神仙方术，主要以呼吸修炼为主，常与导引兼而行之。马王堆出土的帛书当中，即有《却谷食气》之篇。

　　导引是另一种形体锻炼的方法，由来已久，至汉代更为盛行。《庄子》称彭祖为导引之士；《黄帝内经》记载其起于中原地区；马王堆帛书《导引图》保存有44幅导引图式及题记；张家界医简《引书》，为流传于西汉初年的导引术专著；《汉书·艺文志》中收录的《黄帝杂子步引》《黄帝岐伯按摩》等书，从书名来看，有可能是导引文献；东汉末年的华佗发明五禽戏，也是一种导引方法。

　　房中养生也是早期的神仙方术，又称"房中术"，容成公、容成子及彭祖传说为房中养生的代表人物。《汉书·艺文志》载录房中八家，共186卷。马王堆出土的帛书《养生方》《杂疗方》及简书《十问》《合阴阳》《天下至道谈》，是现存最早的房中术著作。

　　道教成立后，又有很多自成特色的炼养法术。仅据《太平经》记载，就有存思、守一、存神、辟谷、胎息等。此外，符咒、斋戒、禁法等道教法术，据称也有某种养生之效。

　　东汉末年，《周易参同契》的问世，表明外丹炼养已经十分发达。

第四节 魏晋隋唐充实期

魏晋隋唐时期，由于方士盛行，佛道兴起，中医养生学在发展过程中充分吸收佛道及民间各流派的养生经验和理论，内容更为丰富和充实，呈现初步繁荣的局面。

晋唐600多年，服石之风盛行，成为一种特殊的文化现象，所谓"帝王服丹、名士服散、庶民服石"，甚至成为一种社会风尚，其危害至唐代中后期才为人们渐渐认识，服石炼丹之风方逐渐止息。服石炼丹在客观上促进了药物养生及道家养生流派的兴起；导引吐纳学术迅速发展，出现了以葛洪、陶弘景为代表的许多倡导导引吐纳的养生家，促进了功法养生的发展，大大充实了中医养生学的内容。

佛教自东汉传入中国后，迅速发展壮大，隋唐时期为其极盛时期，隋代王通提出道、儒、佛"三教归一"的纲领后，三家之说成为官方正统思想推行于世，并相互渗透融合。社会安定、经济繁荣的社会背景和文化思想的多元化，为养生学术的发展创新提供了良好的平台，中医养生学得到了进一步的充实。

佛家养生派异军突起：佛家养生派在养生理论上以"见性"为主，在方法上以"静养"为长，注重"禅定""顿悟"，修禅的形式和基础是调身、调气、息心静坐，养生家将此融入吐纳导引术之中，形成了以静坐为特点的养生功法。

房中术的兴盛：房中术在先秦时期已基本形成，到唐代则达到鼎盛。唐代房中术发展的特点：一是对性生理、性心理的研究比较深入；二是强调性和谐；三是节欲理法更加具体，孙思邈明确指出了不同年龄阶段性生活的正常频率，与现代性医学的认识相当接近；四是对"还精补脑"之说，有了新的认识。

道儒佛医思想汇通：隋代"三教归一"纲领提出后，三家之学影响着整个社会，并相互渗透融合。这一时期的不少著名医家精研道、儒、佛学，并据自己的理解和认识，从不同角度、不同方面吸收其长处，融入养生理论之中，进一步充实了养生学的内容。这其中最具代表性的人物就是唐代寿逾百岁、被医药界尊为"药王"的孙思邈，他融道、儒、佛、医诸家学说于一体，广泛搜集、整理、推广养生方法，几乎涵盖养生学的各个领域，如在精神养生、起居养生、服食养生、老年养生、房中养生等方面均有独到的见解，并留下了丰富的养生学资料。尤其在食治食养方面，孙氏在《备急千金要方》一书中创设"食治"专章，按谷、肉、蔬、果收录食物数百种，开创了食疗食养的新天地。这不但丰富了养生术内容，也使得诸家传统养生法得以流传于世，在养生学发展史上具有承前启后的作用。

第五节 宋金元发展期

宋金元时期是中国传统养生学的发展、完善时期。这一时期，在晋唐积累的基础上，受理学、运气、内丹等的影响，医学上又有李杲脾胃论、刘完素火热论、朱震亨滋阴论等学派的崛起，各家学术空前繁荣，共同推动了中医养生学的发展与完善。

两宋时期对医学的重视是前所未有的，当时政府设立了完善的医疗机构和管理系统，还专门设立了校正医书局，对历代重要的医学典籍进行整理、考证和校对，使得大量典籍得以流传。宋代重视文士培养的政治特点，使得大量儒医进入医学队伍中，这一结构变化推动了医学理论的发展，对于中医养生学说的发展也起到了积极的促进作用，相关的养生著作大量问世。

金元是中医养生学说的创新时期，此时期由于朝代的更迭，长期战争频发，疫病广泛出现，且劳倦内伤疾病多发。当时推崇和盛行的经方、和剂局方等难以适应临床的需要，且和剂局方中大量温燥药物的运用，难以治愈当时盛行的火热病。在这样的社会背景下，推动了新的中医体质理论学说的产生。

这一时期是中医养生学的蓬勃发展期，其养生思想具有以下三大特点：

首先，理学及内丹思想的渗透，养生更加注重从生命实质及改变人体内部环境，从根本上把握生命内在规律，来探讨增强抵抗力、延年益寿的方法与措施。受此影响，出现了以张伯端《悟真篇》为代表的内丹胎息气功修炼术。《悟真篇》全面系统地总结了宋以前道教的内丹学说，提出了一套完整的内丹修炼方法，强调内丹术在养生学上的地位和作用，推动了气功养生的发展。北宋真宗时期，进士张君房的《云笈七签》，包括服食、内丹、外丹、方术等养生资料，成为养生延年的重要文献来源。苏轼《苏沈良方》曰："观鼻端白。"主张静功练气，《东坡志林·养生说》曰："已饥方食，未饱先止，散步逍遥，务令腹空。"即少食多动，保持健康。在多年的实践中，苏轼在按摩、身体修炼等方面颇有造诣，成为养生典范。朱熹主张"居静""持敬""调息"，以动静互济来养生，主张以宽阔的胸怀和乐观的人生态度，平心和气地对待物欲的诱惑，还强调饮食养生要以素食为主，劳逸结合。

其次，各家争鸣，养生文献颇多。宋元时期的养生文献主要分两大类：其一是养生的专门文献丰富实用。如陈直的《养老奉亲书》、李鹏飞的《三元延寿参赞书》、蒲虔贯的《保生要录》、王珪的《泰定养生主论》、汪汝懋的《山居四要》、周守忠的《养生杂纂》及《养生类纂》、温革的《琐碎录》等，以及曾慥的《道枢》，该书有 42 卷，虽然记载的多为道教的养生理论及方法，被称为道教养生类书，但可供中医养生借鉴的内容十分丰富。其二是综合性养生著作不断产生。金元医家学术的争鸣，推动了中医学理论与临床的发展，也促进了养生学的完善与进步。刘完素撰《原道论》，强调气是生命的最基本物质，十分重视调气、定气、守气、养气的功夫；李杲对脾胃的重视以及有关元气的讨论，使脏腑养生理论和方法日益严谨而周密；朱震亨"阳常有余，阴常不足"的著名命题，使"养阴抑阳，去欲主静"成为主要摄生原则，"滋阴降火"不仅运用于疾病的治疗，同样也成为其养生防病的原则。这些都丰富了中医养生思想内容，至今仍具有借鉴和学习意义。此时期陈直的《养老奉亲书》是现存最早的老年养生专著。书中按照老年人的生理特征和发病特点，在食治、药疗、摄养等方面均有涉及，认为老年养生当以顾护阳气为主，务使"虚阳气存"。《养老奉亲书》的观点对推动食疗学、老年病学的发展，以及提高老年人生存质量，具有重要意义。

再次，政府重视，民众普及。在政府主持编纂的大型类书、方书中，收入了许多养生内容。如《太平御览》设三卷"养生部"，还在"人事部""饮食部""药部"中收载大量养生资料。《太平圣惠方》《圣济总录》分别设有补益、食治、丹药、神仙服饵等专卷，收载的养生方剂甚多。《圣济经》为宋徽宗赵佶所纂的养生专著；医官赵自化撰《四时养颐录》，宋真宗改名为《调膳摄生图》；宋真宗选定唐郑景岫《四时摄生论》和宋陈尧《集验方》两部养生治病著作，并颁布天下。因此，政府的重视，无论是从养生方法的推广，还是从养生文献的保护来讲，都具有重要的意义。

与此同时，宋元时期民间养生也蔚然成风，如姚称的《摄生月令》、周守忠的《养生月览》、姜蜕的《养生月录》、韦行规的《保生月录》、丘处机的《摄生消息论》、瞿祐的《四时宜忌》等。元代饮膳太医忽思慧的《饮膳正要》是我国重要的营养和食疗专著，论述饮食营养和饮食卫生十分精辟，且简易实际，奠定了食养食疗的基础。此外，还有宋代蒲虔贯发掘的"小劳术"、陈抟的"二十四节气坐功"及无名氏的"八段锦",都是宋元时期著名的养生健身术。这些养生方法简便易行,能够实现推广、传播和大众化的目的。

第六节 明清鼎盛期

明清时期是中医养生学发展的鼎盛时期。这一时期中医养生更为普及,养生方法更为繁富,养生著作大量涌现。

明清两代养生十分普及。帝王贵族大多数崇尚养生,讲究保健,朝野上下形成风尚,尤其是清代康乾盛世的乾隆皇帝,十分注重养生,在位60年,寿至88岁,为历史上帝王中最长寿者,对社会养生风气的形成具有重大影响。受世风影响,明清时期许多文人学士亦儒亦医,或弃儒入医,转而讲求养生之道,尤其是王阳明心学一派,罗洪先、王畿、高攀龙、陈献章等人践行心性修持,普遍实施调息静坐之法,对当时读书人影响很大。此外,高濂、袁黄、胡文焕、宋诩、石成金、陈士元、曹庭栋等文人,不仅崇尚养生,而且均有著作传世。许多临床大家,如张景岳、孙一奎、李时珍、龚廷贤、徐春甫、万全、龚居中、徐大椿、尤乘等人,对养生也多有著述。

正是由于帝王贵族的重视,文人学士的崇尚,以及医药学家的推广,中医养生才逐渐走向民间,走向大众,成为明清时期社会经久不衰的热点。此外,养生著作的大量流传,养生功法的趋便、趋简化程式改造,使中医养生更为普及。

明清时期是中华传统养生发展的鼎盛时期。这一时期,养生学的各种经验方法日臻成熟、丰富,养生的理论思想也更加完善、系统、周密,其特点表现在以下几个方面:

一是综合性的养生著作、养生类书和丛书不断涌现。如高濂编纂的《遵生八笺》广泛收集录儒、释、道,乃至文、史、哲、诸子百家的养生言论、经验、方法、方药等,为明以前养生的集大成之作。胡文焕编纂的《寿养丛书》,收入养生著作34种,使各种养生文献集于一编,非常便于养生家的学习研究。

二是养生保健成为全社会的关注热点,受到社会各界的重视。广大医家在论述临床各种疾病的同时,均着力从保健预防的角度论述养生学的积极意义,许多文人学士也都自觉地从事养生学的文献搜集、整理、出版工作,使得明清两代的养生学文献倍增,各种养生专著层出不穷。著名的有王文禄的《医先》、胡文焕的《类修要诀》、万全的《养生四要》、冷谦的《修龄要旨》、龚廷贤的《寿世保元》、龚居中的《福寿丹书》、黄克楣的《寿身小补》、尤乘的《寿世青编》、汪昂的《勿药元诠》、徐文弼的《寿世传真》、王士雄的《随息居饮食谱》等,都为养生学的发展留下了丰富的文献资料。

三是导引按摩等以形体运动为主的健身术,经过历代总结、改造,更加规范和程式化,有的形成了固定的套路法势,广为流传。如佚名的《古仙导引按摩法》、罗洪先的《仙传四十九方》、周履靖的《赤凤髓》、无名氏的《易筋经》《内外功图诀》等,都是图文并茂的导引书籍。著名的导引术,如八段锦、十二段锦、十六段锦、五禽戏、六字诀法、易筋经十二势、陈氏太极拳等,成为后世经久不衰的经典健身术。

四是老年养生及食疗养生更加发展,一大批老年保健及食疗著作相继出现。如徐春甫的《老老余编》、曹庭栋的《老老恒言》、颜伟的《寿人经》《食疗本草》。此外,一些居家旅行备要之类的保健书,如《山居四要》《山家清供》《野菜博录》《救荒本草》等,也得以广泛流传,说明养生保健活动已渗透到市井民生的诸多方面,获得了更为广阔的发展空间,养生活动正朝着更加实用、简易和社会化的方向发展。

中医养生理论研究和实践应用均获得了长足发展。在理论研究方面，受王阳明心性之学和清代兴起的考据之学的影响，养生理论研究不断深化。理学家关于太极、理气、动静、气化、先后天等范畴的探究，深化了中医关于生命认知、健康认知和疾病认知，充实丰富了中医命门、水火、藏象及气化理论，并对中医脏腑调养的温补、滋阴、固涩等法则的阐释提供了理论参照。在实践应用上，以心性修炼为主要特征的调息静坐、性命双修等气法养生在明代大为流行。养生方法大为丰富，养生途径大为开辟，举凡精神情志的调摄、脏腑形体的保养、四时起居的合理安排，饮食服饵的掌控，气法丹功的灵活应用，均有很多新的突破，尤其是以尊重个性化差异为原创的各种养生方法，受到大众的普遍欢迎。

第七节　近现代弘扬期

1840 年鸦片战争之后，中医药学的发展遭遇了严重阻碍，中医养生学沉寂停滞而不彰于世。中华人民共和国成立后，中医学重获新生，中医养生学随之蓬勃发展。特别是进入 21 世纪以来，随着中医养生学科的建立和中医养生学专业的审批建设，尤其是近年来，"健康中国"发展战略目标的确立，《"健康中国 2030"规划纲要》的颁布，中医养生学迎来了创新发展的大好机遇。

在人才培养、专业建设、学科发展方面。中医养生学科虽然在《黄帝内经》时代就已具雏形，但成为现代学术范式意义上的学科，则到 20 世纪末才正式被提出来。1987 年国家教育委员会决定开设中医养生康复专业，2009 年《国家中医药管理局中医药重点学科建设专家委员会中医药学科建设规划指导目录（暂行）》将"中医养生学"和"中医康复学"分别单列为中医临床医学的二级学科。2012 年，国家中医药管理局在全国遴选 10 个中医养生学科，列为重点建设学科，自此，中医养生学完全独立，走上了创新发展的道路。2017 年，经国家教育部批准，成都、南京首批设立中医养生学本科专业，至今，开设本专业的中医高校已达 13 所。同时，不少中医药高等院校已建立中医养生学本科、硕士、博士三个层次的人才培养机制。2018 年，中国中医药出版社、人民卫生出版社分别发起组织编写中医养生学专业系列教材，在原有全国中医药行业高等教育"十三五"规划教材《中医养生学》之外，增编《中医养生学导论》《中医养生文献学》等 13 种教材，进一步完善了本专业的教材体系。

在科学研究方面，近几十年来，我国各地在探索衰老与长寿的奥秘、老年病学基础和临床研究等各方面都不断取得新进展。借助相关研究手段，对传统养生理论和方法进行了大量的研究。相继成立了一些中医养生研究所（室）、老年病防治研究所（室）等，全面研究养生保健的理论与方法，有效地指导了人们的健康保健活动。

在养生教育科普方面。养生教育科普全面展开，普及养生保健的科普期刊、科普图书大量出版。同时，报纸、电台、电视台、网络等媒体广泛宣传养生知识，使不同年龄段的人们都能够进行自我养生保健，为全民族健康素质的提高作出了贡献。

纵观古今，中医养生学源远流长，绵亘数千年，内容丰富，代有发展，为中华民族的繁衍昌盛和健康事业作出了卓越贡献。今天，我们对中医养生学这份宝贵的民族文化遗产进行系统发掘整理、研究提高，必将为人类的健康保健事业作出新的更大贡献。

第二章

理论基础

扫一扫，查阅本
章数字资源，含
PPT、音视频、
图片等

中医养生学作为中医学分支学科，除受阴阳五行、整体观念、病因病机等中医基础理论指导外，尚有一些自身特色理论和认识，如生命理论、健康理论、寿夭理论、体质学说等。这些特色理论，是传统文化和中医基础理论在相关领域认识的凝结，数千年来一直指导着中华民族的养生实践。

第一节　生　命

中医养生学的生命理论是古人对生命现象长期观察、思考所形成的认识，是中医阐释生命存在性质、生命活动特点、面对生命的态度等问题的基本理论。从宏观角度来看，所有生命均来源于天地之气的运动，并依赖天地自然所提供的物质和空间而生存和延续。人类也不例外，人的生老病死，以及生活的衣、食、住、行等，都离不开自然环境和社会环境所构成的外部大环境。因此，人的生命来源归根到底是由自然界的天地之气相合而成，即《素问·宝命全形论》所言："天地合气，命之曰人。"但具体到每一个人，则个体生命直接来源于父母的生殖之精相合而化成的先天之精，又经后天精气的滋养而发育成人，且人具有社会性，人与人之间交往活动形成的社会环境，对人生命也具有重要的影响。

一、生命形成

生命是具有生长、发育活力，并按自然规律发展变化的过程。"生、长、壮、老、已"，是人类生命的自然规律。探索生命规律，对于中医养生学来说，有着非常重要的意义，是学科的基础。

（一）自然是生命形成的场所

天地自然是生命发生发展的场所和物质来源，万物群生皆来自天地的运动和气的氤氲化合，人虽是最高等的动物，但仅为"物之一种"，也是"天地合气"的产物。《素问·天元纪大论》曰："太虚寥廓，肇基化元，万物资始，五运终天。"指出"气"是宇宙万物的本原，在天地形成之前为太虚，太虚中充满了气，气的运行不止才有了宇宙万物的生成。人类为万物之一种，亦不离此规律，故《素问·宝命全形论》谓"人以天地之气生，四时之法成"。

"人以天地之气生"，强调人类生命起源于天地之气。《灵枢·本神》曰："天之在我者德也，地之在我者气也，德流气薄而生者也。""德流气薄"，指天气与地气两相结合，即天之阳光雨露、寒热温凉、规律运动与地之承载化育、气机上腾、五味产出等两者阴阳交流和合之谓。只有"天地气交"，才能"万物华实"，从而产生人类生命，并维持生命的延续。

"四时之法成"，强调人的生命活动离不开春、夏、秋、冬四时自然气候的变化，只有适应四时阴阳变化的规律，才能健康生长。如果人的生命活动不与"四时"相应，或外界自然环境发生异常变化，人体生理节律就会受到干扰，五脏六腑功能就会失调而发生病变。因此，《素问·四气调神大论》指出："夫四时阴阳者，万物之根本也。""逆春气则少阳不生，肝气内变；逆夏气则太阳不长，心气内洞；逆秋气则太阴不收，肺气焦满；逆冬气则少阴不藏，肾气独沉。"故顺应四时阴阳之气的消长变化运动，是生命形成和成长的根本。

（二）天地运动是生命形成的动力

中医养生学认为，生命形成的内在动力是天地的不断运动，通过天地不断运动而提供生命形成的动力和环境支持。生命体是不断运动变化着的个体，生命永恒地运动变化着，直至终结。

1. 生命是天地之气运动的产物　《素问·天元纪大论》曰："故在天为气，在地成形，形气相感而化生万物矣。"指出了自然万物就是在天地的运动过程中产生和延续的。广阔无边的天地，是事物生化的本元基础，也是生命活动的环境。天地之气的运动是生化宇宙万物的根本。人作为世间万物之一，也是由天地之气运动交感所产生的。这正是符合中医理论指导下的气一元论和阴阳五行学说的思想。《论衡·谈天》说："元气未分，混沌为一。"又说："万物之生，皆禀元气。"说明宇宙开始是一个混沌状态，气在宇宙变化中产生，进而成为产生和构成万宇宙万物的原始物质。具体到人类生存的天地自然之中，则天气下降，地气上升，阴阳交合，万物乃生，皆禀天地阴阳之气而生长繁衍。因此，中医养生学指出，生命不但是天地之气运动的产物，也是顺应天地运动法则的产物，养生要尊重、顺应天地法则。

2. 天地运动对人的影响　《素问·宝命全形论》说："天地合气，命之曰人。"说明生命是通过天地之间的气机相互作用而形成的。人的生命活动离不开天地之气的维系。人的组成、饮食来源和生活环境皆是由天地之气的运动作用而产生。天地之运动不离阴阳，故《素问·阴阳应象大论》说："阴阳者，天地之道也，万物之纲纪，变化之父母，生杀之本始。"阴阳的互相统一、对立制约、互根互用、阴阳互藏、消长平衡、相互转化，推动着天地的运动，故称其为"天地之道"。人生长于天地之间，其生命运动的规律亦合于天地阴阳运行之道。天地的规律运动，形成四季、旬月、昼夜等，不同时期，人所表现出的生命规律和采取的相应生活方式皆不相同，其本质还是天地运动对人的直接影响。

（三）个体生命的形成直接来源于父母之精

前述为整个生命群体，包括人类的生命来源，而具体到某一个人，则父母的生殖之精相搏是个人生命的直接来源，是人体先天之精的肇始。在生命的形成过程中，先有精才有生命的孕育，由精生成五脏六腑、皮肉筋骨经脉等，故《素问·金匮真言论》说："精者，身之本也。"中医学认为，形成个体生命的精为先天之精，来源于父母之精，先天之精是组成胚胎的最原始物质。

与生俱来的先天之精由男女交媾凝结在胞胎或胎元内，成为身体生长的原动力。故《景岳全书·小儿补肾论》曰："精合而形始成，此形即精也，精即形也。"这种得自父母的"先天"之精，成为生命活动的根本，先天之精化生胎元，在母体内发育而逐渐化生成人体，即《灵枢·经脉》所说："人始生，先成精，精成而脑髓生，骨为干，脉为营，筋为刚，肉为墙，皮肤坚而毛发长。"先天之精在化生人体的过程中，一部分转化为脏腑之精，成为人体脏腑组织结构功能的物质基础；另一部分封藏于肾中，成为生命活力的物质基础。人体生命形成之后，在先天之精所提供的生命活力的推动下，后天之精得以不断化生，同时在后天之精的滋养下，先天之精得以不断充盈，后天之精和先天之精相互依存、融为一体，共同为人体脏腑组织功能的正常发挥提供物质基础。

父母之精的作用主要来源于"肾藏精，主生殖"，肾中所藏先天之精，得后天水谷精气之养，化生生殖之精，藏于肾中，为肾主生殖之根本和基础。肾精的生成、贮藏和排泄，对人类的整个生殖生理功能起着重要的作用，这种作用需要通过天癸而发挥。天癸源于先天，藏之于肾，受后天水谷精微的滋养，是促进人体生长、发育和生殖的物质。随着年龄的增长，人体发育到一定时期，肾气旺盛，肾中真阴得以不断充实，天癸逐渐成熟，才能促进男精和女血的产生，人体的生殖能力逐渐增强。随着年龄的变化，肾精由充盛而逐渐衰减，天癸也逐渐减少，生殖能力逐渐减弱，直至丧失。

随着肾精的盛衰变化，而产生了生、长、壮、老、已等各种生命变化。若阴精充盈，则生命活动旺盛，身健少病；若阴精衰虚，则生命活动减退，早衰多病。所以，在生活中，应注意肾精的调养。

另外，父母形质精血的强弱盛衰，造就了子代禀赋的不同，表现出体质的差异，如身体强弱、肥瘦、刚柔、长短、肤色、性格、气质等，甚至于先天性生理缺陷和遗传性疾病，如鸡胸、龟背、癫痫、哮喘等。这种差异决定了先天遗传因素取决于父母肾之精气阴阳的盛衰。先天之精充盈，即禀赋足而周全，出生后体质强壮而少偏颇；先天之精不足，禀赋虚弱或偏颇，可使小儿生长发育障碍，影响身体素质和心理素质的健康发展。《医宗金鉴·幼科杂病心法要诀》说："小儿五迟之证，多因父母气血虚弱，先天有亏……要皆肾气不足之故。"可见，在生命形成过程中，父母之精起着关键性作用。

二、生命属性

中医养生学认为，生命存在的性质是物质性的，生命由物质化生，生命活动的本质就是物质的运动。精、气、神是形成生命的三大要素，精是生命的本原，气是生命的维系，神是生命的主宰；精、气、神三者密不可分，协调统一，共同维持"形与神俱"的正常生命状态。另外，人是群体性生物，人与人在日常活动中相互交流、相互影响而结成的社会环境，是人类生存繁衍的重要保障，人类生命要想保持延续就不能脱离群体而存在。因此，社会性是人类生命的基本属性。

（一）生命具有物质性

人之所以有生命，在于构成人体的"气"具有生命力。人体生命力的强弱，生命的寿夭，在于元气的盛衰存在。人体新陈代谢的生化过程，称之为气化生理。生命的现象，本源于气机的升降出入，气既是构成人体的基本物质，又是人体的生命动力。《圣济总录·导引》提出"万物壮老，由气盛衰"的观点，并认为"人之有是形体也，因气而荣，因气而病"。反复强调气在防病延年中的重要意义。

精、血、津液是构成人体及促进人体生长发育的基本物质，《灵枢·经脉》说："人始生，先成精，精成而脑髓生，骨为干，脉为营，筋为刚，肉为墙，皮肤坚而毛发长。"《素问·金匮真言论》说："精者，身之本也。"因此，精、血、津液同样与气相互联系，相互影响，构成了生命活动的基本动力。

生命的维持还依赖于神。《灵枢·天年》说："失神者死，得神者生。"神的得失关系到生命的存亡。神是机体生命活动的总称，它包括精神意识、运动和知觉在内，以精血为物质基础，是气血阴阳对立的两个方面共同作用的产物。

人之形体是物质性的，人体的生命活动是以体内脏腑阴阳气血等物质为基础。脏腑阴阳气血平衡，人体才会健康无恙，寿命才能得以延长，这就是《素问·生气通天论》中"阴平阳秘，精神乃治，阴阳离决，精气乃绝"的理论。

（二）生命具有恒动性

生命是物质运动的结果，"升降出入"是其基本规律，正如《素问·六微旨大论》说："是以升降出入，无器不有。"活着的人体，是一个运动变化着的生命体。人体气机的入升降是生命活动首要的功能，它直接影响人体的气机，影响五脏，五脏与六腑、气血津液、四肢，以及心理与生理之间的运化状态。可以说，气机出入升降功能状态的正常与否，直接影响着人体的健康与寿命。《素问·六微旨大论》的"不生不化，静之期也"，指出运动变化是永恒的，唯有不断地运动变化，才能生化不息。因此，人之生命是一个永恒运动变化着的过程。

气的运动变化是生命运动的表现形式。《庄子·知北游》的"人之生，气之聚也，聚则为生，散则为死"，指出生命活动是气的聚、散、离、合运动的结果。中医学认为，气的运动称为"气机"；气的运动产生的各种变化，称为"气化"。升降出入是人体之气运动的基本形式，也是脏腑经络、阴阳气血运动的基本过程。正如《素问·六微旨大论》说："出入废则神机化灭，升降息则气立孤危。"因此，在生理上，人体脏腑经络的功能活动，无不依赖于气机的升降出入，以及随之产生的气化过程，如肺的宣发与肃降、脾的升清与胃的降浊、心肾的水火相济，都是气机升降出入运动的具体体现，而伴随其发生的精气转化、精血转化、气血转化、能量转化及物质的新陈代谢等，都是气化的结果。在预防疾病方面，只有保持人体气机升降正常，才能抗御邪气，免生疾病。可以说，气机出入升降功能状态的正常与否，直接影响着人体的健康与寿命。

（三）生命具有社会性

社会环境是指人类生存及活动范围内的社会物质、精神条件的总和。社会环境中包含的因素很多，如社会政治经济文化环境、学习工作环境、家庭环境、社会问题等，其中又以家庭对人的影响最为重要。个体必须与社会取得和谐，融入社会环境，并共同努力，维护和营造良好的社会环境，才能保证生命的正常延续和养生的正常开展。

社会环境中，政治经济军事等社会大环境是人生命延续的基础环境，也决定着养生的基本水平。从历史来看，盛世养生，乱世存身。只有处在和谐繁荣的社会大环境中，才能真正实现提高生命质量、却病延年的养生目的，每个人才有更高的养生起点；如果处在动荡不安、朝不保夕的社会环境中，养生的目的首先是保证生命的存在，生命质量的提高已是其次。另外，普遍存在的社会问题，也会影响人与社会的和谐性。如环境问题、人口问题和道德问题等，都是由于人在这些方面的不合理发展而造成的。这些问题现在成为了减损人类寿命的一大因素，而且其严重性有逐渐增加的趋势。因此，要想取得人与社会的和谐，全社会必先共同努力，建立适合养生的和谐社会。

家庭环境更与人息息相关。由父母、兄妹、配偶及子女等共同组成的家庭环境，因为与个人的接触最为密切，因此对个人的人生观、价值观、行为活动及性格的养成，均有重要影响，而且这种影响会持续存在于人的一生之中。人的一切社会活动要想达到成功，都必须以和睦的家庭为后盾，此即中国传统文化所提倡的"家和万事兴"。人在家外的一举一动都备受家人的关注，牵动着家人的挂念；个人的荣辱也关系到家庭的盛衰，人对家庭负有深深的责任。

三、生命节律

古代医家根据对生命的长久观察总结，发现万物生长皆有其规律，通过总结、顺应相关规律，可以有效地达到养生的目的。因此，对生命运动节律的探索与总结，就成为中医养生学的重要研究内容。从节律来看，主要的节律性体现在时间的规律上，因此养生强调"因时制宜"。

（一）四时节律

自然之中，节气交替，气候变化，而有春、夏、秋、冬四时，因四时变化，万物而有生、长、收、藏，故《素问·四气调神大论》云："夫四时阴阳者，万物之根本也。"一年之中，四时更替，六气变化，皆有常度，春则温、夏则热、秋则凉、冬则寒，既不能太过，亦不能不及。人体在自然四季规律的影响下，生命活动也呈现出春生、夏长、秋收、冬藏的规律性特点。人若能顺应天地，保持自身生命规律合于四时阴阳，则健康无病。若气候反常，或人不能随季节更替做相应调整时，则会产生不适，甚至招致疾病。如《素问·金匮真言论》所言："春善病鼽衄，仲夏善病胸胁，长夏善病洞泄寒中，秋善病风疟，冬善病痹厥。"即是说明季节不同，易发疾病不同，发病程度不同。因此，养生不仅要了解人体在四时的生理特点，更应了解和掌握四时的发病规律，从而采取积极主动和有针对性的预防保健措施，达到防病养生的目的。

（二）月节律

《素问·八正神明论》说："天温日明，则人血淖液而卫气浮，故血易泻，气易行；天寒日阴，则人血凝泣而卫气沉。月始生，则血气始精，卫气始行；月郭满，则血气实，肌肉坚；月郭空，则肌肉减，经络虚，卫气去，形独居。"指出人体气血的运行及盛衰，不仅和季节气候的变化有关，而且受日照强弱和月相盈亏的直接影响。《素问·六节藏象论》说："不知年之所加，气之盛衰，虚实之所起，不可以为工矣。"强调医者治病，需要根据气候的不同来区别用药，对于养生而言，也要了解每个月养生的注意事项，如此才能达到事半功倍的效果。

（三）日节律

一天之内，随昼夜阴阳消长进退，人体的生理活动和疾病的病理状态都会发生相应的规律性改变。《灵枢·顺气一日分为四时》说："以一日分为四时，朝则为春，日中为夏，日入为秋，夜半为冬。"所以，养生应重视一日昼夜晨昏的顺时调养。昼夜的阴阳消长变化会直接对人体的生理病理产生影响，虽然昼夜寒温变化的幅度不像四季变化那样明显，但对人体的影响同样不可忽视。一日之中，昼夜阴阳变化有其消长节律，而人体的阳气亦随着这种节律而消长。如《素问·生气通天论》说："故阳气者，一日而主外，平旦人气生，日中而阳气隆，日西而阳气已虚，气门乃闭。"说明人体阳气白天多趋于表，夜晚多趋于里。

人体发生疾病时，昼夜阴阳变化对疾病病理变化亦有直接影响。如《灵枢·顺气一日分为四时》说："夫百病者，多以旦慧、昼安、夕加、夜甚。"早晨阳气升发，能够抵御邪气，邪气衰减，所以早晨病情轻而患者精神清爽；中午阳气旺盛，能够制伏邪气，所以中午病情安定；傍晚阳气开始衰减，邪气逐渐亢盛，所以傍晚病情加重；半夜人体的阳气都深藏内脏，邪气亢盛已极，所以半夜病情最重。这种变化不仅与人体本身阳气的昼夜消长变化密切相关，更与自然界阴阳的昼夜消长变化密切相关。根据此理论，人们可以利用阳气的日节律，合理安排工作、学习，以达到最佳的养生效果。

（四）特殊节律

中医学强调辩证地看待问题，男女身体结构不同，其生长节律亦有所不同。《黄帝内经》论述男女生长发育周期，女子的生命节律跟"七"有关，而男子的生命节律跟"八"有关。《素问·上古天真论》说："女子七岁，肾气盛，齿更发长……七七任脉虚，太冲脉衰少，天癸竭，地道不通，故形坏而无子也。""丈夫八岁肾气实，发长齿更……八八天癸竭，精少，肾藏衰，形体皆极，则齿发去。"总结了的生命历程中男女不同的生、长、壮、老、已的规律，与人体的实际表现基本一致，是中医认识人体生命周期节律的重要理论。

此外，关于生命节律，尚有以十年为一个阶段的认识。《黄帝内经》中提到："人生十岁，五脏始定，血气已通，其气在下，故好走……百岁，五脏皆虚，神气皆去，形骸独居而终矣。"即是站在人类自身统一规律上对人的生、长、壮、老、已的规律总结，尤其对于学习理解各个年龄阶段的行为特点具有重要的指导意义。

第二节　寿　夭

中医养生学的寿夭理论，是对人体生命全过程中的天年、寿夭、衰老等现象及其规律的认识。生命有开始就必定有终结，生、长、壮、老、已（死）是生命延续的自然规律，是人体生长发育中一系列不可逆转的量变和质变过程。养生的宗旨，不是追求"长生不老""返老还童"，而是"却病益寿""尽享天年"。但现实中能享受"天年"的毕竟是极少数，衰老来临，实际年龄的个体差异也很大。因此，探索寿夭衰老的原因、过程与机理，历来就是养生学的重要研究内容。

一、天年

人类寿命的极限是古今中外医家、学者们长期以来研究、探索的奥秘。从历史上看，人的平均寿命是随着时间的推移和文明程度的提高而逐渐延长的。

（一）天年概念

所谓"天年"，即自然寿数、自然寿命，是人在完全理想的生存状态下，精气不受任何额外损耗和扰动时，生命自然延续所获得的寿命。古人认为"上寿百二十岁，中寿百，下寿八十"（《五经正义》），《尚书·洪范》则曰："寿，百二十岁也。"嵇康《养生论》亦有"上寿百二十，古今所同"记载，也就是说，人的寿命可以活到120岁，这与现代关于人类寿命研究所认定的110～150岁不谋而合。

中医学认为，天年的长短取决于先天之精。人在出生之后，每时每刻都在消耗先天之精，且如果遇到如疾病、情绪波动等不正常的扰动时，先天之精还会额外消耗。当先天之精消耗殆尽的时刻，就是人死亡的时刻。所以，先天之精足，则"天年"长；先天之精少而弱，则"天年"短。

（二）禀赋

禀赋，即先天禀赋，受于"父母未生之前"，是生命个体与生俱来的、特有的体魄、智力等方面的素质。正常的禀赋决定人类寿命和体质健康，父母的禀赋、体质，及胎育时期的保养和天地之气运行的规律特点，都会影响禀赋。中医学认为，人的禀赋禀受于父母，形成于出生之前，但受后天环境影响。张景岳《类经》曰："夫禀赋为胎元之本，精气之受于父母者是也。"父母既生之后的生养发育，则为后天，以五谷充养，五味调和，味归形，形归气，气归精，以充其身。先天与后天共同决定人的体质，影响人的生老病死。

先天禀赋是生命的基础特性，人一出生，禀赋即定，所以《医源·先天后天说》云："降生之初，有清浊厚薄之不同，则有生以后，亦遂有强弱寿夭之不齐，此皆非药石所能治，而其所可调养补益者，则唯后天之形质耳。"故虽通过后天的努力，包括饮食调养、顺应自然、加强锻炼等均可强化体质，但先天禀赋无法增强，只能止损减伤。这是禀赋的最大特点和中医养生学重要的生命科学观。

先天和后天，其作用和意义有所不同，在寿夭方面的影响也大不相同：先天强厚者多长寿，而先天薄弱者则多夭亡；后天养生得当者，本就强盛的禀赋，能少受损伤且更长时间发挥正常功能，从而寿者更寿；后天失养者，本就虚弱的禀赋，受不断削伐而更加虚弱，则天生不长寿者更加快速夭亡。

二、夭亡

夭亡，也称"夭折"，通常指未成年即死去。但人未成年而死亡，显然不具有养生参考意义。因此，养生学角度的"夭亡"，指人的年龄不足 60 岁即身亡，也就是未老而亡。从实际考虑，现代社会之人，寿命达到 60 岁的"老"境，一般较正常和容易。年龄未到 60 岁而死，多为非正常情况的猝死，与"夭亡"之短命的意义相合。因此，中医养生学从实际出发，将"夭亡"的年龄定义为 60 岁以下。

寿夭与地域、劳倦、精神、感邪等因素有关。中医学认为，使人中寿而尽、不能终期，半百而衰而夭亡的机理，主要可归结为内因和外因两个方面，先天体质、脏腑功能是内因；感受外邪、劳倦过度等是外因。内外因相互影响，最终可造成或寿或夭的不同。

先天精气与生俱来，先天精气的保持是寿命延长的关键，而后天之精又可以充养先天之精。中寿而尽者，多为过耗或误耗先天精气，使精气竭绝，命不得续。人类寿夭与禀赋、体质密切相关，禀气强盛则其体强，体强则寿命长；禀气薄则其体弱，体弱则命短，命短则多病寿短。由此可见，人类寿夭关键在于体质的强弱盛衰，而体质的差异则在很大程度上取决于"禀赋"的厚薄。

先后天之精的充养又可以从人体外在的高矮、性情、体质、气血体现出来。精神状过度焦虑抑郁、生活环境不佳、不良的饮食作息习惯、营养锻炼失调、疾病等原因，会耗伤后天精气，使正气亏虚、天人不合、形神失调、动静不涵，导致阴阳失调，故不能长寿。

三、衰老

衰老又称老化，是指随着年龄的增长，阳气衰弱，阴精亏损，气血不足，出现脏腑功能减退，气血阴阳失调，内环境稳定能力与应激能力及结构发生退行性变化，趋向死亡，不可逆转的现象。衰老属中医学"虚劳"范畴，与五脏内伤密切相关，其根本原因是肾气亏虚，肾精不固，病位主要在肾，与脾胃虚衰关系密切。

中医学认为，衰老是生命过程的必然规律，地球上一切生物，从有生命开始，无不遵循生、长、壮、老、已的自然规律。但衰老在个体之间有很大差异，它是各种内外因素综合作用的结果。在中医古籍中，最早"衰老"并用之处，应为《黄帝内经太素·阴阳大论》。其言："若人能修道察同，去损益之病，则阴阳气和，无诸衰老，寿命无穷，与天地同极也。"

中医对人体衰老或早衰的认识源远流长，内容非常丰富。《黄帝内经》有对人类衰老过程的记载，如《素问·上古天真论》曰："女子七岁肾气盛，齿更发长……五七阳明脉衰，面始焦，发始堕；六七三阳脉衰于上，面皆焦，发始白；七七任脉虚，太冲脉衰少，天癸竭，地道不通，故形坏而无子也。"又"丈夫八岁肾气实，发长齿更……五八肾气衰，发堕齿槁；六八阳气衰竭于上，面焦，发鬓斑白；七八肝气衰，筋不能动；八八天癸竭，精少，肾藏衰，形体皆极，则齿发去。"可见衰老并非老年才开始，而是在其生命过程中生长发育到达成熟期以后，在其形态结构和生理功能等方面就开始出现一系列慢性、进行性、退化性的变化。

（一）衰老表现

中医学认为，进入中老年，人随着年龄的增加，可出现一系列衰老表现和老化征象，主要表现为形态结构和生理功能的变化，还会出现心理、社会适应方面的变化。衰老是自然的生理病理过程，不可抗拒，只能延缓。正如《素问·阴阳应象大论》所说："年四十而阴气自半也，起居衰矣；年五十，体重，耳目不聪明矣；年六十，阴痿，气大衰，九窍不利，下虚上实，涕泣俱出矣。"人体衰老起于40岁，以10年为一个阶段，衰老之象依次出现。

衰老的表现往往呈曲行性、全面性的形态和功能上的退行性变。一般而言，可从形态衰减、神志变异诸方面表现出来，如肌肤色泽、皮肤弹性、齿、发、举止行为、语言、感觉、反应、情感、思维等均有相应退行性改变。在形态上，主要体现在面部、头发、牙齿等形态结构变化和外在表现。如头发变白；皮肤弹性降低，出现皱纹、老年斑；牙齿松动脱落，耳聋、眼花、驼背，身高逐渐缩短等。正如《灵枢·天年》所说："四十岁……腠理始疏，荣华颓落，发颇斑白。"《素问·上古天真论》描述40岁左右及以上"面始焦，发始堕""面皆焦，发始白""发堕齿槁""齿发去"等表现。在思维方面，往往表现思想陈旧，对新观念较难接受；近事遗忘，远事则牢记，对形象数字之类的机械记忆减弱，而逻辑推理尚好。在情感方面，易激动，情绪不稳定；易忧郁、悲伤、孤独或固执，甚至神志呆滞、淡漠；在反应方面，行为举止上的迟钝，准确性差，言语反复、喃喃自语或默默不语等。北宋陈直在《养老奉亲书》中说："上寿之人，血气已衰，精神减耗，危若风烛，百疾易攻，至于视听，不至聪明，手足举动不随，其身体劳倦，头目昏眩，风气不顺，宿疾时发，或秘或泄，或冷或热，此皆老人之常态也。"另外，朱丹溪《格致余论·养老论》中的相关论述，对老年人的共同衰老表现也记述得十分详细。

衰老引起身体功能的衰退是全身性的，一般在无病情况下，这些生理改变引起的表现较轻微，日常活动并不受很大影响，但随着年龄的增长，会逐步发生如阿尔茨海默病、心血管疾病、老年糖尿病、肿瘤等年龄相关性疾病。

（二）衰老与疾病的关系

中医学认为，衰老不是疾病，而是人类正常生命活动的自然规律，人类的机体在生长发育完成之后，便逐渐进入衰老（或称衰退）的过程，但它与疾病确有着密切联系。

1. 衰老引发疾病　中医学认为，人体随着年龄增长，气血虚衰、脏腑功能减退，阴阳平衡失调，便形成促发疾病的基础。由于阴精阳气的亏损，人体会发生一系列衰老的变化，进而出现九窍不利、涕泣俱出等相应的类似疾病的变化；由于脏腑精气虚衰，不仅表现为明显的老态，又进一步影响疾病恢复，导致病邪羁留体内，病程漫长，且易招致外邪而再次发病。

2. 疾病促进衰老　中医学认为，邪气（如六淫、外伤、虫毒、痰饮等致病因素）伤人，造成脏腑经络形质损害，使得个体体质发生变化，最终导致机体阴阳失调，《素问·阴阳应象大论》明确指出，人的衰老同阴阳失调有关，即"能知七损八益，则二者（阴阳）可调；不知用此，则早衰之节也"。由此可知，疾病影响人体的阴阳平衡，从而加速了衰老的发生。

四、寿衰的影响因素

影响人寿命的因素较多，但不外乎先天禀赋和后天因素。人类禀赋的个体差异是客观存在的，禀赋不足，生命的先天物质基础不固，往往会直接影响后天的生长发育及疾病的演变和预后，影响人之天年寿限。后天因素也非常重要，人出生之后接触的复杂环境，均会对人之寿夭衰老造成影响。

（一）先天禀赋

人自身是一个主观能动的复杂系统，因此，寿夭衰老、生命发展的质量与自身因素密切相关。个体与生俱来的、特有的体魄、智力等方面的素质统称为禀赋，又称先天禀赋。中医养生学认为，先天禀赋的强弱，是人体寿夭的决定性因素，其中包括体质说和命门元气说。

1.体质说　体质说认为，由先天禀赋因素所形成的体质特点，决定了人体的寿夭。因为人体寿命之长短依赖于形体之强弱，只有五脏坚固，形气协调，血脉和畅，各部器官配合匀称，体质壮实坚强，才能长寿，反之则夭亡。而形体之强弱坚脆又决定于禀气之厚薄。所谓"禀气"，即来自于父母之精所化生的先天元气。此"气"的强弱优劣，对后代身体的发育成长及其性格气质类型，都将影响终生。《灵枢》的《天年》《寿夭刚柔》篇，以及王充《论衡·命义》中都对此做了较为详尽的论述。研究也证明，人之寿夭的确与禀赋体质密切相关，例如，有先天性心房间隔缺损或动脉导管未闭的人，过去平均寿数很少超过40岁，而有法乐氏症的人，多数在20岁以前死亡。

2.命门元气说　命门是中医有争议的一个问题，但争议的只是命门的位置、形态等，其主要生理功能没有分歧。明代赵献可指出命门为"立命之门"，命门内藏元精、元气、元神，供给生命活动所需要的能量，从而产生生命过程的各种功能，称为"先天生后天"；在生命历程中，命门的精气神复得五脏剩余真精的不断补充和滋养，故命门元气其量虽小，但耗用极慢，称为"后天生先天"。先后天生生不息，则能健康长寿；任何原因造成先后天相互滋生促进障碍，生命就会早衰甚至夭亡。清代徐灵胎在《元气存亡论》《肾藏精论》等篇的论述，则与赵氏所论互为补充、相得益彰。其指出：人的寿夭总体上取决于命门之功能，命门功能之强弱又取决于元气之多少，元气之多少是先天遗传的，其量是恒定的。这意味着人的寿命极限是先天遗传决定的，人们只能在后天调摄保养，避免额外消耗，争取达到极限，而不能超越极限。由于先天所赋予每个人的元气量不同，以及人们在后天生活中调摄保养的情况不同，便形成了寿夭的个体差异。以上两人之说合在一起即命门元气说，这一学说以其能较为圆满地解释人体寿夭的原因，获得了后世养生家和医学家们的崇奉，成为养生寿夭理论的主导学说之一。就其实质而言，乃为体质学说的补充和发展，因为形成体质差异的根本原因就在于"元气"质和量的差异，命门只不过是"元气"贮藏之所而已。

（二）后天因素

人自出生以后，就要时时刻刻受到外在环境的影响，因此，后天因素是决定人体寿夭衰老的重要方面。其中包括自然环境、社会环境、行为因素、疾病损伤等方面。

1.自然环境　自然环境，如地域、气候等，长期作用于人体，使人的体质呈现地区差异性，是影响寿夭的因素之一。古人认为，我国西北高原地带，气候寒冷，元气不易耗散，所以多寿；

东南地区，气候炎热，元气容易发泄，所以多夭。不仅如此，即使同一地区，也因地势之高下不同，而有寿夭之别。现代人由于改造环境的能力远远大于古人，所以事实上我国东南地区也不乏高寿者。但在不同的自然环境下，有不同的多发病、地方病，这是公认的事实。研究认为，自然环境对人体健康影响很大。当有害的环境因素长期作用于人体，或者超过一定限度就要危害健康，促使早衰。例如，空气污染中常见的微尘、硫化物、氮氧化合物等，长期作用会影响肺的健康，而有些污染空气中还含有过多的致癌物质，如苯并芘、联苯胺、α-萘胺等，则危害更大。

2. 社会环境　社会环境对人体疾病寿夭的影响已是公认的事实。早在《素问·移精变气论》就有"往古人"和"当今之世"所以寿夭不同的对比分析，指出不同的社会环境形成不同的生活方式和人际关系，以及不同的欲望追求和心态环境，是产生众多疾病与寿夭不同的直接原因。事实上，战争、饥荒、秩序混乱等社会因素会非常影响人的寿夭，而社会生活水平和文化知识水平等因素，对人寿夭的影响也很明显。随着时代的向前发展，古今所面临的突出社会问题有所不同，当下，全球多数国家和地区存在着人口老龄化、营养过剩、环境污染、新的不良生活方式等社会问题，对人寿命和生存质量也有不同的影响。如很多精神疾病和躯体疾病都与激烈的竞争、过度紧张的社会生活有直接关系；不合理的社会制度、不良的社会习俗，以及人与人之间种种斗争矛盾等，都可使人体代谢功能紊乱，导致早衰。

3. 行为因素　行为因素包括个人在饮食、起居、劳逸、嗜好、欲望等各方面的行为方式，这些行为若适度则有利于健康，不适度则有损于健康，甚至导致夭亡。例如，饮食过饱易伤肠胃，过饥则使后天供给不足；偏嗜肥甘则生湿热，嗜咸则伤心，嗜酸则伤肝等；过劳有损形气，过逸则气血凝滞；过分的贪名逐利耗散心神，无节制的性行为直接损伤精气等。总之，不合理的生活方式，是影响寿夭的重要因素，这在《黄帝内经》和历代养生著述中阐述甚详。从这一点出发，中医养生学将起居养生置于非常重要的地位，是研究的重点之一。

4. 疾病损伤　疾病损伤与寿夭之间的关系非常密切，如前所述，疾病促进衰老，衰老诱发疾病，有些疾病甚至直接导致死亡。事实上，尽享天年，"无疾而终"的人是极少的，绝大多数老年人随着年龄的增长，脏腑之精气阴阳均会逐渐衰弱，气血运行涩滞，从而罹患多种疾病，以慢性病为主。这种生理性衰老导致的疾病与各种病理因素导致的疾病在老年人身上很难截然分开，且相互影响、相互促进，都会最终影响人的寿夭和生存质量。不过，不同的时代引起夭亡的主要疾病是不同的，在古代以伤寒、疫疠等为主，而现代则以一些慢性疾病及其并发症为主。

此外，还有对医疗手段使用不当而影响健康和寿命者，可称为医源性因素。这种因素古今都存在，古时如服用金石峻猛药损伤精气造成短寿者，滥用人参促人短命等；现代表现得更加明显，甚至已成为社会问题，如误诊误治、过度医疗、抗生素的滥用、保健品的滥用等。因此，中医养生学十分强调预防的重要性，防微杜渐，减少患病次数，遏制疾病加深，正确运用医疗手段，防止因疾病而减损寿命。

第三节　健　康

健康是人长寿的基础，因此，中医养生学必须要对健康进行深入研究和探讨。本节对健康的相关阐述，主要包括两个方面：一是对健康的认识，包括对健康概念的认识，中医的健康观，以及健康与疾病的关系等；二是人在健康状态下的表现，包括形体强健、精神康乐、适应环境以及道德高尚等。

一、健康认识

所谓健康，是人在形体功能、精神心理、适应社会、道德修养四个方面均处于完美和谐的状态。健，指的是形体强壮有力；康，是人精神情绪处于安乐、安定的状态。健康合为一词，本意是指人处于形体与精神和谐统一的完美状态，即《素问·上古天真论》之"形与神俱"。中国古代并无"健康"一词，但有"康健"这个词语，如宋代沈括在《梦溪笔谈·杂志一》中云："然自此宿病尽除，顿觉康健，无复昔之羸瘵。"可以看出，古代所说的"康健"与今天"健康"含义基本相同。现代文献中更习惯用"健康"，而基本很少再用"康健"一词。

西医学对于健康的认识，早在 1947 年世界卫生组织（WHO）宪章中指出"健康乃是一种生理、心理和社会适应都完满的状态，而不只是没有疾病和虚弱的状态"后，直至 1999 年，才将道德健康纳入健康概念之中，形成了现代的"四维健康"概念："健康不仅是没有疾病，而且包括躯体健康、心理健康、社会适应良好和道德健康。"

相较于西方医学对健康的认识，中医学对健康的认识更为全面和超前。为了区别于 WHO 提出的"四维健康"，中医养生学提出"中医四维健康"观，认为人的健康除了形体健康、心理健康、适应社会及道德健康之外，还有顺应自然的能力也是衡量人健康的一个维度，并且提出"法于阴阳""春夏养阳，秋冬养阴"等维护人健康的养生原则与方法。相较于"四维健康"，中医养生学的"中医四维健康"观能更全面阐释人的健康。

随着人们对生活质量和健康长寿的不断追求，进入 21 世纪后，随着社会需求与疾病谱的改变，仅凭医学单一学科的力量，已经很难完全解决人类的健康问题，需要综合所有与人健康相关的知识和资源。因此，当前发展出了更加全面且符合时代要求的大健康概念。

二、中医健康观

中医健康观是指中医学对健康的认识。中医养生学与 WHO 提出"四维健康"一样，也从四个维度阐释人体的健康，并提出中医养生学的"中医四维健康"观。中医养生学的"中医四维健康"观从形体强健、精神康乐、适应环境和道德高尚四个维度和标准去认识人的健康。

（一）形体强健

中医学认识人的形体，有广义与狭义之分。广义的形体，泛指具有一定形态结构的组织，包括头、躯干和脏腑在内；狭义的形体，指皮、肉、筋、骨、脉五种组织结构，又称五体。中医学认为人体以心、肝、脾、肺、肾五脏为中心，以胆、胃、小肠、大肠、膀胱、三焦六腑相配合，以气血精津液为物质基础，通过经络的循行，相互联系、协调配合而形成的一个有机整体。人的形体在形态结构上密不可分，在生理功能上互相协调，在病理上互相影响。形体强健表现为人体的脏腑、经络、肌肉筋骨、皮毛官窍等各组织器官都结构完备、发育良好、功能盛旺，气血精津液等生命物质都充足而运行有序，肢体强健，灵活有力。

（二）精神康乐

中医养生学历来重视精神心理的健康，认为精神心理应保持安定愉悦的健康状态，智力水平正常，对外界刺激反应灵敏、处置得当；各种情绪皆要适度而不过激；嗜求欲望应该适度而不应当为物欲所累。保持精神康乐，能使人体内气机调和畅达而保持健康。

中医的形神关系，实质反映的是形体与精神的关系。一方面，人的精神意识思维活动依附于有形的形体，不能脱离形体而独立存在。正常的精神意识和情绪变化，必须以健康的形体作为基础。另一方面，精神情志调控人的形体，影响着人的生理活动。因此，人必须保持精神与形体的和谐统一，达到"形与神俱"的状态，这是健康长寿的基本前提条件。

（三）适应环境

中医学的整体观念强调人体内外环境的整体和谐、协调和统一。中医学既强调人体内部环境的统一性，又注重人与外界环境的统一性。人适应外部环境的能力良好，应包括顺应自然环境和适应社会环境两个方面的内容。

自然环境是环绕人们周围的各种自然因素的总和，包括地域、气候和人居住生活的场所等。人是自然环境的产物，所以，人的生命活动必然受自然环境的影响。中医养生学强调人与自然的和谐一致，人应通过养生手段，积极主动地适应自然环境。但是人适应自然环境的能力是有一定限度的，如果外界气候变化过于剧烈，或者长期生活在特定地理环境之中，易地而居后，环境突然改变，部分人的生理功能难以迅速适应这种变化，会有不适之感，甚至发生疾病。在被动接受环境影响之外，人类还能在掌握自然规律的基础上，主动地适应自然、科学合理地改造自然，从而有利于人体健康。因此，顺应和快速适应自然环境的能力，以及科学合理地改造自然环境的能力，也应是人健康的特征之一。

社会环境是指人类生存及活动范围内的社会物质、精神条件的总和，包括人的社会地位、经济状况、文化层次、社会交往等。养生的生命理论强调人之生命具有社会性，人生活在社会环境之中，社会生态变迁与人的健康和疾病的发生有着密切关系。社会角色、地位的不同，或者社会环境的变动，如果人不能很好地适应，便会损害人的健康。如《素问·疏五过论》说："故贵脱势，虽不中邪，精神内伤，身必败亡。始富后贫，虽不伤邪，皮焦筋屈，痿躄为挛。"均是由于人不能适应社会地位、经济状况的剧烈变化而诱发疾病。个人应当在适应社会环境的过程中，发挥自身能力和特长，融入社会、建设良好的社会环境，并从中获得愉悦和满足，实现自我价值，从而维护健康。适应社会这一维度的组成中，首先为个人融入社会的情况。中医养生学的健康理论，要求个人能主动融入社会，对个人追求、名利及社会情况有客观理性的认知，适应社会风俗习惯，摒弃恶俗，其关键在"和"，即《素问·生气通天论》提出的"因而和之，是为圣度"，具体应"美其食，任其服，乐其俗"（《素问·上古天真论》），保持精神行为与社会环境的和谐愉悦。其次，为个人的交际能力及交际圈的范围。社会适应良好的人，与人交往能始终保持谦逊态度，诚善待人、宽以待人，交友广泛。《素问·上古天真论》提出，人应"适嗜欲于世俗之间，无恚嗔之心，行不欲离于世……举不欲观于俗"，从而以平和的心态融入纷繁复杂的社会环境。再次，为维护社会正常秩序、贡献社会的决心和能力。一个健康的人，有维持社会正常秩序的自觉性，敢于与社会不良现象做斗争，能为社会建设和社会的进步贡献自己的力量。中国人历来有"天下兴亡，匹夫有责"的信念，中医也认为"不为良相，便为良医"。所以，贡献社会，一直是中医健康理论的行为要求。

（四）道德高尚

道德是道和德的合称，道是指客观规律和标准，德是人的修养和品质。所谓道德，指的是衡量人的思想行为正确与否、层次高低的观念标准，符合道的标准为有德，否则为失德。符合道层次高的人，道德水平就高。道德一词，最早可追溯到先秦思想家老子所著的书中。"道法自然"，道家认为人要以尊重自然规律为基本原则，以顺应自然规律作为人生行为的基本法则。在道家看来，道是不依赖于人的意志且不依托于物质世界永恒的自然规律，真人的养生的境界可达到人与自然高度的和谐统一，虽然形体不可避免会衰老身死，但把握和顺应的自然规律永远不会消亡，即道家代表人物老子在《道德经》第三十三章所讲的"死而不亡者寿"。

相较于道家，儒家更加倾向于从人的社会属性角度来谈论道德，认为道德是一种社会意识形态，是人们共同生活及其行为的准则与规范。儒家强调人的社会责任，认为道德健康的人应遵从法律法规和伦理道德，而道德高尚的人需要为人类社会贡献更多力量，从而实现人生的自我价值。

可以看出，中国传统文化中不同的哲学思想流派虽然都讲道德，但对道德的认识和判定标准是有所区别的。中医养生学是中国传统健康文化的集大成者，因而吸收了优秀传统文化中关于道德的阐述，认为道德修养应贯穿于养生的始终，道德修养高则养生可事半功倍。《素问·上古天真论》说："愚智贤不肖，不惧于物，故合于道。所以能年皆度百岁而动作不衰者，以其德全不危也。"其在总结人健康长寿的根本原因时，认为"德全"是决定一个人健康长寿的决定性因素。唐代医家孙思邈在《备急千金要方·养性序》中说："德行不充，纵服玉液金丹，未能延寿……道德日全，不祈善而有福，不求寿而自延，此养生之大旨也。"明确指出了道德修养对于健康长寿的重要性。

中医养生学告诫人若想获得健康长寿，就不可突破传统的道德底线，更不能触碰法律的红线。张仲景在《金匮要略·脏腑经络先后病脉证》中说"若人能养慎……更能无犯王法"，就是对养生须遵纪守法的中医经典阐述。如果一个人的行为违反了人类社会的伦理道德或法律法规，对社会或者自然环境造成了严重损害，即使这个人在形体、精神方面处于良好状态，但他对社会环境的适应方面，尤其是道德方面，均已处于非健康状态，依然可以判定这个人不是一个健康的人。

中医养生学这种"中医四维健康"的观念是超前的。理想的健康应该是人在四个维度都处于近乎完美的状态，但在实际生活中，这种四维完美和谐的健康状态并非人人具备。

三、健康与疾病的关系

中医养生学强调，要正确认识健康与疾病的关系，以便在实际工作中因势利导地引导人们形成正确的健康观。认识健康时，往往以"疾病"为参照，因为疾病与健康联系密切，且疾病状态比健康状态更形象和具体。当前，对健康与疾病的关系存在两种认识。

第一种是对立观，认为疾病与健康绝对对立。人只要罹患疾病就都不能称之为健康人，健康的人必然不存在疾病。按这种认识，健康状态就是人的生命活动中没有疾病时的状态；判断一个人是否健康，首先看其是否有病，有病就是患者，无病就是健康人；判断人群的健康状况，首先识别出其中的患者群体，余下的便是健康人群。这是人们认识健康的常见模式，其不足之处在于：疾病与健康是生命存在的两种状态，但生命状态并不是非此即彼，以有无疾病来定义健康，显得过于简单化；人类对疾病的认识是有限的，将那些没有发现疾病的人定义为健康人不妥；由于许多疾病并不能为个人所发现，个人健康状态就会被扩大化，削弱人们主动促进健康的积极性。

第二种是共存观，认为疾病与健康是共存的。患者的身心中也包含有健康的成分，健康人也含有疾病的因素；绝对的健康是不存在的，绝对的疾病就意味着死亡；人一旦死亡就失去了疾病与健康赖以存在的客体，疾病与健康都将不复存在。绝大多数情况下，人的生命状态波动于完全健康与绝对疾病之间，疾病与健康处在一个动态的消长过程中。疾病占主要位置而成为主要矛盾，就为疾病状态，健康居主导地位时为健康状态。这一模式认识到生命是权衡自稳的，健康与疾病处于动态变化之中，二者"此消彼长，此盛彼衰"，揭示了人体健康状况的相对性，以及健康与疾病的辩证关系，是相对科学的认识思维模式。

中医养生学对健康与疾病的认识，是二者的综合，但主要是共存观。中医养生学承认疾病与健康的对立关系，疾病破坏健康，健康不容疾病。但是客观上，人生于天地之间，需要不断抵抗邪气和疾病，这种斗争是永恒的，贯穿于生命的每时每刻，而健康与疾病只是正邪斗争的产物。因此，健康与疾病都是人的一种生存状态，共存于人体。尤其当人进入老年之后，随着衰老的加重，疾病的到来几乎是不可避免的，有些慢性病也难以治愈。这时，只有认识到疾病与健康是既对立又共存的关系，才能正确认识和施行"带病延年"，这对老年养生具有重要意义。

四、健康表现

中医养生学的"中医四维健康"从形体强健、精神康乐、适应环境和道德高尚四个维度和标准去认识人的健康。因此，人的健康在这四个维度有着不同的健康表现。

（一）形体强健

形体强健是人健康的基础，也是人长寿的保障。《灵枢·天年》认为，健康长寿之人的形体特征具有"五脏坚固，血脉和调，肌肉解利，皮肤致密，营卫之行，不失其常，呼吸微徐，气以度行，六腑化谷，津液布扬，各如其常，故能长久"的特点，分别从脏腑、气血津液、五体、经脉等方面论述健康长寿之人具有形体强健的特征及表现。

1.形体健康的内在特征　脏腑是人体五脏、六腑和奇恒之腑的总称。脏腑功能健运是人健康的根本，尤其以五脏为中心，如《素问·脉要精微论》说："夫五脏者，身之强也。"五脏健运，则筋、脉、肉、皮、骨五体得到五脏精气的濡养而荣华光彩、强健有力；五脏健运，则目、舌、口、鼻、耳及前后二阴官窍得到五脏精气的濡养而通利。此外，运行全身气血的经络，是联系五脏六腑、四肢百骸、五官九窍、皮肉筋骨的通路。只有通过经络的联系作用，形体各部分之间才能达到相互配合、相互协调，从而使人体形成一个有机的整体。

精气血津液是构成人体和维持人体生命活动的基本物质。精气血津液是脏腑正常生理活动的产物，同时又为脏腑组织官窍等功能活动提供物质基础。健康的人具有精气血津液等生命物质充盛、经络气血运行调畅的特征，从而保证人体生命物质的生成、输布代谢，以及生理功能正常有序，是为形体强健的基础。

2.形体健康常见的外在表现

（1）眼睛有神　眼睛是人体脏腑精气汇聚的部位，可以反映人体脏腑精气的盛衰，如《灵枢·大惑论》说："五脏六腑之精气，皆上注于目而为之精。"同时，眼睛是人心灵的窗户，可以真实地反映人的精神状态。眼睛荣华光彩，炯炯有神，是一个人健康的最明显表现。

（2）呼吸微徐　《难经·四难》认为："呼出心与肺，吸入肾与肝。"呼吸与人体脏腑功能密切相关。呼吸从容不迫，不疾不徐，说明心、肺、肝、肾功能良好。

（3）二便正常　排便是脏腑功能的具体表现之一。《素问·五脏别论》说："魄门亦为五脏使，水谷不得久藏。"经过胃肠消化后的糟粕不能藏得太久，大便通畅是健康的反映。健康成年人每日排便1次，为黄色成形软便。老年人尤其高龄老人因年老体衰，可2～3天排便1次。小便是排除水液代谢后糟粕的主要途径，与肺、肾、膀胱等脏腑的关系非常密切，小便通利与否，也直接关系着人体的功能状态。成年人每日排尿1～2L，白天排尿3～6次，夜间0～1次。正常尿为淡黄色，透明状。

（4）脉象缓匀　气血在脉道内运行，脉象的正常与否，可反映出气血的运行状况。健康的脉象应从容和缓，不疾不徐。健康成年人在静息状态时一般脉搏每分钟 60 ～ 100 次，老年人和形体强健者心率相对较慢，一般不低于每分钟 50 次且无异常不适感觉。如发现脉象过速、过缓、间歇强弱不定、快慢不等，均为脉象失常的表现。

（5）形体壮实　形体壮实指皮肤润泽，肌腠致密，体格壮实，不肥胖，亦不过瘦。因为体胖与体瘦皆为病态，常常是某些疾病带来的后果。

（6）面色红润　面色是五脏气血的外荣，面色红润是五脏气血旺盛的表现。

（7）牙齿坚固　齿为骨之余，骨为肾所主，而肾为先天之本，所以牙齿坚固是先天之气旺盛的表现。

（8）双耳聪敏　《灵枢·邪气脏腑病形》曰："十二经脉，三百六十五络……其别气走于耳而为听。"耳与全身组织器官有密切关系，若听力减退、迟钝、失听，是脏器功能衰退的表现。

（9）腰腿灵便　肝主筋，肾主骨，腰为肾之府，四肢关节之筋皆赖肝血以养。腰腿灵便、步履从容，则证明肝肾功能良好。

（10）声音洪亮　声由气发，《素问·五脏生成》说："诸气者，皆属于肺。"声音洪亮，反映肺的功能良好。

（11）须发润泽　发的生长与血有密切关系，故称"发为血之余"。同时，又依赖肾脏精气的充养，《素问·六节藏象论》说："肾者……其华在发。"因此，头发的脱落、过早斑白，是一种早衰之象，反映肝血不足，肾精亏损。

（12）食欲正常　中医学认为："有胃气则生，无胃气则死。"饮食的多少直接关系到脾胃的盛衰。食欲正常，则是健康的反映。

（二）精神康乐

中医学认为，人的心理情绪等神志活动由心所主，而分属于五脏。健康之人脏腑精气充盛，则精神饱满，神志清晰，思维敏捷，心情愉悦。健康之人精神康乐，主要表现在以下几个方面。

（1）精神愉快　良好的精神状态，是健康的重要标志。七情和调，精神愉快，反映了脏腑功能良好。

（2）记忆良好　肾藏精，精生髓，而"脑为髓之海"。髓海充盈，则精力充沛，记忆力良好；反之，肾气虚弱，不能化精生髓，则记忆力减退。

（3）心态平和　中医学认为，情志内伤是导致疾病的重要因素之一，健康之人应保持稳定平和的情绪状态、心神的宁静，能够专注、理智地行事，而避免后悔、愤怒等情绪。

（4）睡眠良好　良好的睡眠主要表现为入睡较快，不易惊醒，不起夜或者很少起夜，白天精力充沛，没有或很少有困倦感，工作学习效率高等。

（三）适应环境

适应外环境的能力良好是人健康的标志之一。健康的人善于自我调节，可以根据环境的变化及时做出自我调整，表现出较强的适应环境能力。依据其内容可表现为适应自然环境和社会环境能力良好两个方面。

1. 顺应自然环境　适应自然环境的能力是指人为了在自然环境中更好生存，进行的在形体、精神以及行为上的各种适应性的改变，与自然环境达到和谐状态的一种能力。健康的人正气充盛，相对来说其适应自然环境的能力也较强。

（1）适应四时气候变化的能力强　一般情况下，健康的人更能适应外界的气候变化。如四时变化对人体的影响存在着多元性，人应通过主动的调摄，顺应四时变化，随时随地与其保持和谐一致。《素问·生气通天论》说："清静则肉腠闭拒，虽有大风苛毒，弗之能害，此因时之序也。"讲的就是善于养生的人可以适应外界气候变化，保持形体的健康，防止病邪侵犯而预防疾病的发生。

（2）适应地理环境的能力强　地理环境对人有着非常重要的影响。不同地域的人，由于长期的环境作用和饮食习惯等因素，造成了各地域的人有着不同的体质。迁居到新的地理环境，健康的人大都能够迅速适应当地环境，表现出符合当地地理的身体乃至心理特点。反之，正气调节适应能力较弱的人，可能会表现为对新的地理环境不适应，不能很好地适应当地环境，从而出现"水土不服"的异常表现。

（3）选择与改善环境的能力强　养生应尽量选择有益于人的健康环境。如果所处自然环境中有无法适应的，或存在对人体不利的自然因素，则应设法规避和远离。此外，人类可以在掌握知识和顺应自然规律的基础上，科学合理地改善环境，使之有益于人的健康。

2. 适应社会环境　社会适应能力是指人为了在社会更好生存而进行的形体、精神以及行为上的各种适应性的改变，与社会达到和谐状态的一种能力。人只有适应所处的社会环境，才能有益于个人的身心健康。因此，良好的社会适应能力已成为人健康的维度之一。

（1）良好的个人修养　修养指的是一个人培养自己高尚的品质和正确的处世态度或完善的行为规范，通常也是个人综合能力与素质的体现。良好修养的个人大多性格温和，意志坚强，感情丰富，具有坦荡胸怀与乐观心态。

（2）较强的处世能力　能够很好地适应所处的社会环境。面对纷繁复杂的社会事务，处理得井井有条，在面对困难和挫折时，能始终保持良好的情绪。

（3）融洽的人际关系　待人接物大度和善，不过分计较个人得失，平时生活中助人为乐，多与人为善，能很好地处理人际关系。

（四）道德高尚

道德是衡量一个人健康与否的最高维度。不同的时代、不同的学术思想对道德有着不同的认识和评价标准。一般认为，道德高尚的人追求光明的人生道路，注重自身与自然、社会环境的和谐统一，以实现人生自我价值为目标。春秋时期的孔子就提出"大德必得其寿"，认为道德高尚的人容易获得健康长寿。

（1）尊老爱幼　尊老爱幼是中华民族的传统美德。尊敬长辈，要对老人生活上给予力所能及的照顾，并从精神上给老人以尊重和安慰。爱护晚辈，要悉心照顾幼小，但绝非纵容溺爱。道德高尚之人可以做到："老吾老，以及人之老；幼吾幼，以及人之幼。"在敬重自己长辈的同时，同样敬重别人的长辈；关爱自己的子女同时，也一样关爱别人的儿女。

（2）顺应自然　人类是天地自然环境的产物，人类的生存和繁衍离不开所处的自然环境，人类与环境是和谐共处的关系。有德之人在掌握自然变化规律的基础上，主动顺应自然，不会做违背自然规律、严重破坏自然环境的事情。这一项既属于"适应环境"的健康层次，也属于道德健康的标准，具有双重性。

（3）诚实守信　诚实守信是中华民族传统美德的一个重要规范。诚实，即言行一致，忠于事物的本来面貌，不为不可告人的目的而欺瞒别人。守信，就是信守承诺，忠实于自己承担的责任，答应的事一定尽力完成。诚信是一个人品德修养状况和人格高尚的表现。《礼记·大学》说："富润屋，德润身，心广体胖，故君子必诚其意。"认为道德高尚的君子一定是一个诚信的人。

（4）宽容大度　道德高尚之人，秉承"严于律己，宽以待人"的原则，平时生活中严格约束自己，不以自己的标准过高要求别人，不过于计较个人的得失，对别人不失原则的缺点始终报以宽容的态度。与人交往能始终保持谦逊态度，宽以待人，从而以平和的心态为人处世。

（5）助人为乐　道德高尚的人能够发自内心地热爱帮助他人，主动去给他人以无私的帮忙，而很少计较回报。在帮助别人的过程中，自己的身心得到愉悦，逐渐提升自己的道德修养。

（6）信仰崇高　信仰是指对某种思想或宗教及对某人某物的信奉和敬仰，并把它奉为自己的行为准则。信仰的层次有高低、善恶之分，道德高尚的人都有崇高的信仰，而非仅仅是只关注于自身，贪图享受。道德高尚之人，以实现崇高的人生价值为毕生的追求。

（7）知行合一　道德高尚之人，既注重知识的学习，又强调实际行为的实践，两者相互促进。明代王阳明强调"知行合一"在道德修养中的重要作用，认为只有在学习和实践中才能迁善改过，达到提高人的道德品质的目的，达到"致良知"的道德完备的状态，最终实现自我的人生价值。

（8）光明磊落　道德高尚之人光明坦荡，胸怀坦白，正大光明。其人行为正直坦白，无不可告人之事。其人刚强正直、不逢迎附和、无偏私，为人处世无愧于心。《论语·述而》中"君子坦荡荡"即是对光明磊落、胸怀坦荡之人最为形象的描述。

（9）善良仁爱　春秋时期的孔子就提出"仁者寿"，认为道德高尚的人具有仁爱之心。仁者是充满慈爱之心、善良的人，做事与人为善，社会关系和睦。在这样的精神状态下，善良仁爱的有德之人就容易获得健康长寿。

第四节　体　质

体质理论，在《黄帝内经》中已有较为丰富的阐述，后世医家更对其进行了研究和拓展。近几十年来，体质学说得到了深入研究，成为现代中医学的重要理论突破，尤其在养生方面，其运用十分广泛，是中医养生学的基础理论之一。

一、对于体质的认识

中医养生创立之时，对体质就有很多论述，如《黄帝内经》通过对人的阴阳五行、脏腑特点、形态特征、形志苦乐及年龄、性别、地域等特点认识体质；其后，医圣张仲景的《伤寒论》通过疾病的传变和预后特点认识体质。中医体质大多按以下几种方式进行分类：①按病理概念分类。②按生理功能分类。③按中医理论、脏腑功能特点、阴阳气血津液状况综合评估分类。④按人群分类。20世纪70年代，以王琦、盛增秀为代表的学者开始从事中医体质学说的理论、基础与临床研究，并逐步确立了中医体质理论体系。

中医体质学是以中医理论为指导，研究人类体质特征、体质类型的生理、病理特点，分析疾病的反应状态、病变的性质及发展趋向，指导疾病预防、治疗以及养生康复的一门学科。现代体质分型方法相对较多，代表者如工程院院士、国医大师王琦教授团队研究总结的九种体质分类法，将中国人群分为平和质、气虚质、阴虚质、阳虚质、痰湿质、湿热质、血瘀质、气郁质、特禀质九种体质类型；每种体质都有其不同的形体特征、常见表现、心理特征和对外界环境的适应能力，并有特定的发病倾向。

（一）体质概念及内涵

中医养生学的体质，是人体生命过程中在先天遗传和后天获得的基础上，所形成的形态结构、生理功能和心理状态方面综合的、相对稳定的固有特质，表现为人在生长、发育过程中与自然、社会环境相适应的人体个性特征。

体质是先后天共同作用的结果，既有父母的遗传因素，又受外界环境、年龄、性别及生活习惯等各方面的影响。体质具有相对稳定的特性，个体体质的形成，需要一个较长的过程。体质具体包括人的身体形态、新陈代谢的功能、身体素质、运动能力、心理状态、对环境的适应能力和抵抗力等。体质没有好坏、优劣之分，只是人在自然、社会、人文环境作用下形成的相对稳定的特性或状态。

（二）体质与相关概念

1. 偏颇体质与证的区别　偏颇体质包括气虚体质、阴虚体质、阳虚体质、痰湿体质等，从字面看与证颇为相似。但体质研究的是健康和病前范畴，是人体处于未病或欲病状态下所表现出的气血阴阳的偏颇，与遗传密切相关，具有稳定性，形成需要较长时间；中医证候研究的是病理状态，是人体疾病状态下脏腑气血阴阳盛衰情况，是暂时的，病愈后就会消失，且证往往瞬息万变。

偏颇体质与证也有联系：特定体质易受某些病因或病理产物的影响。因此，体质因素决定了疾病的发生、证型、转归及预后，在疾病治疗中要考虑体质因素。

2. 西方学者对体质的认识　西医很早就有体质分类的概念，现代生理病理也重视体质因素的研究。西方学者对体质分类的研究主要有：①希波克拉底体液说（多血质、黏液质、胆汁质和抑郁质）。②以人体外观为分类依据的体型说，如德国学者 Kretsch-mer 将体型分为瘦长型、强壮型和矮胖型。③根据人的内分泌系统发达程度，将人分为甲状腺型、脑垂体型、肾上腺型、副甲状腺型、胸腺型和性腺过分活动型。④德国心理学家冯德所倡导的神经反应与意志说。⑤俄国生理学家和心理学家巴甫洛夫提出的高级神经活动类型学说，认为每一种高级神经活动的类型都对应这一种气质类型。⑥血型说（A、B、AB、O 四型）。另外，韩国有四象医学，将人分为太阳人、太阴人、少阳人、少阴人四种类型，对应相应的药物归象；日本汉方医学亦有专门的体质研究机构和医学杂志。

二、体质的影响因素

人体禀受于先天，长养于后天，体质的形成受先后天两类因素影响，先天因素主要包括遗传、婚育和养胎、胎教，共同决定着体质的相对稳定性。后天因素主要包括饮食营养、生活起居、精神情绪，以及自然环境、社会环境等，对体质的形成和发展变化具有重要影响。另外，年龄、性别对体质的影响不可忽视。

（一）先天禀赋对体质的影响

先天禀赋与遗传是决定与影响体质形成和发展的内在重要因素。先天禀赋是导致体质差异的重要内在条件，是各种体质形成和发展变化的重要内在因素。《灵枢·寿夭刚柔》云："人之生也，有刚有柔，有强有弱，有短有长。"受先天禀赋的影响，人刚出生时体质就存在差异。

种族、民族、家族和孕育因素对中医体质均有重要影响。不同种族由于遗传和生活环境、生活习惯的不同，可形成不同的体质特征，如在北京的美国、加拿大籍高加索人群中偏颇体质类型与中国人群存在差异，高加索人群阳虚质较多，中国人群气虚质较多。我国不同民族中医体质分布也存在差异，如苗族痰湿质、气郁质、气虚质较为常见，水族湿热质、血瘀质、气虚质较为常见，布依族气虚质、阴虚质、阳虚质较为常见，而汉族痰湿质、湿热质、血瘀质较为常见。人的生殖功能随着年龄的增大有着从盛至衰的自然过程，父母生殖之精的质量、生育年龄均直接影响子代的体质状况。此外，婴儿时期的营养状况也是体质形成中重要的影响因素之一，非母乳喂养的饮食结构较为单一，难以满足婴儿的营养需求，导致脾胃水谷运化不利，气血生化能力减弱，易导致气虚质、阳虚质、特禀质的形成。

（二）环境对体质的影响

自然环境、社会环境、人文环境对体质的形成与发展有一定的制约作用，在个体体质发展过程中，生活条件、饮食结构、地理环境、季节变化和社会文化因素，都可以产生一定的制约性影响，有时甚至可起到决定性作用。

自然环境如气候、地理环境等因素，会对体质有一定影响，故体质分布有明显的地域差异，如东部和北部气虚质、阳虚质较多，西部气虚质、阴虚质、痰湿质较多，南部湿热质较多。研究表明，广州地区的平和质比例低于北京地区，而湿热质、痰湿质、阳虚质等的比例高于北京地区。

生活方式长期不健康会促进偏颇体质的形成，不良生活习惯如晚睡晚起、睡眠不规律、吸烟、饮酒、喜甜食、缺乏运动，会增加痰湿质的风险。

（三）心理因素对体质的影响

体质包括生理和心理两方面，两者都是在先天禀赋与后大各种因素相互作用下逐渐形成的，它们之间存在着相对稳定的特异性联系，体质分型标准或人群个体差异性的研究中应注意躯体与心理的相关性。

中医学认为，构成人体的形和神二者不可分割，"形神统一"思想在中医体质学说中体现为：有一定的形（体质）必定有影响它的神存在。神生于形，形主宰于神，神依附于形，神明则形安。形与神在人体是相互依附、不可分割的，具有密切的相关性。形体健壮则精神旺盛，生命活动正常；形体衰弱则精神衰弱，生命活动异常；形体衰亡，生命便因此而宣告终结。

（四）年龄对体质的影响

体质与年龄关系十分密切，是按照年龄时相展开的生命过程，发展过程表现为若干阶段，不同的发展过程中存在着个体差异。人的一生在不同的年龄阶段呈现出与之相应的体质特征。如幼儿期"稚阴稚阳"、青年期"气血渐充"、壮年期"阴阳充盛"、老年期"五脏衰弱"。

15～24岁年龄段与阴虚质、湿热质、气郁质、特禀质等偏颇体质关联性较强。随着年龄的增长，气虚质、血瘀质、痰湿质、阴虚质和阳虚质所占比例均有所上升，其中，45岁以后的年龄段与阳虚质、气虚质等虚的体质类型关联性较强。体质的发展呈现出一定的规律性，不同年龄段的人群所具有的体质特点，对开展有针对性的中医体质干预，促进实现覆盖全生命过程的体质管理有特殊意义。

（五）性别因素对体质的影响

男女性别不同形成各自不同的解剖结构，在生理特征上也有各自不同的特点，如男子以气为重，女子以血为先，这在男女的偏颇体质中有所体现。

三、体质的分类

现代中医常用的体质分类法着眼于阴阳气血津液的盛衰虚实，把中国人群体质分为气虚质、阳虚质、阴虚质、痰湿质、湿热质、血瘀质、气郁质、特禀质、平和质九种类型。

（一）气虚体质的基本特征

气虚体质是指人体脏腑功能失调，气的化生不足，易出现气虚表现，常表现为元气不足，语声低微，面色苍白，气短懒言，易疲乏，自汗出，动则尤甚，舌淡红，舌边有齿痕，苔白，脉虚弱。造成气虚体质的原因各异，因涉及脏腑不同而症状各异，临床常见心、肺、脾、肾的气虚，总的发病倾向为：易患感冒，内脏下垂，平素抵抗力弱，病后康复缓慢。

（二）阳虚体质的基本特征

阳虚体质指由于阳气不足，失于温煦，以形寒肢冷等虚寒现象为主要特征的体质状态。多表现为面色㿠白，体形虚胖，肌肉松软，平素怕冷，手足不温，喜热饮食，精神不振，睡眠偏多，舌淡胖嫩边有齿痕，苔润，不耐受寒冷，性格内向、情绪不稳定、胆小不喜欢冒险。

（三）阴虚体质的基本特征

阴虚体质指由于体内津液精血等阴液亏少，以阴虚内热等表现为主要特征的体质状态。形体多偏瘦，易口燥咽干，手足心热，鼻微干，口渴喜冷饮，大便干燥，舌红少津少苔，平素不耐热邪、不耐燥邪，耐冬不耐夏秋；性情急躁，外向好动，活泼。

（四）痰湿体质的基本特征

痰湿体质指由于水液内停而痰湿凝聚，以黏滞重浊为主要特征的体质状态。常见体形多肥胖，腹部肥胖松软，面部皮肤油脂较多，多汗且黏，胸闷，痰多，容易困倦，性格偏温和，稳重恭谦，和达，多善于忍耐，舌苔白腻，口黏腻或甜，身重不爽，对梅雨季节及潮湿环境适应能力差，易患湿证。

（五）湿热体质的基本特征

湿热体质指以湿热内蕴为主要特征的体质状态。形体多偏胖，平素面垢油光，易生痤疮、粉刺，性格多急躁易怒，舌质偏红，苔黄腻，容易口苦口干，身重困倦，对潮湿环境或气温偏高，尤其夏末秋初，湿热交蒸气候较难适应。

（六）血瘀体质的基本特征

血瘀体质指体内有血液运行不畅的潜在倾向或瘀血内阻的病理基础，以血瘀表现为主要特征的体质状态。形体多偏瘦，面色晦暗，皮肤偏暗或有色素沉着，容易出现瘀斑，易患疼痛，口唇暗淡或紫，舌质暗有瘀点，或片状瘀斑，舌下静脉曲张，不耐受风邪、寒邪，性格内郁，心情不快易烦，急躁健忘。

（七）气郁体质的基本特征

气郁体质指由于长期情志不畅、气机郁滞而形成的以性格内向不稳定、忧郁脆弱、敏感多疑为主要表现的体质状态。形体多偏瘦，忧郁面貌，神情多烦闷不乐，善太息，或嗳气呃逆，或咽间有异物感，对精神刺激适应能力较差，不喜欢阴雨天气，性格内向不稳定，忧郁脆弱，敏感多疑。

（八）特禀体质的基本特征

特禀体质指由于先天禀赋不足和禀赋遗传等因素造成的一种特殊体质。包括先天性、遗传性的生理缺陷与疾病，或过敏反应等。特禀体质人因其特殊禀赋而表现各异，如过敏体质者对过敏季节适应能力差等。

（九）平和体质的基本特征

平和体质是先天禀赋良好，后天调养得当，体态适中，面色红润，精力充沛，脏腑功能强健为主要特征的一种体质状态。主要特征为：形体匀称健壮，面色肤色润泽，头发浓密有光泽，双目有神，鼻窍通利，味觉正常，齿白唇红，精力充沛，不易疲劳，耐寒热，睡眠安，胃纳好，二便正常，性格随和开朗。

四、量表的运用

中医体质的辨识，除依赖于医者根据四诊结果结合体质特征而做出主观判断外，还参考西医学引入了量表积分辨识的方法，使体质辨识更加客观和方便操作。

（一）编制量表原则

编制量表的依据是：通过量表测评，对中医体质类型进行科学评价和量化分类，对受试者做出体质分类或体质类型的倾向性评价。因此，编制量表的原则为：在中医体质学说的指导下，依据中医体质类型设计量表，内容要符合中医体质类型的内涵。

对量表条目的要求：代表性好，独立性强，敏感性高。量表应适宜自评，因此要易于理解。若因文化程度等原因无法自评时，由测试者逐条询问并记录。量表要采用标准化计分方式，易于操作。量表应具有一定的信度、效度等心理测量工具的特点。

1. 中医体质类型的界定　关于中医体质类型，从古至今有各种不同的分类。如可选择王琦的九分法为编制量表的结构框架，将中医体质量表设定为平和质、气虚质、阳虚质、阴虚质、痰湿质、湿热质、血瘀质、气郁质、特禀质 9 个亚量表。

2. 体质类型的概念内涵是编制量表的基础　体质类型的概念内涵主要包括：形体特征、心理特征、病理反应状态、发病倾向、适应能力等方面的内容，这是编制中医体质量表的基础。

3. 条目的形成　在充分理解体质类型概念内涵的基础上，检索相关文献，结合临床及理论研究，整理成九种体质类型的特征性的条目。最终形成了包含 9 个亚量表、60 余个条目的《中医体质分类与判定表》。

（二）运用原则

《中医体质分类与判定表》中的每一问题按 5 级评分，回答：没有（根本不）得 1 分，很少（有一点）得 2 分，有时（有些）得 3 分，经常（相当）得 4 分，总是（非常）得 5 分，然后计算原始分及转化分，依标准判定体质类型。

原始分 = 各个条目的分值相加所得。转化分数 = [（原始分 − 条目数）/（条目数 ×4）] ×100。

判定标准：平和质为正常体质，其他八种体质为偏颇体质。判定标准见表2-1。

表2-1 平和质与偏颇体质判定标准表

体质类型	条件	判断结果
平和质	转化分≥60分	是
	其他八种体质转化分均<30分	
	转化分≥60分	基本是
	其他八种体质转化分均<40分	
	不满足上述条件者	否
偏颇体质	转化分≥40分	是
	转化分30~39分	倾向是
	转化分<30分	否

（三）注意事项

注意有些条目（标有 * 的条目）需先逆向计分，即：没有（根本不）得5分，很少（有一点）得4分，有时（有些）得3分，经常（相当）得2分，总是（非常）得1分，然后计算原始分及转化分。

附：体质量表

《中医体质分类与判定表》标准于2009年由中国中医药出版社出版。

平和质

1.您精力充沛吗？

2.您容易疲乏吗？ *

3.您说话声音低弱无力吗？ *

4.您感到闷闷不乐、情绪低沉吗？ *

5.您比一般人耐受不了寒冷（冬天的寒冷，夏天的冷空调、电扇等）吗？ *

6.您能适应外界自然和社会环境的变化吗？

7.您容易失眠吗？ *

8.您容易忘事（健忘）吗？ *

气虚质

1.您容易疲乏吗？

2.您容易气短（呼吸短促，接不上气）吗？

3.您容易心慌吗？

4.您容易头晕或站起时晕眩吗？

5.您比别人容易感冒吗？

6.您喜欢安静、懒得说话吗？

7.您说话声音低弱无力吗？

8.您活动量稍大就容易出虚汗吗？

阳虚质

1.您手脚发凉吗？

2.您胃脘部、背部或腰膝部怕冷吗？

3.您感到怕冷、衣服比别人穿得多吗？

4.您冬天更怕冷，夏天不喜欢吹电扇、空调吗？

5.您比别人容易患感冒吗？

6.您吃（喝）凉的东西会感到不舒服或怕吃（喝）凉的吗？

7.您受凉或吃（喝）凉的东西后，容易腹泻、拉肚子吗？

阴虚质

1.您感到手脚心发热吗？

2.您感觉身体、脸上发热吗？

3.您皮肤或口唇干吗？

4.您口唇的颜色比一般人红吗？

5.您容易便秘或大便干燥吗？

6.您面部两颧潮红或偏红吗？

7.您感到眼睛干涩吗？

8.您感到口干咽燥、总想喝水吗？

痰湿质

1.您感到胸闷或腹部胀满吗？

2.您感到身体沉重不轻松或不爽快吗？

3.您腹部肥满松软吗？

4.您有额部油脂分泌多的现象吗？

5.您上眼睑比别人肿（上眼睑有轻微隆起的现象）吗？

6.您嘴里有黏黏的感觉吗？

7.您平时痰多，特别是感到咽喉部总有痰堵着吗？

8.您舌苔厚腻或有舌苔厚厚的感觉吗？

湿热质

1.您面部或鼻部有油腻感或者油亮发光吗？

2.您脸上容易生痤疮或皮肤容易生疮疖吗？

3.您感到口苦或嘴里有异味吗？

4.您大便黏滞不爽、有解不尽的感觉吗？

5.您小便时尿道有发热感、尿色浓（深）吗？

6.您带下色黄（白带颜色发黄）吗？（限女性回答）

7.您的阴囊潮湿吗？（限男性回答）

血瘀质

1.您的皮肤在不知不觉中会出现青紫瘀斑（皮下出血）吗？

2.您的两颧部有细微血丝吗？

3.您身体上有哪里疼痛吗？

4.您面色晦暗或容易出现褐斑吗？

5.您会出现黑眼圈吗？

6.您容易忘事（健忘）吗？

7.您口唇颜色偏暗吗？

气郁质

1. 您感到闷闷不乐、情绪低沉吗？

2. 您精神紧张、焦虑不安吗？

3. 您多愁善感、感情脆弱吗？

4. 您容易感到害怕或受到惊吓吗？

5. 您胁肋部或乳房胀痛吗？

6. 您无缘无故叹气吗？

7. 您咽喉部有异物感，且吐之不出、咽之不下吗？

特禀质

1. 您没有感冒也会打喷嚏吗？

2. 您没有感冒也会鼻塞、流鼻涕吗？

3. 您有因季节变化、温度变化或异味等原因而咳喘的现象吗？

4. 您容易过敏（药物、食物、气味、花粉、季节交替时、气候变化等）吗？

5. 您的皮肤起荨麻疹（风团、风疹块、风疙瘩）吗？

6. 您的皮肤因过敏出现过紫癜（紫红色瘀点、瘀斑）吗？

7. 您的皮肤一抓就红，并出现抓痕吗？

第五节　形　神

形与神原本是既对立又统一的哲学概念。早在先秦时期，中国思想家就已经提出了形神的问题，《荀子·天论》中说："形具而神生。"人的躯体是自然界的产物，人的心理是由躯体所派生的，有了形才能有心理的活动。中医学用形神的关系，对生命体进行了高度概括，探索人的生命在自然条件下的不同变化。

由于形神合一是生命的基本特征，所以中医养生理论强调形神共养，养形以全神，调神以全形，最终达到"形与神俱，而尽终其天年"的目的。受历代儒、道等各家的心神理论的影响，中医养生学对形与神的认识，并不处于同一位置，而是形神兼顾，以养神为主。

一、形体以精气为本

形，是指事物之形体、形状、形质、形器、形象。形体，在人体即指肌肉、血脉、筋骨等脏腑经络组织器官组成的有机整体，是指实体结构的客观存在，亦是对视之可见、触之可及的脏腑组织、四肢九窍等有形躯体的概括。《淮南子·原道训》认为"形者生之舍也"，形是生命活动的载体，而构成人体和维持人体生命活动的最基本物质则是精，人的生命活动以精气为本。需要注意的是，中医将精气并提时，往往偏重于指精，精是人体生命的根本物质。同时，从广义角度而言，人体的生命物质均称之为精，故不论精气、精血，实质均可用"精"概括。

（一）精气概念

精，就是精气，与生俱来，是禀受于父母的生命物质与后天水谷精微相融合而形成的一种精华物质，是构成人体和维持人体生命活动的最基本物质，是人体生命的本原，"故生之来谓之精"（《灵枢·本神》）。从精之外延来看，精有广义、狭义之分。广义之精，泛指人体内一切精微物质，如气、血、津液等；狭义之精，就是构成人体和维持人体生命活动的最基本物质。《灵枢·决气》说："两神相搏，合而成形，常先身生，是谓精。"精，相对密度较大，处于稳定而安静的状态，故属阴，为人体有形、安静物质之根基。

（二）精气来源

精与生俱来，万物化生，必从精始。《景岳全书·脾胃》说："人之始生，本乎精血之原；人之既生，由乎水谷之养。"可见，精来源于父母生殖之精和后天饮食水谷精微所化生，是人之生命物质性的基础。

先天之精是禀受于父母，与生俱来，具有生命活力，能形成胚胎构成人体的原始物质，为生命的基础。《景岳全书·小儿补肾论》说："精合而形始成，此形即精也，精即形也。"《灵枢·天年》认为，生命的诞生"以母为基，以父为楯"，父母生殖之精结合，便是形成胚胎之时。同时，来源于父母的精气转化为胚胎自身之精，成为生命的原始物质，即新生命体的先天之精，进而方能逐渐演化出完整的生命个体，故《灵枢·经脉》云："人始生，先成精。"人体五脏中，肾主藏精，主生长、发育与生殖，先天之精即藏于肾中。藏于肾的先天之精与后天之精相合，并相互资助，形成完整的人体之精，从而发挥其正常的生理功能。肾中所藏之精，有一部分转化为生殖之精，使人具备繁衍后代的能力。《素问·上古天真论》认为肾"受五脏六腑之精而藏之"，故有"肾为先天之本"之说。肾中先天之精，通过化生天癸、促其成熟并指导其功能，从而决定着人体的生长、发育和生殖。

后天之精是在人出生后产生的，主要来源于饮食水谷，由脾胃等脏腑转化水谷精微而成，贮藏于五脏。水谷之精微以充养五脏，灌溉六腑，维持正常的生命活动，使机体不断发育、长成和壮大，是生命持续的基础物质。这种来自出生后饮食物化生的精，即"后天之精"。

对于人体生命个体而言，以先天之精为本，出生后又得到后天之精的不断补充和滋养。因此，先天之精与后天之精的相互依存、相互促进、相互融合，共同构成了人体之精。在人体生命进程中，人体之精持续不断地被消耗，又及时不断地得到补充，保持人体之精的充盈，维持着人体之精的代谢和贮藏的均衡。新生的个体离开母体之后，人体之精就完全依靠后天水谷精微的滋养。随着肾精的盛衰变化，形成了生、长、壮、老、已的各种生命变化。

（三）精气运动

精气，是活动力很强、运行不息的精微物质，是人之生命恒动性的动力来源。正是由于精气的运行不息，方使由精气所构成的生命及生命体处于不停的变化之中。自然界一切事物的纷繁变化，也都是精气运动的结果和反映，《素问·汤液醪醴论》曰："精以时服。"张介宾注为："服，行也。"可见，精存在于人体之内也是有运动特性的。

1. 行于经隧，常营无已　人体之精，藏于脏腑，变化为气、血、津、液、髓，循经脉运行，布散全身。《灵枢·营气》曰："谷入于胃，乃传之肺，流溢于中，布散于外，精专者行于经隧，常营无已，终而复始。"其中最精纯的部分，行于脉道之中，营运不息，终而复始。又云："此营气之所行也，逆顺之常也。"描绘出人体之精的运行线路和方向，无不说明精在人体之内的运行是"行于经隧，常营无已"。

2. 精行全身，皆注于海　《灵枢·海论》指出："经水者，皆注于海。"又云："胃者，水谷之海……膻中者，为气之海……脑为髓之海。"一身之精，自生之时，循经脉输注，所过之处，有节有蓄，节以促进生长发育，濡养四肢百骸，五官九窍；蓄以实现繁衍生殖，激发五脏六腑之功能；有生有化，生可成髓，可成气血津液；化可成形，也可育神。肾受五脏六腑之精而藏之，而心主神明，能以神驭精，但总不外乎"行于经隧，常营无已"，而汇聚于海，蓄势而行。

3. 通达九窍，布散阴精 《素问·阴阳应象大论》认为："九窍为水注之气。"指一身之精，经经脉输布，可通达九窍。走内窍者，复归于脏腑，以滋养濡润脏腑，激发脏腑各自的功能。精入内窍，则"府精神明"，心窍通，则主明而下安。走外窍者，借体表窍道而出，既可滋养濡润孔窍，亦能促进各孔窍发挥各自应有的功能。如脑中精髓，由上窍而出，目与鼻上通于脑，精化为泣涕，出于二窍，故《素问·解精微论》曰："泣涕者，脑也。"

（四）精气对生命的作用

精，闭藏和静守于内，具有重要的生理功能，决定和影响着整个生命的生长发育全过程。

1. 构成人体 精是人体生命物质的化生本原，人体的气血津液，乃至人的精神情志活动都是由精化生。《素问·阴阳应象大论》曰："精化为气。"人体之气由精化生而成。《灵枢·经脉》说："人始生，先成精……皮肤坚而毛发长。"充分说明人的形体（髓、骨、脉、筋、肉、皮、毛）也是由精而化生。另外，神是人体生命活动的主宰及其外在总体的表现，也是由精化生而成，如《灵枢·本神》说："两精相搏谓之神。"《素问·金匮真言论》说："夫精者，身之本也。"

2. 繁衍生殖 精是个体生命繁衍生殖的源泉，是人类生殖和繁衍后代的物质基础，先天之精是新的生命个体的本原。也就是说，由先天之精和后天之精化合而化成的生殖之精，承载着生命体的所有属性和特征，具有生殖和繁衍新一代生命体的强大作用，是新生命体产生的原始物质。肾中精气充实，则人类生殖和繁衍能力强盛；肾中精气不足，则生殖和繁衍功能衰退。

3. 生长发育 人体之精具有推动和促进生命体及脏腑器官的生长、发育的重要作用，尤其是先天之精的充盈与否，直接决定和影响机体的生长状态、发育程度以及天年寿限。《素问·上古天真论》云："女子七岁肾气盛，齿更发长……丈夫八岁肾气实，发长齿更……八八……则齿发去。"就是说人体从幼儿期、学龄期、青春期到壮年期、老年期，形体和脏腑器官由小到大，功能由无到有，由低下到成熟，是人体之精由弱小到充盛，直接激发、推动、促进作用于机体的表现和结果。因而伴随着精的盛衰变化，人体呈现出生、长、壮、老、已的生命运动规律。精气充足，则生理活动正常，生命力旺盛；若精气不足，则气虚，推动全身或局部的生理功能活动无力，则出现全身或局部虚弱的征象，生命的质量就会下降，健康状态受到破坏，乃至产生疾病。

4. 生髓化血 肾藏精，精生髓，髓通于脑，脑为髓海，故肾精充盈，则髓之生化有源而充盈。精生髓，充于骨，髓可转化为血，成为血液的生成来源之一。《景岳全书·血证》概括为："血即精之属也。"肾精充足，骨髓充实，髓可不断转化为血，肝有所藏；若肾精不足，或先天之精匮乏，或后天之精虚少，均可见面色苍白，气短乏力，精神萎靡，智力低下等血虚不足的表现。肾中精气充盛，脑髓充足，则脑力自健；若肾精不足，脑髓空虚，则可见意识模糊，思维迟钝，记忆衰退，头晕目眩，行动不利，智力减迟，甚至痴呆，嗜睡，或使人进入早衰。可见，人体之精充盛，肾精充实，脑髓充盈，骨髓盈满，精血互化，生命活力旺盛。

5. 濡养脏腑 精是构成人体和维持人体生命活动的最基本物质，具有滋养、濡润内脏器官组织的作用，以推动、促进和维持脏腑生理功能的活动。先天之精禀赋充足，后天之精化生旺盛，脏腑器官、四肢百骸、五体五窍等全身上下得到精的滋养和濡润，有利于推动和调控各种生理功能的正常发挥和相互协同，呈现出协同有序的整体生命现象。诸如精力充沛，呼吸平稳，体温恒定，脉搏和缓有力，行态稳健等；若先天之精禀赋不足，或后天之精化源匮乏，五脏六腑之精衰竭，则脏腑器官组织等失去滋养和濡润，脏腑生理功能便会紊乱、低下，甚至衰竭。

6. 生气化神 精作为构成人体和维持人体生命活动的有形精微物质，其维持生命活动的形式之一，就是精化气的转化过程。《素问·阴阳应象大论》说"精化为气"，先天之精可以化生先天之气（元气），再加上后天的水谷精微之气，与肺吸入的自然界清气，融合而化生一身之气。《素问·金匮真言论》曰："夫精者，身之本也。故藏于精者，春不病温。"可见，精足则正气旺盛，抗病力强，不易受病邪侵袭。精能化神，指精是神志活动的重要物质基础。不管是人体整体生命活动的广义之神，还是人体心理活动的狭义之神，其产生都离不开精这一生命活动的基本物质。如《灵枢·平人绝谷》所说："神者，水谷之精气也。"因此，只有积精，才能全神，这是生命存在的根本保证。反之，精亏则神疲，精亡则神散，而生命活动终结。

总之，精是构成人体和维持人体生命活动的基本物质，决定了人之生命的物质性和恒动性，并关系着生长发育、衰老和死亡的整个生命过程，也是养生防病、延年益寿的根本。人之病，源于过用；精之病，责于失位、不守、无常。所以，要注意对精气的保护，特别是对肾精的保养，只有这样，才能保持人体健康，祛病延年。

二、神为生命之主

神，是中医基础理论的核心概念之一。神的内涵十分深奥，起源于上古时期人类对自然界物质运动的内部机制的探索和猜想，也被认为是决定和影响世界万物运动变化的内部机制，是生命之主。

（一）神的概念

《灵枢·天年》说："何者为神？岐伯曰：气血已和，荣卫已通，五脏已成，神气舍心，魂魄毕具，乃成为人。"说明神是人的特征，唯有人才具有思维、意识等高级精神活动，精神相合，乃构成人。因而，神就是对人体生命过程和整体生命现象的概括，有广义和狭义之分。

广义的神是指人体生命活动的总称，包括生理性或病理性外露的征象。诸如整个人体的形象，以及面色、眼神、表情、感觉反应、言语应答和肢体的活动姿态等外在表现，均属于神的范畴。由于神以脏腑形体和气血津液为物质基础，所以，当脏腑的生理活动和气血津液的功能反映于外时，神就会有不同的表现形式，如"神色""精神""神志"等。可见，广义的神可以表现在生命活动的各个方面，而形式则各有不同。

狭义的神是指人的精神、意识、思维等活动，且表现在外的特征。包括魂、魄、意、志、思、虑、智等，都是心神的功能表现。人的精神、意识、思维活动，是大脑对外界事物的反映，但由于藏象学说以五脏为中心，认为人的精神、意识、思维活动归属于五脏，故《灵枢·本脏》说："五脏者，所以藏精、神、血、气、魂、魄者也。"而在五脏之中又以心为"君主之官"，心就成为人的精神、意识、思维活动的主宰。所以，精神、意识、思维等高级活动，是人类生命活动的特有体现形式，存在于生命活动之中，由心所主宰。

《灵枢·邪客》曰："心者，五脏六腑之大主也，精神之所舍也。"所以，神具有综合、组织、整合、协调气机运动变化及其脏腑生理功能的作用。

（二）神的运动

《素问·五常政大论》曰："根于中者，命曰神机，神去则机息。"机者，关键也，神机是生命体的生命力，生命的主宰，故神昌则生命活动旺盛，神灭则生命活动衰减，"神去则机息"，生命活动停止。《素问·六微旨大论》说："升降息则气立孤危，出入废则神机化灭……故非出入，则无以生长壮老已。"由此可见，神的运动也不外乎升降出入，升、降、出、入也是神体现在外的生命特征。《老老恒言》说:"寤则神栖于目,寐则神栖于心。"张景岳在《类经》中也说:"视目光精明,诊神气也。"足以证明神在生命体内存在着升降出入的现象。

1. 神行全身 《灵枢·本脏》指出:"人之血气精神者,所以奉生而周于性命者也。"说明神运行于人的全身,故《素问·灵兰秘典论》称:"心者,君主之官也,神明出焉。"心神能明,则产生了肺的治节、肝的谋虑、脾品五味、肾出技巧。《灵枢·本脏》云:"志意者,所以御精神,收魂魄,适寒温,和喜怒者也。"可见,人的志意能够统领精神活动,控制魂魄,调节人体功能,以适应寒暑变化,调和喜怒情绪。神在,生命在,"得神则生,失神则死",神是保障人体健康的重要基础。

2. 神走孔窍 《灵枢·九针十二原》曰:"节之交,三百六十五会……所言节者,神气之所游行出入也。非皮肉筋骨也。"说明神不仅在人体内运行,而且能通过"二百六十五会"运行到人的体表,体现了神的运行中出的特点,从而"魄之为用,能动能作,痛痒由之而觉也",耳的听觉,目的视觉,鼻的嗅觉,皮肤的冷热,痛痒感觉,以及手足的运动,初生儿的吸吮和啼哭喜笑等,这些本能反应皆由神运行于人身之外而成。《素问·六节藏象论》曰:"心者,生之本,神之变也。"神魂魄意志思虑智所居不同,出则五官九窍各有其能。出于心则华荣面部,血脉充盈而通于夏,舌能知五味,汗腺舒和,喜笑颜开;出于肺则毫毛润泽,皮肤知冷热痛痒而通于秋,鼻能知香臭,涕液自约,忧悲自节;出于肾者则华荣毛发,骨骼充实而通于冬,耳能闻五音,唾液自束,惊恐自收;出于肝则爪能摄物,气血充盈而筋柔,目能见五色,泪出有节,忿怒自舒;出于脾胃大小肠者,能化糟粕,转五味而出入,以化营血,则气血旺而肌肉壮,唇色红润知甘味,食有味而涎有控,思虑活跃而有慧。可见,神的运动能够激发和促进五官九窍和脏腑功能。

3. 神入气血 神会随着卫气的运行而升降出入。白昼,阳主外、主上,则神在上、在外,人处于醒觉状态;黑夜,阴主内、主下,则神在下、在内,人就会处于睡眠状态。如《灵枢·口问》指出:"卫气昼日行于阳,夜半则行于阴。"另外,阴阳两精结合而产生的生命运动,有了神的出现;精随神出入往来的活动,就会产生一种知觉功能的魂;神与精气一起出入,会产生的运动功能的魄;心之神可以认识和支配外来事物,心对外来事物有所记忆,而留下的印象产生了意,意念积累而形成的认识确立了志,根据认识而研究事物的变化的过程为思,由思考而产生远的推想为虑,依靠思虑,对事物发展规律进行得当处理则谓智慧。魂、魄、意、志、思、虑、智都是神的活动反映,神气旺盛,气血充盈,则魂集魄聚,意志坚强,思虑敏锐。

三、形神关系

人体是一个有机整体,大体可分为"形"与"神"两个部分,形与神之间相辅相成、不可分割。无形则神无以附,无神则形无以活;神本于形而生,依附于形而存,形为神之宅,神为形之主,神寓于形,形统于神。故神伤则形伤,神亡则形亡,此所谓"失神者死,得神者生"。精神衰败,必显于形,则可见两目无神、面色无华、四肢乏力、纳食不佳、形体瘦削等症状。可见,形神统一是生命存在的根本保证,形与神俱是健康的标准,形神兼养则是中医养生的基本原则,是人体尽享天年的关键。

(一)形为神之宅

"神"以"形"为物质基础,形是神的载体,"形具"才能"神生"。精、气、血、津液是化神养神的基本物质和源泉。神的产生不仅与精、气、血、津液等精微物质的充盛及相关脏腑功能的发挥有关,而且还与脏腑精气对外界刺激的应答反应密切相关。中医学将神分为神、魂、魄、意、志，五神产生的物质基础就是五脏所藏的精气，而神则是五脏精气的外在表现，神是不能脱离这些精微物质而存在的，即神寓于形体之中。形体官窍受精、气、血、津液等精微物质的滋养和推动，在脏腑之气的主导和调控作用下，通过这些精微物质的新陈代谢便产生了生命活动。生命活动的特征又可以从人外在的形色、眼神、言谈、表情、应答、举止、精神、情志、声息、脉象等方面体现出来，而这些生命活动外在表现的总称即是神。可见，五脏精气充盛，则五神安藏守舍而见神识清晰、思维敏捷、反应灵敏、运动灵活、睡眠安好、意志坚定、刚柔相济；若五脏精气亏虚，不能化生或涵养五神，则可见五神的各种不同病变。故神本于形而生，依附于形而存，形为神之宅。

（二）神为形之主

中医学认为，人体五脏功能协调，精、气、血、津液的贮藏与输布，情志活动的调畅等，都依赖于神的统帅和调控，故《黄帝内经》称心为"君主之官""五脏六腑之大主"，指出"主明则下安""主不明则十二官危"，即产生了心主藏神的概念。神虽由精、气、血、津液等物质基础而产生，但又反作用于这些物质，即神具有统领、调控这些物质在体内进行代谢的作用。正如张介宾云："神虽由精气化生，但统驭精气而为运用之者，又在吾心之神。"可见，在人体生命活动中，神起统帅和协调作用，而生命体的存在有依赖于心神御物的特点，神为形之主。

心藏神，主宰和协调人体脏腑形体官窍的生理活动，同时也主宰人体的精神情志，故称心为五脏六腑之大主。《素问·六节藏象论》说："心者，生之本，神之变也。"因此，心藏神既可保持正常的心理活动状态，所谓"精神内守"，并以此主宰和协调机体内部的生理活动，还可使机体与外部环境取得协调统一。脏腑精气对外界环境刺激做出应答反应的结果，表现为精神、意识和思维活动，这种精神、意识和思维活动是以心为主的各脏腑功能活动协调整合的结果。人有意志思虑智的思维过程，就是神的不同体现，反映了人的不同认知活动。但这些精神情志的外部激发因素由心先受，即《灵枢·本神》所言"所以任物者谓之心"。心受激发，将刺激反应分配于五脏，于是产生了意志思虑智等"处物"过程，或表现出怒喜思悲恐的情志反应，明代医家张介宾对此总结为："（心）总统魂魄，兼赅意志……此所以五志唯心使也。"（《类经·疾病类》）

脏腑精气对外界刺激的应答还可产生不同的情志活动。《素问·阴阳应象大论》云："人有五脏化五气，以生喜怒悲忧恐。"怒、喜、忧、思、悲、恐、惊等七种情志活动，是人体对外界事物刺激而做出的肯定或否定的情绪体验和情感反应，而脏腑精气的盛衰则对这些不同情志的产生起着决定性作用。如《灵枢·本神》云："心气虚则悲，实则笑不休。"《素问·调经论》云："血有余则怒，不足则恐。"这些内容都说明了神本于形而生，是形的外在表现，但同时也体现了神对形具有统帅和调控作用。

（三）形神合一

形神，指人的形体和精神；合一，指两者有机统一。形与神是人类生命现象的物质基础，是生命活动的整体结构，两者相互依存，不可分离，如藏象学说中的五脏，既是五志所藏的"神脏"，又是五精所藏的"形脏"，故藏象学说中关于形神相得的身心统一观，就是脏腑整体生理模式的重要组成部分。人体五脏功能和生理现象是一个不可分割的整体，没有精神活动的形体和没有形体的精神活动都是不存在的，故形脏与神脏的功能活动息息相关。《素问·五常政大论》云："根于中者，命曰神机，神去则机息。根于外者，命曰气立，气止则化绝。"又云："气始而生化，气散而有形，气布而蕃育，气终而象变。"说明了形神的相互依存是"气"介乎于形神之间的作用机制。"阴平阳秘",则表现为"精神乃治";如果"精气竭绝",则表现为"形体毁沮",而"有诸内必形诸外"则反映着现象与实质的一致性。中医学关于形神养生的方法很多,总体上都是强调形神兼养,既要注意形体的保养,又要注意精神的调摄,两者相辅相成,相得益彰,从而使形体和心神都得到均衡统一的发展。

中医学在强调形神合一的基础上,其实更重视神的主导作用,而中医养生也将养神置于首位。《素问·上古天真论》提出"恬惔虚无,真气从之"的摄生防病思想,强调养心调神为上的养生观点。中医养生学强调清静养神,因"心静可以固元气,百病不生,百岁可活"(《遵生八笺》),而调神的方法很多,如清静养神、淡泊名利、四时调神、气功调神、节欲养神、修性怡神等,培养自己的情趣爱好,使精神有所寄托,并能陶冶情感,从而起到移情养性、调神养身的作用。由于人体的精神由心神所主宰,魂、魄、意、志皆归心神所统辖,且有"心神为形之大主"之说,故调养心神也是调摄形体的关键。

总之,只有把形与神有机结合起来,达到和合一体的状态,才能符合生命运动的客观规律,有益于身心协调、保健防病。而保持形神合一的关键就是调养人体的精气神,《寿亲养老新书》对精、气、神三者关系进行了高度概括:"主身者神,养气者精,益精者气,资气者食。"有鉴于此,善养生者必须保养精气,达到精气神的协调统一,才能使形与神俱,达到养生保健之目的。

第三章

基本原则

扫一扫，查阅本章数字资源，含PPT、音视频、图片等

第一节　重生乐生

重生乐生是中医养生学对于生命存在、生命活动、面对生死的态度等问题的基本认识和看法。不论贫富贵贱、贤愚善恶，一朝死亡，都代表着这个生命的彻底消散，死亡具有残酷的平等性，因而生命的存在是最可宝贵的。人的生存权是最基本的权利。对于中医，则尊重和保护人的生命、救死扶伤是其最基本的责任。

重生乐生思想源于先秦杨朱学派"贵己为我""轻物重生"的观念，以"一切万物，人为最贵""天地之性，人命最重"为思想核心，强调尊重生命、珍惜生命、享受生命和养护生命。"天地合气，命之曰人"（《素问·宝命全形论》），故人的生老病死及生活的衣食住行等，都离不开天、地所化生的外部环境。重生乐生是人们对生命现象长期观察、思考所形成的一种思维方法，主要包括生命至上、生命至乐、尊重生命、爱护生命和生死坦然等。

一、生命至上

生命至上，是在生命自然观的基础上，所确立的生命的崇高地位，也可谓生命无价。生命自然观，即认为生命是一种自然现象。生存权是生物最基本的权利，且不论生物的高等低等或人之贫富贵贱、贤愚善恶，一旦死亡，就代表着这个生命的彻底消散，因此生命对于任何生物来说都是平等的，生命的存在最为宝贵。

生命至上，是中医养生的根本思维，孙思邈在《备急千金要方》中说："人命至重，有贵千金。"说明人最宝贵的是生命，而生命是无价的。中医养生是"上工"所为，中医养生者同时也是医者，应始终树立"生命至上"的理念，主动关爱生命。

生命至上的生命观中，尚需注意的是，医者常年面对疾病，甚至面对重病者；养生者长期面对健康或亚健康者，均可能因屡见不鲜、习以为常，进而对健康产生忽视，对疾病和死亡产生漠视的心理。这样就有可能造成在实践中的疏忽大意，危害自己或他人的生命，甚至造成死亡，这是对"生命至上"的违背。

二、生命至乐

生命至乐是在重生乐生思维指导下，中医养生学对生命的认识之一。人的一切快乐感受，必须以生命的存在为前提，没有生命，则快乐无从谈起，且生命是人最大和最基础的快乐，这就是生命至乐认识的主要内容。

生命存在是一切快乐的前提。快乐，是人的主观感受，是五志七情之一，由神所主。神依附于形而存在，是生命活力的外在表现。心主神明，只有具备了生命，心才能发挥"任物"的功能而接受外界的刺激，调动脏腑产生意志思虑智等处理事物的过程。同时，心还将外界刺激分归于各脏，从而产生五志七情的情志反应。另外，快乐属喜志，发于心，而心为"生之本神之变"，可见，生命必须存在，心才能发出喜志，人才能感受到快乐。因此，生命是神存在的前提，也是能够产生快乐感觉的大前提，有生命方能有快乐。

生命之乐是最大的快乐。首先，拥有生命，是一种快乐和幸福。有了生命，人才能感受生动的世界，才能产生健康之乐、富足之乐、遂意之乐、嬉玩之乐等，甚至"比上不足下有余"的比较之乐，因此，生命之乐，是一切快乐的综合，也是所有快乐的源泉，是最大的快乐。其次，生命本身能产生最有效的快乐刺激。在所有能令人产生快乐之情的刺激中，顽强或勃发的生命是最有效的。故此中医养生学的春季养生中，特别重视"春游"养生法，主张以大自然的勃勃生机，引导养生者发现生命之乐。而在现实生活中，对于一些长期孤独愁闷的人，雅趣养生诸法所产生的快乐大多具有一过性，甚至采用目标达成法令其产生满足之乐也不能持久，这时可劝其豢养小动物，动物的生机往往能够被有效唤起，养生者可重获生命之乐。

三、尊重生命

尊重生命，是指在生命至上的认识下，重视和珍惜生命存在，平等对待生命。生命本没有高低贵贱之分，任何生命都只能存在一世，且均遵循由生至死的客观过程，从这个角度而言，生命是平等的，生命的存在是最值得珍惜和尊重的基本属性。人也如此，此所谓"夫天地合气，人偶自生也，犹夫妇合气，子则自生也"（《论衡·物势》）。

尊重生命，首先要尊重自己的生命，即对自己的生命负责，懂得享受父母所给予的生命，养成健康的生活方式；其次要尊重他人的生命，即对他人的生命负责，要拥有同情心这一基本的善良品质，同时学会换位思考，推己及人，并掌握好趋利避害的尺度。

尊重生命，尚有另一层含义，即尊死慰生，是中医养生者当持有的生命态度。死者虽然已经失去生命，但其曾经作为生命的存在痕迹尚留于世，如身体、著作、思想、名誉等，这些生命遗留也应当得到尊重，古人即有"事死如事生"的认识。老子《道德经》中提出"死而不亡者寿"的观念，可与中医养生学的寿夭学说相参，加深对"尊重生命"思维的理解。另外，为医者与养生者的眼光不能仅仅关注于某一个体的生或死上，更重要的是必须看到，某个人的死亡往往会给其家属、亲友等带来巨大的悲痛和身心的创伤。因此，对死者家属、亲友等，也应当从身心两方面进行抚慰，这是"尊重生命"思维的又一体现。

四、爱护生命

爱护生命，是指珍惜生命，努力使生命在存续过程中不受到任何伤害，这是医学的基本使命之一，中医养生学对此尤为重视。生命的存续有赖于生命自身所具备的生克胜复体系。生克胜复，是中医整体、动态、平衡观的体现。

爱护生命，维持正常的生克胜复状态，需要"亢则害，承乃制"理论的指导，其措施主要有：一是不伤。《抱朴子内篇·极言》说："养生以不伤为本。"所谓"不伤"，就是在生活中要尽量避免触犯各种伤及生命的因素，如"才所不逮而困思之伤也，力所不胜而强举之伤也，悲哀憔悴伤也，喜乐过差伤也，汲汲所欲伤也，戚戚所患伤也，久谈言笑伤也，寝息失时伤也，挽弓引弩伤也，沉醉呕吐伤也，饱食即卧伤也，跳走喘乏之伤也，欢呼哭泣伤也，阴阳不交伤也"，诸伤不犯，就可以防止"积伤至尽则早亡"。二是去害。《摄生论》云："摄生之要在去其害生者。"所谓去害，就是在生活中要尽量避免引起各种毒害生命的因素，如"大甘、大酸、大苦、大辛、大咸，五者充形，则生害矣。大喜、大怒、大忧、大恐、大哀，五者接神，则生害矣。大寒、大热、大燥、大湿、大风、大霖、大雾，七者动精，则生害矣"。害不生，"则疾无由至矣"，生命才能够健康成长，而健康是人们快乐生活乃至生命安全的重要保障。同时，"不伤""去害"，都要求爱护生命者，既不伤害自己，又不伤害他人，也不伤害其他生命，从而保护好自然生命的生存权利。

"人居天地之间，人人得壹生，不得重生也"（《太平经》），所以一定要时刻珍惜生命。而珍惜生命在于爱护生命。生命是来之不易的，生命更是不可复制的，每个生命都是特别的、唯一的。不论生命的高低贵贱，也不论生命的美丑康残，出于对生命的敬畏，在尊重生命的同时，我们都应该对生命倍加关爱和呵护。任何生命只有爱护周全，才能够保证生命的健康和长久的延续，才能够更好地实现生命的价值。

五、生死坦然

生死坦然，是指了解并顺应生命自然规律，坦然面对生存和死亡。所谓"坦然"，《荀子·礼论》说："生，人之始也；死，人之终也。终始俱善，人道毕矣。"故中医养生，应当在了解生命规律基础上，正确面对生与死，形成"终始俱善"的"坦然"生命态度。

人的一生中最易产生悲情的是死亡前的衰老时期，因为衰老是人生中必须要经历的阶段。人体随着年龄的增长或由于疾病的病理反应而发生的组织结构、生理功能和心理行为上的退行性变化，这个过程一般是渐渐发生、发展的，在疾病等特殊情况下也可以突然显现。中医养生学认为，人的衰老是不可逆转的，但是迟缓这个退行性变化过程、减弱其不适表现，却是可能的。因神可驭形，故中医养生特别注重养神或养心来缓衰防老。"于世无求""于物无竞"，心神坦然，无致老之理，则面对死亡无所畏惧。

第二节　形与神俱

所谓形，指形体，即脏腑、血脉、皮毛、肌肉、筋骨等组织器官，是物质基础；所谓神，指情志、意识、思维、性格为特点的心理活动现象，以及生命活动的全部外在表现，是功能作用。神本于形而生，依附于形而存，形为神之基，神为形之主。《素问·上古天真论》指出："形与神俱，而尽终其天年。"说明了形神之于生命的重要性。形与神俱主要在于说明形态与功能、精神与物质、心理与生理、本质与现象之间的关系，是相互依存、相互影响、密不可分、对立统一的整体辩证关系。形体宜动，心神宜静。中医养生学强调动静结合，形神共养，如此，才能"形与神俱"而达到养生的目的。

一、动以炼形

形体宜动养，"动"包括劳动和运动。形体、筋骨关节的运动可使全身精气流通，气血畅达，濡养整个机体，增强抗御病邪的能力。故张子和于《儒门事亲》中强调"唯以血气流通为贵"。

适当的动不仅能锻炼肌肉、四肢等形体组织，还可增强脾胃的健运功能，促进食物消化输布。华佗指出："动摇则谷气得消，血脉流通，病不得生。"脾胃健旺，气血生化之源充足，故健康长寿。再者，适当的运动还能愉悦心情、增进智慧。中医养生学主张"动以炼形"，并创造了许多行之有效的动形养生方法，如劳动、舞蹈、散步、导引、按摩等，通过活动形体来调和气血，疏通经络，通利九窍。如此，则形神兼备，百脉流畅，脏腑协调，机体达到"阴平阳秘"的状态，从而增进机体健康，以保持旺盛的生命力。

二、静以养神

心神宜静养，"静"是相对"动"而言，包括精神上的清静和形体上的相对安静状态。在人体统一整体中，起统帅和协调作用的是心神。《素问·灵兰秘典论》指出："凡此十二官者，不得相失也。故主明则下安，以此养生则寿……主不明则十二官危，使道闭塞而不通，形乃大伤，以此养生则殃。"因此，我国历代养生家十分重视神与人体健康的关系，认为神气清净，可则健康长寿。由于"神"有任万物而理万机的作用，常处于易动难静的状态，所以清静养神就显得特别重要。故中医养生学提出"静以养神"的原则，指出人之心神宜静养。

老子认为"静为躁君"，主张"致虚极，守静笃"，即要求尽量排除杂念，以达到心境空明宁静的境界。《黄帝内经》从医学角度提出了"恬惔虚无"的摄生防病思想，突出强调了清静养神和少私寡欲的重要性。静以养神，传统养生称为"守神"，是指精神专一、摒除杂念、心无妄用，不是提倡饱食终日、无所用心。正如清代曹庭栋在《老老恒言·燕居》中所说："心不可无所用，非必如槁木，如死灰，方为养生之道。""静时固戒动，动而不妄动，亦静也。"正常用心，能"思索生知"，对强神健脑会大有裨益；唯心动太过，精血俱耗，神气失养而不内守，则可引起脏腑失调和机体病变。静以养神所包含的养生方法是多方面的，如少私寡欲、调摄情志、顺应四时、常练静功等。

三、形神互济

神本于形而生，依附于形而存，形为神之基，神为形之主，二者相辅相成，不可分离。形神合一构成了人的生命，神是生命的主宰。从本原上，神生于形，但从作用上，神又主宰形，形与神的对立统一，便形成了人体生命这一有机统一的整体。正如张景岳《类经》中言："人禀天地阴阳之气以生，借血肉以成其形，一气周流于其中以成其神，形神俱备，乃为全体。"

形体健壮，必然精神饱满，生理功能正常；精神旺盛，又能促进形体康健。《黄帝内经》认为神明的产生分属于五脏，总统于心。人之所以生病，是因为病邪侵入人体，破坏了人体阴阳的协调平衡，导致形神失和。神不仅主导着人体的精神活动，也主宰着人体的物质代谢、能量代谢、调节适应、卫外抗邪等为特征的脏腑组织功能活动。神由精气化生，反过来又支配着精气的活动。人神与形体之间是相互依存、相互影响、密不可分的整体辩证关系。张景岳在《类经》中进一步指出："形者神之体，神者形之用，无神则形不可活，无形则神无以生。"形体若无神，生命也就结束了，神不能脱离形体，正如《灵枢·天年》所说："神气皆去，形骸独居而终矣。"故中医养生学认为，养形和养神是密不可分、相辅相成、相得益彰的，从而使身体和精神都得到均衡统一的发展。养生应遵循形神互济，形神共养的原则。中医养生学的方法很多，归纳起来，本质上无外乎"养神"和"养形"两大部分，即"守神全形"和"保形全神"。

四、养神为先

形与神之间存在着相互制约、相互影响的辩证关系，养形与养神有着密切的关系，二者不可偏废，要同时进行，古人提出形神共养的养生原则。但在形神关系中，"神"起着主导作用，气血津液的运行和敷布，脏腑的功能活动，必须受神的主宰。只有在心神的统帅调节下，生命活动才表现出各脏器组织的整体特性、功能和规律，即所谓"神明则形安""神能御其形"。

人之所以生病，是因为病邪侵入人体，破坏了人体阴阳的协调平衡，导致形神失和。因此，中医养生学以"养神"为第一要义，主张形神共养，但养神为先。"得神者昌，失神者亡"，而精神活动失调往往是发病的内在依据。为了保持思想活动的健康和防止内在情志刺激因素的产生，必须培养乐观的精神、开阔的胸怀、恬静的情绪。要在做好养神的前提下，再养好形。在日常生活中，要根据季节、体质等不同而辨证选择适宜的调养方法和措施，以求达到养神为先、形神互济。

五、四气调神

四气调神，即为因时制宜原则指导下，根据四时特点而调摄精神，从而使精神和形体在四时变动中始终保持相互协调。《素问·阴阳应象大论》指出："天有四时五行，以生长收藏，以生寒暑燥湿风；人有五脏化五气，以生喜怒悲忧恐。"说明人的情志变化与四时气候变化密切相关，所以《素问》有"四气调神"之论。《黄帝内经直解》亦指出："四气调神者，随着春夏秋冬四时之气，调肝心脾肺肾之神志也。"即调摄精神要遵照自然界生长收藏的变化规律，才能达到阴阳的相对平衡。故《素问·四气调神大论》云："春三月，此谓发陈，天地俱生，万物以荣……以使志生，生而勿杀，予而勿夺，赏而勿罚。"说明春季养神的关键是"使志生"，让情志顺应春天的特点，保持升发向上，不能戕伐；"夏三月，此为蕃秀，天地气交，万物华实……使志无怒，使华英成秀，使气得泄，若所爱在外"。夏季养神的关键是"使志无怒"，宜保持神清气和及乐观而积极向上的情绪，避免怒气对人体的损害，对外界事物保持盎然的兴趣，使机体的气机宣畅、通泄自如、情绪外向；"秋三月，此谓容平，天气以急，地气以明……使志安宁，以缓秋刑，收敛神气，使秋气平，无外其志"，秋季养神的关键是"使志安宁"，让情志逐渐内敛，保持精神上的安宁，平和淡然地对待外界事物；"冬三月，此谓闭藏，水冰地坼，无扰乎阳……使志若伏若匿，若有私意，若已有得"。冬季养神的关键是要保持安定与满足的情绪，让情志静而内藏，不要轻易外放。

第三节　和谐一体

"和"是中国传统文化哲学的核心理念和根本精神，《道德经》指出："万物负阴而抱阳，冲气以为和。"《中庸》则说："和也者，天下之达道也。"中医养生学从中医学整体观出发，吸纳传统文化中"和"的思想并加以发挥，形成了养生学的和谐观。"和"本身包含"谐"的意思在内，《尔雅》谓"谐，和也"。"和谐"以"和"为中心，"和"的含义相当丰富，有相应、协调、和合、和顺、融洽、适中等诸多意义。中医养生学的和谐一体原则认为，人与外环境是一个和合通应的整体，人与自然、人与社会、人体内部都应保持协调，养生的目标就是达到人、自然、社会之间和顺融洽的状态。具体而言，包括以下几方面。

一、人与自然的和谐一体

中国古代哲学认为世界是一个和合的整体，由一元之气构成，受阴阳、五行法则支配，人与自然息息相通。中医养生学吸收这一思想形成了人与自然和谐的观念，也就是中医学"天人一体""天人相应"的观念。自然环境包括气候环境、地理环境和生物环境等，人与这些环境互相通应、息息相关。人们只有将自身融入大自然中，与之和谐融洽，才能尽终天年。

（一）天人一体

天人一体认为，人生于天地间，是自然界的重要组成部分，因此，其生成与运行，与天地自然遵守相同的基本规律。

天人一体的物质基础在于一元精气。中国古代哲学家尤其以道家为代表，将精气作为天地自然产生的物质源头。中医学引入这一思想，《黄帝内经》反复强调"天有精，地有形……故能为万物之父母"（《素问·阴阳应象大论》），提出"气始而生化，气散而有形，气布而蕃育，气终而象变"（《素问·五常政大论》），从唯物主义哲学的高度提出人和自然都是一元精气所化生，气是组成天地万物最根本的物质，宇宙的物质性统一于气之中。精气以两种状态存在，一是轻清、弥散、剧烈运动着的、细小而难以用肉眼看见的、属阳的无形之气；一是重浊、凝聚的、看得见、摸得着的、属阴的有形之气。两种气交通感应、氤氲相合而化生万物。人作为天地间生物的一种，其起源也是精气。张景岳做了进一步发挥，用于指导养生，《类经·摄生类》说："故先天之气，气化为精，后天之气，精化为气，精之与气，本自互生，精气既足，神自王矣。"说明了养生应抓住精气这一根本，设法获得精气、保持精气，使精气互生、形充神旺，就能延年益寿。

天人一体的运行规律是阴阳五行。阴阳五行是中国传统文化特有的哲学观念，用以概括天地自然的运行规律。人作为天地的一部分，也遵循阴阳五行的基本规律，因此中医将其引入，成为中医学的基础理论之一，用于广泛解释人的生理病理及人与自然的一体性和通应性。《素问·天元纪大论》指出："五运阴阳者，天地之道也。"说明阴阳五行规律是万物之间的内在联系和运动变化的共同规律。以"人应四时"为例，《素问·阴阳应象大论》说："天有四时五行，以生长收藏，以生寒暑燥湿风。人有五脏化五气，以生喜怒悲忧恐。"天地之间有四时五行的变化，产生各种不同的气候，在不同气候下，一切生物有生长、发展、消亡的过程，五脏也有不同的变化，产生喜、怒、悲、忧、恐五志。春、夏、秋、冬，这四个季节各有特点，但它们又是一个不可分割的整体，是一个连续变化的过程；喜、怒、悲、忧、恐五志，虽各有不同，但都是人体正常的情志变化，以五脏为中心，也是一个统一的整体；人与四季在五行规律作用下，肝应春、心应夏、脾应长夏、肺应秋、肾应冬，形成了相互联系的整体，又共同组成天地自然这个大的整体，从而呈现出一体性。由此可见，天地万物是一个统一的整体，万物之间通过阴阳五行变化的共同法则密切相关、相互依存、相互制约，使整个自然界充满了一片生生不息、欣欣向荣的景象。养生正是在这个万物一体的环境下进行的。

（二）天人相应

1. 人与气候环境相应　自然气候的运动变化有一定的规律性。如以一年为一个周期，有春、夏、秋、冬四季；以一天为周期，有清晨、正午、傍晚、子夜四时。且随着天地阴阳的消长，气候又有风、暑、湿、燥、寒的改变。这种季节、气候的变化规律在《素问·四气调神大论》《素问·生气通天论》等篇章中有详细的论述。人体在自然气候变化的影响下，自身也会随之发生生理、病理的改变。在生理上，春夏之时，阳气与温热之气候相应而发泄于外；秋冬之时，阳气与寒冷之气候相应而敛藏于内；《素问·生气通天论》曰："平旦人气生，日中而阳气隆，日西而阳气已虚，气门乃闭。"在病理上，一些慢性疾病，如风湿性关节炎、肺结核、冠心病等，往往在季节交替或气候剧烈变化时发作或加重。这都说明人体生命活动与自然界息息相关，人必须依据自然的变化来调整自身的阴阳平衡，使之与外界阴阳变化和谐，才能达到益寿延年的目的。在这一理论的指导下，中医提出了诸多因时制宜的养生方法，如《黄帝内经》所说的"顺四时而适寒暑""春夏养阳，秋冬养阴"等。

2. 人与地理环境相应　地理环境对人有非常重要的影响，由于地域的差异，居住条件的不同，人的生活风俗习惯、人文现象和生理病理也不相同。不同地域的人，在与当地地理环境长期适应过程中，会在整体上表现出一定的相似性，或称地域性。如东南方滨海傍水，人们喜食鱼蚌，人的腠理多疏松；西北方地势高、风沙大，气候寒冷干燥，人的腠理多致密。由于长期的环境作用和饮食的偏嗜，造成了各地域的人有不同的体质和特殊的地方病与多发病。初到一个新的地域，由于暂时对地理环境不适应，不能融入当地的整体环境中，会出现所谓"水土不服"的现象。但经过一段时间后，多数人都能够逐渐适应，从而与当地环境取得通应，表现出符合当地地理的身体甚至心理特点。人欲得长寿，就必须因地制宜，适应居处环境，并施以符合自己居处环境的养生方法。

3. 人与自然生物协调　自然界中，人虽为"万物之灵"，但也是从低等生物进化而来，生物的基本特征在人体也有所体现。因此，人在结构和功能上与动、植物有一定的相似性，只是人类具有其他物种无可比拟的高智慧，从而使人类成为生物界的主宰。人与自然生物共生于天地之间，二者在顺应自然环境的同时，也对彼此产生了重要影响。人的生存除依赖气候、地理环境外，和谐的生物环境也必不可少。自然生物为人提供了丰富的衣食资源，人的存在也从一定程度上限制了某些自然生物的无序膨胀。二者在互利互用却又相互制约的关系中达到和谐融洽，形成内在良性循环的整体，这是人类正常生存的必备条件。一旦这种良性循环被打破，人的健康就会受到威胁，甚至生命堪虞。这种失常现象在当今社会表现得尤为突出，因此，养生强调应保持与生物环境的协调性和生物多样性，使人类与其他生物一体相应、和谐共存。

二、人与社会的和谐一体

社会环境是指人类生存及活动范围内的社会物质、精神条件的总和。唯物主义哲学认为，人除了有自然性外，社会性更是其根本属性，人与社会是密不可分的整体。社会对人的影响从人出生时就已存在并发生作用，有时甚至超过自然因素的影响。社会环境中的工作环境和社会地位变更都会对人体健康造成影响。如工业废气、废物多含有不利于人体健康的物质，若因工作关系经常接触到有害物质，则会使人发生急性或慢性中毒。此外，多种传染性疾病均是通过社会中人与人的接触而广泛传播。社会地位的变更也对人体产生影响。《素问·疏五过论》说："故贵脱势，虽不中邪，精神内伤，身必败亡。始富后贫，虽不伤邪，皮焦筋屈，痿躄为挛。"这些都是由于社会地位的剧烈变化而使人心志凄怆，情怀悒郁所致的疾病。

人对家庭负有深深的责任。家庭成员中以父母对个人的影响最大、关系最亲密。中国人历来十分重视"孝道"，孝是人的基本素养，"百善孝为先"，对上行孝也是维持家庭和谐的重要途径。对于夫妻之间而言，维持家庭和谐的关键在于责任，在于相互间的尊重、忍让和适应；对于兄弟姐妹，保持常来常往和相亲相近是维持和谐的方法；对于子女，关键在于"严"与"慈"的适当运用，严而不苛，慈而不溺。总之，养生需要一个良好的家庭环境，而维持美好家庭环境的根基在于对"和"的把握和运用。

三、人体自身的和谐一体

中医学认为，人体是由脏、腑、经、络、皮、肉、筋、脉、骨，以及精、气、神等组成的一个有机整体。中医养生学则进一步强调人体各部分组织结构的完整和功能上的高度和谐，是机体达到最佳生命状态的必要条件，这就是人体自身的和谐观。

（一）五脏系统的和谐统一

中医学认为，人体是以五脏为中心的整体，所以《素问·六节藏象论》指出人体生命活动以五脏为"本"。五脏之所以非常重要，是因为它分别贮藏和主宰人体赖以维持生命活动的精、神、气、血等重要物质和精神活动，是人生命活动的基础和核心。五脏系统与外环境保持统一协调，系统内部各脏腑组织器官按五行规律相互联系，从而构成一个和谐的统一整体而维持生命活动的正常进行。人体以五脏为中心成为和谐整体，是中医养生学和谐观的基本认识，也是养生实践的理论依据之一。从强调五脏对人体重要性角度出发，中医养生学尚衍生出"五脏为本"的原则，详细内容将在对应章节重点阐述。

（二）形气神的和谐统一

形是指人的形体，气是组成和维持人体生命活动的最基本物质。神有广义与狭义之分，广义是指一切人体生命活动的外在表现，狭义是指人的精神意识思维活动，这里着重指狭义之神。三者相辅相成，密不可分。神气依赖于形体而存在；形体功能活动的正常以神气的充足互济为前提，三者必须和谐统一。

中医的形神关系，实质反映的是精神与形体的关系。嵇康在《养生论》中精辟地指出："形恃神以立，神须形以存。"一方面，神随形生，神依附于形。人的精神意识思维活动只能在人体内发生，不能脱离形体而独立存在。《灵枢·本神》说："故生之来谓之精……因虑而处物谓之智。"指出了神来源于父母的先天之精，并藏于心中，随着心的功能活动逐步衍生出更高级的精神活动，而人之魂、神、意、魄、志产生后又分别为五脏所主，因此，人的各种精神意识思维活动皆不离五脏。正常的意志反应和情绪变化，必须以健康的身体作为基础。另一方面，精神情志对人体也产生反作用，影响着人的生理活动，甚至形体的发育。正常的情志活动能使人体气血和调，而突然、强烈或长期的情志刺激，一旦超过了人体本身的正常生理调节范围，就会使人体气机紊乱，脏腑阴阳气血失调，从而导致疾病的产生，或使已有的疾病加重。这是造成人体内伤病的重要因素，即"七情内伤"。陈无择在《三因极一病证方论·三因论》中就指出"七情，人之常性，动之则先自脏腑郁发，外形于肢体"。所以，人体欲得健康长寿，必须保持精神与形体的统一和谐，避免不良的精神刺激对人体产生影响，达到"形与神俱"的状态。

（三）常变状态的和谐适度

精充、气足、神旺是保持人体正常状态的基础。人身处天地之间，受到各种因素的影响。机体精、气、神的状态不是一成不变，而是处于不断从正常发生变化失常，再调节复常的动态循环过程。机体常变状态在一定范围内的动态演变是生命活动的特征，也是生命力持续存在的机制。在和谐观念的指导下，中医养生学认为，疾病是机体变化过极状态的表现，当疾病初现，应立即采取多种养生调节措施以恢复原来和谐适度的状态；若机体不能恢复过去的正常状态，则应通过各种养生措施，建立新的常变和谐，即"带病生存"的状态，这在许多慢性病和老年病中是常见的情况。

第四节　动态权衡

"权衡"原指秤砣（权）和秤杆（衡），中医借用这种度量物体重量的常见方法，形象比喻人与自然的调节过程，犹如"权"与"衡"的增减游移，片刻不停，从而保证了人体内外环境的动态平衡，《黄帝内经》所说的"权衡以平"即是此意。"权衡观"作为中医养生学的基本观念之一，认为世间万物的理想存在状态是一种相对稳定的动态平衡，而人体的这种理想状态则是通过"人神"的自动调节而实现的；人与自然权衡以平的内在机制是阴阳的对立制约、互根互用、消长转化，以及五行的生克制化、亢害承制。"权衡观"指导着中医学术的各个方面，就中医养生学而言，主要体现在以下两方面。

一、自然、生命的权衡自稳

自然、生命在正常情况下，其内在运动变化永恒存在，这些运动变化相互影响、制约，形成复杂的调控系统，使各种运动变化在一定时空范围内有序、协调地进行，整体上则保持稳定平衡的状态。

（一）自然气象的权衡自稳

自然气象是千变万化的，寒、暑、温、凉、风、雨、燥、湿、雾、露、冰、雹等，各不相同。权衡观认为自然气象的变化不是杂乱无章的，而是按阴阳消长转化、五运六气亢害承制的自然法则有序而协调地进行，整体上表现为常年气候变化稳定、动态平衡。自然界随着阴阳消长转化，阳生阴长、阳杀阴藏，形成了一年之内春温、夏热、秋凉、冬寒和一日之内旦、昼、暮、夜的节律性承袭更替并相对稳定平衡的状态；五运六气的运化，亢害承制，使风、火、湿、燥、寒等不同的气象变化都只能在一定的时空范围内存在，某一气象太过则随即产生制约它的气象，某一气象不足则会产生资助它的气象，各种气候有规律地更替变化，但总是趋向于一种稳定平衡的状态。

（二）自然生态的权衡自稳

自然生物种类繁多，不同的生物在不同自然环境下的生理特性和生活习性各不相同，生命活动现象变化万千。权衡观认为生物与生物之间相互资生与制约，形成生物链，竞争生存，优胜劣汰，使各物种的生存数量、生存范围均保持相对的稳定。同时，生物与外环境也相适应，随着地理环境的不同，生物形成与之相适应的生物种群；随着自然气候有规律地更替变迁，生物则形成相应的生物节律。例如，植物一年之内有节律地生、长、化、收、藏，白天光合作用占优势，夜晚呼吸作用占优势；动物春夏外出活动增加，秋冬则潜伏蛰藏，一日之内昼出夜伏或昼伏夜出，总是在某一特定时节大量繁殖生育等。生物节律的相对稳定使生态得以长期保持稳定平衡的状态。

近百年来，随着人类改造自然能力越来越强，以及人群数量的不断扩大，人类在与其他生物争夺生存资源的同时，对自然生态的自稳能力产生了严重的破坏，有些地区的生物圈甚至已经被人为破坏至永远无法恢复的地步。其实，人类也只是生物圈中的比较特殊的一环，对生态环境的破坏，最终也会在大自然的权衡机制下，对人类产生制约。因此，近些年来人类遭遇的一些生物灾害、新的传染病等，有些就是自然生态权衡自稳作用的结果。这也促使人类不断反思自身的行为，有越来越多的人加入保护自然、保护生态的群体中，甚至通过立法来保护自然生态，人与自然生态之间的关系在慢慢恢复。因此，从自然生态的权衡自稳出发，养生主张与自然生物和谐相处，创造一个有利于养生的良好生物环境。

（三）人体的权衡自稳

人体脏腑、经络、形体、官窍等组织器官行使着各自不同的功能，气血不断地周流于体内，人体每时每刻都发生着复杂的生命活动变化。权衡观认为，人体的生命活动变化也是和谐而有序地进行的。

人与天地相参应，人体的生理功能与天地阴阳协调适应。人整体的功能，春夏旺盛而秋冬低下、白天旺盛而夜晚低下。五脏各自的功能，肝应春、心应夏、脾应长夏、肺应秋、肾应冬，在各自所应的季节表现出功能相对旺盛；肝属木主风、心属火主热、脾属土主湿、肺属金主燥、肾属水主寒，随各自相应运气的盛衰表现出功能的盛衰。十二经脉的功能，手太阴肺经应于辛寅、手阳明大肠经应于庚卯、足阳明胃经应于戊辰、足太阴脾经应于己巳、手少阴心经应于丁午、手太阳小肠经应于丙未、足太阳膀胱经应于壬申、足少阴肾经应于癸酉、手厥阴心包经应于丁戌、手少阳三焦经应于丙亥、足少阳胆经应于甲子、足厥阴肝经应于乙丑，各自在相应干支所在的年、月、日、时表现为经气相对旺盛。总之，随着天地阴阳的消长、五运六气的运行，人体脏腑经脉的功能、气血的运行也形成相应稳定的生物节律，保持天人一体、协调稳定的状态。

人的生命历程随着精气的盛衰呈有规律的、阶段性的生、长、壮、老、已，整体表现为人口数量、各年龄段人口比例相对稳定平衡。

人体的生命现象概而言之，是组织器官功能推动下的气血运行在形体、精神上的表现。气和血、形体和精神，正常情况下通过"人神"及多种调节机制使二者始终保持阴平阳秘、协调平衡的稳定状态。以五脏为中心的五大脏腑系统各有其阴阳五行属性，其气机有升降出入的偏重，脏系之间存在生克制化的关系，正常情况下，脏系之间生克制化协调，各脏腑始终保持气机升降出入平衡、生理功能稳定的状态。

二、养生的权衡自稳

正常情况下，人体呈现平衡稳态，如阴阳平衡、气血平和、情绪平稳等。一旦稳态受到破坏，人体自身会自动予以调节，以恢复正常。但是，这种被动调节，有时反应较慢，因此，养生强调发挥人的主观能动性，主动施以各种手段，从而恢复人体的平衡状态。立足于权衡观，从根本上讲，养生就是通过权衡来保养生命，一方面是因势利导，权衡以保持生命的常态；另一方面是补弊纠偏，权衡以恢复生命的常态。概括而言，就是权衡阴阳以养生：正常情况下顺应天地阴阳的变化，主动进行调节以维持正常的生命节律；根据脏系的功能特点，顺应气血运行规律，主动进行调节以维持脏系功能平和、气血运行和畅，保持人体形神相守、阴平阳秘、阴阳自和的健康状态。一旦人体阴阳出现偏盛偏衰的征兆，即施以相应的调节手段，及时恢复健康状态。具体而言，主要包括以下几方面。

（一）权衡情志

精神与形体是相互依存、相互影响、密不可分的一个整体，人作为高智商的生命体，有着丰富的精神活动，而五志七情则是精神活动的具体表现，情志太过或不及都会影响身心健康，因此需要通过权衡情志来养生。正常情况下，应主动地运用和情御神、四时调神等方法，使情志活动无太过、无不及，顺应外界阴阳变化，保持平和的精神状态。一旦情志有所偏激，应立即采取适当的调节手段，使情绪回归正常的平和状态。如情绪过于放纵的，可运用虚静守神的方法来收敛情绪；情志抑郁的，可运用顺意达志的方法适当满足其欲望来舒缓情志压抑，或者运用开导暗示的方法来舒解情志郁结；情志凝滞的，可运用移精变气的方法转移其注意力来解除情志纠结等。通过主动的权衡纠偏，就能及时恢复正常状态。

（二）权衡劳逸

劳和逸，一动一静，协调统一，人一生中总是处于劳动工作或娱乐休息两种状态。适度的劳作和休息有益养生：适度的劳作可调畅气血，促进机体功能发挥；适度的休息可保养精力，促进体能恢复。劳逸过度则有害健康：过度劳累则耗气伤精、机体内伤虚损；过逸则气机郁滞、机体功能衰退。因此，需要通过权衡劳逸来养生。正常情况下，应注意起居有常，使机体的动静与外环境阴阳状态协调一致；做到劳逸适度，使工作高效率、休息高质量，保持人体内部动静协调平衡的健康状态。一旦出现劳逸失度，应立即采取相应的调节手段，如劳累过度的，可运用娱乐休闲、静息打坐等方法来促进休息；闲逸过度的，可运用体育锻炼的方法来增加运动。总之，要主动地纠偏补弊，及时恢复健康状态。

（三）权衡膳食

人依赖膳食从外界摄入养分以维持脏腑功能，保持生命活力。正常人体所需的营养成分种类繁多，而某一种膳食所提供的养分是非常有限的，要靠多样化的膳食才能满足人体需要。正常人体对营养的需求有一定的数量范围，摄入营养过多或过少都有损健康。因此需要通过权衡膳食来养生。正常情况下，应注意食合五味、食合四时、饮食有节、进食有法、饮食必洁，使营养物质全面、合理、稳定、卫生地进入人体发挥滋养作用，保持体内营养均衡、脏腑功能稳定的健康状态。一旦出现体内营养失衡、脏腑功能失调，应立即采取相应的调节手段，或选择恰当的膳食结构，或选择恰当的进食节律，或运用恰当的进食方法，及时恢复健康状态。

第五节　杂合以养

中医养生重视从整体全局着眼，落实到生命活动的各个环节，根据不同情况，通过起居、动静、药食、针灸、推拿按摩等多种方式进行养生实践活动，中医养生学称之为"杂合以养"。

一、全面调养，重点突出

人是一个统一的有机体，任何生命环节发生障碍，都会影响整体生命活动的正常进行。因此，养生从全局着眼，主张动静结合、劳逸结合、补泻结合、形神共养，重视从不同方面对机体进行全面调理保养，使机体内外协调，适应自然变化，增强抗病能力，避免出现失调、偏颇，达到人与自然、体内脏腑气血阴阳的平衡统一。

杂合以养在强调全面、协调、适度的同时，也强调养宜有针对性，即"杂合以养，重点突出，各得其所宜"。养生强调方法的个体化和专一性，即养生方法很多，在多种方法配合使用的基础上，更要根据自己各方面的具体情况，因人、因时、因地不同而科学合理地加以选择，灵活施养。要重点突出，突出"精专"，采取的养生方法要想有益于身体健康，就要遵循各种方法自身的规律，循序渐进，坚持不懈，反复实践，专心致志去练，直至精熟，不可急于求成，练得过猛过杂。

二、广用诸法，学习新法

中医养生方法和手段丰富多彩，各有所长，充分利用自然和社会环境的诸多有利因素，全面调动人体自身的调节能力，使人与环境和谐一体，而且简便易行、卓有成效，是人类祛病延年的理想手段。那种希望仅凭一方一法而获取健康长寿的想法，违背了养生的基本规律，是养生应当摒弃的。例如，保养正气是养生的一大重点，对保养正气的具体方法，《寿亲养老新书·保养》说："一者少言语，养内气；二者戒色欲，养精气；三者薄滋味，养血气；四者咽津液，养脏气；五者莫嗔怒，养肝气；六者美饮食，养胃气；七者少思虑，养心气。"指出综合运用行为、精神、饮食、气功吐纳等多种方法进行保养的重要性。

　　从古至今，中医养生学积累了丰富的养生方法和手段。至现代，预防医学、营养学、健康管理、体检等知识都可以为中医养生所借鉴，社会上也有人不断发明创造新的养生方法和手段。可以在广用传统养生方法的基础上，适当补充正确的适合自己的新方法和新手段，以防病健身，提高健康水平。

第六节　五脏为本

　　五脏，是中医藏象学说的核心，是人体生命活动的根本，因此中医养生学强调以五脏为中心规划各种养生活动，从而形成"五脏为本"的养生原则。

　　中医藏象学说认为，人体的形体结构以五脏为中心，以经络为通道，从而联系六腑，向外联络和主宰骨骼、经筋、肌肉、皮毛等结构，并与外界通应；人体的功能活动以五脏为中心，五脏的功能活动主宰着气血津液精等生命物质的生成、运行与功能，进而供给和调控全身功能的正常进行；人体的精神情志以五脏为中心，从五脏发出，受五脏蕴养，外界的各种刺激，必先触动心神，而后由心神主宰各脏产生相应的情绪反应，人的魂神意魄志等意识思维能力也是由五脏产生并蕴养。

　　从藏象学说出发，中医养生学认为，人体的寿夭衰老也根源于五脏。五脏强，精气足，则可老而少衰，甚至"百岁而动作不衰"，相应地享寿较长；五脏弱，精气不足，或功能紊乱，则易早衰短寿。因此，养生应以五脏为中心和重点，规划和实施各种调摄活动，方能纲举目张，事半功倍。

一、养形以五脏为本

　　人体的形体结构以五脏为中心，故五脏健康是形体健康的根本。养生强调保养五脏，以养人之形体。五脏之中，特别强调保养肾与脾胃。肾藏精，为先天之本，中医养生学的生命、寿夭、健康等理论都反复指出肾精对人体健康的重要性。《素问·灵兰秘典论》认为"肾者作强之官"，因此，五脏为本的养生原则，强调肾对维持人体筋骨劲强、形体健康强壮的重要作用，强调养肾以养生。在此原则指导下，中医养生研究出许多养肾之法，如护肾保精、节欲保精、药食养肾、运动健肾等。五脏之中，养生还特别重视对脾胃的保养。脾胃为后天之本，人出生之后，形体的生长发育、保持健壮都依赖于脾胃对饮食物中水谷精微的摄取和转化。因此，保养脾胃主要从饮食着手，注意营养的搭配和膳食结构，以使营养充分，达到人体组织器官的需求量。保养脾胃，还要注意对脾胃功能的调理，使营养充分被消化吸收，以满足生命活动的需要。

　　另外，其他三脏对形体健康的作用也不可忽视。如心为"五脏六腑之大主"，主血脉，在人体五脏系统中居于核心地位，通过心的搏动将营卫气血输送至全身各部分，从而维持人体生命活动的正常进行和形体的健康；肝主疏泄，能够调畅全身气机，使其运行正常，从而维持形体动作和生理功能的正常，肝主藏血，能调节人体血液的运行和分布；肺主一身之气，其吸入的清气是组成人体精气的重要部分，且能通过呼吸和宣降功能而调节气的运行，还能通过主治节功能而调节血液的运行。

总之，五脏是人体藏象系统的核心，调养五脏，对于保持形体健康具有根本性的意义，因此，养形必须以五脏为本。

二、养神以五脏为本

神与五脏，如《素问·宣明五气》所说："五脏所藏：心藏神，肺藏魄，肝藏魂，脾藏意，肾藏志，是谓五脏所藏。"不仅神魂魄意志的精神思维活动与五脏有着各自内在的密切联系，人之怒喜思悲恐"五志"，也是在心的主宰下而由五脏发出，故张景岳在《类经·疾病类》中曰："忧动于心则肺应，思动于心则脾应，怒动于心则肝应，恐动于心则肾应，此所以五志唯心使也。"由此可见，人之精神意识思维情绪等"神"的反应，均从五脏发出，五脏功能活动正常，则人之"神"正常。而人之"神"正常，往往反映了五脏功能的正常，反之，若人之"神"失常，则会直接影响五脏气血运行，破坏人体健康状态，甚至导致疾病。因此，养生必先养神，即《素问·移精变气论》所言"得神者昌，失神者亡"，《吕氏春秋·尽数》更指出"故精神安乎形，而年寿得长焉"。神与五脏的关系具体如下。

1. 神与心 心藏神，心藏之神是狭义的神。人的精神、意识、思维活动，是大脑对外界事物的反映，《灵枢·本神》曰："所以任物者谓之心。"心概括了脑的意识和思维功能。古人之所以把心称作"五脏六腑之大主"，与心主神明的功能分不开，张介宾在《类经·疾病类》中指出："心为五脏六腑之主，而总统魂魄，并赅意志。"可见，神寓心中，心主神明，神又对整个人体的生理活动起着主宰作用，故神旺则身强，神衰则体弱，神存则生，神去则死，唯有神的存在，才有生命活动，故《黄帝内经》称"得神者昌，失神者亡"。

2. 神与肺 肺藏魄，魄是神功能活动的一部分，藏于肺中。《灵枢·本神》说："肺藏气，气舍魄。"张介宾在《类经·藏象类》又中说："魄之为用，能动能做，痛痒由之而觉也。"故耳的听觉，目的视觉，鼻的嗅觉，皮肤的冷热，痛痒感觉，以及手足的运动，初生儿的吸吮和啼哭喜笑等，是人的本能反应，都与魄有关。人体这种本能的感觉和动作，是魄以精为基础的外在反映，"并精而出入者，谓之魄"。可见，人体的这些感觉反应都与精气关系密切，精充气足则魄全，魄全则反应灵敏，动作轻捷，此皆根于肺之主气司呼吸功能。

3. 神与肝 肝藏魂，魂属于精神活动范畴，归肝所藏，故《灵枢·本神》曰："肝藏血，血舍魂。"魂与精神活动有关，"随神往来者谓之魂"，说明魂和神都是不自主的思维活动，也是反映精神心理健康的重要标志。故神清则魂安，神静则魂藏，神不清净，魂也不能安藏。《灵枢·本神》说："肝气虚则恐，实则怒。"肝是藏血的器官，魂又是依附于血液的，肝气虚，肝血不足，魂不守舍，游而不归，则会恐惧，肝气盛，血菀于上，就会发怒。"肝悲哀动中则伤魂，魂伤则狂忘不精"，肝藏魂的基础在于肝藏血的功能，肝受情志活动影响，就会伤及藏魂功能，引起精神的异常，发为狂乱之病。可见，魂依附于肝，随神而来。

4. 神与脾 《灵枢·本神》说："脾藏营，营舍意。""心有所忆谓之意。"意是意识、回忆，或未成定见的思维，是心将从外界获得的感性知识，经过思维取舍，保留下来，形成的初步印象或念头，是思维活动的一种形式。意识思能够使人们从客观现实中引出概念、思维和计划，使行动具有目的性、方向性和预见性，使建议和智谋具有周密而无纰漏的特点。《素问·本病论》说："脾为谏议之官，智周出焉。"即脾化生的水谷之精微转化为营气，在心的主导下，产生了意识、回忆的思维活动，往往表现为思路清晰、意念丰富、记忆力强的特点。

5. 神与肾 《灵枢·本神》说："肾藏精，精舍志。""意之所存谓之志。"志即认识，是人体在意念积存的基础上产生的，意是指对经验的存记，志是指对活动的控制，是根据意念而确定的志向和打算，同时，志也有对事物的存记功能。肾藏精，与志相关，肾中精气充沛与否，可直接影响到志的功能。如小儿肾中精气未充盛，就尚无完善的意识、记忆功能；年老肾中精气衰少，就会出现健忘；病理性的健忘，也多与肾中精气不足有关。如《灵枢·本脏》说："志意和则精神专直，魂魄不散。"

《素问·阴阳应象大论》指出："人有五脏化五气，以生喜怒悲忧恐。"五脏健康，人之精神情志活动才能正常不乱。所以，养神以五脏为本是养生的重要原则。只有五脏精气充盛，功能协调，才能神清气足，情志正常。五脏精气不足，功能失调，可出现情志异常。在五脏之中，养神特别重视对心神的保养。《黄帝内经》指出，心为"五脏六腑之大主也""心为君主之官，神明出焉"。中医的"五神"（神、魂、魄、意、志）虽为五脏所主，但主要归于心神所管。因此，养神应当以"养心"为中心。在此原则指导下，中医养生提倡心神清静，心态平和，七情平和，喜怒不妄发，名利不妄求，保持精神愉快，不为过度私欲耗散心神，损伤正气。这样，心神安和，则人体的气机调畅，正气充足，体格强健，抗病能力增强，就可以减少疾病的发生，维护健康，延年益寿。

三、"治未病"以五脏为本

《金匮要略·脏腑经络先后病脉证》曰："若五脏元真通畅，人即安和。"即指人体之五脏元真之气充盛，运行正常，人就能保持健康，正气安定和畅，不生疾病。因此，中医"治未病"强调以五脏为本，保持五脏之气的充盛和运行正常，就能达到预防疾病目的。

《素问·脉要精微论》曰："夫五脏者身之强也……得强则生，失强则死。"指出五脏是身体强健的根本，五脏强盛则生命能长久保持正常，五脏精气不足则人之生命就会受到损伤。可见，五脏精气充盛，则人体正气充足，卫外防病功能正常，则疾病不生。因此，预防疾病的重点在于保持五脏精气充盛，从而保持人体正气充盛，此即《素问·评热论》和《素问遗篇·刺法论》从正反两方面反复强调的"邪之所凑，其气必虚"及"正气存内，邪不可干"。

在疾病治疗过程中，除了治疗本脏病，尚应从五脏为本的原则出发，根据五脏之间的生克关系而"先安未受邪之地"（《外感温热篇》），从而截断疾病传变，达到"治未病"的目的。中医这种以五脏为本截断病势的"治未病"思想，起源于《黄帝内经》《难经》，多以肝脾关系作举例说明。如《素问·玉机真脏论》曰："肝受气于心，传之于脾。"《难经·七十七难》曰："所谓治未病者，见肝之病，则知肝当传之于脾，故先实其脾气。"张仲景在《金匮要略》中继承而发扬之，从"肝病实脾"的"治未病"原则出发，创立具体方剂，使五脏为本的"治未病"原则与临床实际紧密结合。

四、人之寿衰以五脏为本

人的生命现象是以人体脏腑功能及其之间协调为基础的外在反映，人的生老病死均与各脏腑功能的强弱盛衰息息相关。《灵枢·天年》说："五脏坚固……故能长久。"衰老是一种全身性、进行性衰弱的状态，脏腑虚损为衰老的主要病因，五脏皆衰是衰老的最终整体特征。五脏之中，肾为根本。由于肾为先天之本，主藏精，内寓元阴元阳，故与人体衰老的速度、寿命的长短密切相关，肾气虚损是衰老的根本原因。肾精是构成人体生命的原始物质，是脏腑功能活动的原始动力。肾中精气的盛衰决定着衰老的速度，直接主宰着人体的生长壮老，关系着人体的寿夭否泰。《医学正传》就有"肾气盛则寿延，肾气衰则寿夭"之说。而脾胃为后天之本，气血生化之源，能够长养五脏六腑，是人体抗邪防病治病、保养生生之气、延年益寿之关键。若脾胃虚弱，气血不足，生机低下，全身各脏器都会受到影响，就会出现早衰之象。正如《脾胃论》所说："内伤脾胃，必暗伤人寿数。"因此，从人之寿衰与五脏的关系出发，养生强调调养脾肾，以充实人体之先后天精气，从而保持生命长久延续，得享长寿。

第七节　未病先防

中医学早在两千多年前就认识到，疾病发生之后再进行治疗，即使痊愈，对健康都有所损伤，因而必须提前预防，重视"治未病"。《素问·四气调神大论》指出："圣人不治已病治未病，不治已乱治未乱……夫病已成而后药之，乱已成而后治之，譬犹渴而穿井，斗而铸锥，不亦晚乎！"这种预防为主、防微杜渐的"治未病"思想受到历代医家，特别是养生家的推崇，成为中医养生的基本原则。

一、预防疾病，早"治未病"

预防疾病的发生是中医养生的主要目的，更是中医养生的必然要求。中医养生学始终强调"治未病"，认为预防疾病的发生是保持健康、延年益寿的重要环节。以中国传统"居安思危""思患而预防"的哲学思想为深厚底蕴的"治未病"，自古以来一直是中医学的崇高目标，也是中医养生学的最高战略。近些年来，随着社会经济的发展、对疾病认识的加深及疾病谱的变化，中医治未病已成为中医药研究和健康服务的重点之一。各中医、中西医结合等医疗机构已逐步建立中医治未病科、中医治未病中心等临床科室，提供中医养生保健治未病服务，中医治未病也成为中医养生学重要的实践途径。"治未病"的养生原则，概括而言，主要有以下基本要点。

（一）疾病可知，可以防治

根据中医疾病观，任何疾病的产生无非由内外因素所致，"夫邪之所生也，或生于阴，或生于阳"（《素问·调经论》），总有病因可寻；疾病的发生发展虽然复杂，但总按其规律而动，"见肝之病，知肝传脾"（《金匮要略·脏腑经络先后病脉证》）；病变虽然纷繁复杂，但"有诸内者，必形诸外"（《丹溪心法·能合脉色可以万全》），人体的脏腑、精、气、血、津液、神等方面的病变，总有征兆可见。总之，病因可知、病势可测、病兆可察，因而疾病可以防治。

（二）预防为主，防重于治

老子在《道德经·第六十四章》提出："其安易持，其未兆易谋，其脆易泮，其微易散。为之于未有，治之于未乱。"任何事物，在其萌芽阶段，相对容易处理，要在祸乱未起的时候就给予重视，施以治理手段。《素问·四气调神大论》将这种辩证法思想与医疗经验相结合，从而提出"不治已病治未病，不治已乱治未乱"的"治未病"思想。人的一生中，时刻都面临疾患发生的危险，正气也时刻在与之进行对抗，维持人体健康不受邪气侵害。因此，一旦疾病发生，则意味着正气受损，即《素问·评热病论》"邪之所凑，其气必虚"，且这种伤害随着疾病程度的加重而逐渐加深，即使得到及时有效的治疗，但根据中医养生学的生命和寿夭理论可知，人体精气为对抗疾病的额外消耗已不可挽回，影响"天年"寿限下降，从而影响寿命。因此，中医始终强调在与疾病的对抗中，预防为上。与其病后治疗，不如提前预防。"上工治未病"（《灵枢·逆顺》），最高明的医生应善于将疾病消灭在萌芽中，而不能任其形成和加重。与疾病治疗的过程和结果相比，预防更加简便和有效，通过预防而减少疾病的发生是最大的收益，预防为主就是中医治未病思想的体现。因此，在实践中，必须重视预防，减少疾病的发生，阻断疾病的加深和变化。

（三）察态审势，早"治未病"

人体的生理、病理情况可以通过状态表现出来。状态是对生命过程中某一阶段生命特征的综合概括，即无论健康或是疾病都是在内、外因素的作用下，人体阴阳、脏腑、气血等的不同状态。机体的状态又可通过外部的表征反映出来，如症状、体征、理化指标、影像学检查等。通过对状态的审察可以实现对生命全周期整体、动态的及时认识，早"治未病"。中医治未病理论将人体整个生命周期过程中所表现出的状态分为未病状态、欲病状态、已病状态及病后状态四种，进行辨识与"治未病"。

中医治未病的原则包括未病先防、欲病治萌、既病防变和瘥后防复四个方面。其中最主要的是未病先防，要善于"防微杜渐"，体察已经出现的或可能出现的不利于健康的因素，相应采取有效的养生保健措施，防患于未然。医圣张仲景提出的"养慎"，以保持"五脏元真通畅"（《金匮要略·脏腑经络先后病脉证》）而健康无病；元代朱丹溪所提出的"与其救疗于有疾之后，不若摄养于无疾之先"（《丹溪心法·不治已病治未病》），即是"未病先防"原则的体现。其次，在疾病尚处于萌芽状态时，或在疾病发作之前的缓解期或休止期，就要"见微知著"，积极干预调治，以杜绝疾病生成。《素问·八正神明论》曰："上工救其萌芽。"指疾病未形成，但已有某些先兆、萌芽，此时进行调理治疗即是欲病治萌。再者，如果未能采取未病先防，或在疾病始萌未采取有效手段进行治疗，导致疾病出现，在积极治疗的同时，注意防范疾病的继发和传变。《金匮要略·脏腑经络先后病脉证》所言"见肝之病，知肝传脾，当先实脾"，叶天士所说的"先安未受邪之地"（《温热论·逆传入营》），即是"既病防变"的具体运用。最后，要注意"瘥后防复"即疾病基本治愈后，由于病后阴阳未复、正虚无力，容易因起居失常、饮食不当、外邪侵袭等原因而再次发病，因此病后同样应采取有针对性的养生措施以增强体质、预防复发。

在理解落实未病先防这一原则时，应当注意一个"早"字，即早发现、早预防、早治疗、早防复。需要指出的是，人在无病之时多不注重危害健康的因素，误以为没有自觉症状就是健康，或小病拖延，或病后忽略保健。这种理解误区和养生惰性不仅存在于普通人群中，也存在于医学专业人员中，应当特别加以警惕。这就需要养生专业人员责无旁贷地担负起客观评估和正确引导的工作。古代名医扁鹊很早就预测出齐桓公的疾病，但由于齐桓公讳疾忌医，终致莫救，养生者和医者应该引以为戒，避免这种情况的发生。

二、扶助正气，避邪防害

所谓"邪气"，泛指各种致病因素，简称"邪"。与之相对的，所谓"正气"，指人体内具有抗病、祛邪、调节、修复及对外环境适应等作用的一类细微物质和功能。中医养生学非常重视人体的正气，认为身体的强弱及机体是否早衰，主要取决于自身正气是否充盈。如果正气充足，脏腑功能协调，机体则按正常规律生生化化，人的身体也就健康强壮，精力充沛，长葆青春活力，可得长寿；反之，正气不足，则身体虚羸，精神不振，未老先衰，寿短夭折。从病因发病学角度来看，人由强转弱、由年轻到衰老、由健康到亚健康甚至疾病，无不是由人身之内因和戕蚀之外因而起。在导致亚健康和疾病的"外因"与"内因"之间，内因正气居于主导地位，而外因居于次要地位。在一般情况下，人体正气旺盛，邪气就不易侵犯，机体就不会发病，即使患病，症状也比较轻，而且也容易治疗和恢复。所以《黄帝内经》指出："正气存内，邪不可干。"如果人体正气相对虚弱，抗病能力低下，邪气便可乘虚而入，侵犯人体而发生疾病，即《素问·评热病论》所言："邪之所凑，其气必虚。"当然，在一定条件下，邪气也可以成为主导因素，因此也主张采取某些措施，"避其毒气"，以维护正气，避免机体阴阳失调而发病。

基于以上认识，中医养生学提出"扶正避邪"，强调以正气为中心，发挥人自身的主观能动性，通过主动的调摄，保养正气，增强生命活力和适应自然界变化的能力，并顺应自然，避邪防害，从而达到强身健体、却病延年的养生目的。扶正避邪在具体实施时，需要做到以下几方面。

（一）养精调气，清静养神

精是生命的根本，精气的盛衰直接影响人体功能的强弱，关系到衰老的速度，而肾主藏精，为先天之本。因此，养生学认为扶正当首先从肾入手，将护肾保精固本作为养生的基本措施。护肾保精的方法，要从节欲保精、运动保健、导引补肾、按摩益肾、食疗补肾、药物调养等多方面入手。通过调补肾气、肾精，培育先天之本，协调其他脏腑的阴阳平衡；使肾的精气保持充沛，以利于元气运行，增强身体的适应调节能力，更好地适应自然。

脾胃为后天之本、肺为气之本，人出生后依靠脾胃化生水谷精微和肺所吸入的清气来充养人体精气，为人体生命活动提供物质基础。因此，中医养生学认为益气扶正当从肺脾入手，强调通过调理脾肺，使化源充足、正气充沛而达健康长寿的目的。历代医家和养生家都十分重视调理脾肺以养生，调养肺脾的具体方法非常丰富，包括饮食调节、药物调养、精神调摄、针灸按摩、气功锻炼、起居劳逸调摄等。

补益精气是补肾强身的关键，增强运化是健脾养胃的关键，二者相互促进、互为补充，即所谓"先天养后天""后天补先天"。在所有的养生活动中，必须重视脾肾功能的维护和促进。神是生命的主宰，神能御气，只有在神的统驭下，人体的正气才能保持和顺调达，《素问·移精变气论》高度概括其重要性为："得神则昌，失神则亡。"因此，养生学认为只有保持清静，精神方可得以养藏，强调清静养神而和调正气。具体而言，养神要以清静为本，祛除杂念，神动而不躁，达到精神内守的状态；少思少虑，用神而不耗神，保持神机灵敏的状态，如此则真气从之，精气自然充足，邪气不能侵犯，病无由所生。

（二）顺应自然，避邪防害

顺应自然，就是要顺应自然法则，不违背自然的规律。《老子》的"道法自然"，认为道是事物本来规律的体现。自然指的就是自然界，是人类存在的客观环境。顺应自然，是中国传统文化"天人合一"思想的体现。中医养生学认为：人是自然之子，与自然同构，并与自然遵循同一规律；人依赖自然而生存，并受自然规律的制约和支配。因此，人必须顺应自然，按照自然规律合理安排日常生活起居，顺应自然既能提升正气、养护生命，又有利于避邪防害。如果违背了自然规律，即破坏了人和自然的统一性，则不免要正虚邪侵而致病。

适寒暑，主要是指适应自然界气候、气象的变化，趋利避害，与万物沉浮于生长之门。《吕氏春秋·尽数》指出："天生阴阳寒暑燥湿，四时之化，万物之变，莫不为利，莫不为害。圣人察阴阳之宜，辨万物之利以便生，故精神安乎形，而年寿得长焉。"中医养生同样强调要充分发现并利用"四时之化""万物之变"对人体有利的因素，注意避开有害的因素，最大限度地发挥人的能动性，与万物一样在生长收藏的生命过程中生生不息，尽享天年。

察地理主要就是根据不同的地理环境及其空气、水源、阳光甚至气候等构成要素，分析可能对人的体质、寿命及疾病的发生造成影响。《吕氏春秋·尽数》对于不同水源的地方性疾病有专门的记载，《淮南子·地形训》有"暑气多夭，寒气多寿"的说法。《素问·异法方宜论》中亦曾详细论述了地域方土不同，人受到不同水土性质、气候类型、生活条件、饮食习惯影响所形成的东、南、西、北、中五方人的体质差异及其特征。

在顺应自然的同时，还要特别注意慎避邪气，务求不伤，才能更好地防止疾病的发生。"八风发邪，以为经风，触五脏，邪气发病"（《素问·金匮真言论》），"邪气胜者，精气衰也"（《素问·玉机真脏论》）。邪气侵犯人体，必然引动正气抗邪，从而会扰乱脏腑组织功能、耗损人体精气。因此，养生强调应"虚邪贼风，避之有时"（《素问·上古天真论》）。中医养生学认为邪气是疾病损正伤身的触发因素，强调避邪安正，通过避免六淫、疫疠之邪、七情内伤、饮食劳伤、金刃外伤、虫兽灾害等病邪和致病因素的侵害，使正气安和、不受损耗而达到却病延年的目的。在诸多邪气中，特别要注意对风邪的避忌，即《灵枢·九宫八风》所谓"圣人避风，如避矢石"。中医学认为"风为百病之长"，多种邪气，尤其是六淫外邪，总是依附于风邪而侵犯人体。风邪又常常伤人于不知不觉中，容易为人所忽视。因此，即使对于细细微风，也要特别加以重视，免受"贼风"而损害健康。

古人在与邪气斗争的过程中，还强调提出"不伤"的养生原则，认为"养生以不伤为本"（晋·葛洪《抱朴子·极言》）。所谓"不伤"，就是生活中尽量避免接触各种伤损性命的因素，所谓"伤生之徒，一切远之"（晋·葛洪《抱朴子·至理》）。战国时期的《吕氏春秋·尽数》一书中言："毕数之务，在乎去害。"就是说，要想达到自然寿数，关键在于不使生命受到损害。晋朝葛洪更是直接提出"养生以不伤为本"，其后一直为历代医家养生家所重视和研究。"伤"的因素，当隶属于中医学"邪"的范畴，如情绪过度失常、过分追求名利、运动过度、饮食起居的失常、房事损伤等。人时刻都在与邪斗争，就时刻在受伤损因素的冲击，但只要正气充盛，并少接触伤损因素，不让"伤"和"邪"积累至改变健康状态而致病，则可视为"不伤"。因此，"不伤"的根本在于正气充盛，而防邪避邪是"不伤"的重要手段。

第八节　动静结合

动与静，是对事物动态表现形式的高度概括，诚如《类经附翼·医易》所说："天下之万理，出于一动一静。"动与静，不可分割，动是绝对的，静则是相对的，在绝对的运动中包含相对的静止，在相对的静止中又蕴伏着绝对的运动，并以此形成动态平衡。明末清初哲学家王夫之在《思问录》中对此言简意赅地阐发说："太极动而生阳，动之动也；静而生阴，动之静也。""静者静动，非不动也。"中医学吸收了古代哲学对动静的认识，赋予其在生命科学中的具体的内涵，形成了"动静结合"的养生原则，其具体要点包括以下几方面。

一、动静结合，生命之道

动静是生命变化的依据，任何生命变化都是在动静的这种动态平衡中产生的，绝对的动使生命活力持续，绝对的静则生命终止。即《素问·六微旨大论》所说："成败倚伏生乎动，动而不已，则变作矣……不生不化，静之期也……故非出入，则无以生长壮老已；非升降，则无以生长化收藏。"升降出入是宇宙万物自身变化的普遍规律，人体生命活动也正是合理地顺应万物的自然之性。

相对的动静是人体生命活动的两种表现形式，人体生命活动就是动静统一的和谐体，人体的生理概括而言就是阴精与阳气的功能表现，是相对的动静。阴精主静，是人体营养的根源；阳气主动，是人体功能的根本。又如：五脏藏而不泻，主静，六腑泻而不藏，主动；睡为静，醒则为动；坐卧为静，走跳为动。对"静"的理解，更要注意其相对性，并非只有一动不动才叫"静"，只要是没有超过人体承受范围的正常活动，在一定对比条件下，都可以称之为"静"。因此，清代张培仁《妙香室丛话》说："静之义有二：一则身不过劳，一则心不轻动。"《老老恒言》则认为："动而不妄动，亦静也。"

养生是运动与静养的结合，中医养生学基于这种对生命动静相依的深刻认识，提出生命需要运动，倡导运动适宜的"小劳之术"。关于运动养生，古人早有记载。《庄子·刻意》说："吹响呼吸，吐故纳新，熊经鸟伸，为寿而已矣。"自古以来就有"动以养形""静以养神"的养生箴言。形体宜动，以导引、推拿、调气、咽津等传统养生方法，以及各种劳动、体育运动之类形体之动，使精气流通，气血和调，气机顺畅则百病不生；"出入废则神机化灭"《素问·六微旨大论》，神机亦宜动，勤用脑以锻炼思维的灵敏度，中国传统养生学中的存想就是锻炼"脑动"的一种好方法。动静相依，从另一方面来说，中医养生学同时重视相对的静养。形亦需静养，反对形体过劳，也反对一动不动的极端静，强调运动适度即可为静，"坐不欲至倦，行不欲至劳，频行不已，然宜稍缓"（《保生要录·调肢体门》）；神宜静养，强调"静则神藏，躁则消亡"。

中国的传统功法是很好的动静养生方法，其内容丰富，适应人群广泛。主要分为动功和静功，分别适用于动养和静养。动功即传统运动养生，是指运用传统运动方式进行锻炼，以活动筋骨，调节气息，舒筋通络，行气活血，和调脏腑，达到增强体质、延年益寿目的的一类养生方法。动功主要功法有太极拳、五禽戏、易筋经、八段锦、六字诀等。静功即静暝养生，是指通过调身、调息、调心等方法进行"精、气、神"的锻炼，达到增强体质、强身防病、延缓衰老、延年益寿目的的一类养生方法。静功主要功法有站桩功、放松功、内养功、真气运行法、静暝法等。

总之，动静结合是生命之道，是辩证统一的关系，二者必须适度，不能出现单方面的太过或不及，即如《周易》所说："动静不失其时，其道光明。"只有把动和静有机地结合起来，静以养神，动以养形，动静结合，形神兼养，才能保持生命活动的和谐统一，达到形神合一、增强体质、健康长寿的目的。

二、动以养形，静以养神

"动"包括劳动和运动。形体的动静状态与精气神的生理功能状态有着密切关系，《吕氏春秋·尽数》说："流水不腐，户枢不蠹，动也，形气亦然，形不动则精不流，精不流则气郁。"静而乏动则易导致精气郁滞、气血凝结，久即患病损寿。《修真秘要》录《真人养生铭》指出"人欲劳于形，百病不能成"，形体的运动可使精气流通，气血畅达，增强抗御病邪的能力，提高生命活力。适当地动不仅能锻炼肌肉、四肢等形体组织，还可增强脾胃的健运功能，促进食物消化输布。华佗指出："动则谷气得消，血脉流通，病不得生。"脾胃健旺，气血生化之源充足，故健康长寿。当一个人通过努力能够非常好地完成一项运动，常使人产生满足感和欣快感，因此适当的运动还能愉悦心情、增进智慧。中医养生学主张"动以养形"，并创造了许多行之有效的动形养生方法，如劳动、舞蹈、散步、导引、按摩等，通过活动形体来调和气血、疏通经络、通利九窍、防病健身。

"静"是相对"动"而言，包括精神上的清静和形体上的相对安静状态，《素问·灵兰秘典论》说："主明则下安，以此养生则寿；主不明则十二官危……以此养生则殃。"因此，我国历代养生家十分重视神与人体健康的关系，认为神气得养，可健康长寿。如《文子·下德》所说："太上养神，其次养形。神清意平，百节皆宁，养生之本也。肥肌肤，充腹肠，供嗜欲，养生之末也。"由于"神"有任万物而理万机的作用，常处于易动难静的状态，故中医养生学提出"静以养神"的原则，指出人之心神总宜静，清静养神特别重要。正如《医述·医学溯源·养生》所说："欲延生者，心神宜恬静而无躁扰。"静以养神，传统养生称为"守神"。老子认为"静为躁君"，主张"致虚极，守静笃"，即要求尽量排除杂念，以"致虚"与"守静"的功夫，达到心境空明宁静的境界。《黄帝内经》从医学角度提出了"恬惔虚无"的摄生防病的思想，突出强调了清静养神和少私寡欲的重要性。然而心神之静，不是提倡饱食终日、无所用心，而是指精神专一、摒除杂念、心无妄用。清代的曹庭栋在总结前人静养思想的基础上，即指出"心不可无所用，非必如槁木，如死灰，方为养生之道""静时固戒动，动而不妄动，亦静也"(《老老恒言·燕居》)。正常用心，能"思索生知"，对强神健脑会大有益处；唯心动太过，精血俱耗，神气失养而不内守，则可引起脏腑和机体病变。静以养神的原则，在"静"的大前提下，所包含的养生方法也是多方面的，如少私寡欲、调摄情志、顺应四时、常练静功等。

三、动静适宜，权衡有度

生命体的发展变化，始终处于一个动静相对平衡的自身更新状态中，"天下之万理，出于一动一静"(《类经附翼·医易》)，这也符合"权衡动态"原则的要求。动与静，一阳一阴，相互依存，不可偏废，也不可太过，二者都要适度，从而协调互济。从《黄帝内经》的"不妄作劳"到孙思邈的"养性之道，常欲小劳"，都强调动静要适度，太过和不及都可能导致疾病。如《素问·宣明五气》提出："久视伤血，久卧伤气，久坐伤肉，久立伤骨，久行伤筋。是谓五劳所伤。"因此，无论从事什么工作，都要适度而不宜太过，要动静结合，动静交替，权衡有度，通过适度的动静调节来消除疲劳，恢复旺盛的精力。

日常生活中保持动静的适宜，主要是适劳逸，应劳逸结合，动静适度。否则，"动"之过度，会损耗精气；过度安逸，也会导致气机闭阻，气血瘀滞。宋代程颢、程颐的《二程集·论学》明确指出："动静节宜，所以养生也。"至于动静适宜的具体量度，实践中应通过权衡来决定。一般而言，首先要保证动静兼修，每个人的养生都必须心体互用，劳逸结合，不可偏废，只有这样，才能符合生命运动的客观规律，获得运动可延年、静养可益寿的效果。根据个人年龄、身体体质、锻炼基础、环境条件，以及个人的性格爱好等实际情况因人而异地选择项目，制订方案，然后坚持。体力强的人可以适当多动，体力较差的人可以少动，皆不得疲劳过度；病情较重、体质较弱的，可以静功为主，配合动功，随着体质的增强，可逐步增加动功的分量；从年龄来说，年轻人气血旺盛，动要适当多点，动中有静；中年人有动有静，动静相当；老年人气血渐衰，静要适当多点，静中有动。同时，还要结合四季时令的更替、每日时辰的变化，灵活地控制运动量，如早晨先静后动以升发阳气，晚上先动后静以潜藏神气；春夏宜动，秋冬宜静。

实践证明，只有将动和静，劳和逸，紧张和松弛权衡得当，协调有方，则有利于养生。所以，动静相宜、权衡有度是养生的一大原则。

中篇

方法篇

扫一扫,查阅本章数字资源,含PPT、音视频、图片等

　　精神养生是指在中医养生基本原则指导下,通过主动的修德怡神、积精全神、调志摄神等,保护和增强人的精神心理健康;通过节制、疏泄、移情、开导、暗示等措施及时排解不良情绪,恢复心理平衡,达到情志和调、心安神怡的养生方法。

　　精神,是指人类特有的内心世界现象,包括思维、意志、情感及其他各种心理活动,中医学将其归属于神的范畴。五脏皆藏神,而"神发于心",故心、神常统称或互代表述。人体的形与神互为依存,协调统一,形是神的物质基础,神是形的生命表现。但中医学更强调神的主导地位,"神明则形安",认为神为形之主,神可驭形。神不仅主导着人体的精神活动,也主宰着物质能量代谢,以及调节适应、卫外抗邪等脏腑组织的功能活动。人体只有在神的统帅下,才能保持内外环境的相对平衡,生命活动才能表现出整体特性、整体功能和整体规律。《灵枢·天年》中就有"失神者死,得神者生"的说法,神的重要性可见一斑。因此,中医养生学既重视养形,更强调养神。正如《素问·上古天真论》所言:"恬恢虚无,真气从之。精神内守,病安从来。"

　　精神养生是中医养生学的核心内容,贯穿于中医养生之始终。养神得当,则人体七情调和,脏腑协调,气顺血充,阴平阳秘,"形与神俱",福寿绵长。但是,人的精神世界最为隐秘与复杂,精神养生需潜心领悟、持之以恒,道德日全,方可达到"不祈善而有福,不求寿而自延"(《备急千金要方·养性》)的理想境界。

第一节　修德怡神

　　修德怡神,指通过道德品质的修养,使自身的精神情绪较少受外界影响,长久保持开朗、乐观、恬愉的状态。老子《道德经》曰:"道生之,德蓄之,物形之,势成之。"认为世间万物的形成与发展都以道、德为基础。道无形而承载一切,德真实而体现一切。道尊德贵,敦厚朴实,简单自然,源于本能,得于教化。道德修养高尚之人行事光明磊落,性格豁达开朗,处于奋然向上的精神状态,具有健康高尚的生活情趣。明代王文禄在《医先》中提出:"养德,养生,无二术也。"显然,养德就是养生,养生就要养德。诸子百家均将修德养性列为摄生首务,可见其对人体健康所起的重要作用。德行高尚,有利于神安志宁,气顺血调。"神安则延寿",故有崇高品德的人多能寿至天年。唐代孙思邈曾明确指出:"德行不充,纵服玉液金丹,未能延寿。"(《备急千金要方·养性》)从中医学来看,道德修养与脏腑阴阳协调具有内在联系,即《黄帝内经太素·脉论》所说:"修身为德,则阴阳气和。""阴阳气和"即指阴阳和谐,可见德行高尚的人之所以能健康长寿,其秘诀在于"德全",能使人身心安详舒泰,阴阳之气平秘调和,如此则体健寿长。

因此，养生调神应以修德为首务。修德养神的过程是人自省，以及人与社会和谐互动中精神、情绪达到平适、安适的过程。

一、常存仁爱之心

孔子《论语·雍也》曰："仁者寿。"指出具有仁爱之心的人会长寿。孔子及孟子均将"仁"总结为"爱人"，即人的爱心。董仲舒在《春秋繁露·循天之道》中写道："故仁人之所以多寿者，外无贪而内清净，心和平而不失中正，取天地之美以养其身。"以仁爱之心，日行大德，则"大德……必得其寿"（《礼记·中庸》）。"德"，即道德品质。《大学》中有"德者，本也"之说，明示道德品质是人立身之根基。仁德为人之本，是养生者应当努力培养和提高的重要精神品质。重视道德修养、长存仁爱之心的人，能始终与他人保持和谐的人际关系，自然心神无忧、精神愉悦而有益于健康长寿。

"仁爱之心"可以通过一定方式的培养而得到提高。首先，爱心发端于人人具有的"恻隐之心"，即《孟子·公孙丑上》所言："恻隐之心，仁之端也。"见他人或他物罹受不幸，而深自怜悯之，进而生出保护、救助的想法，此为"恻隐之心"。作为医学生，"恻隐之心"的培养提高尤其重要，详细内容在唐代医家、养生家孙思邈《大医精诚》一文中已清晰阐述，医学生必须以之为准绳，毕生研习、对比、自省之。医学生始终坚持培养提升"恻隐之心"，不仅关系医德、医疗服务水平与养生，在当下的医疗环境中，更具有较强的现实意义。其次，常做"换位思考"。养生的"换位思考"，强调"常"，要时时、事事进行"换位"。见到不幸之人、不幸之事，换位思考以激发仁爱之心和救助之情；见到美好的事物，换位思考以更好地发现美、品味美，体会其带来的愉悦；感到他人的爱心或见到他人的善行，以之为榜样，换位思考以提醒自己、学习他人；见到他人不道德的行为，当劝诫之，并换位思考以警醒自己。此即《论语·里仁》所言："见贤思齐焉，见不贤而内自省也。"第三，以自身行为感染他人，营造爱心的环境。但是，这种行为必须为"感染"和"感化"，而不能强迫他人，或影响他人的生活，更不能触犯法律法规及其他道德准则。第四，树立理想，坚定信念。现实社会中，有很多因素会影响仁爱之心的维持和培养，对于此，除了依靠自身意志外，树立一个愿意为之奋斗始终合理的理想和信念，从而坚定仁爱之心、坚持仁爱之行，也是很好的解决方法。从养生角度而言，这种信念可以是"长寿""健康""生命"，或者"人人有爱"等。最后，要认识到，爱心虽然不会完全泯灭，但如果不善加培养，是会"萎缩"的。"萎缩"至一定程度，人在某些方面会表现出"冷漠"甚至"无情"，对精神养生非常不利，甚至会影响身体健康。

二、常怀坦荡之胸

精神养生，需保持胸怀坦荡，不做损人利己之事，不贪不义之财。胸怀坦荡，光明磊落，自然心安理得，心神安宁，没有忧愁，生活在舒心如意的气氛中，其乐融融。如此则人之精神内环境常保持良好的状态，有利于健康长寿。清代程文囿在《医述·医学溯源》中分析道："胸襟坦荡，宁静淡泊，正如春气之和融，必能气血畅达，阴阳和调，自可益寿延年。"说明胸怀坦荡之人因心中无所贪恋执着，即便遇到重大变故也能保持清醒的头脑，可做到以不变应万变。

孔子云："君子泰而不骄，小人骄而不泰。"（《论语·子路》）君子与小人，由于品德的分化，形成了不同的心理气质，对健康也有不同的影响。不注重道德修养的小人，有地位、有权势之后，会傲慢狂妄，飞扬跋扈；只要略有成绩，便会沾沾自喜，到处显摆，骄傲自大；看到好的东西，妄起贪念，就会产生荼毒身心的忧愁；得到了好的东西，唯恐失去，更会整天提心吊胆，增添种种无形烦恼。如此，则宠辱皆惊，患得患失，没有安详泰然之气象，必然有损自己的寿限。只有胸怀坦荡、不骄不躁的君子，面对任何客观环境，才能内心平和，坦然处之，气血条达，康寿延年。

三、常做乐善之事

孙思邈在《备急千金要方·养性序》中指出："夫养性者，欲所习以成性，性自为善。""性既自善，内外百病皆悉不生，祸乱灾害亦无由作，此养性之大经也。""虽绝药饵，足以遐年。"可见养性就是以"善"为特征的道德修养。一个人性善好施，以奉献为荣，乐于助人，可以激发人们对他的友爱感激之情，他从中获得的内心温暖缓解了他在日常生活中常有的焦虑，从而能很好地维持其脏腑阴阳的协调与平衡，有益于维护其身心健康。

常做乐善之事，则心情豁达。豁达是一个人在为人处世中所表现出来的宽宏度量。豁达之人必是开朗之人，也是胸怀博大之人，这样的人鲜有烦恼、忧愁、厌恶等不良情绪，喜悦之情常现，不会因计较个人得失而整天愁容满面。俗话说"笑一笑十年少"，《素问·举痛论》解释为："喜则气和志达，营卫通利。"人在现实生活中，不可能没有烦恼，不可能事事如意。但一个人拥有了宽松的心地，情志就常能保持愉快畅达，则气血调和，身心健康，也就能活得轻松、潇洒，倍觉年轻，恰如清代王静庄《冷眼观》所述之"心宽出少年"。凡事从宽处想，从大处想，不拘泥于一时一事的得失，是精神养生的具体方法之一，能使人常葆青春。反之，如果心胸狭窄，遇事斤斤计较，意气用事，则徒增烦恼，更伤自身，当为养生之戒。

四、常省修德之身

《寿世青编》曰："凡人平日饮食，男女之间，能自节爱，便是省身修德。"常言道：人非圣贤，孰能无过；过而能改，善莫大焉。只有对亲身经历自我反省，从失败中总结经验教训，方能得到成长；反之则容易骄傲自满，毫无长进。《医灯续焰·尊生十二鉴》曰："所谓修德者何，即忏悔改过也。要在扫除旧习，顿悟昨非，束步绳趋，兢时惕日，如此不辍，如此终身，是之谓真忏悔，真改过也。"所以，精神养生提倡"省身修德"，即通过自我反省，改过自新，提升素质修养，健全人格特征。具体方法，一是要常"省身"；二是要"寡欲"。

"省身"，指在日常生活中，常对自身思想及行为进行反省与自律，从而提高自身的道德修养，使自己的行为更有利于养生，更符合道德标准。曾子之言可参："吾日三省吾身，为人谋而不忠乎？与朋友交而不信乎？传不习乎？"（《论语·学而》）养生者可在每天固定时间，如睡觉之前，回想自己在今天是否尽心尽力做事、有没有对人撒谎、有没有为善、有没有学习、有没有收获等。或者给自己定一个目标，每日三省自己的行为是否符合社会道德规范，是否符合达到目标的必要需求等。通过"省身"，就能逐渐形成良好的品格和人格，就能不被贪婪、嫉妒和怨恨的心理包围，正确认识自己和处理各种社会关系，调整个体对外部环境的适应状态和方式，有利于身心健康。

"寡欲"，指尽量减少过分的欲望和过度的索求。调神摄生，贵在对"外物"要"寡欲"，寡欲就能恬恢，恬恢则心清气顺，精神内守，五脏六腑气机协调，精气日渐充实，形体随之健壮，自可却病延年。老子在《道德经》中提出为人处世要"见素抱朴，少私寡欲"。欲壑难填，胡思乱想，永不满足，心神便处于无休止的混乱之中，严重影响人体各脏腑组织的功能活动，引起气机紊乱，导致疾病丛生。因此，纯正思想，以理性和意志控制人的过度欲望，合理认识和处理个人私欲（如性欲、权欲、钱欲等），能避免精神受到纷扰，有利于养生。但古人所言"寡欲"绝非无欲，而是要尽量减少过多的、不必要的私欲，以及无节制的索取行为，并充分认识过欲的危害，以理收心，以德养性。从古代养生家的实践来看，"寡欲"具体应当做到薄名利、禁声色、廉货财、损滋味、除佞妄、去妒忌，即看淡名利，减少乃至禁绝穷奢极侈、声色犬马，不取不义之财，饮食滋味以薄淡为佳，远离奸邪诟媚、阴谋算计，去除嫉妒心理等。遇到诱惑当前，对自身的养生信念造成干扰之时，还可以通过凝神敛思、闭目制眼、移情易性等行为措施，帮助自己保持心安神静，脱离干扰。

五、常以恬愉为务

《素问·上古天真论》云："恬惔虚无，真气从之，精神内守，病安从来？""恬惔"乃道家之语，即内无所蓄，外无所逐，意谓心神宁静而不妄为；"虚无"即虚极静笃，臻于自然，意谓心无杂念，只有这样，才能心身健康。《素问·阴阳应象大论》进一步指出："为无为之事，乐恬惔之能，从欲快志于虚无之守，故寿命无穷，与天地终，此圣人之治身也。"恬惔虚无即指摒除杂念，畅遂情志，神静淡泊，以使心神保持"清静"之态。人静则神气内藏，含蓄不露；躁动无度则神气消亡，损身殒命。而欲保持如水之静、清，只有"恬惔虚无"，不为物欲所迷惑，不为声色所打扰，"嗜欲不能劳其目，淫邪不能惑其心"，才能使气血调和，脏腑安泰，跻身长寿之域。要做到"恬惔"，除了自控以保持内心清静外，摒弃低俗爱好和习惯，培养高雅的兴趣爱好，也是养生的实用之法。

第二节　积精全神

"积精全神"，语出《素问·上古天真论》。"积精"是指积累、固护人体的精气，使之充实；"全神"是指使神志健旺，精神活动保持正常状态；"积精全神"，就是指利用精、气、神之间的互济关系，通过积累、固护人体之精气，资助人之"神"保持健旺，从而维持精神活动的正常，达到养生的目的。《内经知要·道生》云："积精全神者，炼精化气，炼气化神也。"积精之"精"应为有活力之精，如此才能化气养神，故此处当指精气。《类经·摄生类》指出："善养生者，必宝其精……神气坚强，老而益壮，皆本乎精也。"只有精气充盈，才能神气健旺，也才有延年益寿的希望。所以欲使神旺，必先积精，积精的重要性不容小觑。

一、节欲保精

《灵枢·本神》云："生之来谓之精，两精相搏谓之神。"提示精是人体生命活动包括神志活动的根本。精气以内藏为常，五脏皆藏精气，但精为肾所主。《素问·上古天真论》云："肾者主水，受五脏六腑之精而藏之。"由于肾主藏精，肾精充足才能气足神旺，因此保养肾精是保养精气的根本。保养肾精的方法，历代养生家一致提倡节欲，认为节欲是保养肾精乃至五脏之精的大法。

（一）内守精神以息相火妄动

中医学认为，心藏神，为君主之官，内寓君火，具有接受和处理外在事物的能力；肾藏精，为作强之官，内寓水中之火，也谓相火，常寄于肝、胆、三焦。一旦心神被外物所扰，则易动心火、起欲念，扰动相火，致使精气暗耗。朱丹溪《格致余论·阳有余阴不足论》就曾指出："心，君火也，为物所感则易动，心动则相火亦动，动则精自走，相火翕然而起，虽不交会，亦暗流而疏泄矣。"故而"淫欲邪思……损唯在肾"（《景岳全书·杂证谟·虚损》）。说明在内外因素的刺激下，心中欲望过度也可使相火妄动，暗耗阴精；如果相火动极，则更伤阴精。因此节欲首先要使心神宁静。心为一身之主宰，心静则一身俱静。要使心神宁静，应避免引起欲念过度的环境刺激因素。亦如朱丹溪在《格致余论·阳有余阴不足论》中所言："善摄生者……亦宜暂远帷幕，各自珍重，保全天和。""以温柔之盛于体，声音之盛于耳，颜色之盛于目，馨香之盛于鼻，谁是铁汉，心不为之动也。"可见远离声色过度的环境，"抑目静耳""非礼勿视，非礼勿听"，是宁静心神的重要方法。再有，要保持理智，以思维、理性和意志乃至道德的力量以收心养心，控制人的过度情欲。《素问·上古天真论》强调的"精神内守，病安从来"，即包含以理性对待各种嗜欲的深意。

（二）情欲适度以防阴精过耗

《孟子·告子》言："食色性也。"《礼记·礼运》亦道："饮食男女，人之大欲存焉。"说明男女依存是人类天性之需，是生理和生活情趣上不可缺少的活动。清代思想家戴震认为合理的欲望和需求是人类行为"至当不可易"的动力。从养生角度来看，只有合理满足人的生理欲望和需求，才能有健康平和的心理，才能保持形健神旺。如果过度抑制这种正常欲望，反会带来危害，特别是对于青壮年情欲旺盛者。然而，欲应有度，如若"以欲竭其精，以耗散其真"，则"半百而衰也"。

1. 晚婚保精　《泰定养生主论·论童壮》写道："孔子曰：人之少也，血气未定，戒之在色。古法以男三十而婚，女二十而嫁。又当观其血色强弱而抑扬之，察其禀性淳漓而权变之。"南齐名医褚澄也提出："合男女必当其年，男虽十六而精通，必三十而娶；女虽十四而天癸至，必二十而嫁。皆欲阴阳完实而后交合，则交而孕，孕而育，育而为子，坚壮强寿。"（《褚氏遗书·问子》）人在晚婚年龄时（男性25岁，女性23岁），形体和心智均已至极盛，生殖系统也发育完善，这时再婚育，相对而言，更有益于精气保存，有利于生育出健康的下一代，可见古代养生家主张晚婚的观点与西医学是一致的。早婚早育，"男子破阳太早，则伤其精气；女子破阴太早，则伤其血脉"（《三元参赞延寿书·欲不可早》），不仅"有子必癫痴顽愚……多病短寿"（《备急千金要方·房中补益》），还可能因阴精耗损过早过多，致阴精不能化气生神，影响身心健康。

2. 婚后节欲　婚后欲不可禁，欲更不可纵。明代万全在《养生四要·寡欲第一》中写道："交接多，则伤筋；施泻多，则伤精。"过欲则势必暗耗五脏之精，尤以耗伤肾精为最，精伤则神散而诸病由生。另外，节欲正是"求子之道"，《类经·藏象类》有言："寡欲而得之男女贵而寿，多欲而得之男女浊而夭。"这与现代优生强调受孕之前的三个月内，夫妻双方要节制性生活，调养身体，使精气血充足，有利于后代健康的认识是一致的。《抱朴子·释滞》指出："人复不可都绝阴阳，阴阳不交，则坐致壅阏之病……唯有得其节宣之和，可以不损。"所谓"节宣之和"实即指行房有度，当然还应包括合房有术。由于年龄不同，人与人之间的精力和性要求亦有差异，故不能超脱年龄和实际精力而恣意行事，唯有行房有度方能身心健康，神全精足。否则易戕伐身体，折人寿命。因此，即使婚后，也应当控制情欲，节制房事，这是保肾藏精、颐养天年的关键要素。

3. 老年寡欲　中医学认为神气坚强，老而益壮，皆本于肾精，只有保精全神，才可健康长寿。后世养生家多主张成年之后应随着年龄增长而逐渐减少房事，至老年宜断欲，以免更伤年老不足之阴精。《寿世保元》云："年高之人，血气既弱，阳事辄盛，必慎而抑之，不可纵心恣意。"《泰定养生主论·论衰老》指出："六十者，当闭固勿泄也。"当然，寡欲并非禁欲或绝欲，是提示人们至老年时更应寡欲以保肾精，存精以养神。《列子》曰："少不勤行，壮不竞时，长而安贫，老而寡欲，闲心劳形，养生之方也。"

二、饮食养精

《寿亲养老新书·饮食调治》明确指出："主身者神，养气者精，益精者气，资气者食。食者生民之天，活人之本也。"说明饮食可以充实真气，气化为精，以养元神。精作为维系生命活动、精神活动的基本物质，来源于先天，禀受于父母，内藏于肾及五脏。精在生命活动中不断地消耗，必须依赖后天水谷精微不断地滋养和补充才能为生命、精神活动提供源源不断的动力。《素问·六节藏象论》指出："天食人以五气，地食人以五味……五味入口，藏于肠胃，味有所藏，以养五气，气和而生，津液相成，神乃自生。"可见人体之神虽随着机体的形成而产生，但还必须依赖后天之精才能进行正常活动。《灵枢·平人绝谷》云："故神者，水谷之精气也。"《素问·八正神明论》指出："血气者，人之神，不可不谨养。"皆表明饮食是生命之本——精、气、神的物质基础。若饮食供应不足，精气就会逐渐耗散、削弱而神衰，如《灵枢·五味》所述："谷不入，半日则气衰，一日则气少矣。"饮食绝则精气尽，精气尽则神亡。饮食养精应在注意合理搭配饮食基础上，首重进食"五谷"，亦如卢和在《食物本草》中所言"五谷乃天生养人之物"。

就古今养生活动中常用食物和食疗配方的主要作用而言，多以直接滋养精气为主，如常服食米、麦、肉、蛋、莲子、龙眼肉、核桃等物品，而莲子、龙眼肉、小麦等还兼具养神之功。运用时若能根据食物的作用特性，适当选择调配，便可在补益精气的基础上达到体健神旺。但需要注意的是，饮食五味对人体既有滋养作用，还有伤害作用，故饮食养精须注意"食饮有节""谨和五味"。发育期的青少年、经带胎产等特殊时期的女性、日趋衰弱的老年人则需根据其个体情况规避饮食禁忌，选择合适的食物，这将在"饮食养生"章节中详细说明，不在此赘述。

三、方药补精

《类经·摄生类》指出："精不可竭，竭则真散。"精能化气生神，神能驭气统精，严重的精亏往往引起神的异常，即所谓精病神变，可表现为精病之后，伴见神情恍惚、失眠健忘、心悸怔忡、神情呆钝等神变，此时已非单用饮食可以调养而愈。对于已有明显精气耗伤之象者，选择方药以针对性地补养脏腑精气，也是积精全神之重要方法。方药补精宜分清虚实，辨证论治。具体方法有二：一是直接补精，多用于虚证者。常根据气血阴阳虚损的程度分别予以调补，如气虚者以人参、黄芪、四君子汤等补气化精；血虚者以熟地黄、当归、四物汤等养血益精；阴虚者以沙参、麦冬、六味地黄丸等滋阴填精；阳虚者以鹿茸、肉苁蓉、肾气丸等温阳生精。另外，依据五行相生理论，可采用"虚则补其母"的方法，如肺气虚者补其脾，即培土生金法；依据"肾为先天之本""脾为后于之本"理论，还可采用补肾或补脾的方法，补肾以蕴育阴阳，补脾以化生气血。此即"虚则补之""损者益之"之意。因药物之偏性远大于饮食，故对于精气未伤者，不得滥用补虚方药，以免引起阴阳气血的平衡失调，对机体产生损害。二是间接补精，多用于实证者，常根据病邪的不同性质分别予以施治，如以麻黄、附子、麻黄汤、四逆汤等祛寒邪，以石膏、黄连、白虎汤、黄连解毒汤等祛热邪，以半夏、苍术、二陈汤、平胃散等祛痰湿，以川芎、丹参、血府逐瘀汤、下瘀血汤等祛瘀血。此即"实则泻之""盛则抑之"之意。《素问·评热病论》云："邪之所凑，其气必虚。"邪留则精伤，邪去则精藏，正气自复，自然能达到养生的目的。

精气与神机在生理上密切相关，两者在病理上往往相互影响。所以，在运用方药补精以养神的时候，宜选用精、神同治的中药或方剂，如柏子仁、五味子等，或金锁固精丸、天王补心丹等；也可在方剂中适当配伍具有安神作用的药物，如龙骨、酸枣仁、石菖蒲、远志等，以加强神的统驭作用。

除以上所述积精、养精、护精之法外，通过按摩关元、命门、肾俞等补肾益精之腧穴，也不失为固精摄精的方法。避免体劳、神劳过度，能起到很好的保精、积精作用。另外，由于积精与全神相辅相成，若情志过激，则势必耗伤人体之精气，故调节情志，避免七情过激，既是养神的基本方法，更是积精全神的基本保证。

第三节　怡情摄神

怡情摄神，即在人的精神将要或已经失于清静而发生异常时，采取适当的方法，从而使情志回归正常的精神养生法。人的情志也称情感，中医学称为七情、五志，它是人在接触客观事物时，精神心理的综合反映。情志活动适度，调和而有节制，则有利于机体各脏腑组织生理功能的进行。现代研究也表明：良好的性情有助于人体新陈代谢的平衡，能提高人的免疫功能和抗病能力。人的情志是不断变化的，自然、社会和人体生理病理变化，随时都可能激发人们的情志变化，使人的情绪状态起伏不定。正常人对外界刺激能做出适度和恰当的情绪反应，且开朗、乐观、愉快、满意等积极的情绪总是占优势，这是人类热爱生活的表现。但若因内、外因素影响而导致情志放纵、偏激，超过机体的耐受程度，影响人体脏腑气机的正常运行时，小则引起功能失调，大则导致疾病发生，甚至危及生命，对人体的健康带来极大危害。如《素问·举痛论》提及"怒则气上，喜则气缓，悲则气消，恐则气下""惊则气乱""思则气结"等。因此，当情志过激时，应及时通过主动的控制和调节，怡情以摄神，避免不良情绪对人体内环境的进一步损害。俗谚云："心病还需心药医。"过激情志产生时，以下方法可酌情选择运用。

一、移情法

又称转移法，即通过一定的方法和措施改变人的情绪和意志，或改变其周围环境，使之与不良刺激因素脱离，从而从不良情绪中解脱出来。《续名医类案·郁证》云："失志不遂之病，非排遣性情不可。""投其所好以移之，则病自愈。"生活中有些人往往因为将注意力集中于某一事件上，整天胡思乱想，以致产生苦闷、烦恼、忧愁、紧张、恐惧等不良情绪。如遇此种情况，则可分散其注意力，转移其思想焦点，或改变周围环境，使之与不良因素脱离。移情的方法有很多，应用时可根据不同人的心理、环境和具体条件，采取不同的措施并加以灵活运用。这里介绍几种常用的移情法。

（一）琴棋书画移情

《北史·崔光传》云："取乐琴书，颐养神性。"《理瀹骈文·续增略言》亦云："七情之病也，看花解闷，听曲消愁，有胜于服药者矣。"在烦闷不安、情绪不佳时欣赏音乐、戏剧等，可使精神振奋，紧张和苦闷的情绪也会随之而消。平时可根据自己的兴趣爱好，从事自己喜欢的活动，如书法、绘画、弈棋等，可免思虑万端，排解愁绪，寄托情怀，舒畅气机，颐养心神，有益于身心健康。琴棋书画之乐事，为之应保有自然开阔的心境，而不宜带有市侩的目的性，如《福寿丹书·清语摘奇》所述："山栖是胜事，稍一萦恋，则亦市朝。书画赏鉴是雅事，稍一贪痴，则亦商贾。"

（二）运动移情

运动不仅可以增强生命活力，而且能有效地把不良情绪排解出去，使机体重臻平衡。研究表明：人在运动时，大脑会释放一些能引起精神愉快的化学物质——内啡肽。内啡肽分泌得越多，人的愉快感、放松感就越强。因此，经常从事体育运动能显著地松弛紧张感，并能消除失望、沮丧情绪。如果遇有紧张、郁闷时，不妨转移环境，转移注意力，去参加体育活动或适当的体力劳动，以形体的紧张消除精神的紧张，既强健了体魄，又愉悦了心神。尤其是传统的体育运动，因主张动静结合、松静自然，因而能使形神舒畅、心神安合，达到阴阳协调平衡。锻炼之中自有一种浩然之气充满天地之感，一切不良情绪也会随之而消。长期患病的人，尤为需要运动移情法疏解。

（三）升华移情

升华，就是用顽强的意志战胜不良情绪的干扰，用理智将其化作行动的动力，不为一时的失意所击倒，志存高远，投身于更伟大的事业中去。如司马迁虽惨受宫刑，但其以坚强不屈的精神全力投入到《史记》的撰写之中，把身心创伤这一不良刺激变为奋发努力的行动，以舒志解愁，缓解心理矛盾，转移不幸遭遇所带来的痛苦心境。

（四）超脱移情

超脱，即超然，是在思想上把事情看淡，在行动上主动脱离导致不良情绪的环境。如高考落榜后，有的考生灰心丧气，感到前途无望，更有甚者竟想轻生，此时应冷静想想考试的意义。"天生我材必有用"，上大学不是唯一的出路，只要不气馁，勇敢面对生活，面对自己的现实，振作精神，路就在脚下，前途总是光明的，应该挺起胸膛去迎接生活，或者换个环境，如外出旅游等，这也是恢复精神心理平衡的方法。

二、暗示法

暗示是指用含蓄、间接的方法，对他人的心理和行为产生影响，诱导对象不经逻辑的思维和判断直接接受被灌输的观念，主动树立某些信念，或改变其情绪行为，达到缓解不良情绪的目的。一般多采用语言暗示，也可采用手势、表情，或采用暗示性药物及其他暗号来进行。暗示不仅影响人的心理行为，而且能影响人的生理功能。《三国演义》中"望梅止渴"的故事，即是暗示法的实例。

早在《黄帝内经》中就已记载了暗示法的范例。如《素问·调经论》说："按摩勿释，出针视之，曰我将深之，适人必革，精气自伏，邪气散乱。"意思是说医生要先在患者针刺的地方不停地进行按摩，并拿出针给患者看，然后说我将把针扎得很深，这样患者必然会集中注意力，使精气深伏于内，邪气散乱而外泄，进而提高针刺的疗效。

暗示时要特别注意：人的受暗示性各不相同，这与人的个性心理特征及高级神经活动特点密切相关，亦与年龄有关，而人的智力水平及文化程度在能否接受暗示方面并无决定性作用。施术之前要取得对象的充分信任与合作，每次施术过程应尽量取得成功。如不成功，则易动摇对象的信心，影响其对施术者的信任，做第二次暗示时就会困难很多，成功的希望也就相对较小。

三、开导法

开导，是指通过交谈，用浅显易懂的道理，使患者主动解除消极情绪的一种调畅情志方法。

《鲁府禁方》有云："医有百药……开导迷误是一药。"《灵枢·师传》更细述开导之法："人之情，莫不恶死而乐生，告之以其败，语之以其善，导之以其所便，开之以其所苦，虽有无道之人，恶有不听者乎。"明确了言语开导的基本原则、方法和步骤。"告之以其败"，即指出不良情绪和行为对人体健康的危害，以引起对象对不良情绪行为与疾病发生关系的重视；"语之以其善"，即指出只要措施得当，调节及时，摆脱不良的情绪和行为，健康是可以恢复的，使对象在正确认识情绪与疾病关系的基础上，树立战胜疾病的信心；"导之以其所便"，即讲明调养的具体措施，为其提供便利，使对象的行为能有所参照；"开之以其所苦"，即让对象充分表达与释放内心的苦闷与压抑，帮助其解除紧张、恐惧等消极的心理状态。可见，开导法就是正确地运用"语言"这一工具对对象进行启发和诱导，解除其思想顾虑，使其形成对待事物的正确心态，从而避免不利的情志和错误的行为及其所带来的严重后果。

开导最常用的方法有解释、鼓励、安慰、保证。解释是开导的基本方法，是使对方明白事理，以理制情，这样自然可保持正确的心态；鼓励、安慰和保证是帮助对方消除疑虑、建立信任和树立信心的具体方法。一个人在生活中受到挫折或遭遇不幸时，若独自承担痛苦，郁郁寡欢，则扰神伤身，因此可找自己的知心朋友、亲人倾诉苦衷，以便从亲人、朋友的开导、劝告、同情和安慰中得到力量和支持，更快恢复往日状态。

四、节制法

节制即调和、克制、约束情感，防止七情过激，从而达到心理平衡的方法。七情太过，不仅可直接伤及脏腑，引起气机升降失调、气血逆乱，还可损伤人体正气，使人体的自我调节能力减退。所以情志既不可抑，也不可纵，贵在有节适度。《吕氏春秋·仲春纪》云："欲有情，情有节，圣人修节以止欲，故不过行其情也。"重视精神修炼，首先要节制自己的情感，除思虑、戒嗔怒，才能维持心理的协调平衡。西医学认为，机体内环境的稳定状态受神经系统和内分泌系统（体液）调节，而情志则可直接作用于神经系统影响内环境。

喜怒之情，人皆有之，喜贵于调和，而怒宜戒除。养生名著《老老恒言·燕居》云："人借气以充其身，故平日在乎善养。所忌最是怒，怒心一发，则气逆而不顺，窒而不舒，伤我气，即足以伤我身。"可知怒对人体健康的危害最大，而且暴怒喧扰不宁、精神失常可致疯狂。因此，节制调节过激情绪首当节制"怒"。《素问·生气通天论》曰："大怒则形气绝，而血菀于上，使人薄厥。"《医学心悟》归纳了"保生四要"，其中"戒嗔怒"即为一要。《泰定养生主论》强调养生要做到"五不"，把"喜怒不妄发"列为第二。戒怒最重要的是以"理"制怒，一旦发怒或将发怒，应先想到怒足以伤身，通过理智分析思考，衡量轻重，从而控制怒气的发作；或以"耐"养性，隐忍片刻，使怒气消于缓冲中；或转移注意力，使怒自然消失。此外，抑郁寡欢，易致气滞神伤，应尽量避免忧郁、悲伤等消极情绪，使心理处于怡然自得的乐观状态。正如民间俗语所言："身宽不如心宽，宽心者能容天下难容之事。"如此则内不生火，气顺血充，健康恬愉。

五、疏泄法

疏泄法是指将积聚、压抑在心中的不良情绪，通过适当的方法宣达、发泄出去，以尽快恢复心理平衡。古人说"不如人意常八九，如人之意一二分"。人的一生中处于逆境的时候远多于顺境的时候，当面临较大的情感压力时，及时适当地发泄情绪，可以缓解紧张，维护机体内环境的稳定。否则，压力郁积不出，便会影响脏腑功能，日久必然使气血失和而为病患。疏泄法符合中医学"郁者发之""结者散之"的防治思想。事实证明，疏泄法可使人从苦恼、郁结甚至愤怒等消极情绪中解脱出来。

需要疏泄的情志大多为恶劣情绪，故宣泄时既要方法适当，还要宣泄适度，否则同样会损伤脏腑气血而为病，即所谓"悲哀喜乐，勿令过情，可以延年"（《鲁府禁方》）。疏泄情志可以直接疏泄，如哭泣便是一种直接的疏泄方法。《素问·宣明五气》曰："五脏化液……肝为泪。"泪液流淌排放，可促进肝司疏泄的功能，使气机调畅。研究表明，因情感变化而流出的泪水中含有两种神经传导物质，当这两种物质随眼泪排出体外后，悲伤、痛苦的情绪也会随之得到缓解。此外，还有间接疏泄，如通过倾诉、赋诗作文、歌唱等，也可将心中的不良情绪宣泄出去。

疏泄常以疏泄者的倾诉或谈话来进行，也可以通过运动、旅游、心理剧等方法来实现。倾诉或谈话来进行疏泄，就是让疏泄者将心中积郁的苦闷或思想矛盾倾诉出来，以减轻或消除其心理压力，避免引起精神崩溃，并能使其较好地适应社会环境。在进行倾诉或谈话疏泄时，要采取同情、关怀与十分耐心的态度，同时为疏泄者保守秘密，让其畅所欲言而无所顾虑。在疏泄达到一定效果后，再给予温和的正确指导。切忌采用讲"大道理"或者"过严批评"的方式。

六、调气法

调气法是指通过适当的方法调养人体之气，畅行脏腑气机，以增强五脏气化功能，进而和调五脏之神。人体的气机运行是否处于常态，无不与人之生理功能、精神活动密切相关。积精所以全神，调气更能安神。孙思邈在《备急千金要方·养性》中曾列"调气法"专篇，论述如何通过行气来调养精神，和畅情志。调气即调整呼吸，吐故纳新，呼出身中浊气，吸入天地之精气，以使气聚精盈神旺。《素问·上古天真论》"呼吸精气"之论，说的就是调息以调养人体之气。调息所以养气，通过调整呼吸调动人体之内气，使之逐步聚集，储存于身体某一部位，并循经络运行，可疏通经络气血。经络气血和调，则神自化生。调息行气在传统养生运动中体现得最为充分。传统养生运动强调形、意（心）、气三者结合，即运动肢体以炼形，调整呼吸以炼气，精思存想以炼神，由此达到调身、调息、调心之目的，而调息实乃调身、调心之基础。通过调息，人体经络畅通，气机升降有序，神行气行，形神合一，达到调气安神、神旺体健之目的。

七、情志相胜法

当产生不良情绪时，可根据情志之间的五行生克制化规律，用互相制约、互相克制的情志，转移和干扰原来对机体有害的情志，从而恢复或重建精神平和的状态。《类经·祝由》所谓："因其情志之胜，而更求其胜以制之之法。"金元医家张子和在《儒门事亲·九气感疾更相为治衍》中具体阐述了这一方法："悲可以治怒，以怆恻苦楚之言感之；喜可以治悲，以谑浪亵狎之言娱之；恐可以治喜，以恐惧死亡之言怖之；怒可以治思，以污辱欺罔之言触之；思可以治恐，以虑彼志此之言夺之。凡此五者，必诡诈谲怪，无所不至，然后可以动人耳目，易人听视。"

（一）喜伤心者，以恐胜之

本法适用于神情兴奋、狂躁者。喜为心志，过喜则心气涣散，神不守舍，严重者表现为精神恍惚，嬉笑不休；恐为肾志，肾欲坚，恐令气怯，骤然令人惊恐，则能收敛涣散之气机。《儒门事亲》记载：有一位姓庄的医生，曾治疗因欢喜太过而致病的人。庄医生给患者切脉的时候就装作很惊讶的样子，开药的时候对患者说缺几味药，必须回去拿，于是便一去不返。由此引起了患者的怀疑，认为医生不再来是因为自己患了重病，并渐渐由怀疑、不安转而产生恐惧，继之由恐惧产生悲哀。于是病者悲泣，对他的亲朋好友说"我活不了多久了"。庄医生听说患者已经产生了恐惧心理，知道其疾病很快就能痊愈，便重新上门讲明病情和治疗，好言安慰患者。此即"恐胜喜"。

（二）思伤脾者，以怒胜之

本法适用于长期思虑不解，气结成疾，情绪异常低沉者。思为脾志，过度思虑则脾气郁结，运化失常；怒为肝志，怒令肝气升发，郁结之气可得宣散。《续名医类案》载：一富家妇人，因为思虑过度，二年余不寐。张子和诊察后说"两手脉俱缓，此脾受之，脾主思故也"，并暗中与其丈夫约定，用刺激其发怒的方法来治疗疾病。于是每次上门诊治的时候只是饮酒，不开一方，还多收诊金。几次三番之后，患者果然大怒，汗出，当夜就困倦思睡。在这种刺激下，又过了八九天，慢慢地食欲渐开，脉象转而平和，疾病痊愈。此例说明了思之甚可使人的行为和活动调节发生障碍，致气不行而结聚，阴阳不调，阳亢不与阴交而不寐。当怒而激之，逆上之气冲开了结聚之气，兴奋之阳因汗而泄，致阴阳平调而愈。此即"怒胜思"。

（三）悲伤肺者，以喜胜之

本法适用于因神伤而表现为情绪抑郁低沉者。悲为肺志，过悲则肺气不敷、制节失职；喜为心志，心欲软，喜令气机和缓散达，肺气得以恢复正常宣降。《医苑典故趣拾》中有这样一则轶事：清代有位巡按大人，抑郁寡欢，成天愁眉苦脸，家人特请名医诊治。名医问完其病由后，按脉许久，竟诊断为月经不调。那位巡按人人听罢，嗤之以鼻，大笑不止，连声说道，"我堂堂男子，焉能月经不调，真是荒唐至极"。自此，每忆及此事，就大笑一番，乐而不止。这是名医故意以常识性错误引其发笑，从而达到了治疗的目的。此即"喜胜悲"。

（四）恐伤肾者，以思胜之

本法适用于因惊恐而致坐卧不宁，多疑易惊者。恐则气下，惊则气乱，神气惮散不能敛藏；思为脾志，思则气结，可以收敛涣散之神气，使患者主动地排除某些不良情绪，达到康复之目的。典型例子如"杯弓蛇影"的故事。《晋书·乐广传》记载：乐广有一个平常走动很频繁的朋友，曾有很长一段时间没有来拜会他。这天，朋友终于来了，乐广就问他长时间不来的原因。朋友说："前在坐，蒙赐酒，方欲饮，见杯中有蛇，意甚恶之，既饮而疾。"当时厅内墙上挂有角弓，乐广想到杯中的蛇可能是角弓的影子。于是端来一杯酒放在同样的位置，让宾客仔细观察对照蛇影和墙上角弓，宾客顿时明白了原因，病自然就好了。"杯弓蛇影"这一成语说明因恐惧引起的疾病可以用"深思"的方法，来解除其恐惧、紧张的心理状态，从而消除疾病，恢复健康。此即"思胜恐"。

（五）怒伤肝者，以悲胜之

本法适用于因情志抑郁而致气机郁结或因怒而致情绪亢奋不宁者，尤其适用于自觉以痛哭为快者。怒为肝志，暴怒则气血逆乱，神迷惑而不治；悲忧为肺志，肺欲收，悲则气消，血气得以消散下行。《儒门事亲》中记载：张子和曾治疗一个病情复杂，久经其他医生诊治不能痊愈的妇人。张子和根据四诊推测患者是少阳病证，为了证实诊断结果，于是问患者是不是常常想大哭一场。妇人果然有这一症状。张子和曰："少阳相火，凌烁肺金，金受屈制，无所投告。肺主悲，但欲痛哭而为快也。"于是张子和鼓励其尽量痛哭，随后其病得以康复。此病例为木火灼伤肺金，肝肺气郁，故以哭出为快。此即"悲胜怒"。

　　在运用情志相胜法调节患者的异常情志时，要注意刺激的强度，即治疗的情志刺激要超过致病的情志刺激，或是采用突然强大的刺激，或是采用持续不断的强化性刺激。总之，后者要超过前者，才能达到以情制（胜）情的目的。同时还要注意对象的性格特征，要对情志的转换有一定的承受能力，并且不能具有极端性格。另外，情志相胜法对对象造成的情志转换冲击往往较大，因此，不适宜作为怡情摄神养生的首选方法，在实际应用中需加以注意。

社交养生，是指个人根据社会环境状况及自身的交际情况，合理利用社会环境中的有利因素，主动改善自身的交际状况，建立良好的交际圈，从而更好地融入社会，达到怡畅情志、却病延寿目的的养生方法。《荀子·富国》曰："人之生，不能无群。"就是说人生活着不能离开社会，这与马克思主义哲学提出的"社会属性是人的本质属性"如出一辙。这一"社会"既指个人经历所衍生出的社会交际圈，也包含由所有自然人共同形成的大社会环境。人生活在社会中，随时受到二者的深刻影响，养生亦不例外。大而言之，只有将自身融入社会环境中，并且所有社会人一同努力改良社会环境，才能营造一个有利于养生的社会背景；小而言之，只有通过积极的方式，扩大交际范围，和谐人际关系，形成有利于养生的交际圈，才能使自己有更多的精力和兴趣投身养生之中，也才能使养生稳定、正常地持续下去。

第一节　社会环境与养生

　　社会环境包括社会政治、社会生产力、生产关系、经济条件、劳动条件、卫生条件、生活方式，以及文化教育等各种社会联系。社会环境对人的体质及疾病发生会产生直接影响，李中梓在《医宗必读·富贵贫贱治病有别论》指出："大抵富贵之人多劳心，贫贱之人多劳力；富贵者膏粱自奉，贫贱者藜藿苟充；富贵者曲房广厦，贫贱者陋巷茅茨；劳心则中虚而筋柔骨脆，劳力则中实而骨劲筋强；膏粱自奉者脏腑恒娇，藜藿苟充者脏腑恒固；曲房广厦者玄府疏而六淫易客；茅茨陋巷者腠理密而外邪难干。故富贵之疾，宜于补正；贫贱之疾，宜于攻邪。"

　　随着科学的发展，社会的进步，社会环境的变迁，对人的身心功能的影响也在发生变化。就人类寿命而言，历史发展的总趋势是随着科学的发展和社会的进步而增长。人类寿命的长短与社会环境关系非常密切。这里重点阐述社会政治、经济状况与养生的关系。

一、社会安定与养生

　　人与社会环境是辩证的统一，社会环境一方面供给人们所需要的物质生活资料，满足人们的生理需要，另一方面又制约着人的心理活动，影响着人们生理和心理上的动态平衡，一旦人体—社会稳态失调，就可以导致疾病。因此，疾病与社会状况有密切关系。

　　社会环境不安定，特别是在兵荒马乱的战争时代，人民生活在水深火热之中，更易受到疾病的侵袭，故东汉末年张仲景在《伤寒论》序中说："余宗族素多，向余二百，建安纪年以来，犹未十稔，其死亡者三分有二。"虽记述的是他的家族人口遭战争兵灾而死亡于疾病的情况，但也是当时社会的一个缩影。当时整个社会因病死亡的悲惨情景，曹植在《说疫气》中做了生动的描述："建安二十二年，疫气流行，家家有僵尸之痛，室室有号泣之哀，或阖门而殪，或覆足而丧。"清代诗人师道南在《天愚集》的"鼠死行"一篇中也记载了当时鼠疫流行的惨状："白日逢人多是鬼，黄昏遇鬼反疑人。人死满地人烟倒，人骨渐被风吹老。"在这种情况下，养生的主要目的是存身保命，已很难顾及健康层次和养生水平的问题。

当前，我国人民生活在安定的环境中，不论精神生活还是物质生活，都得到了相应的提高，医疗保健条件也逐步完善。据国家统计局 2021 年 5 月 11 日发布的第七次全国人口普查结果显示，全国人口共 141178 万人，与 2010 年第六次全国人口普查数据相比，增加 7206 万，增长5.38%。60 周岁及以上人口 26402 万人，占总人口的 18.7%，其中，65 周岁及以上人口 19064 万人，占总人口的 13.5%。这一方面可以看出社会环境对社会群体生命健康的重要作用，但也警示我们，中国已进入老龄化社会，解决养生与养老的问题刻不容缓。

二、社会经济状况与养生

经济学是研究各种经济关系（包括物质资料的生产、交换、分配、消费等）和经济活动规律的科学。与养生关联的经济学，业已成为经济学中的一个重要内容。它是从经济学的角度研究在这一领域中的经济现象，以及和经济、社会发展的相互关系的规律，以寻求用最经济和最有效的办法来实现养生所追求的目标。例如养生预防保健单位的基础设施，各种器械的费用，医务人员的工资和培训投入，用于固定资产更新费用的来源，上缴医药费的途径及比例。养生单位设施完备，为社会服务的同时，又可促使经济的发展。

总之，社会的各种因素都可以通过影响情绪的变化和机体功能而引起疾病。随着医学模式的变化，社会医学、心身医学都取得了长足的进步，越来越显示出社会因素和心理保健对人类健康的重要性。当代社会的人口结构正在发生着重大变化，人们对健康的认识和要求越来越高。原国家卫生和计划生育委员会编写发布的《中国居民营养与慢性病状况报告（2015）》中提到，2012年全国居民慢性病死亡率为 533/10 万，占总死亡人数的 86.6%。心脑血管病、癌症和慢性呼吸系统疾病为主要死因，占总死亡的 79.4%。但据近两年我国各大城市发布的死亡原因报告显示，恶性肿瘤已经跃升为死因的首位。排名前几位的这些病的致病与死亡原因多与社会因素、心理因素密切相关，这充分说明人类的疾病和健康随着社会的发展变化而有相应的变化。因为人生活在社会中，道德观念、经济状况、生活水平、生活方式、饮食起居、政治地位、人际关系等，都会对人的精神状态和身体素质产生直接影响。可见，防病保健并非单纯医学本身的问题，而是需要用社会学的基本理论和研究方法，结合医学，全面认识疾病、防治疾病，才能从根本上提高人类的健康水平。

第二节　交际环境与养生

交际是指通过人与人之间的往来接触，以沟通信息、传达思想、表达感情、满足需要的交流过程，是人与人之间的一种社会活动。人具有社会属性，任何个体都必须通过人际交往和其他个体发生联系，形成各种人类群体环境，并由此组成复杂的人类社会。人际交往作为人生的重要内容，与人们的身心健康密切相关，是人们养生延年不可缺少的行为活动。

一、交际的养生功能

人际交往是人的本能需求，自古以来，人们就向往和追求人际间的交流和友谊。人们在社会交往中，相互沟通，相互学习，相互合作，相互促进，不断地完善自己，并由此获得了友谊和情感上的充实，使身心愉悦，满足了高层次的心理需求。交际的养生功能概括起来有以下几方面。

（一）摆脱孤独，感受温暖

孤独是一种不良的情感体验，表现为自我感觉无依无靠和凄凉消极的心理状态。心理学家研究认为，孤独感的产生与人类亲和的心理需求得不到满足有关。早期的人类为了在残酷的自然界中战胜各种灾害，有效地保护和发展自己，出于安全和生存的需要，必须选择群居的生存方式。因此，人类有与生俱来的亲和倾向，有相互交往、相互依赖的心理需求。现代社会中，生存与安全的需要虽然在一定程度上得到了满足，但个体仍然不能离开群体而离群索居，人们总是希望自己生活在一个充满支持的群体之中，使自己获得心理上的安全感和舒适感。如果亲和的心理需求得不到满足，感到自己脱离了社会群体，就会感到孤独，尤其在老年人中容易产生。

有资料表明，孤独是催人衰老的重要因素之一，对人的健康极为不利。如果一个儿童长期与他人特别是儿童隔离，久之就会影响身心发育，使性格孤僻、执拗。美国、瑞典、芬兰三国的研究人员曾对4000余名男女进行了长达12年的观察研究，发现凡是性格孤僻、缺乏良好社会交往的男性，患严重疾病的概率和死亡人数较之那些社会交往频繁的男性高2～3倍；缺乏社会活动的女性患严重疾病的概率和死亡人数较社交活动多的女性高1.5～2倍。可见孤独是健康的大敌。

人际交往是人与人之间的心理沟通和情感行为上的相互影响过程。因此消除孤独最有效的方法就是走出封闭，广交朋友，参加各种有益的社会活动，在人际交往中感受人与人之间的真情和温暖。这样有害身心健康的孤独感自然就会荡然无存。

（二）减轻痛苦，增添快乐，调节心理平衡

人类有爱和归宿的心理需求。人们通过彼此之间的交往，诉说各自的喜怒哀乐，会产生一种亲密感和相互依恋之情，从而减少痛苦和忧愁，使心理达到平衡。

培根有一句名言："如果你把快乐告诉一个朋友，你将得到两个快乐；而你如果把忧愁向一个朋友倾诉，你将被分掉一半的忧愁。"在漫长的人生旅途中，每个人都有自己的喜怒哀乐。当人们遇到高兴的事，往往会抑制不住心中的喜悦和激动，想尽快告诉朋友使之分享快乐；当人们遇到困难和遭到挫折时，也希望向亲朋好友倾诉，以宣泄心中的郁闷，并得到他们的支持、理解、同情和帮助，从而使内心获得宽慰和力量。临床医学资料显示，患者在住院时，如果身边有人无微不至地照顾和安慰，使患者体会到人与人之间的关爱，感觉到人生的美好，从而有了战胜疾病的强烈愿望，则有利于疾病的康复。大量事实表明，加强人际交往，建立和谐的人际关系，培养个人的情感支持体系，对于调节心理平衡、趋利避害，提高生活质量，意义十分重大。

（三）有利于培养健全的人格，预防精神心理障碍

精神心理障碍是危害人类身心健康的常见病症，表现为各种情绪、情感的偏激失常，如抑郁、焦虑、恐惧等，还包括神经衰弱、癔症、强迫症等，主要是由不健全的个性和心理社会因素共同作用而产生的。有关资料表明，导致精神心理障碍的原因虽然很多，但是缺乏良好的人际交往，采用孤独的生存状态是其重要的原因之一。具有人格缺陷，性格内向、偏执的人群是各种神经症的易感人群。人际交往具有优化个性和优化自我意识的功能，人们在与具有优良性格的人的交往中，能够"以人为镜"，取长补短，不断调整自我，完善自我，使自己能够获得豁达开朗健全的人格取向，从而减少各种精神心理障碍的发生。广交知心朋友，加强人际沟通，积极融

入社会之中，培养健全的个性，使自己成为社会适应良好的人，是预防各种精神心理障碍的重要措施。

（四）满足高层次的心理需求，有益于健康长寿

随着时代的进步，在获得充分的物质需求的基础上，人们渴望更高层次的心理需要得到满足，例如对亲情、友情、爱情的向往，受到别人尊重的需要，被社会接纳和认可的需要，自我价值实现的需要等。人际交往正是满足人们这些高层次需求的重要途径。通过人际交往，人们相互关怀、相互体贴，满足自己归宿和爱的需要。在社会生活中，人们通过自身努力获得成功，受到别人的尊重和赞扬，从中体现自身价值，满足自我实现的心理需要。由于心理得到满足，自然心情舒畅、情绪稳定、乐观向上，有助于身心健康。

二、建立健康交际环境的原则和措施

人际交往是社会适应能力的重要体现，与心理健康、道德健康密切相关。因此，建立一个良好的交际环境对健康的意义是不言而喻的。一个与社会格格不入，缺乏和谐交际环境中的个体，无论生理状态如何健全，也不能称得上真正意义上的健康者。更何况长期处于孤独状态，心理不健康，久之也会影响生理功能而导致各种心身疾病。现实生活中，那些善于与人交往，创建了良好交际环境的人，更能体会生活的乐趣，更富有幸福感，且显示出旺盛的活力，故能得以长寿。建立健康交际环境宜遵循一定的原则，运用正确的行为措施，才能达到有益身心健康的目的。

（一）建立健康交际环境的原则

1. 诚实守信　诚实是人际交往中建立和发展友谊的基础。与人交往，必须以诚相见，以心换心。只有心地坦诚，表里一致，推心置腹，肝胆相照，才能赢得别人的信任。如果与人交往，总带有个人目的，说话办事遮遮掩掩，喜欢耍滑头，卖弄小聪明，最终将会失去自己的人格而导致众叛亲离，遭人唾弃。

守信就是要讲信用，遵守诺言。中华民族历来强调守信，所谓"言必信，行必果""一诺千金，一言必系""一言既出，驷马难追"等传统格言，强调的都是一个"信"字。现代社会里，守信的原则更加重要。无论公务交往、个人交往、商务交往，都必须讲信用。

2. 尊重平等　人际交往中必须要尊重对方，讲文明，有礼貌，只有尊重他人，才能获得他人的尊重。尊重他人包括尊重他人的人格，尊重他人的意见，尊重他人的正当权利，尊重他人的劳动成果等。

平等原则主要是指在人际交往中双方应该是人格平等、态度平等、交往平等、礼仪平等。而人格平等则是人际交往的前提。就是要尊重对方的自尊心和感情，不干涉他人的私生活，不盛气凌人，不高人一等，这样才有可能形成人与人之间的心理相容，使双方产生愉悦满足的心境，从而建立和谐的人际关系。

3. 宽容大度　良好交际环境的建立遵循"和而不同，求同存异"的原则，这也是宽容对待他人的基础。与人交往应心胸宽广，气度恢宏，能容人之短，不计小过。人际交往中难免有令人不快的小摩擦，应求同存异，不必求全责备。即使被他人误解，也能谅解对方，不必耿耿于怀。《增广贤文》中说："以责人之心责己，以恕己之心恕人。"只有宽宏大度，严于律己，宽以待人，才能团结更多的人，赢得更多的朋友。

4. 相互理解　人际交往实践表明，人与人之间的相互理解实质是上彼此对相互个性的认识、

同情或认可。人际交往必须建立在相互理解的基础上，只有相互理解，才能心心相印，相互关爱。相互理解就是要善于"心理换位"，站在对方的角度，设身处地为他人着想。相互理解的表现形式有很多种，对别人伤感情绪的表达同情是理解，对别人失败和弱点的安慰是理解，对别人观点的接受或认可是理解，对别人新颖的创意的赞叹是理解，对别人特殊的生活方式的认同也是理解，这些理解的表达会换来对方的善意，从而建立和谐的交际环境，甚至收获友谊。因此，相互理解是缓解人际冲突、消除误会、和谐人际关系的重要法宝。

5. 互利互惠 人际交往应考虑双方的共同利益，满足共同的心理需要，使交往双方都得到益处，实现"双赢"。相互报偿、相互满足是人际交往活动的基本动机，只有满足双方的需求，才能使人际交往活动正常发展。贯彻互利互惠原则应注意：①把握互利尺度，处理好利己与利他的关系，在考虑个人心理需求的同时，更应强调奉献精神，多为他人着想，才能获得友谊。②互利互惠不只是物质的交换，更重要的是精神情感的相互交流，相互满足，因此不能与"商品交换"同日而语。

6. 掌握适度 所谓适度，就是在人际交往中行为举止要得体，说话要有分寸，亲疏距离要恰当。例如幽默在人际交往中具有很好的作用，但幽默必须要适度，如果不分场合和对象，往往易使人产生被讥讽、被戏谑之感，被认为是轻浮不庄重的表现。又如谦虚本是一种美德，但谦虚过分，就有虚伪之嫌。再如待人热情本是人际交往的优点，但若不分对象和场合，表现得过分热情，往往使对方感到局促不安，难以接受。

7. 以和为贵 交际环境的构建应以和为贵。所谓"和"，就是说话要和气，为人要和蔼，相互之间要和睦相处，对待不同意见，也应保持心平气和。与人交往要和颜悦色，亲切温和。"和"是尽可能减少矛盾和冲突，为双方建立善意的解决问题的良好氛围，但是，"和"并不等于毫无原则地一味忍让。无原则的退让和忍耐会给对方一种软弱的印象，不会得到对方的理解和尊重。

（二）建立和谐交际环境的措施

交际环境的优劣，直接影响个体的身心健康和生活质量。建立良好和谐的个人交际环境和自身性格、人生态度、个人修养等是密切相关的，概括来说，应注意以下内容。

1. 重视仪表形象 仪表形象是人际交往中的第一印象。修饰得体的仪表不仅能够给人留下良好的印象，而且也体现了对自己、对他人、对社会的尊重。一个不修边幅，蓬头垢面的人总是难以被人接纳。而仪表端庄大方、整洁美观，既体现了一个人的精神风貌，也使人们在情感上容易接受。因此，注重自身仪表的优化，塑造良好的交际形象，有益于顺利进行人际交往。

2. 加强个性修养 在日常交往中，有的人难以与人相处，而有的人却拥有良好的人缘。原因固然很多，但与一个人的个性、品质有很大的关系。一般来讲，具有豁达开朗、宽宏大度、谦和热情、正直诚恳等优良品质的人，人际关系较为融洽，而那些有着人格缺陷的人多有人际障碍，不易与人沟通。因此，有意识地加强个性修养，优化自己的内在形象，是建立和促进良好人际关系的重要方面。

3. 真诚关爱他人 每个人都希望得到他人的关心和爱戴，这是正常的心理需求。当一个人感到周围的人对自己十分关心时，心中便会有温暖安全之感，从而充满自信和欢乐。当他接受了别人的关爱，同样也会去关爱别人，这样相互之间就容易产生亲密友好的关系。古人云："爱人者，人恒爱之。"（《孟子·离娄下》）播撒友谊的种子，自己就会得到爱的回报。真诚地关爱他人，自己也会得到情感的满足。

4. 学会换位思考 与别人共事相处，难免会发生矛盾与冲突。如果双方都各执一词，针尖对麦芒，互不相让，不仅伤了和气，影响了双方感情，而且事情最终还是得不到解决。此时最好的办法就是矛盾的双方都要学会换位思考。"如果我是对方，会是作何感受"，这样一想，胸中的块垒就会自然化解。凡事多站在别人角度考虑，多为别人着想，往往能化干戈为玉帛，并赢得大家的尊重。

5. 运用微笑语言　在人际交往中，微笑有其独特的魅力。微笑作为一种表情语言，不仅能美化自我形象，而且能缩短双方的心理距离，营造融洽的社交氛围，所以有人称微笑是社交的通行证。例如与人初次见面，投以友好的微笑，可消除双方的拘束感。微笑能反映一个人的精神状态，只有心境愉快，乐观向上的人，才会笑口常开。人际交往中，真诚的微笑是善意的表示，友好的使者，是送给对方最好的礼物。

6. 使用礼貌语言　礼貌语言是指那些约定俗成，用于向对方表示谦虚恭敬的专门用语。人际交往中，应使用礼貌语言，做到言之有"礼"，不仅使对方得到尊重，也反映个人的修养，这是交际成功的重要条件。在日常交际应酬中，要多多地使用"您好""请""谢谢""对不起""再见"等礼貌用语。在不同的交际场合和具体的情况，还应善于使用问候语、迎送语、请托语、致谢语、征询语、应答语、赞赏语、祝贺语、道歉语等多种礼貌语。

7. 学会幽默风趣　人际交往中，富有幽默感的人往往是最受欢迎的。萧伯纳形象地说明了幽默的重要性："没有幽默感的文章是一篇公文，没有幽默感的人是一尊雕像，没有幽默感的家庭是一间旅店。"幽默是人的一种健康智慧，是社会交往的"润滑剂"。幽默能提高人的交际魅力，增加吸引力，拓宽人际关系，给人带来轻松愉快。幽默还能使人摆脱尴尬境地，缓解紧张严肃的气氛。总之，幽默风趣是人际交往不可缺少的优良品质。

8. 克服不良心态　交际环境的和谐，必须克服不良心态。应注意以下几点：①"勿气"。人际交往中若出现矛盾，不要感情冲动和丧失理智，应心平气和地化解矛盾。愤怒生气既不利于身心健康，又破坏人际关系，实不可取。②"勿疑"。与人交往，应敞开心扉，以诚相待，不应无端猜疑，疑神疑鬼，总是以不信任的目光审视对方，这样反使朋友越来越少，自己陷入孤立。③"勿怯"。与人交往，应克服自卑胆怯的不良心态，增强自信心，树立良好的精神风貌，勇敢地享受人际交往的乐趣。④"勿忌"。嫉妒是一种极端消极狭隘的病态心理。表现为对与自己有联系而又超过自己的人产生不服、不悦、失落、仇视等不良情感。它不仅是现代交际中的一大心理障碍，而且也破坏了自身的心理平衡，有碍身心健康。因此应积极克服嫉妒心理。

第六章
饮食养生

扫一扫，查阅本章数字资源，含PPT、音视频、图片等

　　饮食是人赖以生存和维护健康的基本条件。《汉书·郦食其传》曰："王以民为天，民以食为天"，故饮食为"天之天者"，王道之本。《素问·平人气象论》指出："人以水谷为本，故人绝水谷则死。"自古以来，上至王侯，下至百姓，无不重视饮食水谷，以为生存之本。《周礼·天官》记载，膳夫"掌王之食饮"，下设食医"掌和王之六食、六饮、六膳、百羞、百酱、八珍之齐"，这一方面反映中国饮食品物之盛渊源有自，另一方面说明先辈们早已认识到饮食养生之精髓在于"和"，通过谨慎地选择、调配食物，达到有益于养生的目的和境界。饮食调和则气血和而百病不生，饮食不节则脏腑伤而病生于内。故《备急千金要方》尝引扁鹊之言："安生之本，必资于食……不知食宜者，不足以存生也。"我国人民在长期的饮食实践和健康探索中，积累了丰富的知识和宝贵的经验，中医学思维已经融入日常生活，逐步形成了独具特色的饮食养生。

　　饮食养生，简称"食养"，是在中医药理论的指导下，根据食物的特性，合理地选择和调和食物，从而达到补精益气、平衡阴阳、维护健康、延年益寿、预防疾病的养生方法。中医尚有以食物治疗疾病的疗法，即饮食疗法，简称"食疗"。"食养"适用于所有人群，而"食疗"主要针对疾病人群，两者的理论基础是一致的。

　　饮食养生不仅是中医养生学的基础方法，更是中国传统文化的重要组分。饮食养生的理论和方法都渗透着中国古代天人相应、阴阳平衡、五行生克的哲学思想，而且融入中国人的日常生活，在维系中华民族生存和健康繁衍方面发挥着重要的作用。

第一节　饮食养生基本理论

　　《备急千金要方·食治》中说："若能用食平疴，适性遣疾，可谓良工。"中医学认识到，食物和药物一样，具有一定的特性，如有寒温不同，酸咸有别。除了外在直观的形、色、气、味、质之外，食物主要有"四气""五味""升降浮沉""归经"等内在特性，这些特性与食物作用于人体的反应有关。

　　四气又称四性，即食物具有的寒、凉、温、热四种不同特性。寒凉属阴，故具有寒性或凉性的食物大多具有清热、泻火、凉血、滋阴等作用，适用于热性体质或热证。常用的寒性食物有苦瓜、马齿苋、生莲藕、海带、紫菜、绿豆、西瓜等；常用的凉性食物有芹菜、丝瓜、萝卜、茄子、梨、绿茶等。温热属阳，故具有温性或热性的食物大多具有散寒、助阳、温经、通络等作用，适用于寒性体质或寒证。常用的热性食物有姜、辣椒、胡椒、芥末、榴莲等。常用的温性食物有韭菜、茴香、芫荽、核桃仁、羊乳、龙眼肉等。此外，还有一类平性食物，是指寒热之性不甚明显的食物，平性食物的作用比较缓和，具有补益滋养的作用，适用于普通人群。常用的平性

食物有粳米、黄豆、山药、莲子、苹果、瘦肉、鸡蛋等。

五味，即酸、苦、甘、辛、咸五种最基本的味，也是食物效用的抽象归纳。五味的确定，一是通过口尝而得，是食物真实味道的反映；二是通过食物作用于人体的反应总结而来。实际上有些食物还具有淡味或涩味，但中医学认为"淡附于甘""涩乃酸之变味"，所以仍然称为五味。至于五味的阴阳属性，《素问·阴阳应象大论》总结为："辛甘发散为阳，酸苦涌泄为阴。"即辛、甘、淡味为阳，有向外、向上、发散的作用；酸（涩）、苦、咸味为阴，有向内、向下、清泄的作用。

一般而言，酸（涩）味食物具有收敛、固涩的作用，如石榴能止泻止痢；苦味食物具有泻热坚阴、燥湿降逆的作用，如苦瓜能清热泻火，用于解暑或火热实证；甘味食物具有补益、和中、缓急的作用，如饴糖能缓急止痛，用于胃脘痛；辛味食物具有发散、行气、行血的作用，如生姜、葱白能辛温解表，用于轻度外感；咸味食物具有软坚、散结、泻下的作用，如海带、紫菜软坚散结，用于瘿瘤；淡味食物具有渗湿、利尿作用，如玉米须、冬瓜淡渗利尿，用于水肿、小便不利。《素问·脏气法时论》对五味的作用进行了归纳："辛散、酸收、甘缓、苦坚、咸软。"五味既标示了食物的滋味，也提示了食物作用的基本特征。

升降浮沉，反映的是食物作用的趋向性，升表示上升，降表示下降，浮表示发散，沉表示泄利。食物升降浮沉的性能与食物本身的性味有不可分割的关系。具有温、热性和辛、甘味的，质地轻薄、气味芳香的食物，大多具有升、浮的性能，如生姜、葱白，气味芳香，辛温解表、发散风寒；具有寒、凉性和酸、苦、咸、涩味，质地厚重、气味厚腻的食物，大多具有沉、降的性能，如苦瓜，味苦性寒，有清热降火、解毒消肿之功；龟肉，味咸性平，有滋补肾阴、润肠止血之功。

归经，指食物对于机体特定脏腑或经络的选择性作用。如同为补益之品，就有枸杞子补肝、莲子补心、黄豆健脾、百合润肺、黑芝麻补肾的区分。同为清热之品，又有梨入肺经清肺热，西瓜入心、胃经，清心胃热。

功效，指食物作用高度概括的表述形式，往往凝练为短短数个字，如山药健脾祛湿，鱼腥草清热化痰，绿豆清热解毒等。食物功效是联系性味归经和应用范围的枢纽。在饮食养生中应将食物的四性、五味、升降浮沉、归经、功效等多种性能结合起来，综合应用，才会取得良好的效果。

需要指出的是，中医还有"食药有别"之说。其一，食物是维持人体健康的物质基础，有水谷则生，无水谷则死；药物非日常生活必需品，无须天天服用。其二，食物性平和，作用和缓，无毒副作用；药物则偏性相对较强，"是药三分毒"。其三，食养和食疗作用弱，起效慢，重在持久见功，久而增气；药物治疗作用强，起效快，多按一定疗程服用，中病则止。

第二节　饮食养生作用

一、滋养调理作用

饮食养生的滋养调理作用主要体现在三个方面。首先，中医学认为构成和维系人体生命活动的基础是精、气、神。人体的精气、神形离不开饮食的滋养。合理的饮食能使精气充足，形神俱养，正如《寿亲养老新书·饮食调治》所说："主身者神，养气者精，益精者气，资气者食。食者生民之天，活人之本也。"当人体出现精、气、神、形的不足时，可以通过饮食进行有目的的滋养。《素问·阴阳应象大论》云："形不足者，温之以气；精不足者，补之以味。"形气不足者，可用粳米、糯米、小米、山药、大枣、蜂蜜等甘温或甘平的食物补气养神。精不足者，可进食血肉有情之品，厚味以填精，或根据中医学"精血同源"的理论补血以养精等，可用肉类、水产类食物，如海参、紫河车、猪肝等。神不足者根据中医学"精气化神"或"心主神明"等理论，选择合适的养心安神食物，如猪心、龙眼肉等。

其次，中医学理论体系核心部分的藏象学说，特别强调五脏在人体生理和病理活动中的中心地位。五脏能够正常发挥其生理功能，离不开饮食转化为水谷精微和营卫气血，从而灌溉五脏六腑。食物的五味属性不同，其对五脏的营养作用有所偏重。如《素问·至真要大论》指出："夫五味入胃，各归所喜，故酸先入肝，苦先入心，甘先入脾，辛先入肺，咸先入肾，久而增气，物化之常也。"食物的归经不同，对脏腑滋养作用也有所侧重。如茶入肝经，粳米入脾、胃经，梨入肺经，黑豆入肾经等。至于六腑、筋骨、肌腠、皮毛等皆有赖于饮食营养。

再者，中医学认为人体的脏腑、气血等物质或功能必须保持相对的稳定和协调，才能达到"阴平阳秘，精神乃治"（《素问·生气通天论》）的正常生理状态。《素问·至真要大论》云："谨察阴阳所在而调之，以平为期。"当人体因阴阳失调时，可通过饮食进行调节，使之恢复至阴阳平和状态。阳虚者，可用羊肉、牛肉、核桃仁、韭菜、生姜等甘温、辛温的食物温补阳气；阴虚者，可用甲鱼、银耳、黑木耳、枸杞子、桑椹等甘凉、咸寒的食物滋阴生津；体质偏阳者，可用梨汁、西瓜、绿豆等甘凉或甘寒之品；体质偏阴者，可用生姜、胡椒、芫荽等温热性的食物。

饮食养生主要通过上述三个方面的作用达到生化有源、气血流畅、脏腑通调的目的。反之，如果缺乏了食物的滋养，则"谷不入，半日则气衰，一日则气少矣"（《灵枢·五味》）。

二、延衰益寿作用

饮食养生是延衰益寿的重要手段。历代医家都十分重视通过饮食养生达到抗衰防老、延年益寿的目的。特别是老年人，充分发挥饮食的延衰益寿作用尤为重要。《养老奉亲书·饮食调治》说："高年之人真气耗竭，五脏衰弱，全仰饮食以资气血。"

在人体的精微物质精、气、血、津、液中，中医养生学特别强调养精在延衰益寿中的作用。《素问·金匮真言论》说："夫精者，身之本也。"精是构成人体的最基本物质。精有先天之精和后天之精之分，先天之精是生命的本原；后天之精指水谷精微能够濡养全身的脏腑组织和关窍，并有化气、化血、化神的功能。肾乃先天之本，肾虚则会出现腰膝酸软，小便失常，耳鸣、耳聋，牙齿松动，须发早白、脱落，生殖功能下降，健忘等衰老的征象；脾胃乃后天之本，脾胃虚弱则会出现食欲不振、倦怠乏力、消化不良消瘦等身体衰弱的表现。因此，在饮食养生中应注重选用具有补精益肾、健脾益胃的食品，如蜂王浆、牛奶、甲鱼、芝麻、桑椹、枸杞子、龙眼肉、胡桃、山药、大枣等，都有一定的延衰益寿作用。适当服用这些食品，即可以后天补先天，有利于健康和长寿。

饮食有节制有利于脾胃的受纳与运化功能，也能防止痰、湿、食等有形邪气之内生，有利于保持气血流通，对于维持健康和延缓衰老至关重要。古代养生家通过辟谷服气法，实际上起到了限制饮食的作用。而限制饮食和限制热量，已被现代研究证实是有效的延长寿命的方法。

三、御邪防病作用

中医学认为邪气是疾病产生的重要条件。邪气，或从外感，或由内生，损伤人体正气，导致脏腑气机失调，营卫失和，阴阳失衡，从而产生疾病。许多食物经由脾胃运化，归属五脏六腑、十二经络，不仅能补充和维持正气，而且具有宣散、清泻而抵御邪气、预防疾病的功效。例如，生姜、大枣等具有调和营卫、辛温散寒的功效，常服能使营卫和畅，不易受风寒之邪。豆豉、薄荷等具有辛凉解表的功效，对于易受风热邪气者较为适宜。西瓜、绿豆等具有清热、生津、解暑的功效，夏天常用于预防暑热邪气损伤气津。罗汉果、青果、秋梨等具有润肺、止咳、利咽的功效，秋天常用于防止秋燥邪气损伤肺之气阴。生姜温胃、散寒、止呕，夏天常用于预防阴暑或暑湿吐泻。萝卜理气、消食、消胀，冬天常用于预防多食肉类而致脾胃气滞。此即"冬吃萝卜夏吃姜"之理。此外，香料调味品，如花椒、辣椒、胡椒、肉桂、八角茴香、肉豆蔻之类，味辛性温，善于行气消胀，温胃和中，或加入日常食物中，或用于卤制食物，皆有助于食物的消化与吸收，预防胃肠病的发生。

中医学历来重视疾病的预防，在《黄帝内经》中已经提出了"治未病"的预防思想。中医学发病观认为，正气是决定发病的主导因素，因此在未病先防中，特别强调饮食调养在扶助正气中的作用。饮食养生首先通过其营养调理作用，达到扶助正气的目的。古人发现某些食物能够补充特殊的物质，从而预防和治疗某些特殊疾病，并得到现代营养学的验证。例如，食用动物的肝脏可预防夜盲症，在于补充维生素 A；食用海带可预防甲状腺肿大，在于补充碘的摄入可防治缺碘性甲状腺肿大；在古代食用麦麸、大豆预防脚气病，在于补充维生素 B 族；食用蔬菜、水果可预防坏血病，在于补充维生素 C。除能够补充维生素类物质，某些食物里还含有调节或抑杀病原体的成分，如大蒜可预防痢疾、肠炎等。

第三节　饮食养生原则

一、全面膳食，合理搭配

食物的种类繁多，所含的营养成分也各不相同，只有做到全面膳食、合理搭配，才能满足生命活动和健康长寿的需求。

所谓全面膳食，就是全面摄取人体所必需的各种营养成分。《素问·脏气法时论》中就提出了"五谷为养，五果为助，五畜为益，五菜为充，气味合而服之，以补精益气"的全面膳食、合理搭配的饮食养生原则。主张人们的饮食要以谷类为主食，肉类为副食，蔬菜、水果为辅助。现代研究认为，蛋白质、脂类、糖类、维生素、矿物质、水和纤维素这七大类是人体所需的主要营养素。其中谷类食物含有丰富的糖类、蛋白质、单不饱和脂肪酸；肉类食物含有大量的优质蛋白质和饱和脂肪酸、类脂；蔬菜和水果中含有大量的维生素、矿物质、水和纤维素。《黄帝内经》中这一饮食养生的原则与现代提倡的"平衡膳食宝塔"思想是一致的，都是强调全面膳食的重要性。没有单一食物能够完全满足人体需要的全部营养，必须食用多种食物，才能保证人体的正常需要。

合理搭配就是在全面膳食的基础上注意各类食物所占的比例。首先，饮食的合理搭配应是荤素搭配、以素食为主。《素问·脏气法时论》中所述五谷、五果、五菜都是素食，只有五畜是荤腥。中国古代养生家一贯有"薄滋味，去肥浓"的素食主张。元代的朱丹溪还专门著有《茹淡论》，提倡荤素搭配，素食为主，少吃肉食。在《中国居民膳食指南（2016）》中也提出：每人每天应吃谷类、薯类及杂豆类 250 ～ 400g，并饮水 1500 ～ 1700mL；蔬菜 300 ～ 500g，水果 200 ～ 350g；鱼、禽、肉、蛋等动物性食物 120 ～ 200g（水产品 40 ～ 75g，畜禽肉 40 ～ 75g，蛋类 40 ～ 50g）；奶类及奶制品 300g，大豆及坚果类 25 ～ 35g；油 25 ～ 30g，盐控制在每天 6g

以内（图6-1）。

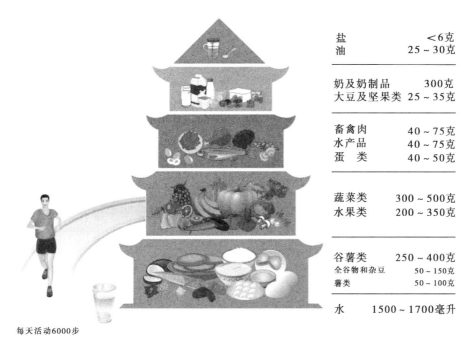

盐	<6克
油	25～30克
奶及奶制品	300克
大豆及坚果类	25～35克
畜禽肉	40～75克
水产品	40～75克
蛋　类	40～50克
蔬菜类	300～500克
水果类	200～350克
谷薯类	250～400克
全谷物和杂豆	50～150克
薯类	50～100克
水	1500～1700毫升

每天活动6000步

图6-1　居民膳食宝塔图（中国营养学会，2016年）

其次，合理搭配应是"谨和五味"。食物有酸、苦、甘、辛、咸五味之分，五味与五脏的生理功能密切相关。即《素问·生气通天论》所说："是故谨和五味，骨正筋柔，气血以流，腠理以密，如是则骨气以精，谨道如法，长有天命。"所谓谨和五味，就是根据人体的生理需要，合理地摄取食物，达到营养全身、健康长寿的目的。如果五味过偏，则不利于人体的健康，甚至可以导致疾病。《灵枢·五味论》说："五味入于口也，各有所走，各有所病。酸走筋，多食之，令人癃；咸走血，多食之，令人渴；辛走气，多食之，令人洞心；苦走骨，多食之，令人变呕；甘走肉，多食之，令人悗心。"其认为，五味入口后，对人体有选择性作用，过食之则会引起不同的疾病。如多吃酸食，会使小便不利；多吃咸食，会使人口渴；多吃辛味食物，会使人感到心胸空虚不实；多吃苦味食物，会使人呕吐；多吃甘味食物，会使人感到心中烦闷不适。因此，饮食养生要注意调和五味，不偏嗜、久食某种食物或某种味道，从而使饮食正常发挥其对人体的保养作用。

最后，合理搭配应是寒热适宜。寒热适宜，一方面指食物的寒热属性应相互协调；另一方面指食物入口时的温度要适宜。唐代养生家孙思邈也曾指出："热无灼唇，冷无冰齿。"（《千金翼方·养性》）过食温热食物，容易损伤脾胃阴液；过食寒凉食物，容易损伤脾胃阳气。脾胃乃后天之本，损伤日久则人体阴阳失调，变生各种病证。现代研究发现，当食物的温度与人体的温度大致相同时，体内的各种消化酶才能充分发挥作用；否则，不利于食物营养成分的消化和吸收。

二、审因施膳，以人为本

审因施膳是饮食养生的原则之一，即因时、因地、因人制宜地合理选择膳食。时有四季的不同，昼夜的交替等；地有地势的高低，气候的寒热，水土的不同等；人有年龄、性别、体质的差异等。在三者中，人是最积极主动的因素，所以又以人为本。

（一）因人制宜

就是根据个人的年龄、性别、体质等生理特点进行饮食养生。首先，应根据各年龄段的生理特点进行饮食养生。小儿具有脏腑娇嫩、发育迅速的生理特点，因此饮食应保证营养全面充足、易于消化，特别是要保证蛋白质的供给和丰富的维生素和矿物质。另外，在此基础上应慎食肥腻厚味，防止损伤脾胃或形成肥胖。中青年人发育成熟，气血旺盛，但消耗较大，饮食应荤素搭配、营养充足。老年人脏腑功能衰退，气血化源不足，故食宜熟软，易消化而多补益，忌食生冷和不易消化的食物。正如《寿亲养老新书·饮食调治》所云："老人之食，大抵宜其温热熟软，忌其黏硬生冷。"其次，性别不同，饮食有别。妇女需要经历经、带、胎、产、乳等特殊时期。平素易伤血，故应多食补血的食品；孕、产、乳期易致气血虚弱，更宜进食补气养血的食物，加强营养的摄入，可适当增加偏于温补的血肉有情之品。再者，人的体质有阴阳虚实的不同，故饮食养生需根据体质的不同而有所不同。阳虚之体宜食温补之品；阴虚之体宜食寒凉养阴之品；气虚者宜食补气之品；血虚者宜食补血之品；体弱者应食易消化而又营养充足之品；体胖者多痰湿，宜食清淡化痰之品；体瘦者多阴虚，宜食滋阴生津之品等。

（二）因时制宜

就是根据四时季节和昼夜晨昏的时序规律来进行饮食养生（表6-1）。古代医家在四季顺时食养方面积累了丰富的经验，如《饮膳正要·四时所宜》中说："春气温，宜食麦以凉之……夏气热，宜食菽以寒之……秋气燥，宜食麻以润其燥……冬气寒，宜食黍以热性治其寒。"概括地阐明了四时食养的原则。至于一日之内顺时食养，民间有"晨吃三片姜，如喝人参汤"等的具体运用。

表6-1　因时制宜应用简表

季节	食养原则	应时养脏	宜选食材
春	升	肝	枸杞子、春笋、芹菜、菠菜、猪肝
夏	清	心	苦瓜、冬瓜、绿豆、西瓜、莲子、荷叶、鸭肉
长夏	平	脾	山药、薏苡仁、芡实、扁豆、猪肚
秋	润	肺	银耳、百合、萝卜、梨、杏仁、荸荠、猪肺
冬	补	肾	羊肉、核桃、海参、虾、猪腰、黑豆、黑芝麻

（三）因地制宜

就是根据地域环境特点进行饮食养生。我国地域辽阔，地势有高下之别，气候有寒热湿燥之分，水土性质各异，因此饮食养生必须坚持因地制宜的原则。我国东南地势较低，气候温暖潮湿，宜食清淡通利或甘凉之品；西北地势较高，气候寒冷干燥，宜食温热滋润之品。由于各地水土性质不同，有些地方容易形成地方病，如地方性甲状腺肿、克山病、大骨节病等，更应因地制宜进行食养以预防。详见下篇中"因地养生"。

三、食饮有节，注意宜忌

食饮有节主要包括饮食要适时、适量；饮食宜忌主要包括注意饮食卫生、食宜清淡、烹饪选择、饮食禁忌。

（一）食饮有节

食饮有节就是饮食要有节制，适时适量的意思。《吕氏春秋·季春纪》说："食能以时，身必无灾。凡食之道，无饥无饱，是之谓五脏之葆。"

饮食适时，就是按照一定的时间，有规律地进食。一般的饮食习惯是一日三餐，即早餐、午餐、晚餐，间隔时间为 4 ～ 6 小时。一般情况下，早餐应安排在 6:30 ～ 8:30，午餐应在 11:30 ～ 13:30，晚餐应在 18:00 ～ 20:00 进行为宜。这种时间安排与饮食物在胃肠中消化和吸收的时间比较吻合，因此符合饮食养生的要求。《文端集·饭有十二合说》中指出："人所最重者，食也。食所最重者，时也……当饱而食，曰非时；当饥而不食，曰非时；适当其可，谓之时。"强调了按时进食的重要性。如果饮食不适时，或忍饥不食，或零食不断，均可导致胃肠功能紊乱，影响营养的吸收。

饮食适量，就是按照一定的量进食。一日三餐中，早餐要保证其营养充足，午餐要吃好，晚餐要适量。比较合理的三餐分配是：早餐占全天总热能的 30% ～ 40%，午餐占 30% ～ 40%，晚餐占 30% 左右。饮食适量还包括饥饱适度。过饥，则化源不足，精气匮乏；过饱，则胃肠负担过重，影响运化功能。《备急千金要方·养性·养性序》中指出："不欲极饥而食，食不可过饱；不欲极渴而饮，饮不欲过多。"历代养生家均认为食至七八分饱是饮食适量的标准。

（二）饮食宜忌

除上述饮食养生的原则外，人们在长期的饮食实践中，还发现许多与饮食有关的适宜和禁忌的事项，需要在饮食养生中加以注意。主要包括注意饮食卫生、食宜清淡、烹饪选择和饮食禁忌。

1. 饮食卫生 饮食卫生主要包括食物新鲜清洁、提倡熟食、讲究进食卫生等几个方面。《论语·乡党》曾说："鱼馁而肉败，不食。色恶，不食。臭恶，不食。失饪，不食。"就是提倡选择食物要新鲜清洁，并且要经过烹饪加工变熟后再食用。如果食物放置时间过长或储存不当就会引起变质，产生对人体有害的各种物质。烹调加工过程是保证食物卫生的一个重要环节，高温加热能杀灭食物中的大部分微生物，防止食源性疾病，所以尽量熟食，尤其是肉类，必须熟透再食。

进食卫生指进食前、进食中和进食后应该注意的问题。进食前应注意手和餐具的消毒，防止病从口入。轻松整洁的进食环境再配合柔和的音乐，有助于脾胃的消化吸收。《寿世保元·饮食》中说："脾好音声，闻声即动而磨食。"同时应避免在劳累和情绪异常时进食。进食时应保持精神专注，做到"食不语"（《论语·乡党》）及"食勿大言"（《千金翼方·养性·养性禁忌》）。同时进食时要做到细嚼慢咽，如《养病庸言》所说："不论粥饭点心，皆宜嚼得极细咽下。"否则急食暴食，易损伤肠胃。饮食后要漱口，保持口腔卫生；食后宜摩腹、散步以利于消化吸收。《备急千金要方·养性·道林养性》中说："食毕当漱口数过，令人牙齿不败口香。"《千金翼方·退居·饮食》所言："中食后，还以热手摩腹，行一二百步。缓缓行，勿令气急。行讫，还床偃卧，四展手足，勿睡，顷之气定。"至今对饮食养生仍有指导意义。

2. 食宜清淡　饮食宜清淡，勿过食肥甘厚味。所谓"清淡"，既指日常饮食中含有的油脂，尤其是动物性油脂较少，也指食物中的调料少，口感较淡。清淡的饮食有利于脾胃的消化和吸收；过食肥甘厚腻之品则易伤脾胃，导致运化失常，形成肥胖、痹疾、消渴、胸痹等病。《素问·生气通天论》中有"高粱之变，足生大丁"之说。保持食宜清淡的方法，除了遵循"膳食宝塔"中给出的每日用油、盐量的建议，并逐渐习惯口味的清淡，不追求"味蕾的刺激"外，烹饪中还有一些方法可以调节饮食的清淡与油腻。例如，以植物油替代动物油；多用蒸煮炖，少用煎炒炸，以减少用油量；做肉汤时，时时撇去油沫和浮油，能降低肉汤的油腻感；恰当使用辛香调料等。尤其对于老年人，由于味觉功能下降，可能有饮食口味加重的现象，更需注意清淡饮食。当然，清淡饮食并不意味着完全放弃对饮食味道的要求，无肉、无油、无调料的饮食对人的健康也是不利的。清淡饮食的关键就在于，根据个人口味和饮食养生的原则而把握一定的常度。

3. 烹饪选择　中国烹饪历史源远流长，烹饪方法有几百种。不同的烹饪方法对食物的营养价值造成了不同的影响。比如：烧制过的动物性原料的汤汁中，水溶性的维生素 B_1 和 B_2、钙、磷、氨基酸及糖类部分发生水解反应，不仅口感好而且易于消化。在煮制时，原料中所含的蛋白质、脂肪酸、有机酸、无机盐和维生素浸入汤中，因此应加强汤汁的合理利用。采用余法或涮法时，原料在沸水中停留的时间较短，减少了水溶性的钙、锌、铁、硒，维生素 B_1、B_2、B_5 和蛋白质的流失，最大限度地保证了原材料的鲜嫩，但是一定要烫熟再吃，防止寄生虫的污染。通过炖、焖、熬、煨法制成的菜品具有熟软或酥烂的特点，有利于营养的吸收，特别适合老年人、儿童、孕产及哺乳期的妇女食用。油炸食物可增加脂肪含量、不易消化，并且高温加热后食物中的 B 族维生素破坏较大，蛋白质严重变性，脂肪发生反应，使食物的营养价值下降。煎、贴、塌法可使食物内部的可溶性物质流失较少。炒、爆、熘法加热速度快、时间短，食物中的水分和营养素损失较少。熏、烤法由于食物受到高热空气作用，一方面在表面形成一层硬壳，使内部浸出物流失较少；另一方面因为温度高，受热时间长，导致脂肪和维生素 A、维生素 E 损失较大。另外，烟熏食品可能含有苯并芘等有害成分，不宜多吃。蒸制过的食物营养素保存率高，并且容易消化。

4. 饮食禁忌　饮食禁忌，最早见于《素问·宣明五气》的"五味所禁"，其后在《金匮要略·禽兽鱼虫禁忌并治》中有"所食之味，有与病相宜，有与身为害，若得宜则益体，害则成疾"的记载，说明了饮食禁忌的重要性。

饮食禁忌首先是防止误食。河豚、发芽的土豆、野生蘑菇等，如果处理不当而误食，就会影响人体健康，甚至危及生命。《金匮要略》中，分别有《禽兽鱼虫禁忌并治》和《果实菜谷禁忌并治》两篇，指出"肉中有如米点者，不可食之""果子落地经宿，虫蚁食之者，人大忌食之"等。果肉蔬菜的形状、味道、颜色等有异者尽量不食；过期变质食物绝不能吃；来自疫区、放射区的食物不要吃；放置时间过长的食物应慎食；野外生长的不知其名的食物，不可食；"新兴食物""国外食物"，或广告炒作极盛之食物，可暂时慎食，待研究定论后再做是否食用的决定。蚊、蝇、蚁、虫沾染，或落地果蔬，若表皮未受损，则可洗净或削皮再食；若表皮受损，则尽量不食。

其次是病证的饮食禁忌。总体而言，热证忌食辛辣之品；寒证忌食生冷之品；脾胃虚弱忌食生冷油腻之品；对于五脏之病，《灵枢·五味》提出："肝病禁辛，心病禁咸，脾病禁酸，肾病禁甘，肺病禁苦。"

最后是服药期间的饮食禁忌。《调疾饮食辩·调疾饮食辩发凡》中有："病人饮食，借以滋养胃气，宣行药力。故饮食得宜，足为药饵之助；失宜，则反与药饵为仇。"古代文献中有服用某些中药时忌食生冷、辛辣、肉等，还有螃蟹忌柿、荆芥，人参忌萝卜、茶叶等记载，其中不少得到现代药物学的研究证实，但也有不少内容需要继续深入研究。至于不同人群的饮食禁忌详见相关篇章。

第四节　饮食养生的材料

饮食养生的材料来源主要包括植物性和动物性食物。在《素问·脏气法时论》中已有相应分类的论述，即"毒药攻邪，五谷为养，五果为助，五畜为益，五菜为充，气味合而服之，以补精益气。"随着时代的发展，五谷包含了今之粮谷类和薯类及豆类，五菜包含了今之蔬菜类、食用菌，五果包含了今之果品类，五畜包含了今之畜肉类、禽肉类、蛋奶类、鱼类等，再配以调味类食物以调节饮食口味、增益食养效果。现将最常用的饮食养生材料简介如下。

一、五谷为养

粮谷类是我国人民的主要食物，所谓"五谷为养"，包括大米、小麦、小米、玉米及高粱等。薯类包括马铃薯、红薯、木薯等。粮谷类和薯类性味多为甘平，具有健脾益气、和胃之功效，除了能充养机体，还可用于预防和治疗脾胃虚弱所致的食少纳呆、神疲乏力、大便稀溏等。如中医学认为小麦能养心安神、清热除烦，麦片能温健脾胃、补益心气，糯米能补中益气、健脾止泻，薏苡仁能健脾除湿、消痈除痹等。粮谷类不宜加工太细，烹调时避免淘洗次数太多，不要加碱，以免损失水溶性维生素。为提高其营养价值，可与豆类混合食用（表6-2）。

表6-2　常用粮谷一览表

名称	性味	食养功效	食用方式
粳米	甘，平	补气健脾，除烦渴	煮粥食，为药膳常用谷类
糯米	甘，温	补中益气，健脾止泻，缩尿敛汗	煮食、粥食，磨粉后是糕饼类膳食外皮的常用原料
小麦	甘，平	养心，健脾，益肾，除热，止渴	多磨粉做面食，生品或炮制后可入药
燕麦	甘，平	和脾益肝，滑肠，止汗，催产	煮食，处理后可冲食
玉米	甘，平	调中和胃，利尿消肿	蒸、煮、炖皆可
薏苡仁	甘、淡，微寒	利湿健脾，舒筋除痹，清热排脓	多用粥食，常入药膳
甘薯	甘，平	益气健脾，养阴补肾	蒸煮食、粥食、烤食
山药	甘，平	补脾，养肺，固肾，益精	蒸食、粥食，多入药膳

豆类主要为黄豆，还有绿豆、红小豆、豇豆、蚕豆等。豆，古代称为"菽"，性味甘平，多能健脾益气、利水消肿，除了充养机体外，尤适合于气血亏虚、脾胃不足的人。豆类及其制品加工和烹调方法不同，消化率也不一样。如将黄豆制成豆腐，加工过程中减少了膳食纤维，提高了消化吸收率；如再制成腐乳，经过发酵，会使蛋白质分解，不但能提高消化吸收率，而且会增加维生素 B_{12} 和核黄素的含量。将豆类发芽会增加维生素 C 的含量。生黄豆中含有抗胰蛋白酶，将其加热煮熟后可使其破坏，提高蛋白质的消化率（表6-3）。

表 6-3　常用豆类一览表

名称	性味	食养功效	食用方式
黄豆	甘，平	宽中导滞，健脾利水，解毒消肿	入粥食为主，也可磨粉食
黑豆	甘，平	活血利水，祛风解毒，健脾益肾	粥食，或与谷类混蒸食
绿豆	甘，凉	清热，消暑，利水，解毒	汤食、粥食
赤小豆	甘，平	利水消肿退黄，清热解毒消痈	汤食、粥食，多入药膳
白扁豆	甘，淡，平	健脾，化湿，消暑	汤食、粥食，可入药

二、五菜为充

蔬菜是人们膳食中不可缺少的重要食品。根据蔬菜的结构性状及可食部位的不同，分为：叶菜类，如大白菜、小白菜、菠菜、韭菜、油菜、香菜等；根茎类，如萝卜、胡萝卜、土豆、芋头、葱等；瓜果类，如黄瓜、冬瓜、苦瓜、茄子、西葫芦、西红柿等；鲜豆类，如扁豆、毛豆、芸豆、蚕豆等；花菜及食用蕈类，如菜花、黄花菜、香菇、木耳等（表 6-4 和表 6-5）。

表 6-4　常用蔬菜（叶茎苔根）一览表

名称	性味	食养功效	食用方式
白菜	甘，凉	解热除烦，生津止渴，通利肠胃	烹饪后熟食
甘蓝	甘，平	清利湿热，散结止痛，益肾补虚	烹饪后熟食，偶可生食
水芹	辛、甘，凉	清热解毒，利尿，止血	烹饪后熟食，偶可绞汁饮
芫荽	辛，温	发表透疹，消食开胃，止痛解毒	多为调味菜，生用，可入药
菠菜	甘，平	养血止血，平肝润燥	烹饪后熟食
苋菜	甘，凉	清热解毒，通利二便	烹饪后熟食
茼蒿	苦、甘，凉	利尿，通乳，清热解毒	烹饪后熟食或烫食
韭菜	辛，温	补肾温中，行气散瘀，解毒	烹饪后熟食，偶有绞汁入药
枸杞菜	苦、甘，凉	补虚益精，清热明目	烹饪后熟食
海带	咸，寒	清热化痰，止咳，平肝	多凉拌或入汤菜
竹笋	甘、苦，凉	化痰，消胀，透疹	烹饪后熟食
洋葱	辛、甘，温	健脾理气，解毒杀虫，降血脂	烹饪后熟食，偶可生食
百合	甘，微苦，微寒	养阴润肺，清心安神	炒食、凉拌食，或入汤食
萝卜	辛、甘，微凉	消食，下气，化痰，止血，解渴，利尿	生、熟食皆可
胡萝卜	甘，平	健脾和中，滋肝明目，化痰止咳，清热解毒	多炒食，或可蒸煮食，偶有生食
莲藕	甘，微寒	生用：清热生津，凉血，散瘀，止血。熟用：健脾、开胃	烹饪后熟食
芋艿	甘、辛，平	健脾补虚，散结解毒	多蒸食

表 6-5 常用蔬菜（瓜茄）一览表

名称	性味	食养功效	食用方式
黄瓜	甘，凉	清热、利水、解毒	生、熟食皆可
冬瓜	甘、淡，微寒	利尿、清热、化痰、生津、解毒	多炒食和汤食，可入药
苦瓜	苦，微寒	祛热涤暑，明目解毒	炒食，也可烫熟凉拌，少有绞汁饮
南瓜	甘，平	补益脾胃，解毒消肿	多蒸食和粥食
番茄	甘、酸，微寒	生津止渴，健胃消食	生、熟食皆可
茄子	甘，凉	清热解毒，消肿	必须熟食，食法多样
辣椒	辛，热	温中散寒，下气消食	作调味菜食

食用菌是指无毒副作用的新鲜或干燥真菌的子实体。常见的食用菌有黑木耳、银耳、蘑菇、香菇等。食用菌所含的多糖类具有增强机体免疫力、抗癌、抗自由基、延缓衰老、降低血糖、降血脂等保健作用（表 6-6）。

表 6-6 常用的蔬菜（食用菌）一览表

名称	性味	食养功效	食用方式
银耳	甘、淡，平	滋补生津，润肺养胃	多入汤、粥食
蘑菇	甘，平	健脾开胃，平肝透疹	烹饪后熟食
香菇	甘，平	扶正补虚，健脾开胃，祛风透疹，解毒抗癌	烹饪后熟食
木耳	甘，平	补气养血，润肺止咳，止血，抗癌	烹饪后熟食

三、五果为助

五果助养机体，味多以酸甜为主，具有补虚、生津除烦、止咳化痰、开胃消食、润肠通便等作用。

水果中，如鲜枣、山楂、柑橘、草莓、柠檬等，含有丰富的维生素 C；香蕉、苹果、海棠等含有丰富的纤维素、果胶、有机酸、维生素和矿物质，可刺激消化液分泌，增进胃肠的蠕动，减少毒物吸收及防止便秘。

坚果类包括花生、核桃、松子、葵花子及榛子等，可滋补肝肾，强健筋骨，并可为脑组织的活动提供能量，是天然的健脑食品，对老年人及脑力劳动者很有益处（表 6-7 和 6-8）。

表 6-7 常用果品（鲜果）一览表

名称	性味	食养功效	食用方式
梨	甘、微酸，凉	清肺化痰，生津止渴	生食，或榨汁、入汤、制膏
桃	甘、酸，温	生津润肠，活血消积	生食，或糖腌、蜜炙后食
橘	甘、酸，平	润肺生津，理气和胃	生食，或榨汁饮，其皮可开水泡饮
橙	酸，凉	和胃降逆，理气宽胸，消瘿，解鱼蟹毒	生食、榨汁
柚	甘、酸，寒	消食，化痰，醒酒	生食
柠檬	酸、甘，凉	生津解暑，和胃安胎	成片泡饮，或少挤汁入饮料以调味

续表

名称	性味	食养功效	食用方式
李子	甘、酸,凉	清热,生津,消积	生食,或腌制后食
苹果	甘、酸,凉	益胃生津,除烦、醒酒	生食,老人可蒸食
葡萄	甘、酸,平	补气血,强筋骨,利小便	生食、榨汁,也可发酵成酒饮
草莓	甘、微酸,凉	清热止渴,健胃消食	生食
山楂	甘、酸,微温	消食积,散瘀滞	生食,或干品泡饮
香蕉	甘,寒	清热润肺,润肠解毒	生食
荔枝	甘、微酸,温	养血健脾,润肤养颜	生食
龙眼肉	甘,温	补心脾,益气血,安心神	生食,或干品入药
猕猴桃	甘、酸,微凉	解热止渴,健胃,通淋	生食,偶有发酵制酒
西瓜	甘,微寒	清热除烦,解暑生津,利尿	生食,其白皮可入汤或炒食
甘蔗	甘,寒	清热生津,润燥和中,解毒	生食、榨汁,或制糖

表 6-8　常用果品(干果)一览表

名称	性味	食养功效	食用方式
大枣	甘,温	补脾胃,益气血,安心神,调营卫,和药性	生食、入汤、制膏或泡饮,可入药
栗子	甘、微咸,平	益气健脾,补肾强筋,活血消肿,止血	炒熟后食
花生	甘,平	健脾养胃,润肺化痰	多炒食,可生食
核桃仁	甘、涩,温	补肾益精,温肺定喘,润肠通便	生食,或入汤、凉拌
芝麻	甘,平	补益肝肾,养血益精,润肠通便	混谷类蒸食,或生食、入汤、榨油等

四、五畜为益

《黄帝内经》中所说之"五畜",其实代表了所有动物源性食物,包括禽畜、鱼虾蟹等,如猪、牛、羊、鸡、鸭、鹅、马、驴及其内脏等;蛋类指鸡蛋、鸭蛋、鹅蛋、鸽蛋和鹌鹑蛋等。肉类中的蛋白质含量高,其中必需氨基酸含量和利用率均较高。奶类、鱼类及其制品是优质蛋白质、脂溶性维生素和矿物质的良好来源。奶类含钙量丰富,且吸收、利用程度高,还是极好的钙来源。

不同的肉类具有不同的食养作用,如牛肉补脾胃,益气血,强筋骨;羊肉补益精血,温中暖肾;猪肝养肝明目补血,猪肾补肾止遗,止汗利水;乌骨鸡养阴退热,益脾补中等。奶蛋类一般味甘性平,多具有补益作用,适合长期调补之用。多用于阴血亏虚、脾肾不足引起的消渴、燥咳、呃逆等。

肉类加工、烹调时除水溶性维生素(主要为维生素 B_1)有损失外,其他营养素损失很少,且采用炖、煮的方法可提高其营养价值(表 6-9 至表 6-12)。

表 6-9　常用畜肉一览表

名称	性味	功效	食用方式
猪肉	甘、咸，平	补肾滋阴，养血润燥，益气消肿	烹饪后熟食
牛肉	甘，水牛性凉，黄牛性温	补脾胃，益气血，强筋骨	烹饪后熟食，尽量不要半生食
羊肉	甘，温	温中健脾，补肾壮阳，益气养血	烹饪后熟食
兔肉	甘，凉	健脾补中，凉血解毒	烹饪后熟食

表 6-10　常用禽肉一览表

名称	性味	功效	食用方式
鸡肉	甘，温	温中，益气，补精、填髓	烹饪后熟食
鸭肉	甘、微咸，平	补益气阴，利水消肿	烹饪后熟食
鹅肉	甘，平	益气补虚，和胃止渴	烹饪后熟食
鸽肉	咸，平	滋肾益气，祛风解毒，调经止痛	烹饪后熟食

表 6-11　常用奶蛋一览表

名称	性味	功效	食用方式
牛乳	甘，平	补虚损，益肺胃，养血，生津润燥	消毒、煮开后饮，或入汤食调味矫色
羊乳	甘，微温	补虚，润燥，和胃，解毒	消毒、煮开后饮
鸡蛋	甘，平	滋阴润燥，养血安胎	蒸、煮、炒食，或入汤，尽量不要生食
鹌鹑蛋	甘、淡，平	补虚，健胃，健脑	煮熟食

表 6-12　常用水产一览表

名称	性味	功效	食用方式
草鱼	甘，温	平肝祛风，温中和胃	烹饪后熟食
鲢鱼	甘，温	温中益气，利水	烹饪后熟食
鲤鱼	甘，平	健脾和胃，利水下气，通乳，安胎	烹饪后熟食
鳝鱼	甘，温	益气血，补肝肾，强筋骨，祛风湿	烹饪后熟食
带鱼	甘，平	补虚，解毒，止血	烹饪后熟食
鲳鱼	甘，平	益气养血，舒筋利骨	烹饪后熟食
河虾	甘，温	补肾壮阳，通乳，托毒	烹饪后熟食
对虾（海虾）	甘、咸，温	补肾兴阳，滋阴息风	烹饪后熟食
蟹	咸，寒	清热，散瘀，消肿解毒	烹饪后熟食，每次不可多食
鲍鱼	甘、咸，平	滋阴清热，益精明目	烹饪后熟食
田螺	甘、咸，寒	清热，利水，解毒	烹饪后熟食
海参	甘、咸，平	补肾益精，养血润燥，止血	烹饪后熟食
龟肉	甘、咸，平	滋阴补肾，润肺止咳	烹饪后熟食

五、调味品的应用

调味品是在烹调过程中用于调和食物口味的一类原料的统称，一般用量不宜多。调味品可以在烹调中调和五味，有去腥解毒、增进食欲、促进消化之功（表6–13）。

表6–13　常用调味品一览表

名称	性味	功效	食用方式
蜂蜜	甘，平	调补脾胃，缓急止痛，润肺止咳，润肠通便，润肤生肌，解毒	温水冲服，或入糕点，或作膏剂
白糖	甘，平	和中缓急，生津润燥	调味品
冰糖	甘，平	健脾和胃，润肺止咳	入汤、冲饮，常入茶饮中
盐	咸，寒	涌吐，清火凉血，解毒软坚，杀虫止痒	调味品，一日摄入6克以下
醋	酸、甘，温	散瘀消积，止血，安蛔，解毒	调味品
酒	辛、甘、苦，温	通血脉，御寒气，行药势	直接饮，或泡药饮，也可入肉类膳食调味
葱	辛，温	发表通阳，解毒杀虫	调味品，偶可稍煮饮以治轻微感冒
生姜	辛，温	发汗解表，温中止呕，温肺止咳	调味品，或切片入药，偶可生食以防眩晕呕吐
大蒜	辛，温	温中行滞，解毒杀虫	调味品，也常生食
胡椒	辛，热	温中散寒，下气止痛，止泻，开胃解毒	调味品
小茴香	辛，温	温肾暖肝，行气止痛，和胃	调味品

第七章

起居养生

扫一扫，查阅本章数字资源，含PPT、音视频、图片等

　　起居养生是在中医理论指导下，通过调节人体的日常生活作息，使之符合自然界和人体的生理规律的一种养生方法。早在《黄帝内经》中就有"起居有常，不妄作劳"的论述，历代养生家无不奉为圭臬。古代文献中"起居"包含有行动、饮食寝兴、居址和二便等含义，是指生活作息，包括日常对各种生活细节的安排。"起居有常"，"常"即"常度"。起居有常是指生活作息应有一定的规律，并合乎自然界和人体的生理常度，才有利于身心健康。起居有常也就是要求人们建立一套科学、合理、规律的日常生活作息制度，在日常生活中的工作、学习、休息、娱乐、饮食、睡眠等方面要顺应自然界的变化规律，并要持之以恒。本章主要讨论起居养生的理论、原则、方法，其他起居内容参见相关章节。

第一节　起居养生理论

　　古代养生家认为，人们的寿命长短与能否合理安排起居作息有着密切的关系。《素问·上古天真论》说："上古之人，其知道者，法于阴阳，和以术数，食饮有节，起居有常，不妄作劳，故能形与神俱，而尽终其天年，度百岁乃去。"清代名医张隐庵说："起居有常，养其神也；不妄作劳，养其精也。夫神气去，形独居，人乃死。能调养其神气，故能与形俱存，而尽终其天年。"由此可见，中医起居养生的基本理念在于顺应自然和人体变化规律，坚持起居有常，不妄作劳，才能养其神，调其精，使形与神俱全，而尽终其天年。

一、顺应自然节律

　　中医养生学认为，人体生命活动与外界相应，根据外界一日之阴阳变化、四时之阴阳变化、年度气候之变化而有自身的固定节律，养生应根据人体自身的节律而合理安排作息，方可养护正气，规避邪气，有益身心。

　　1. 顺应一日之阴阳变化　《素问·金匮真言论》指出："平旦至日中，天之阳，阳中之阳也，日中至黄昏，天之阳，阳中之阴也；合夜至鸡鸣，天之阴，阴中之阴也，鸡鸣天地平旦，天之阴，阴中之阳也。"说明每日昼夜之间阴阳之强弱及其消长情况。《素问·生气通天论》说："阳气者，一日而主外，平旦人气生，日中而阳气隆，日西而阳气已虚，气门乃闭。是故暮而收拒，无扰筋骨，无见雾露。反此三时，形乃困薄。"说明人体阳气以日中为最盛之时，到傍晚则阳气已弱。人的起居活动安排都要顺应这种变化，在白昼阳气隆盛之时从事日常活动，而到夜晚阳气衰微的时候安卧休息，不然就会使正气受损。人类应该按照这种变化规律"日出而作，日落而息"，做到每日定时睡眠、起床、用餐、工作学习、锻炼身体等，这样才会健康长寿。

2. 顺应四时之阴阳变化　中医学认为，人生活在自然界中，与大自然息息相关，人的起居只有顺应四时之阴阳变化，才能身体健康。《素问·四气调神大论》曰："夫四时阴阳者，万物之根本也，所以圣人春夏养阳，秋冬养阴，以从其根，故与万物沉浮于生长之门。"强调阴阳四时的变化对人体有重要影响。所以提出了"春夏养阳，秋冬养阴"的总原则之后，还进一步主张春季应"夜卧早起，广步于庭"，夏季"夜卧早起，无厌于日"，秋季"早卧早起，与鸡俱兴"，冬季"早卧晚起，必待日光"，使人体活动能顺应四时而颐养其气。

3. 顺应年度气候之变化　《素问·六元正纪大论》指出："先立其年以明其气，金木水火土运行之数，寒暑燥湿风临御之化，则天道可见，民气可调。"意为根据中医五运六气学说，可测知每一年的气候变化规律和对人体的影响，人们可据此来采取针对性的防治和养生措施。每年的岁运、岁气均不相同，气运合化导致的复杂气象因素对人体脏腑、经络、气血的影响也会逐渐不同。养生也应顺应各年气运之变化，以不同的饮食、药物来适应脏腑功能，采取相应的养生措施。

二、顺应人体节律

中医学认为，昼夜节律对人体有重要影响，昼为阳，夜为阴，阴阳消长呈周而复始的节律变化。人的作息习惯应顺应昼夜阴阳变化的规律，这一观点与西医学所倡导的生物钟学说大体吻合。一日之内随着昼夜晨昏阴阳消长的变化，人体的阴阳气血也进行相应的调节而与之相适应。人体的阳气在白天运行于外，推动着人体的脏腑组织器官进行各种功能活动，白天是学习或工作的最佳时机。夜晚人体的阳气内敛而趋向于里，则有利于机体休息以便恢复精力。西医学研究也证实，人体内的生物钟与自然界的昼夜规律相符，因此，人体要注意遵循自身生物钟运转规律，根据机体自身的阴阳体质状态来调整建立相应的作息规律，才能建立有节律的条件反射，保证体内生物钟的正常运转，才能有利于机体的健康。

三、劳逸适度

劳逸适度是维护机体生理功能的重要保障。劳与逸是与起居生活具有不同性质的两个方面，劳即劳动，逸即安逸，两者都是人体的生理需要。人们在生活中必须有劳有逸，既不能过劳，也不能过逸。起居养生要求劳逸有常有节，主张中和适度，劳逸结合。经常合理地从事一些体力劳动，有利于活动筋骨，通畅气血，强健体魄，增强体质；但劳累过度，可内伤脏腑，成为致病原因。同样，适当的休息也是生命活动的需求。适度安逸，能消除疲劳，调节身心，恢复体力和精力；若过于安逸，同样可以致病。贪逸无度，气机郁滞，人体功能活动就会衰退。故起居养生要求劳逸结合。劳与逸的形式多样，而且劳与逸又具有相对性，甚至可以相互转化，如娱乐是逸，过度则转为劳，应根据个人机体的具体情况而适量进行劳动和休息，如此则对健康长寿有益。

四、居住环境自然优美

居住环境，是指人们居住地周围的自然环境。居住地的自然环境与人们的健康有着密切的关系。《黄帝内经》中的"高者其气寿，下者其气夭"，说的是高处气温低，住在那里的人寿命长；低处气温高，生活在那寿命短。《千金翼方·退居》曰："山林深远，固是佳境，独往则多阻，数人则喧杂。必在人野相近，心远地偏，背山临水，气候高爽，土地良沃，泉水清美，如此得十亩平坦处，便可构居……若得左右映带，岗阜形胜，最为上地，地势好，亦居者安。"蓝天白云之下，青山绿水之间，是人们最理想的居住环境，例如山东省平邑县的蒙山地区，山青水绿，柳暗花明，空气中含有大量的负离子，自然环境优美，有天然氧吧之称，故当地百岁老人的数量明显高于其他地区。在选择居住环境的时候，应尽量选择那些自然环境优美，高爽干燥、避风向阳、空气新鲜、水质优良、树木花草茂盛的地方，要远离有水源污染、空气污染或放射污染的地区，以保证居住环境的舒适安全。现代城市居民楼房的选址，除了交通方便，生活及社会服务设施齐全外，应以日照充足、树木较多、空气清新、湿润清爽的地区为佳。如果居住条件不太好，也可以走出家门，多到有花有草、有水有树、视野开阔、环境优美、空气新鲜的公园内活动。有便利条件的中老年人，还可以到有山有水、有森林湖泊的郊区去登山、游泳、垂钓、采摘，或到风景名胜地区去旅游，这样既能呼吸新鲜空气，还进行了有氧运动，对中老年人的养生保健十分有益。在居住地的周围环境中种些花草树木，不但对改善居住环境有益，而且还有益于心身健康。西医学研究表明，绿色有稳定情绪、调节血压、维持血压稳定的作用。

第二节　起居养生方法

在理论指导下，古人在起居方面不断尝试，探索出许多行之有效的养生方法，并用很精辟的语句总结其精要，使其流传至今，成为中华民族宝贵的养生财富和养生智慧。

一、规律作息习惯

作息应遵循天人相应规律，与自然界阴阳消长的变化规律相适应。"作息"即指劳作和休息。汉代王充在《论衡·偶会》中指出："作与日相应，息与夜相得也。"强调作息应该顺应自然节律。中医养生学认为，人体生命活动是与外界相应的，形成了一定的固有节律。规律作息习惯的建立，可使体内各种功能活动更加协调统一，更好地与外界环境相适应，使人体各组织器官的生理活动能长时间维持正常状态，有利于人体健康。因此，培养规律的作息习惯，每日应定时休息、定时工作学习、定时用餐、定时锻炼、定时洗澡、定时排便等，一切皆按规律而行，并持之以恒，才能增进健康，尽终其天年。

1. 日出而作，日落而息　《素问·生气通天论》说："阳气者，一日而在外，平旦阳气生，日中而阳气隆，日西而阳气已虚，气门乃闭。是故暮而收拒，无扰筋骨，无见雾露。反此三时，形乃困薄。"说明人体阳气一日之内，平旦之时阳气从阴始生，到日中之时，则阳气最盛，午后则阳气渐弱而阴气渐长，深夜时分则阴气最为隆盛。相应地，人们应在白昼阳气隆盛之时从事日常活动，而到夜晚阳气衰微的时候，就要安卧休息。因此，人体的作息规律应顺应一日之阴阳变化，坚守"日出而作，日落而息"作息，方可养护正气，规避邪气，有益身心。近年来，在各地的实地调查中，也证实了这点。山西阳高县995位长寿老人中，77.84%的老人有早睡早起的习惯。吉林市曾对115位90岁以上的老人进行综合调查，发现78%的老人生活有规律，有早起早睡的良好习惯。江苏省南通市对100例90岁以上老人的流行病学调查时，发现早起早睡的占67%，印证了中医"日出而作，日落而息"的养生作息规律。

2. 四季不同作息规律　一年之内，自然界有春生、夏长、秋收、冬藏，人的日常作息也应相应形成春夏晚卧早起、秋季早卧早起、冬季早卧晚起的不同规律。顺应这种变化规律安排起居就健康；若违反这种变化规律，就会疾病丛生。正如孙思邈所说："善摄生者，卧起有四时之早晚，兴居有至和之制。"即根据季节变化和个人的具体情况形成符合生理需要的作息制度，并养成按时作息的习惯，使人体的生理功能保持在稳定平衡的良好状态中。

此外，起居养生也应顺应各年五运六气之变化，以不同的饮食、药物来适应脏腑功能，采取相应的养生措施。比如，当年降水偏多之年，水湿流行，空气潮湿，人体易受湿邪侵袭，起居等各方面都必须注意防湿，甚至可用饮食（如多食辛、温之类食物）和药物（相对多用一些芳香走窜之品）来加以对抗湿邪之侵扰。

二、子时大睡，午时小憩

睡眠是人体自身休整与体能恢复的重要方法。睡眠，古人称"眠食"。古代养生家有云："养生之诀当以睡眠居先。"马王堆出土医书《十问》曰："一日不卧，百日不复。"人一生中，有 1/3 左右的时间是在睡眠中度过的。睡眠由人体昼夜节律控制，是人体的一种生理需要。在睡眠状态下人体的组织器官大多处于休整状态，从而大大降低了气血的消耗，使其得到必要的补充与修复。因此，养生需采取合理的睡眠方法和措施，保证睡眠质量，恢复体力精力，以此达到防病强身、延年益寿的目的。

（一）睡眠时间

关于睡眠时间安排，一般来说，小儿年龄越小，睡眠时间越长，睡眠次数越多。至 30 岁前，成年人实际睡眠时间减少至每日需要 8 小时，人至 50 岁以后，对睡眠时间的需求又会逐渐增加。此外，睡眠时间还应根据工作时间安排和个人年龄体质特点，作合理调整。对于成年人来说，最好在早上 6 点起床，晚上 10 点入睡，能使人精力充沛，保持清醒的头脑。特别是老年人，每日需要达到 6～7 个小时的睡眠时间，因为老年人的身体新陈代谢变得缓慢，适当地减少睡眠时间有利于老年人的身体健康，但不能低于 6 小时，因为睡眠时间过短或过长都会增加阿尔茨海默病的可能性。有资料表明，有良好午睡习惯的中老年人的免疫功能要比不睡午觉者强，并且不容易患冠心病、高血压等疾病。

子午觉是传统睡眠养生法之一，即每日于子时（夜间 23 时至 1 时）和午时（白天 11 时至 13 时）入睡。中医养生学认为，日寝夜寐，一昼夜间寐分为二，每日时至午后，阳气渐消，少息以养阳；时至子后，阳气渐长，熟睡所以养阴，阴阳并养，则最有利于神健体康。日寝夜寐以养身心的关键在于日寝。午觉不宜超过 1 小时，每日中午小睡能使大脑和身体各系统都得到放松与休息，可弥补夜晚睡眠的不足，有益缓解疲劳，减少心血管病发生，从而避免早衰。子、午两时睡眠的质量和效率都好，坚持"子时大睡，午时小憩"，老年人还可以降低心脑血管病的发病率，符合养生道理。另外，午睡时一定要保证正确的睡姿，将腿部抬高，有助于促进全身的血液循环，醒来后慢慢起身，避免造成脑部供血不足，引起头晕。

（二）睡眠姿势

睡姿虽有千姿百态，以体位来分，不外乎仰卧、侧卧、俯卧三种。研究表明，三种睡眠姿势各有利弊。仰卧是保证睡眠的最好睡姿。仰卧可以防止颈脖和后背疼痛，缓解胃酸反流，减少面部皱纹。仰卧更容易使头、颈和脊椎保持中立位置。研究人员建议颈脖疼痛的患者采取仰卧姿势，但是患有严重打鼾或睡眠呼吸暂停的人群应当避免仰卧睡姿。侧卧有益全身健康，可防止颈脖和背部疼痛，缓解胃酸反流，减少打鼾几率。侧卧是孕妇的理想卧姿。妊娠晚期时，最好采取左侧卧睡姿以增加胎儿血液供应。侧卧还有益拉伸脊椎，防止后背疼痛。然而，侧卧也有其缺陷，比如，侧卧会压迫肩膀和颈部肌肉组织。因此习惯侧卧睡姿者，最好左右经常轮换位置，或者做做肩膀拉伸动作以防止疼痛发生。侧卧的另一大缺点是加重面部皱纹或乳房下垂。俯卧是应避免的睡姿。俯卧不利于颈脖和后背健康。俯卧时很难保持脊椎的中立位置，会增加关节和肌肉压力，进而刺激神经和导致疼痛、麻木或刺痛。

古人云："立如松、坐如钟、卧如弓。"在睡眠姿势方面，要求"卧如弓"，这是一种对人体有益的卧姿。古今医家都认为，常人右侧卧是最佳卧姿。右侧卧位，即身体侧向右边，四肢略为屈曲，双上肢略为前置，下肢自然弯曲，躯体呈弓形。根据人体生理结构，右侧卧时心输出量较多，食物的消化和营养物质的代谢能得到加强，人自身感觉也比较舒适。必须指出的是，虽然右侧卧的睡姿有利于养生保健，但入睡后要保持睡姿永远不变是无法做到的，也是不现实的，故《普济方·服饵门》曰："人卧一夜，当作五度反复，常逐更转。"对于孕妇来说，宜左侧卧，因左侧卧最利于胎儿生长，并可减少妊娠并发症。对于婴幼儿来说，应该在大人的帮助下经常地变换体位，一般每隔 1 至 2 小时翻一次身。对于心衰患者及咳喘发作患者宜取半坐位或半侧位，同时将枕与后背垫高。对于胸膜积液患者，宜取患侧卧位。对于有瘀血症状的冠心病患者，如肺心病患者等应忌左侧卧或俯卧。

（三）睡眠方位

睡眠方位是指睡眠时头足的方向位置。关于睡眠方位，历代养生学家的认识不尽相同。有的主张按四时而定方位，有的主张寝卧恒东向，如《老老恒言·安寝》引《礼记·玉藻》云："寝恒东首，谓顺生气而卧也。"然而多数人认为要避免北向而卧，尽量采取东向或西向的方位，如《老老恒言》在同篇曰："首勿北卧，谓避阴气。"《备急千金要方·养性》曰："头勿北卧，及墙北亦勿安床。"中医学认为，北方属水，为阴中之阴位，主冬主寒，头乃诸阳之会，故北首而卧恐阴寒之气直伤人体元阳，损害元神之府。据现代分析，这种现象可能与地磁有关。实验证明，北向而卧的老人其脑血栓形成的发病率要高于其他睡眠方位的老人。

（四）睡眠环境

睡眠环境包括卧室环境与卫生、卧具，对睡眠质量产生重要影响。良好的卧室环境与卫生、舒适的卧具是提高睡眠质量的基本保障。

1. 卧室环境　卧室环境重在安静，是帮助入睡的基本条件之一。卧室尽量不要选择临街的房间，以免影响睡眠质量。卧室应保持空气新鲜，无论天气冷热，均应每日定时开窗通风换气，以免潮湿、秽浊之气滞留，但同时要注意忌卧处当风。卧室内色彩宜宁静，窗帘最好根据天气变化更换颜色和厚度，如夏天可用浅绿、浅米色的冷色调，使人感到凉爽；冬天可选橙红等暖色调且质地厚重些的窗帘，使人感到温暖。卧室的家具宜少，以简洁明快、朴素而不失高雅为原则；色调和风格应避免杂乱，尽量一致。卧室面积要适中，一般而言，面积在 15m² 左右为好。太大显得空旷而缺乏安全感，导致入睡困难；太小既使人郁闷又不利于空气流通，降低睡眠质量。卧室应光线幽暗，尽量杜绝光污染。《老老恒言·安寝》曰："就寝即灭灯，目不外眩，则神守其舍。"研究表明，较强的光线能通过刺激视网膜产生神经冲动导致大脑活跃，而无法进入睡眠状态。此外，保持居室干净卫生，有助于放松心情和身体，注意室内通风换气，保证氧气充足，避免呼吸道吸入过多的不新鲜空气，引起炎症，居室环境不好，生活垃圾量多，不及时清理，污染室内环境，不仅会影响心情，还会导致细菌传染，不利于身体健康。

2. 卧具选择　卧具包括床、褥、被、枕、睡衣等。

（1）床　床的种类很多，但从养生的角度看，最利于健康的当首推木制平板床，其次是棕床和藤制床。床的高度以略高于就寝者膝盖为宜，一般以 45cm 为好，不仅方便上下床，而且利于膝关节及整理床铺时躯干的活动。床垫要软硬适度，比较标准的软硬度以木板床上铺 0.1 米的棉垫为妥。有适当硬度的床垫对人体的反作用力有利于保持脊柱正常的生理曲度。床铺面积宜大，睡眠时便于自由翻身，有利于筋骨舒展。依照人体工程学的特点，床宽通常为人的肩宽的 2.5 至 3 倍为宜，床长是身高加 30cm 的枕头位置。为了舒适和有利于睡眠质量，床的摆放也有讲究。鉴于隐私，床不宜设在窗下；床头不宜在卧室的门或窗的通风处，以防外邪侵入；床面忌高低不平，避免脊柱变形弯曲；床下不宜堆放杂物，避免卫生死角；床不宜对着梳妆镜，以防夜间受惊产生幻觉等。

（2）褥子　《老老恒言·褥》曰："稳卧必得厚褥，老人骨瘦体弱，尤须褥厚，必宜多备，渐冷渐加。每年以其一另易新絮，紧着身铺之，倍觉松软，挨次递易，则每年皆新絮褥着身矣。"褥子宜厚而松软，随天气冷暖变化加减。一般以 10cm 厚为佳，以利于维持人体脊柱生理曲线。

（3）被子　《老老恒言·被》曰："被取暖气不漏，故必阔大，使两边可折。"被宜宽大，宜以有利于翻身转侧、舒适为度。被宜稍轻，以防压迫胸部四肢。被宜保温，被胎宜选棉花、丝绵、羽绒为好，腈纶棉次之，丝绵织物不宜使用超过两年。被里宜柔软，可选细棉布、棉纱、细麻布等，不宜用腈纶、尼龙、的确良等易生静电的化纤品。

（4）枕头　枕头是睡眠时直接接触颈部和头部的卧具。《老老恒言·枕》强调："太低则项垂，阳气不达，未免头目昏眩；太高则项屈，或致作酸，不能转动。酌高下尺寸，令侧卧恰与肩平，即仰卧亦觉安舒。"枕头的高度基本以不超过肩到同侧颈的距离为宜。枕头不宜过宽，以 15～20cm 为度，但稍长无妨，尤其对老年人，枕头的长度应够睡觉翻一个身位的标准，一般要长于横断位的周长。枕套可根据个人喜好来选择，淡雅与绚丽都不失为美，人的视觉可以调整人的心理，有利于养生。在注重枕套美的同时，也要注意选择枕套的质地，由于枕套与头部或颈部密切接触，最好选择透气性和吸水性都比较好的纯棉面料。

枕头要软硬适宜略有弹性。枕头过硬，会使头部局部血液循环受阻而致头项麻木，过软则难以维持枕头的高度使头部过于下陷而影响睡眠。枕芯应选用质地松软之物，最好能散发头部热量，符合"头冷脚热"的睡眠原则。荞麦皮做枕芯，是民间传统选择。经验证明，用荞麦皮装六七分满的枕头，其松软程度最利于睡眠。荞麦皮性寒凉、味酸甘、无毒。据《本草纲目》记载，荞麦功能降气宽肠，气盛有湿热者宜之。此种枕芯冬暖夏凉，具有清热泻火、舒适轻柔的特点。除此之外，枕芯还可选用小米、绿豆、干茶叶、干橘皮、蒲绒、木棉、泡沫塑料等材料。临床上，还可根据实际需要，辨证使用药枕，以达到养生防病疗疾的目的。

（五）睡眠调摄

1.睡前调摄　睡前调摄即做好睡眠前的各种准备工作，这是保证高质量睡眠的前提。

（1）宜调摄精神　《景岳全书·杂证谟·不寐》曰："心为事扰则神动，神动则不静，是以不寐也。"睡前应防止情绪的过激，保持安静平和的心态。睡前调摄的重点是调摄精神。调摄精神有操、纵二法，是从两个极端调节精神。清代曹庭栋在《老老恒言·安寝》中曰："操者，如贯想头顶，默数鼻息，反观丹田之类，使心有所着，乃不纷驰。""纵者，任其心游思于杳渺无朕之区，亦可渐入朦胧之境。""操法"即收视返听，断其杂想，驾驭思维，使心中只留一念，形成纯净的睡眠意识环境；"纵法"是自由联想，意念远驰，逐渐减弱影响睡眠的自主意识，使人体对睡眠的生理需求占主导地位而渐入睡。只有操纵结合，才能有利于陶冶心境，恬静入睡。

（2）稍动以助眠　《老老恒言》说，睡前"绕室行千步，始就枕"，即以动求静，有助于快速入眠。睡前可在家中缓缓散步，单调的散步活动能增强睡意，并消耗一些体力，使入睡更加容易。但是，睡前活动不可过量，否则阳气浮动，神不归脏，难于安卧。傍晚，特别是夜晚，忌进行剧烈运动，以锻炼为目的的运动最好在傍晚前完成。晚上只做按摩或柔软体操，用来帮助肌肉放松，而非健身。尤其在睡前 1 小时，除了诸如慢步等帮助入睡的活动外，尽量减少做影响气血平静的活动，包括聊天、看手机等。

（3）宜濯足，按摩涌泉穴 坚持每晚用热水濯足和按摩涌泉穴，对帮助入睡大有益处，而且历代养生家都把每晚临睡前用热水濯足作为养生却病、益寿延年的一项措施。濯足可疏通经脉，促进血液循环，并有利于消除疲劳。

濯足实际是用热水浸足，水温不宜过高（保持在 40 ～ 45℃为宜），以热而不烫、自觉舒适为度；水量以没踝为宜。浸泡时双脚相互摩擦或用双手按摩足背、足心，并由下至上按摩小腿；时间以 30 分钟左右为度。泡完后用毛巾擦干，继而坐在床上准备做足底按摩。

最简单有效的足底按摩是用手搓摩足底部的涌泉穴，俗称"搓脚心"。脚心的涌泉穴是足少阴肾经的要穴。西医学研究证明，经常刺激脚底，能调节自主神经和内分泌功能，促进血液循环，有助于消除疲劳、改善睡眠，防治心脑血管疾病。具体做法是，先用左手握住左脚趾，用右手拇指或中指指腹按摩左脚涌泉穴 36 次，然后再用左手手指指腹按摩右脚涌泉穴 36 次，如此反复 2 ～ 3 次。或者用左手握住左脚趾，用右手心搓左脚心，来回搓 100 次，然后再换右脚搓之，如此反复搓 2 ～ 3 次即可。按摩涌泉穴可以滋肾清热，导火下行，故可取得除烦宁神的作用。

（4）睡前不宜饮水进食 临睡前 1 小时内不宜饮水进食，以防夜尿频多而影响睡眠，或增加胃肠负担而转侧难眠，正所谓"胃不和则卧不安"。

睡前饮水过多会使膀胱充盈，排尿次数增多，特别是老年人，肾气已虚，固摄功能减弱，过多饮水势必增加夜尿而影响休息。同时，夜间起床过频，也常给老年人带来一些健康问题，如出现体位性低血压等。睡前饮茶也是影响睡眠质量的原因之一，茶叶中含有的咖啡因能兴奋中枢神经，所以饮茶后使人难以入睡。正如《景岳全书·杂证谟·不寐》云："浓茶以阴寒之性，大制元阳，阳为阴抑，则神索不安，是以不寐也。"此外，睡前禁食烟、酒、咖啡、巧克力、可可等刺激性食物以及肥甘油腻之品，以防扰神难眠。

（5）做好清洁 注重个人卫生，做好全身清洁也有助于睡眠，否则身体污垢不仅污染被褥、睡衣，更会使人周身瘙痒不适而辗转难眠。坚持早晚刷牙漱口，是睡眠卫生的重要内容之一，也是保护牙齿最主要的方法。临睡前刷牙漱口能尽去一日饮食残渣，否则，这些存留在口腔内的残渣，经过一晚上，会对牙齿和口腔造成危害，引起口臭、龋齿、牙周炎等各种疾病。早晚刷牙不仅使口腔清洁，还能起到按摩牙龈、改善牙周血液循环的作用。"夫齿乃肾之标骨之余"（《脉因证治·齿》），故坚持早晚刷牙漱口也是防止早衰的措施之一。

2. 助眠法

（1）自我调节 睡眠的关键在于自我心神的调节，心神安宁是入睡及提高睡眠质量的前提。正如清代曹庭栋《老老恒言》中提出的"操""纵"二法，其实就是冥想和自我催眠诱导入寐的方法。

（2）饮食安神 睡前可少量服食一些有益睡眠的食物，如核桃、蜂蜜、百合、龙眼肉、牛奶、酸枣仁、香蕉、莲子、大枣、小麦、木耳、苹果等，还可配合药膳保健。常见可供辨证选择的助眠膳食有：①心脾血虚证。苡仁红枣粥（薏苡仁 30g，红枣 8 枚，糙糯米 60g，红糖 60g）；小麦红枣粥（小麦 50g，粳米 50g，红枣 5 枚，龙眼肉 15g，白糖适量）；龙眼莲子羹（龙眼肉 20g，莲子 20g，百合 20g，冰糖 20g）。②心虚胆怯证。人参桂圆醴（野山参 5g，龙眼肉 200g，高粱酒 1000mL）。③阴虚火旺证。枣竹灯心粥（酸枣仁 20g，玉竹 20g，灯心草 6g，糯米 200g）。④心肾不交证。苦丁肉桂袋泡茶（苦丁茶 5g，肉桂 2g，夜交藤 3g）。⑤痰热壅遏证。竹沥贝蔻饮（新鲜苦竹三尺长者十余根，白豆蔻 3g，川贝母 20g，冰糖 20g）。⑥血虚肝郁证。阿胶佛手羹（阿胶 5g，佛手片 10g，柏子仁 15g，鸡肝 1 具，冰糖 20g）。⑦中焦不和证。山楂入寐饮（山楂 100g，白糖 50g），神曲茶（神曲 10g，红茶末 5g）。此外，经常因工作性质很晚才吃饭的人，平时应多食用蔬菜、水果、豆制品、海带及紫菜等食物。

（3）音乐安神　《临川先生文集·礼乐论》曰："礼者，天下之中经；乐者，天下之中和；礼乐者，先王所以养人之神，正人气而归正性也。"用音乐来养身修性助眠，古已有之。在睡前可选择自己喜爱的舒缓的轻音乐，以较低分贝收听，如海浪缓慢拍打沙滩声音、丛林中风鸣鸟叫声等，人随着音乐节律调整呼吸节律，逐渐减慢，可人为地降低机体代谢率，帮助入寐。

（4）香熏助眠　首先，要在专业人士的指导下，根据个人喜好，选择质量上乘的香料或精油。然后，打开香水瓶的瓶盖，放在枕边，或将小支香水插在鼻孔边，或用"香熏灯"在房中熏 1～2 滴精油，有催人入睡的功效。

（六）睡眠禁忌

注意睡眠禁忌可以提高睡眠质量，我国古人有"睡眠十忌"："一忌仰卧；二忌忧虑；三忌睡前恼怒；四忌睡前进食；五忌睡卧言语；六忌睡卧对灯光；七忌睡时张口；八忌夜卧覆首；九忌卧处当风；十忌睡卧对炉火。"借鉴古人的经验，应注意睡卧时不可思虑。古人认为"先睡心，后睡眼"（《睡诀》）是睡眠的重要秘诀。睡时一定要专心安稳思睡，不要思考日间或过去未来的杂事，甚至忧愁焦虑，这样既易致失眠又伤身体。睡卧不可言语，肺为五脏之华盖，主出声音，凡人卧下肺即收敛，睡时言语易耗伤肺气，又易使人兴奋而失眠。睡时不可张口，张口呼吸不仅不卫生，又易使肺脏受冷空气和灰尘等刺激，也易使胃受寒。古代养生家有"暮卧常习闭口"（《备急千金要方·养性》）之说。睡时不可掩面，以被覆面极不卫生，更会吸入自己呼出的二氧化碳，导致呼吸困难，对此古人有"夜卧不覆首"的经验。卧不可对火炉，卧时头对火炉，易受火气蒸犯，令人头重目赤，或患痈肿疮疖，或易感冒。卧处不可当风，风为百病之长，善行而数变，人入睡后，机体对环境的适应能力降低，最易感受风邪而发病。此外，在夏季盛暑时，不可当风露宿，或在室内空调温度极低的情况下睡眠。睡前忌热水浴和冷水浴，沐浴时避免水温过高或过低，只宜冲温水澡。若欲进行热水浴，应提前到睡前 2 至 3 小时。睡前忌食太荤和太晚，夜间人体吸收能力增强，过荤容易发胖；夜餐时间过晚，持续时间过长，则会破坏正常的生物钟，容易导致失眠。

（七）睡眠质量判定

目前，国际上对睡眠质量的测定还缺乏准确的量化标准。我国通常采用的衡量标准是：①入睡快。上床后 5 至 15 分钟即可进入睡眠状态。②少起夜。夜尿次不多于 2 次。③睡眠深。无梦呓，不易惊醒，无梦游现象；眠中呼吸均匀，无鼾声、磨牙；体位变化不大。④清醒快。起床后自觉浑身轻松、精力充沛、精神饱满、头脑清醒。

三、劳逸适度，不妄作劳

养生的"劳逸适度"，即指工作和休闲娱乐应量力而行、交替进行、相互调节，从而保证二者均不超过人体的承受能力，使健康得以长久维持。《备急千金要方·养性》曰："养性之道，常欲小劳，但莫大疲及强所不能堪耳。"即劳和逸的标准是"中和"，有常有节，不偏不过。只有劳逸适度，才能保持生命活力的旺盛。劳和逸均包括形体与精神两方面，劳和逸之间具有一种相互对立、相互协调的辩证统一关系，二者都是人体的生理需要。劳逸适度不仅能增强人的体质，使精力充沛，而且能使精神振奋，工作积极。

（一）劳逸适度的方法

《礼记·杂记》曰："一张一弛，文武之道也。"即是劳动（运动）和休息要适当地调节，要有节奏地进行，就像弓弦一样，有张有弛。要保持劳逸适度，可适度采用劳、逸穿插交替进行；或劳、逸互相包含等方法。概括而言，主要有以下几方面。

1.量力而行 体力劳动要轻重相宜，依据体力大小量力而行。

2.脑体结合 脑力劳动要与体力活动相结合。比如，体力劳动者，休息时可参与弈棋、阅读、书画之类的娱乐休闲活动，使劳累的形体得到放松的同时，过逸的心神也得以小劳；而脑力劳动者，休息时则不妨多活动形体。

3.休息多样化 不仅采用睡眠形式的休息，也可选用听音乐、下棋、聊天、观景、散步、打拳、钓鱼、赋诗作画等休息方式。根据工作特点，在工作的同时，有意识地将一些养生保健行为融汇其中。例如，整天坐在办公桌前工作的人，下肢常常一动不动，而颈部却一直处于紧张状态，长期这样，会造成下肢过逸而颈项过劳。如能意识到这一点，注意在工作时变换体位，舒缓局部过度紧张的肌肉；注意多做踮脚尖、扣五趾等下肢活动。

4.注意安全保护 从事高危险作业者应严格遵守安全作业制度，应时刻注意劳动安全保护，避免工伤事故意外发生。用眼人群，应注意穿插眼保健操、看绿色植物、极目远眺等；用嗓人群，应注意学习正确发音，工作时饮用润喉利咽药茶等。

（二）劳逸失度的危害

《三国志·魏书·华佗传》云："人体欲得劳动，但不当使极耳。"劳动强度过强，时间过长，其相对的一面即"逸"就会不及；反之，劳动强度太弱，时间太短，逸就会太过。过与不及，都是不适度的表现，称为"劳逸失度"对人体均会造成伤害。

1.过劳 过劳即劳累太过，也称劳倦所伤。包括体劳、神劳和房劳三个方面。体劳是形体的过于劳累，故又称"形劳"。如积劳成疾，或病后体虚，勉强劳作致病，都属于体劳过度。其致病特点有二：一是耗损脏气，尤其是脾、肺之气，故《素问·举痛论》曰："劳则气耗。"二是可致形体组织损伤，主要是筋骨的劳损，故《素问·宣明五气》曰："久立伤骨，久行伤筋。"神劳即劳神，也称"心劳"，主要指思虑不解，用脑过度。房劳又称"肾劳"，主要指房事太过，或手淫成习，或妇女早孕多育等。

2.过逸 过逸即过度安逸，包括体力和脑力两方面。过度安逸同样可以致病。过于安逸是古时"富贵人"得病之由，正如《吕氏春秋·孟春纪·本生》所云："出则以车，入则以辇，务以自佚，命曰招蹶之机……富贵之所以致也。"在现代，"出则以车，入则以辇"已不限于"富贵"人群，几乎成为城市常态，因此引起了社会的广泛关注。《素问·宣明五气》提出"久视伤血，久卧伤气，久坐伤肉，久立伤骨，久行伤筋"，其中之"久卧""久坐"是过逸的两种类型。"久卧伤气"，指睡卧过久可致阳气敷布失常，气滞为病；"久坐伤肉"，指蹲、坐过久，可致四肢血脉运行不畅，新血不能达于四肢，使肌肉不荣、瘀血内生而为病。《黄帝内经》的这一认识，不仅揭示了"久坐""久卧"损害健康的机理，为有针对性的养生提供了理论支持，并且由于"动摇则谷气得消，血脉流通"（陈寿《三国志·魏书·华佗传》），可从《黄帝内经》的认识中看出，运动是调摄"过逸"损伤的最佳方法。

综上所述，过劳与过逸对人体健康均有危害，所以，劳逸适度关键是要注意把握"度"，"常欲小劳"而莫"过劳"。古今中外的寿星，大多是勤于"小劳"的实践者。故《素问·上古天真论》曰"形劳而不倦"，认为人体应该进行适当的活动，但应有节度不要过于疲倦。同样，随着社会的发展，现代人的体力劳动日趋减少，劳动强度亦大大降低。由于安逸少动，缺乏劳动和体育锻炼，气机的升降出入就会呆滞不畅，使五脏六腑、表里内外、四肢九窍壅塞不通，继而产生种种病理变化，甚至危及生命。

四、起居环境的选择与维护

起居环境是指住所及其周围的自然环境，可分为居室周边环境和居室内环境。适宜的起居环境，可促进人的健康长寿。人一生大约有一半时间是在住宅环境中度过的，因此，如何选择一个科学合理、舒适清静的住宅环境，对保障身心健康、延年益寿非常重要。

古人早已意识到室内环境养生的重要性。《老老恒言·消遣》曰："院中植花木数十本，不求名种异卉，四时不绝便佳……阶前大缸贮水，养金鱼数尾。"体现了古代养生家对住宅环境的改造和构想，既蕴含了天-地-人三者合一的中医自然观的思想，又有他们对身心健康等方面的追求。《灵枢·本神》曰："故智者之养生也，必顺四时而适寒暑，和喜怒而安居处，节阴阳而调刚柔。"反映了我们的古代祖先早已意识到室内环境养生的重要性。《千金翼方·退居》曰："山林深远，固是佳境，独往则多阻，数人则喧杂。必在人野相近，心远地偏，背山临水，气候高爽，土地良沃，泉水清美，如此得十亩平坦处，便可构居……若得左右映带，岗阜形胜，最为上地，地势好，亦居者安。"说明选择良好的住宅环境，是中国传统建筑在选择基址与规划时首先考虑的问题。

研究表明，环境因素对长寿非常有益，是健康长寿的重要条件。据调查，多数长寿老人自幼均居住在树木多、环境幽雅、空气和水质无污染的地区。总体而言，我国长寿区主要分布在中南亚热带及热带边缘和新疆的暖温带地区。海拔高度适中，一般在1500米以下；气候凉爽宜人，平均气温20℃以上；植被覆盖度高，一般都在60%以上；长寿区大多远离工业生产开发区，空气清新，污染少；水量充沛，水质良好。广西巴马长寿村居民的饮用水，是含有偏硅酸和锶的低钠矿泉水，还富含碘、锌等多种有益于人体健康的微量元素；新疆和田饮水水质良好，水中多含镁、钙、硒、铬等生命元素。土壤环境与长寿水平存在相关性，即土壤中的硒、镉、钴、钒、锌和铁元素与长寿存在正相关，而钡、镍、铬、铜、锰、锂和锶元素与长寿显示负相关。研究人员发现，环境中微量元素含量失调与恶性肿瘤的发生有密切关系，如钴、硒、锌、铬等元素。硒对人体具有良好的生理保健功能，能提高红细胞的携氧能力和人体免疫功能，起到解毒，促进人体甲状腺代谢，保护视器官和心血管、心肌的健康，具有防癌抗癌作用。如摄入镉等元素过多，都会导致高血压、冠心病和脑中风等病的高发。

（一）居住室外环境选择与要求

1. 植被丰富，空气清新　人的生命需要氧气，须臾也离不开氧气，植物是氧气产生的源泉，繁茂的绿色植物和盛开的五彩鲜花，能够吸收二氧化碳，释放氧气，净化环境。氧气丰富，空气才清新。森林植被覆盖率高，森林的树木、叶枝尖端放电及绿色植物光合作用形成的光电效应，使空气电离而产生的负离子。空气中负离子含量高，能调节人体中枢神经的兴奋性，促进血液循环和新陈代谢，有利于人体健康。此外，外部通风条件好很重要，它直接影响了住宅环境的空气质量。在现实生活中，有很多住宅小区，因为楼宇之间空隙狭窄，阻挡或影响了采光与通风，小区内住房多阴而少阳，人长期居住其中，易感寒为病。故不论是在现代都市选择住宅，还是在山林野外依山筑屋，都要优先考虑房屋外部的通风条件和空气质量。

2. 地势较高，避免潮湿　《素问·太阴阳明论》曰："伤于湿者，下先受之。"中医学认为居处潮湿是湿邪伤人的主要原因和途径，这主要与居处环境中的湿气由下蒸腾而上有关。地势低洼的地方，特别是雨水、台风较多的地方，更易积水、淹水，土地相对潮湿，会影响到居住者的健康甚或改变其体质。从健康角度而言，现代高层建筑，第一和第二层不适宜首选。住宅也不是越高越好，高巅之上，风邪多至，空气往往较冷，山巅与高层建筑的顶层也不是居住的首选。所以，住宅选址，从高度而言，一般选择半山，或都市高层建筑的中 1/3 楼层。

3. 安静清幽，以利静养　居住环境的安宁是健康长寿的重要因素，正所谓："结庐在人境，而无车马喧。"人类生活在各种各样声音之中，有的声音对人体有益，如优美的音乐、悦耳的歌声等，这些声音会使人心情愉快，精神振奋；而噪声却给人带来各种损伤。因此，环境安静清幽，人们的精神会得到放松，有助于缓解紧张情绪，有利于心态平和，古人喜欢选择山林作为静养休息的场所，正缘于此。

4. 风景优美，赏心悦目　居住环境宜选背山临水、风景宜人之处。《论语·雍也》云："智者乐水，仁者乐山。"背山建房，背后有靠山，前面有河流湖泊，视野开阔，最是宜居之所。相比较而言，位于向东、向南或东南面的山坡最佳，阳光充足。在现代都市，虽然少有山水可依，但可选择相对更加自然的生态环境，比如附近有公园的居住地。

5. 美化环境，优化生活　在城市住宅环境中实现依山傍水是较为困难的，但是，我们在选择住宅环境时，依然要注意"因地制宜"，尽可能拥有山（坡度起伏）、水、风、阳光等因素，达到"虽由人作，宛自天开"（《园冶·园说》）的自然效果。或者可以对住宅环境人为加以改造，使之更有利于人的起居作息。

（1）植树、栽花、种草等绿化可美化居住环境，改善城市空气，减轻污染，给人以清洁、舒畅、富有生气的感觉，有利于人体健康。生活在绿色的世界里，对人的心理可起到调节、镇静的作用。漫步在绿林之中，可调节精神，忘掉烦恼，消除疲劳。在城市中，室外环境多属于公共环境，其绿化由土地开发单位或政府部门负责，尤其在住宅楼的开发中，国家对绿化率有强制规定。因此，现代起居养生的室外环境美化，建立在对住宅周围环境的考察、了解与选择基础上，以维护城市、小区的美丽环境为主。如果对室外环境有更好的想法，在征得物业管理、城市建设等主管部门同意后，可以做适当的改变。也可通过节日植树、认养树苗、慈善捐款等公益性活动，取得美化环境的效果，并从中获得"行善"之乐，达到养生的目的。

（2）在城市里尤其是高层居民楼应充分利用阳台和窗台。在阳台上可自制花坛养花，种上一年或多年生草本植物，如天竺葵、牡丹、月季、玫瑰、海棠、水竹、兰花、万年青等。台上可种植花类和攀缘植物（藤本植物），如海棠、茉莉、文竹、牵牛花、蔷薇等。栽种花草可根据个人的爱好加以选择，如喜欢青枝绿叶的，可栽仙人掌、紫罗兰、透叶莲等；喜欢色艳花香的，可种茶花、水仙、夜来香；希望四季花开的，应当搭配栽种兰花、牡丹花、茉莉花、月季花、菊花等。许多花草植物除了美化环境外，还有一定的药用价值。如忍冬花能清热解毒，可用开水泡或略煎煮后饮其茶，能祛暑清热，防治风热感冒；兰花祛暑化湿，洗净后煮服，可用于夏季头晕胸闷、恶心厌食；菊花可清热明目平肝，用于感冒发热、头痛目赤及高血压头晕目眩等。但要注意的是，在开放的阳台、窗台种植植物时，一定要将花盆固定稳妥，防止因大风突起而引起高空坠物事故；阳台、窗台要做好排水，花盆做好防水（如在花盆底垫一浅碟），防止浇水时，水漏出阳台、窗台，造成不必要的纠纷。

此外，建立良好的公共卫生习惯和生活秩序，搞好环境卫生，也是保护住宅环境的重要措施。

（二）室内环境选择与要求

室内环境，即居室环境，是由屋顶、地面、墙壁、门、窗等建筑维护结构从自然环境中分割而成的小环境，也就是建筑物内的环境。常人每日除了工作之外，大部分时间是在家中度过的，室内的小环境直接影响人们的生活与健康。因此，良好的室内环境就显得十分重要。

1. 居室最佳朝向　《宅经》上说，窗户朝向南、东南和西南的，室内采光好。《遵生八笺》更详细指出，舒适安暖的居处并非是华丽的厅堂与宏大的殿宇，也不是贵重的帐幔和宽大的床铺，而是要求居住的房屋要面朝南方，住宅要明暗适中，明暗各半。就我国的情况而言，居室宜选坐北朝南朝向。古时，所谓房屋的"向"，指大门的朝向；房屋的"坐"，指房屋所在位置。因此，"坐北朝南"即指位置在北，门向南丌的房屋。而在现代，"坐北朝南"指功能性房间，如客厅、主卧等，其主要采光面在南侧的房屋。坐北朝南的房屋具有"冬暖夏凉"的优点，原因有二：其一，我国地处中低纬度，位于亚洲大陆的东部，濒临太平洋，为大陆性季风气候，冬冷夏热。因此，坐北朝南，冬季可避严寒，夏天可避酷暑。其二，从地理位置上划分，我国地处北半球，太阳位置多偏南。因此，坐北朝南，夏季太阳位置偏高，太阳光与南墙夹角小，可避免房屋室温过高；冬季太阳位置偏低，可避免房屋室温过低。

2. 室内光线充足　居室采光应明暗适中，可随时调节，并选择阳光辐射和坐向好的房间作为寝室用。室内采光包括自然采光与人工采光两种。自然采光优于人工采光，对室内可起到杀菌消毒的作用，并能提高人体免疫力。《天隐子・安处》曰："太明即下帘以和其内映，太暗即卷帘以通其外耀。内以安心，外以安目。心目皆安，则身安矣。"指出了调节室内采光的重要养生作用。一般认为，北方较冷的地区，冬季南向居室每日至少应有3小时日照，其他房间日照时间不能低于1小时；夏季则应尽量减少阳光直接照射，防止室温过高，或只接受清晨和傍晚较温和的日光。当自然光线不足时，要利用人工光线照明。居室光线阴暗，视力调节紧张，易患近视；居室长期紫外线照射不足，儿童发育迟缓，易患佝偻病。

阳光是人类生存离不开的。万物生长靠太阳，因此，若天气适宜，应多晒太阳，适当做"日光浴"。常晒太阳有助于人体钙、磷的吸收，能增强骨骼功能，预防骨质疏松等，晒太阳应选择阳光不强烈的时段，以防晒伤。

3. 调节温度湿度　住宅温度不宜过冷过热，特别是冬春两季，室温变化较大，应注意调节。夏天要保持良好通风，冬季要有取暖设备，并避免穿堂风。根据国标GB/T 5701-1985显示：室内家居最适温度为夏季24～28℃，冬季19～22℃。最宜人的室内温湿度是：冬天温度为18～25℃，湿度为30%～80%；夏天温度为23～28℃，湿度为30%～60%。空气湿度低于30%时，上呼吸道黏膜水分散失，会感到咽喉干燥，从而降低上呼吸道防御疾病的发病率；空气湿度高于80%以上时，人会感到沉闷，如加上高温，人就易中暑。长期居住寒冷潮湿房间里，易患感冒、冻疮、风湿病和心血管系统疾病；反之，居室环境高温多湿，易感到闷热难耐，疲倦无力，工作效率低下，中暑甚至死亡。

4. 居室卫生　保持居室干净卫生，有助于放松心情和身体，注意室内通风换气，保证氧气充足，避免呼吸道吸入过多的不新鲜空气，引起炎症，居室环境不好，生活垃圾量多，不及时清理，污染室内环境，不仅会影响心情还会导致细菌传染，不利于身体健康。如室内发现有苍蝇、蚊子、老鼠、蟑螂，应立即把它消灭掉，以免危害人体健康。

5. 优化室内环境　人类不仅应顺应自然，更应适应自然、改造自然。所以，历代养生学家都十分重视住宅环境的美化绿化。在《老老恒言》一书中指出："院中植花木数十种，不求名种异卉，四时不绝便佳。"研究与实践表明，多植树、栽花、种草美化居住环境，对改善气候、净化空气、减轻污染、防疫灭菌、消除噪音、调节机体生理功能都有十分重要的意义。总之，理想的住宅应该是交通方便、阳光充足、空气流通清新、避免潮湿、避开污染、四周洁静安宁、环境绿化优美最为理想。

（1）通风换气 室内空气污染往往比室外空气污染严重。就一天之内而言，早晚更甚，尤其冬天，因紧闭门窗，室内空气污染非常严重；就超标幅度而言，平房室内空气污染往往最严重，其次楼房，办公室较轻。室内空气污染易导致呼吸道疾病，严重时可致肺癌。通风换气是很好的应对措施。通风换气除了改善房间空气质量，增加空气负离子外，还可使房间直接接受阳光照射，杀灭各种细菌。因此，通风换气对保证家居健康有重要意义。自然通风比空调、电风扇效果好，风速柔和，人体易适应，因此，每日要保证定时开窗通风，夏季宜在清晨及傍晚时，冬季宜在中午左右。不论任何季节，睡前应至少通风半小时，以保证睡眠时的空气质量。

（2）种植抗污染植物 我国家庭室内所含的有害化学物质比 WHO 规定标准超过 2～3 倍，多的可达20～30倍。针对这种情况，在新装修的房间内如果发现异味较重，除了保持通风以外，可养殖一些绿色植物来吸收有害气体，或者散放一些活性炭颗粒，吸附有害气体。仙人掌、吊兰、芦荟、常春藤、菊花、八角金盘、花叶芋、冷水花等绿色植物除了美化功能外，可有效降低空气中有害物质的浓度，并将其转化为自己的养料，通过光合作用释放出氧气。特别是在室内放置龟背竹、吊兰这样的植物盆景，在夜间可吸收二氧化碳、释放氧气，消除甲醛，同时还可调节室内的湿度，防止干燥。绿色植物的净化功能除了通过光合作用进行外，其盆栽土壤中的微生物也具有吸收有害化学物质的功能。因此，在 10m² 的居室中放一盆抗污染的绿色植物，足以保证空气净化，并带来雅洁的环境。

（3）消除装修污染 随着国民生活水平的提高，居室装修较为普及，但随之而带来的室内污染非常严重。室内装修污染最常见、危害最大的是甲醛、苯、挥发性有机物等。各种刨花板、高密度板、胶合板中均含有甲醛。长期居住在甲醛超标的房间，对神经系统、免疫系统、肝脏等都有毒害作用。如果在新装修的家中居住时，无明显诱因出现疲劳、恶心、咽干、皮肤干燥、瘙痒等不适症状，多考虑甲醛超标所致。因此，居室装修不能只图表面豪华，富丽堂皇，而使用对人体有害的装饰材料。为了减少室内装修污染，应建立环保装修概念，提倡科学适度的装修，在建材选购、装饰设计和施工工艺等多个环节把好关。室内装修要选择少污染甚至无污染的装饰材料，如木、竹、瓷等天然和绿色材料。装潢好后的新房不要急于入住，最好空置半年以上，在此期间经常打开门窗通风换气，让室内污染空气挥发排出，浓度逐渐降低，必要时可以请环境监测部门进行检测，在确认合格后再入住。

第八章
房事养生

扫一扫，查阅本章数字资源，含PPT、音视频、图片等

房事即性生活，古人称行周公之礼、床笫之乐、交媾、房中。房事养生，亦称之为性保健，是根据人体生命活动的生理规律及心理特点，采取健康适度的性行为，或通过必要的保健方法，调节男女房事活动，和谐性生活，以强身健体、却病延寿的养生方法。

房事养生在我国历史悠久，源远流长，内容广博，学术精湛，是我国文化园圃中的瑰宝。房事养生和中国传统文化有着密切联系，是随着传统文化的产生、衍变而发生、发展的。在中国传统的养生术中，房事养生往往又被称为"房中术"。中医学形成后，为房事养生提供了医学理论依据，房事养生才逐渐走上了医学的轨道。《黄帝内经》堪称中国古代房事养生的奠基著作，不仅阐述了男女性器官的解剖、性生理、性功能、性保健等方面的理论，而且总结了男女性疾病的病因、病机和治疗原则，提出了房事养生的方法。此外，《汉书·艺文志·方技类》所载的医家类36家中，房中就占有8家，共著述168卷。20世纪70年代，我国长沙马王堆出土的一批竹简医书中，也有大量的内容涉及房事养生。古代所盛行的房中术中，虽然有一些糟粕的内容，但总体而言，都是强调房事生活本乎自然之道，是养生延寿的重要内容之一，是健康长寿的基础。在现代生活中，性生活是夫妻生活的重要方面，和谐的性生活，不但可使双方的性欲得到满足，而且还可使彼此身心健康，延年益寿。

第一节　房事养生作用

男女之间的房事活动，不仅具有原始的生殖繁衍功能，也是人们生活娱乐、健康保养的重要内容。尤其是在现代，以生殖为目的的性生活在人们的生活中所占比重越来越小，而以生活娱乐、健康保养为目的的性行为则成为人类生活的重要内容。人类性行为既合乎天地自然之道，也合乎社会伦理，因此，在中医养生指导下进行和谐适度的房事，能够加深爱意，提高幸福指数和生活质量，有益于身心健康。

一、舒缓情志，调畅气机

男女双方以性生活为纽带，通过身体的接触，可以使双方获得满足，使夫妻感情获得升华。男女双方在房事之后，往往都会有一种和谐怡悦、幸福愉快、充实满足的感受，有助于爱情的巩固和升华，使美满的婚姻历久弥新，富有魅力。《素问·举痛论》认为"百病生于气也"，说明人体许多疾病的发生都是由于脏腑气机失调所致。因此，如果人的正常性欲受抑，房事不和，则七情内伤，气血失调，脏腑功能失常，发为疾病。若房事养生得法，可使人们心情欢乐愉悦，情志舒缓，气血调和，脏腑自安，则疾病自去。

二、强体益智，延年益寿

性欲旺盛，是肾中精气充盈的表现。肾中精气可生髓、化血、滋养全身脏腑组织官窍，具有维持人体各种生理功能稳定及延年益寿等功能。生殖之精适量而有节制的外泄，能使肾中精气保持更新和充盈的状态，对人的体力、智力、抗病力的提高及衰老的延缓都十分有利。《备急千金要方·养性·房中补益》曰："男不可无女，女不可无男，无女则意动，意动则神劳，神劳则损寿……强抑郁闭之，难持易失，使人漏精尿浊，以致鬼交之病，损一而百当也。"说明不正常的性生活往往会导致意动神摇，精失闭藏，精亏寿损。而正常的性生活能使肾中精气藏泻有度，精气充盈，从而达到强体益智、延年益寿的目的。

三、疏通脉络，调气活血

性生活可以使骨盆、四肢、关节、肌肉、脊柱更多地参与活动，健康和谐的房事，男女双方配合默契，可激发和调动两者在性活动中的主观能动性和协调统一性，增加性爱情趣，不仅可延长性生活时间，加大运动量，形成良性循环，而且能促进血液循环。正如《合阴阳》所云："吾精以养女精，前脉皆动，皮肤气血皆作，故能发闭通塞，中府受输而盈。"因此，正常性生活能通畅脉络，调气行血，安和五脏六腑。

第二节　房事养生措施

通过房事养生以延年益寿是古往今来人们所追求的目标，其关键在于掌握性生活的要领，合理安排性生活。房事养生的措施，历代养生家和医家多有论述，内容丰富多彩，虽难免存在一些糟粕，但也包含了许多科学实用、易于施行的有效方法。

一、顺从生理，房事有度

性生活是人的本能，人至成年，随着男女性器官发育成熟，自然会产生对性生活的要求，不可遏抑，亦不可放纵。性生活适度有益健康，抑制或太过则招灾致病。古代房事，十分重视节欲保精，认为"欲不可纵"，纵欲过度，损伤肾精，耗散元气。因此，中医把性生活纵欲不节，作为劳倦内伤的重要原因。同时，古代养生家也认为"欲不可绝"，性生活是成年健康人正常的生理、生活需要。健康的成年男女如果禁绝性生活，非但于身体无益，反而会导致各种疾病，甚至会影响寿命。禁欲，阴阳不相交合，就会造成精神情绪的抑郁不畅、精道闭塞不通、气郁血瘀、脏腑功能失调而生病变。因此，性行为作为人的一种本能，既不能禁，也不可纵，而应适欲，即顺从自然的生理欲望，适当安排性生活次数。

房事的合理频度，应该因人而异。性欲的强弱各人不同，即使同一个人，也受年龄、体质、性格、职业、气候、环境、情绪等多种因素的影响，而应当适当调整房事次数。因此，房事频度不能机械地规定，而要根据双方年龄及体质情况进行合理安排。一般而言，一周房事 2～3 次是大多数人可接受的频度，随着年龄的增长，尤其进入中年之后，当根据双方的身心状况，适当降低频度。体质弱的人，房事次数应少一些。夫妻久别重逢，往往房事较频，这是人之常情，但也要适当节制。另外，唐代孙思邈在《备急千金要方·养性·房中补益》中提出："人年二十者四日一泄；三十者八日一泄；四十者十六日一泄；五十者二十日一泄；六十者闭精勿泄，若体力犹壮者，一月一泄。"该频度较为符合我国民众的身心特点，可以参考。

衡量是否适欲，可遵循以下准则：第一，性欲是自然而然激起的，而且强烈到愿意性交的程度。任何勉强或应付式的性交都不是适欲。第二，性生活的全过程是自然而然地进行和完成的，没有出现身体上和心理上的不舒适感觉。第三，性生活后，不影响睡眠及次日的精神状态。如果双方在房事次日不觉疲劳，而感到精神饱满，工作有劲，这就表明性生活适度；倘若出现精神不振、头重脚轻、食欲下降、头昏心慌等现象，则说明房事过度，应加以节制。有少数性欲旺盛的夫妇，可能向来房事频繁，但如果双方仍能保持心神爽悦、精力充沛，也应该认为是适当的。因此，性生活的频率应当根据不同的年龄、体质和其健康状况来定。《玉房秘诀》认为"人有强弱，年有老壮"，房事的安排只能"各随其气力"，因人而异，不能也不应当强求一致。

　　至于老年人的性生活，应根据个人的具体条件来安排。前述孙思邈的观点可参，即60岁以上的中国老年人，尤其是患病体弱者，一般可以考虑断欲；如果身体条件尚可，自身也有性要求的话，也可适当安排房事，以1月1次为好，这种情况在目前的生活水平下，其实并不鲜见。但总体而言，老年人毕竟身体状况难与年轻时相比，必须节制房事。

二、房中有术，享受性爱

　　性生活是心身和谐统一的生命活动，既要有一定的度，也要掌握一定方法和技巧。古人对此十分重视，有许多精辟的论述。

（一）房事前怡畅情志

　　性生活是一种心身高度协调的生理心理活动过程，既有肉体的密切接触，又有精神情感的相互交融。因此男女双方只有在彼此感情高度和谐统一的情况下交合，才能享受到性生活所带来的快乐，如此时受孕，胎儿的质量才会高。

　　古代养生家强调，男女在交合之前，先应互相嬉戏娱乐，以增进彼此感情，要等到双方都产生了强烈的性欲时再行交合。如果一方不同意或性欲未强烈到希望交合的程度，另一方不能强行交合。强行交合，古人称之为"绝"，即使人陷入绝境，这样做非常有害。值得注意的是，男女双方在性心理、性生理方面存在着较大的差异，女方的性冲动产生和积蓄较慢，必须采用激发、引导等方式取得相对的同步，以期达到两情相悦的境界。性交前的准备活动，古人称之为"戏道"，《马王堆汉墓竹简医书》详尽介绍了性交前男方如何激发女方性欲之方法，所谓"五欲之征"：一是"气上面热，徐响"；二是"乳坚鼻汗，徐抱"；三是"舌薄而滑，徐屯"；四是"下汐股湿，徐操"；五是"嗌干咽唾，徐撼"。女方有了以上的"五欲之征"，男方阴茎表现为"怒、大、坚、热"的"四至"之候，即说明性兴奋已激发，性欲望已高涨，遂可进行交合。此时交合方能气血舒畅，情绪和谐，性欲满足。因此，只有重视并做好性生活前的准备，才有可能使双方都达到健康、和谐、愉悦、舒畅的欢乐境界，享受性生活给男女双方带来的快感。对于患有性冷淡、性感缺乏的男女而言，采用性交前的怡畅情志方法可能使他们获得正常的性快感和性高潮，从而达到性生活的养生保健作用。

（二）房事中把握技巧

　　首先，选择合适的体位。适当的性交体位不仅可以获得满意的性快感，保证性生活的质量，而且可以纠治一些性功能障碍的疾患。

　　其次，男女协调，相互配合。性生活是全身整体生命活动高度协调统一的过程。男女双方需专心体察，心身融合。若心神外驰，配合不当，不仅影响性生活的质量，而且对身体会产生损害。古代养生家对此特别指出在性生活中要注重把握性交过程中男女双方的心身变化反应，以相互配合、渐次深入、和谐统一。

此外，要把握好交合的深浅和泻精的时机。古代养生家认为交合当以浅入为主，深入不宜过多，提倡"九浅一深"之法。

（三）房事后平息静养

和谐高质量的性生活，是在人体五脏六腑和筋、骨、肉，及气、血、精、神等共同参与下完成的。房事激情刚过，则气血未平，五脏未定，此时可采用吸气提肛、收腹缩阴、手护丹田、安神定志等方法以静养神气，安和五脏气血。切忌房事一结束就起床活动。另外，由于房事过程体力消耗较大，房事之后，身体短时间内处于精亏气耗的状态，男女双方均会有疲乏感，这是正常的，此时需要休息以恢复之。因此要使房事发挥其养生作用，应当重视房事后的适时静养。性事时间的安排应以临睡前为最妥，这样能保证在性生活结束后有充足的时间护养、恢复体力。

三、房事法则，七损八益

"七损八益"是古人在房事养生过程中总结出来的性保健措施和性生活经验。古代养生家认为，在房事生活中，有八种做法能补益人的精气，有七种做法能损伤人的精气，如果不能运用八种补益精气的方法，避免七种损伤精气的方法，那么就会影响人的健康，加速衰老。"七损八益"是在综合性心理保健、性生理保健、性行为规范、气功导引等多方面知识的基础上总结出来的房事养生方法。最早提及"七损八益"的著作是《黄帝内经》，但书中并没有说明七损八益的具体内容。直到长沙马王堆古墓出土的帛书竹简《马王堆医书·天下至道谈》中才有了"七损""八益"房中养生术的具体内容。虽然"七损八益"是古人房事遵循的法则，但在现代的性生活过程中，我们也可以合理运用"七损八益"的方法来调摄性生活，以达到养生益寿的目的。

（一）七损

"七损"，是指在性生活中有损人体健康长寿的七种做法，是男女在房事中应注意避免的不利于保精、惜精、护精、固精养生的做法。《马王堆医书·天下至道谈》中说道："七损，一曰闭，二曰泄，三曰竭，四曰弗（勿），五曰烦，六曰绝，七曰费。"所谓"闭"，是指行房时动作粗暴、鲁莽而产生阴部疼痛或性器官疼痛，精道闭塞，乃至无精施泄；"泄"，指房事中汗出淋漓不止，精气走泄；"竭"，指房事不节，恣情纵欲，行房无度，耗绝精气；"弗"，指虽然有强烈的性欲冲动，行房时却因阳痿不举，或举而不坚，不能交合或勉强交合；"烦"，指行房时神烦意乱，心中不安，呼吸喘促；"绝"，指女方没有性欲的时候，男方强行交合，汗泄气少，这对男女双方特别是对女方的身心健康非常不利，犹如陷入绝境；"费"，指行房过于急速，既不愉悦情志，对身体又无益，徒然浪费精力。

古人用非常形象的语言指出在房事养生中于身心有害的七种做法，若犯有上述七种情况，则往往事与愿违，适得其反，且招致疾病，这在今天仍有重要的科学意义和参考价值。

（二）八益

所谓"八益"，是指八种有益于身心健康的男女和合之道，这八种性生活方法有益于保精、惜精、护精、固精。"八益"："一曰治气，二曰致沫，三曰知时，四曰畜气，五曰和沫，六曰积气，七曰待盈，八曰定倾。"具体就是：一是在交合之前，双方可先练习房中气功导引术，使其周身气血流畅，达到精气充沛，为"治气"。二是吞咽口中津液，垂直臀部端坐如骑马势，伸直脊骨，提肛导气，使气通至前阴，使阴液不断产生，为"致沫"。三是男女双方在交合前应相互嬉戏，相互爱抚，以激发性兴奋，到彼此情深意浓，双方性欲亢奋时，开始性交，为"知时"。四是在行房过程中，放松背部肌肉，提肛敛气，导气下行，使阴部充满精气，为"畜（蓄）气"。五是在交合时不要急躁粗暴，不要图快，不要频繁过快地抽动阴茎，阴茎抽送出入时宜轻柔、舒缓、和顺，以激发女方的性兴奋，使阴部分泌物增多而滑润，为"和沫"。六是行房过程中可在适当时候中断片刻，静卧或起坐，平息一下精神，以积蓄精气，为"积气"。七是行房即将结束时，不要再抽动阴茎，可放松脊背，深呼吸，吸入清气，用意念引内气下行，静待不动，并配合吐纳运气，使其精气持盈而不泄，安静休息，以待精力的恢复，为"待盈"。八是性高潮出现时射出精液，在阴茎还没有完全萎软时就从阴道中抽出阴茎，"为定倾"。即要调治精气、致其津液、掌握适宜的交接时机、蓄养精气、调和阴液、聚积精气、保持盈满、防止阳痿。

四、讲究卫生，注意保洁

性生活必须注意保洁，讲究卫生，这对男女双方的健康至关重要。不论男女，平时都要保持外阴和生殖器清洁。因为女子外生殖器的阴蒂和大小阴唇之间，以及男子外生殖器的龟头和包皮下面，都会堆积分泌物，容易藏污纳垢。男女性生活不注意卫生和不注意保洁，会引起许多疾病，如女性疾病有月经不调、慢性阴道炎、宫颈炎、子宫内膜炎、阴道黏膜溃疡等；男性疾病有前列腺炎、泌尿系感染等。因此，在性生活前和性生活后，男女双方都要做清洁，尤其是注意清洗外阴及肛门部，日常生活中也要经常保持外阴部清洁卫生。注重性生活的卫生和保洁可以有效预防妇科及男科疾病，提高性生活的质量，有利于防病保健。

五、适度房事，独宿颐养

适当节欲有利于优生优育，《广嗣纪要·寡欲》说："须当修省积精，以养天真，寡欲情而益眉寿。如此则惜精爱身，有子有寿。"独宿又称独卧，是古人提倡节制房事、蓄养精气的重要措施之一。如孙思邈在《千金翼方·养性》中引用古代寿星彭祖的话说："上士别床，中士异被，服药百裹，不如独卧。"独卧的意义在于能使神清气定，耳目不染，易于控制情欲，不仅可提高性生活质量、增加性愉悦和快感，而且能有效地保持性功能，使人精力旺盛，避免因纵欲而精神不振，意志衰退，影响工作和学习，有利于养生。特别是对于情欲旺盛的青壮年、正值经期孕期的女子、高年肾虚的老年人，以及患有慢性疾病或病后康复期间的患者，适当改变既往夫妻同床的生活常规，分室颐养，以清心寡欲，养精固正，具有一定的养生意义。

六、适时婚育，守法合规

人类的性行为虽然是一种本能的生理心理活动，但必须受到社会道德观念和法律规范的制约，也就是说，只有夫妻之间的性行为才合乎法律及伦理道德规范。恋爱中的青年男女应善于理性地把握感情的闸门，避免婚前性行为的发生。否则不仅会给十分纯洁健康的爱情蒙上阴影，而且容易给双方带来沉重的心理压力。尤其会给女方的生理和心理造成伤害或困惑，对青年的身心健康不利。此外，古代养生家主张推迟初次性生活年龄，主张男女婚育不宜过早。《论语·季氏》就提出："少之时，血气未定，戒之在色。"认为青少年正处在身心发育的重要阶段，不可近欲。而《寿世保元·老人》引褚澄语："男子破阳太早，则伤其精气；女子破阴太早，则伤其血脉。"可见，适时的婚育，对健康有益。我国当前法律规定，结婚年龄，男不得早于22周岁，女不得早于 20 周岁；晚婚年龄为男子 25 岁，女子 23 岁。在这个年龄阶段，人的身体盛壮，心理已较为成熟，身心两方面都足以承担婚育给个人生活带来的改变，所以是最佳婚育年龄段。

第三节　房事禁忌

陶弘景《养性延命录·御女损益》中云："房中之事，能生人，能煞人，譬如水火，知用之者，可以养生，不能用之者，立可死矣。"性生活是心身高度合一的体验，十分强调男女双方房事时的身心状态及房事环境，在良好的状态下，双方才能享受到性生活带来的乐趣，起到养生保健作用。因此，在某些特定的情况下，不宜进行性生活，以免造成不良后果，即"房事禁忌"。

一、环境不宜，当禁房事

中医学认为，人体与周围环境是一整体。人体与自然界是相通相应的，自然界有什么变化，人体也就有相应的变化。正如《灵枢·岁露论》所说："人与天地相参也，与日月相应也。"天地相交而生万物，男女相交而生子女。如果气候变化急剧，超过了人体的调节能力，就会打破人体阴阳平衡，使气血运行失常，此时行房事对身体不利，若此时受孕则不利于男女双方及婴儿。反之，气候平和，温度适宜，环境舒适，身心舒畅，则有利于房事养生。因此古代养生家强调，当自然环境发生急剧变化，如狂风暴雨、雷电霹雳、奇寒异热、日食月食、山崩地裂之时，应当禁绝性生活；在不良的环境中，如山峦瘴气之处、井灶圊厕之侧、冢墓尸柩之旁、脏乱秽浊之屋等，应禁止进行性生活。此外，在一些庄严的场所，如神庙佛寺之中，礼堂展厅之处，都不宜进行性生活。

二、七情太过，应禁房事

性生活本是男女双方精神情志的相互交融，必须在双方精神愉悦、情投意合的状态下才能和谐完美，有益于健康。如果在男女双方心情不佳，或气愤恼怒，或惊吓恐惧，或忧愁悲伤，或抑郁思虑等情况下，勉强进行性交，不但起不到愉悦性情、养护健康的作用，反而会招致损伤。若仅是男女某一方情志不遂，而另一方强意为之，则非但自身得不到满意的快感，而且会造成对方的强烈反感，其结果将会导致男女双方在生理和心理上的伤害，造成性欲下降、性冷淡、性交疼痛等性功能障碍。中医学认为，情志过激可导致气机失常，脏腑功能紊乱，精气闭塞。此时性交则气血更加逆乱壅滞，而导致内伤病变的产生，如果受孕则会影响到胎儿的生长发育。因此古代养生家强调，只有在双方精神愉快、情绪和畅的情况下，性生活才能完美和谐，才有益于身心健康。

三、醉酒入房，房事大忌

醉酒入房，是指大量饮酒之后过性生活。醉酒同房是古今养生家谆谆告诫的"养生大忌"。《素问·上古天真论》指出："醉以入房，以欲竭其精，以耗散其真……故半百而衰也。"古人认为酒性大热，既能灼耗津液，又能煽动性欲之火。由于醉酒者处于高度兴奋和情绪失控的状态，往往任意放纵情欲，施泄无度，不但损伤身体，而且会造成其他种种危害。

其一，醉酒入房极易造成房劳损伤，招致种种疾病，甚至使人早衰短命。《史记·扁鹊仓公列传》记载了西汉医家淳于意的二十五个"诊籍"，有八例是性功能疾病患者，其中两例"病得之饮酒且内"，也就是由于经常醉酒入房而致病。唐代名医孙思邈在《备急千金要方》中谈到，经常醉酒入房，长期伤阴损精，易患"消渴病"。

其二，醉酒同房必然降低性生活的质量。性生活是男女双方身心的交融。性生活过程中男女双方感情和谐是享受性生活快乐的必要条件。然而在醉酒状态下进行性生活，头脑昏昏沉沉，很难进行充分的精神情感交流。况且醉酒行房者情绪过于亢奋，行为不能自控，动作粗暴，易造成房劳损伤，女方所受伤害尤重。因此，为了提高性生活的质量，应戒除醉酒纵欲的恶习。

其三，醉酒入房有害于胎孕，对优生优育不利。这一点亦是历代诸家反对醉酒入房的重要原因之一。《玉房秘诀》："大醉之子必痴狂，劳倦之子必夭伤。"认为在醉酒或疲倦的情况下交合成孕，其所生子女必然不佳。由于醉酒行房者的精子已被酒精损伤，故易使胎儿智力低下，甚至会产生痴呆或肢体残障的畸形儿。

另外，经常醉酒入房最易损伤男子的性功能，可造成阳痿、早泄或精子稀少，导致不育症。醉酒入房者往往纵欲无度，使性器官受累或造成损伤，容易出现阳痿不举，即使能勉强进行性交，时间亦很短暂，出现早泄。

四、劳倦病中，慎行房事

劳倦过度，体力精力下降，人体正气虚弱，抵抗力低下，此时应及时休息调养，不宜急于进行性生活。若犯此忌，势必耗伤精血，导致脏腑虚损，而灾害丛生。

患病期间，正邪交争，若病中行房，必然损伤正气，加重病情。病中交合而受孕，不仅对母体健康不利，甚者对胎儿的发育可能产生较大的危害。母体患病，再同房受孕，可能母病及子，对母体及胎儿的发育均有危害。病后康复阶段，精气尚弱，正气尚未完全恢复，此时需要静心调养。若不顾元气未复，强行性生活，则精气更耗，正气难以复元，恐致旧病复发，甚或危及生命。对于一些慢性疾病，虽不完全禁欲，但应注意把握适度，切不可施泄太过。

总之，性生活当视个体体质强弱、疾病之进退而慎重把握，病情较重，体质又弱者，应严格禁止性生活。

五、经产孕期，房事不宜

女性有经、孕、产等特殊生理时期，女性的房事养生，尤当注意这些特殊的生理时期。

月经期要绝对禁止房事。《备急千金要方·养性·服食法》指出："妇人月事未绝而与交合，令人成病。"《诸病源候论·妇人杂病诸候》引《养生方》云："月水未绝，以合阴阳，精气入内，令月水不节，内生积聚，令绝子，不复产乳。"根据临床实际，妇女经期房事，易引起痛经、月经不调、带下异常、不孕症、癥瘕等多种妇科疾病。

妇女在怀孕期，必须谨慎对待房事。妊娠期妇女需集全身精血养育胎儿，此时如不善养，不适宜的性生活，会引起母体生病，损及胎儿。尤其是在妊娠的早晚阶段，即妊娠期前三个月和后三个月内要避免性生活。妊娠早期不节制性生活，则相火内动，阴气外泄，易引起胎毒、胎漏流产；妊娠晚期不节制性生活，则易导致胎动早产、难产和感染，影响母子健康。

产后百日禁房事。妇女产后，百脉空虚，体质虚弱，急需补益调理，恢复健康。若不加摄养，恣意交合，则动耗精血，不仅元气得不到恢复，邪气亦乘虚而入，衍生多种疾病，诸如月经不调、崩漏、少腹拘急胀满、胸胁肩背引痛、腹中积聚，甚至由于邪入导致神志昏迷恍惚，寒热时作。因此，古代养生家再三告诫，妇女产后百日内当禁绝房事。

扫一扫，查阅本章数字资源，含PPT、音视频、图片等

雅，是高尚的、美好的、合乎规范的，不庸俗、不粗鄙之意；趣，即兴趣。雅趣养生，就是通过培养和发挥自身高雅的情趣及爱好来怡养身心的养生方法。各种富有情趣的娱乐形式，如琴棋书画、花鸟虫鱼、旅游观光、艺术欣赏等，通过轻松愉快、情趣雅致的活动，在美好的生活气氛和高雅的情趣之中，使人们舒畅情志、怡养心神、增加智慧、增强体质，寓养生于娱乐之中，能达到养神健形、益寿延年的目的。

娱乐的形式多样，但并非任何娱乐皆具有养生的作用，如通宵达旦地上网、废寝忘食地玩牌、乐而忘返的夜生活，这些虽然也是娱乐，但如果没有节度，则不利于健康。雅趣养生，强调娱乐活动不仅要有"趣"的环节，还必须要有"雅"的取向。仅沉溺于"乐"，一旦过度，不仅不是"养"生，还可能是"害"生。所以，从事各种娱乐活动，必须掌握"养"和"害"之间的度，"雅"就是强调以一种高雅的情趣来规范日常的娱乐活动，有节制、不低俗，且有益于健康。

高雅的情趣活动，主要有音乐、弈棋、书画、品读、垂钓、花鸟、旅游、品茗、集藏、香熏、色彩等，皆可作为养生方法而使用。

第一节　音乐养生

音乐养生是指人们通过聆听音乐，在相应的音乐环境中，使自己的精神状态、脏腑功能、阴阳气血等内环境得到改善，从而调养身心、保持健康的养生方法。

音乐是生命的火花，能够美化生活、净化心灵、激发才智、休闲身心、蓄积活力。在音乐的多种功用中，养生保健其实是音乐的本来作用与功能，我国古人对此早有认识与总结。琴棋书画在古代被称为"四雅趣"，琴居四雅之首，是各种美妙乐声奔流飘逸而出的工具。在修身养性方面，音乐最有力量。《史记·乐书》曰："音乐者，所以动荡血脉，通流精神而和正心也。"《群经音辨》曰："乐，治也。"说明音乐能够调理精神血脉，调治身体。后来，随着音乐的高度专业化发展，人们对音乐的理解和追求却与养生保健逐渐脱离，音乐的实用价值日渐被人们所忽视。今天，随着人们健康意识的普遍增强和科学技术的快速发展，音乐对人类生存本身的意义又逐渐被人们重新认识和重视，音乐的养生保健作用日益突显。

一、养生机理

《黄帝内经》探讨了音乐与人体生理、病理、养生益寿及防病治病的关系。认为角为木音通于肝，徵为火音通于心，宫为土音通于脾，商为金音通于肺，羽为水音通于肾，阐明了五音、五行和五脏的内在联系。《晋书·乐上》曰："闻其宫声，使人温良而宽大；闻其商声，使人方廉而

好义；闻其角声，使人恻隐而仁爱；闻其徵声，使人乐养而好施；闻其羽声，使人恭俭而好礼。"说明音乐能影响感情变化。

现代研究也表明，音乐对于促进心血管系统和消化系统功能，缓解肌肉紧张和神经紧张都有良好的功效。如果能够根据自己的爱好选择性欣赏美妙的音乐，对于调整情绪、缓解压力、消除抑郁确有好处。

一曲活泼欢快的乐曲可使人精神振奋，情趣盎然；一首优美雅静的乐曲能让人畅志舒怀，情绪安定；而一曲悲哀低沉的音乐，却能催人泪下。说明音乐可用来调节心理上的不平衡状态，对于人的心理具有重要的养生意义。

人体功能有许多规律的振动，人的脑电波运动、声带振动、心脏搏动、肺的收缩、肠胃的蠕动、肌肉的收缩舒张等都有一定的节奏。当人患病时，体内节奏往往处于异常状态，选择适当的乐曲，借音乐产生的优美和谐音频，可使人体各种振频活动趋于协调，从而有益于患者恢复健康。声波具有的特殊能量传入人体后，使细胞发生和谐的同步共振，可直接对细胞产生一种微妙的按摩作用，能够消除疲劳，增进细胞新陈代谢，促进内分泌系统的分泌与调节功能，从而可达到增强机体免疫力的目的。

二、养生要领

（一）五音调脏

1. 养心宜徵调式乐曲　心为五脏六腑之大主，精神之所舍。如果生活和工作压力大，睡眠减少，以及运动过少等不良因素长期作用，就会伤害心气，引起心慌、胸闷、胸痛、烦躁等。徵调式乐曲活泼轻松、欢快明朗、惬意宣泄，代表曲如《紫竹调》《百鸟朝凤》等，对调理心脏功能有较好效果。

2. 养肝宜角调式乐曲　如果长期被烦恼的事情所困扰，会逐渐导致肝气郁结，引起抑郁、易怒、乳房胀痛、口苦、痛经、眼部干涩、胆怯等。角调式乐曲亲切爽朗、柔和甜美、生机盎然，代表曲如《胡笳十八拍》《蓝色多瑙河》等，有利于平调旺盛的肝气，起到疏肝理气的作用。

3. 养脾宜宫调式乐曲　脾胃为后天之本，气血生化之源，是人体的能量来源。饮食不节、思虑过度等常损害脾胃之气，引起腹胀、便溏、口唇溃疡、肥胖、面黄、月经量少或色淡、疲乏、内脏下垂等。宫调式乐曲沉静稳健、辽阔厚重、悠扬绵绵，代表曲如《十面埋伏》《鸟投林》等，有助于调节脾胃功能。

4. 养肺宜商调式乐曲　肺主气，司呼吸，主司人体气体交换，与外界环境直接相通。环境污染、空气质量下降、各种病邪容易袭肺，引起咳嗽、吐痰、鼻塞、气喘。商调式乐曲高亢昂越、激愤悲壮、铿锵雄伟，代表曲如《阳春白雪》《黄河大合唱》等，在这类音乐旋律中，不断调理呼吸，能起到调补肺气，促进肺的宣发肃降作用。

5. 养肾宜羽调式乐曲　肾藏元阴元阳，是人体精气的储藏之所。当人体精气较长时间耗损，会引起面色晦暗、形寒肢冷、小便清长、腰酸膝软、性欲低下等。羽调式乐曲清纯温婉，潺潺流淌，阴柔滋润，可调理肾气。代表曲如《梅花三弄》《汉宫秋月》等，欣赏此类乐曲，可以促长肾中精气。

（二）以情胜情

根据五行、五志、五音的相制关系，可利用具有某一种情绪的音乐来制约人体另一种偏盛为害的情绪，使情绪恢复正常。昂扬活泼、欢快明朗的音乐能帮助人们消除愁思忧虑，如《蓝色多瑙河》《春之声圆舞曲》等角调式乐曲可以制约思虑，《溜冰圆舞曲》《喜洋洋》等徵调式乐曲能够减缓忧愁；云淡风轻、凄美滋润的音乐能帮助人们舒缓烦躁愤怒，如《梁祝》《汉宫秋月》等羽调式乐曲能够缓和克制急躁情绪，《江南好》《威风堂堂进行曲》等商调式乐曲可以制约愤怒情绪。

（三）顺情疏调

利用承载某一种情绪的音乐来帮助人体宣泄和调整同一种偏盛为害的情绪，如人在悲伤时，不妨听听《二泉映月》。乐曲委婉连绵而又升腾跌宕地倾诉着作者阿炳坎坷的人生故事，以及悲愤、哀痛、不屈的内心情绪，听者内心的悲凉也会在情绪共鸣和情境比较中，随之得到宣泄与调节而渐趋平静。

三、注意事项

要达到比较好的养生效果，首先应当营造一个良好的环境。最好能选择静谧、优雅、空气清新的地方，泡上一杯茶，排除心理上的紧张烦乱情绪，使用高保真音响播放音乐。在条件不具备的情况下，可利用随身听，用封闭式耳机来欣赏音乐。

应选择适当的时间段，如在起床、午休或就寝时，可用作背景音乐，闭目养神，静心体味。最好能安排比较固定的时间段，使音乐能有规律地对身体功能产生作用。需要静心体味、长期坚持，才能收到效果。

欣赏音乐时，只要能清晰入耳，音量的大小只要在合适的范围，均可给人体带来益处。但太大的音量却具有不良作用，甚至变成一种噪声，给身体造成不适。

不同体质、不同身体状态的人对音乐的感受不同，除上面所谈到的五音调脏、以情胜情、顺情疏调之外，音乐种类的选择主要根据自身的体验。不论高雅的古典音乐还是通俗质朴的大众音乐，只要能让欣赏者感到身心舒畅，能很快地调整心情，就是适宜的音乐。

还需注意空腹时忌听进行曲及节奏强烈的音乐，会加剧饥饿感；进餐时忌听打击乐，因打击乐节奏明快，铿锵有力，会分散对食物的注意力，影响食欲，有碍食物消化；生气时忌听摇滚乐，怒气未消又听到疯狂而富有刺激性的摇滚乐，会助长怒气；睡眠时上面几种音乐均不宜，会使人情绪激动，难以入眠，特别是失眠人群，更不宜听这类音乐。轻靡淫逸之音，会使人神废心荡，为了健康向上，当忌收听。

养生所涉及的"音乐"，不仅指人类创作的情感音乐，也包括自然界各种美妙的天然之音。聆听音乐是音乐养生的主要方式，但不是音乐养生的唯一方式。以五音调脏、以情胜情、顺情疏调的音乐养生要领为指导，主动参与音乐的演奏、表演、创作等，也会收到良好的养生效果。

第二节　弈棋养生

弈棋养生是指人们在对弈的过程中，享受弈棋的乐趣，使人的精神情绪专一宁静，从而使脏腑功能、阴阳气血等内环境得到改善，达到调养身心、保持健康的养生方法。弈棋不仅是智力竞赛，更是有利身心、延年益寿的娱乐活动，是一种较好的养生之法，在我国历史悠久而又十分普及。

棋类有很多，如围棋、象棋、军棋、跳棋、五子棋等，中国民间还有很多简约的棋类游戏，如打三棋、对角棋、六子冲等。有些棋法很繁复，需要较长时间的学习磨炼，或研究前人的相关著述，才能登堂入室，如围棋、象棋；另一些棋法，简单易学，如军棋、跳棋、五子棋等，适宜于普通大众娱乐。

一、养生机理

弈棋需要心无杂念，精神集中，全神贯注于棋局，谋定而动，在凝神屏息间获得气功样的调心、调息效应。棋局变化使人精神有弛有张，人体的气血津液、脏腑经络在张弛之间也会得到有益的调整。弈棋可以洁心涤虑，消除烦恼，安神养身。

通过弈棋有利于培养温和有礼、谦虚谨慎、不急不躁、沉着冷静的良好性情，以及积极进取、排除万难、努力获胜而又不被胜败所乱的定力修养。棋如人生，人生如棋，下棋可以醒悟人生，磨炼心性。

下棋是一种积极的脑力活动，布局对垒是思维的较量、智力的角逐。开局、中局、残局，棋盘上的形势瞬息万变，要求对弈者全力以赴，开动脑筋，审时度势，以适应不同的棋局变化。下棋是智力"体操"，经常操练，能锻炼思维，保持智力聪慧不衰。

与棋友会棋，切磋技艺，在谈笑风生中释怀解闷、忘却病痛，收获友情、收益快乐。特别是中老年人，下棋可排遣孤独寂寞，可使生活有趣味、精神有寄托、与他人有互动、与社会不脱离，从而有利于身心健康。

二、养生要领

首先，要选择适宜自己的棋类弈棋。从对心脑的作用强度来说，弈棋可分为简单类和复杂类。简单类如对弈跳棋、军棋、五子棋等，复杂类如对弈围棋、中国象棋、国际象棋等。前者弈棋时间短、所需条件少、游戏功能明显，后者弈棋时间长、条件要求较多、思维锻炼突出。由于象棋、围棋等复杂棋类变化无穷，永远能给人新鲜感，胜之不易，能够更好地修养心性，故较适合养生对弈选择。但每个人的爱好、体质和时间等不同，故更应结合自己的实际情况而选择适宜的棋类弈棋。

其次，要选择良好的下棋环境。一局棋的胜负，往往难以在短时间内决出，对弈双方会较长时间处在一种环境中，因而要选择良好的环境，以使身心舒适。一般来说，可选择在棋室或家中对弈，这样能方便地获取茶水、点心，增加对弈舒适度。若在户外对弈，夏天可在树荫之下，凉爽而不受暴晒；春秋季节宜选择风小之时，避风、避寒而弈；冬天应避免在户外对弈。棋具要齐备协调，弈者坐具要高低软硬适度，体位要舒服自然。

再者，要选择水平相当的棋友。下棋既是一种雅趣，也是一个学习提高的过程，因此与水平相当或稍高的棋友下棋，才能更好地提高自身的棋艺。若总是与水平低的棋友下棋，胜利得来太易，对棋的热情反而会很快消退。

最后，利用棋局间隙活动身体。在对弈过程中，双方往往都会长时间保持一种姿势，直至棋局结束。这样不利于周身气血的流通，尤其对于深蹲或坐低凳弈棋的人，时间过长会使下肢静脉血液回流不畅，出现下肢麻木、疼痛等感觉。骤然站起还会引起体位性低血压，老年人甚至会因此而危及生命。所以弈棋期间，可在等待对方落子的间隙起身稍作活动，如适当的站立、伸腿，活动颈、肩、腰、臂，以保持良好的气血循环。

三、注意事项

下棋固然是有益的活动，但如不掌握适度原则，以致废寝忘食，反而有损于健康，故而应注意以下几点。

1. 饭后不宜立即弈棋　饭后应稍事休息，以便食物消化吸收。若饭后立即面对棋局，必然会使大脑紧张，减少消化道的供血，导致消化不良和肠胃病。

2. 不要得失心过重　两军对垒，总会有输有赢，不要因为棋局的输赢而过分激动或争强好胜，要有一笑对输赢的宽阔胸怀，不计较得失，以探讨技艺为出发点和目的，才能心平气和。过度激动易伤身，尤其对老年人十分有害，可诱发中风、心绞痛等疾病。

3. 不要挑灯夜战　下棋时间要适度，尤其老年人生理功能减退，容易疲劳，且不易恢复。若夜间休息减少，身体抵抗力下降，容易发生疾病。更不要嗜棋与赌棋，否则多因贪心和痴迷而致无节制，既易伤害身体又易丧失品行，非常不利于身心健康。

4. 不宜弈快棋　所谓快棋，就是下棋速度快，每一步都有时间限制。它虽能锻炼人的思维敏捷性，但较耗费心神，对老年人，尤其是患有心脑血管疾病者不适宜。

第三节　书画养生

书指书写，画指绘画，是通过凝神静气，心神专注于书法绘画中，以陶冶性情、活跃心智、愉悦心情的养生方法。

中国书画，特别是书法，是汉字独有的、具有浓郁民族特色的艺术表现形式。汉字的书写不仅仅是一种表意的方法，而且通过对字的不同书写手法，创造出了一种独特的艺术。几千年传承的书法，无论楷书、行书，还是草书、隶书等，其神韵、美妙都足以令人神往。无论是临摹习学，还是信手挥毫，都能让人获得心旷神怡的良好心境。书画同源，书者与画者心情同境。

《老老恒言·消遣》曰："笔墨挥洒，最是乐事。"在生活中经常练字或作画，融学习、健身及艺术欣赏于一体，是养生的良好途径。

一、养生机理

1. 书画可调血气，通经脉　宋代陆游有"病体为之轻，一笑玩笔砚"之名句。写字作画必须集中精力，心正气和，自如地运用手、腕、肘、臂，从而调动全身的气和力。这样，就能通行全身血气，使气血畅达，五脏和谐，百脉疏通，各部分功能得到调整，大脑神经兴奋和抑制得到平衡，精力自然旺盛。

2. 书画活动可以静心宁神　书画作者在创作过程中往往注意力高度集中在构思上，运笔时呼吸与笔画的运行自然协调配合，形成了精神、动作、呼吸三者的和谐统一，对人的精气形神均能起到调节作用。古人常说"书为心画"，所谓心画就是指一种精神境界。绝虑凝神，志趣高雅，便能以"静"制"动"，消除紧张焦躁，变得遇事沉稳淡定。

3. 书画可以培养高尚情操　在书画创作中体现出来的高尚情操古人称"书卷气"。这种书卷气又使书画娱乐的境界提高，进而增强书画养生中的智慧含量和解郁力量。

4. 书画可以防病、治病　在心理方面，楷书能除烦，隶书使人恬静，行草使人激越，所以，有人称书法是纸上进行的气功和太极拳。写字要求凝神静虑，全神贯注，心平气和，意沉丹田，气运形体，灵活地运动手、腕、臂以至全身，这就会使全身气血得到疏通，体内各部功能得到柔和的调整，促进血液循环和新陈代谢，从而起到防病治病的作用。

二、养生要领

习书作画要头部端正，两肩平齐，胸张背直，两脚平放，这样才能使全身松紧有度，才能在书画时养成良好的习惯，也不至于太疲倦。古人就有"肩欲其平""身欲其正""两手如抱婴儿""两足如踏马镫"的严格要求。

作为一种养生方法来习字绘画，要有规律地进行，最好制作一个时间表，坚持下来，才能达到书画技艺方面的提高，又有养生延年的收获。

作书绘画必须要有平静的心态，若烦躁激动、难以入静，则起不到养生的效果。中国书画特别注重追求意、气、神。意指意境，气指气势，神指神韵。书画时既要求静息凝神，精神专注，也要求全神贯注于笔端，令作品体现出自身的气势和神韵。习书时心要完全静下来，排除一切杂念，思想高度集中。

三、注意事项

劳累之后或病后体虚，不必强打精神，勉力而为。本已气虚，再耗气伤身，会加重身体负担，不易恢复。

大怒、惊恐或心情不舒，不宜立刻写字作画。此时气机不畅，心情难静，很难写出好字、绘出好画，反而会使情绪更差，影响身体。

饭后不宜马上写字作画。饭后伏案，会使食物壅滞胃肠，不利于食物的消化吸收。

第四节　品读养生

品读养生是指以读鉴诵唱为主要方式的养生方法，包括品读诗文、吟诵歌赋、品鉴书画、学唱戏曲等。

人类在几千年的历史中积淀了无数的文化精品，都是可以用来品鉴以养生的优秀资源。品鉴它们，能丰富知识、增长智慧、涵养德行、陶冶情操，归根到底在于养心。在养心这一点上，传统诗书词画和养生有着共同的追求与效应。

传统文化主要以书为载体（包括画卷），书是人们品鉴文化的主要方式。古人把高雅的典籍赋予"书香"的美誉，把读书人脱尘出俗的气质称为"书香气"，把喜爱读书重视文化的人家称为"书香门第"，把喜爱读书崇尚文化的国家称为"书香国度"。宋代苏轼《和董传留别》诗中一句"腹有诗书气自华"，指出高雅的气质来自读书。要达到"腹有诗书气自华"的境界，培养自身高尚的气质，显然都必须读书，从书中汲取营养。

一、养生机理

1.读书能养心怡神　古今各种优秀的文化成果，无论是诗词、书画，还是散文、小说，那些深远的意境、广阔的世界、鲜活的故事、优雅的情趣、激扬的精神、深邃的哲理，都能使人心醉神迷、怡然自得、精神欢畅、心灵和谐。

2.读书能培养气质　健康的身体需要有健康的心态，良好的素质，很重要的途径就是品读欣赏古今的文化成果。"腹有诗书气自华"其实就是一种优雅的精神气质，一种良好的精神境界，一种优秀的心理素质。这种"气自华"是因为"腹有诗书"，是欣赏阅读大量的书画诗词的结果。

3.读书能调整情绪　春秋时期的政治家管仲就曾说过："止怒莫若诗，去忧莫若乐。"（《管子·内业》）一书在手，受苦而不悲，受挫而不馁，受宠而不惊，如闲云野鹤，能保持着一种雍容恬雅、潇洒达观的境界。

4.读书可延缓衰老　中国古代养生家认为，书卷乃养生第一妙物。人的衰老，首先是脑的衰老。大脑用则进，不用则退。读书可使脑功能得到锻炼，预防阿尔茨海默病，从而提高老年人的生活质量。读书还可获得养生保健知识，更有益于健康长寿。

二、养生要领

1. 建立品读养生的信心 对诗词书画、妙文博论的爱好和欣赏并不是学者的专利，也并不仅仅是闲来无事的浏览，而是人人都需要读书。因此，要了解和相信品读的养生效果，坚定信念。特别是老年人，离开工作岗位后，生活中突然缺失了工作环节，会有一段时间的不适应和茫然。如果用读书来填补这一空缺，对一些老年性的生理退化，如阿尔茨海默病等都有较好的养生作用。

2. 品读有益身心的书画 品读内容需要选择，要选择有益身心的优秀文化成果，有计划地购置积累，并时常玩味。"有益身心"的书画应当内容广泛，不仅局限于一种一类，可有书法的鉴赏、名画的品鉴、名著的咀嚼、诗词的朗诵等。从不同的艺术角度去品味，才能有益于养生。

3. 要读出兴趣、读出营养 养生的读书品画，不能蜻蜓点水。一部好的作品，需要仔细品味，反复吟咏，甚至熟读成诵，铭记于心，才能真正领会到作品的精彩，读出兴趣，吸取到营养。书法的秀美飘逸、雄浑豪迈，需要细细欣赏；诗词的激扬豪壮、凄婉缠绵，需要慢慢咀嚼；文章的潇洒激越，需要反复领会。

4. 养成读书品画的习惯 书画欣赏是一种高雅的情趣，并不是所有人都有这样的爱好，大多需要自我培养，持之以恒，才能养成一种勤读书、善品鉴、会欣赏的习惯，才能登堂入室，进入养生的境界，收到养生的效果。

三、注意事项

品读具有良好的养生效果，但也要注意正确的品读习惯，否则达不到养生的目的。

1. 要处理好精读与泛读 养生品读的内容不仅仅局限于通俗流行的小说故事、唐诗宋词、书法画卷、散文哲学，古今中外各种优秀文化成果都应纳入养生品读的范围，才能广泛获取精神营养。细细咀嚼，反复品味，品出了其中的真味，发现了其中的真趣，才能收到良好的养生效果。但需注意，品读虽需广博但不是没有侧重，虽需精读但不是没有泛读。由于每个人的时间、精力有限，能力、爱好有别，因此，要根据自己的实际情况处理好博与专、泛与精的关系。

2. 要养成正确的品读行为 制作一个适合自身的品读时间表，持之以恒；饭后先活动一会儿再开始品读，使气血流通；不宜长时间坐着不动，要注意调节肢体活动；不宜单一进行某一种活动，要适当地改换姿势，如极目远眺，伸腰动腿，听听音乐，或者更换另一种养生方法；注意良好的体位，不宜长时间躺在床上、蹲在马桶上阅读，容易阻滞气血流行。

第五节 垂钓养生

垂钓养生是指通过钓鱼为主的野外活动，以得到恬恢凝注、悠闲清爽心境的养生方法。

钓鱼是我国一项古老的文化传统，"姜太公钓鱼，愿者上钩"中的姜子牙，距今已有数千年，柳宗元"孤舟蓑笠翁，独钓寒江雪"的诗句脍炙人口。自古以来，垂钓就是人们所喜爱的活动。"要使身体好，常往湖边跑"，这是人们通过长期垂钓实践总结出来的一句名言，尤其对久病康复年老体弱者是一种积极的修身养性、益智养神的好方法。

一、养生机理

1. 强身健体　垂钓于江海湖塘，空气清新，阳光充足，避开污染，没有噪音，有花丛蝶飞，有山水相依，这样的环境本身就是养生保健的良好因子。负氧离子含量高的空气会使垂钓者头目清爽，促使机体产生各种良好的生理反应；日光紫外线的适度照射，会增强垂钓者皮肤和内脏器官的血液循环，促进新陈代谢，可使其获得健美的皮肤、红润光泽的面容，有助于保持良好的身体功能；环视苍山，远眺绿水，对视力有很好的保护与恢复作用；经常到清幽空旷的水域垂钓，可远离噪音污染，消除两耳疲劳，对听觉亦有良好的保养与恢复功效。另外，无论是垂钓路途的往返，还是垂钓过程中的甩竿、投食、蹲、站等，也都是很好的户外体育锻炼，对身体健康有着积极的意义。

2. 宁神静心　心神的静谧对人体阴阳气血的运行调理非常重要。垂钓在青山绿水、薄雾缭绕之中，挥竿于江河湖畔，眼神专注于浮漂的动静，会自然而然地忘却各种杂念，达到心神安宁。王维《万山潭作》诗中"垂钓坐磐石，水清心亦闲"，展示的就是一幅悠闲淡泊、闲适安详的美态。而垂钓归来，精神松弛，心舒体倦，又可获得香甜一梦，醒来一身轻松。许多失眠患者通过钓鱼而能安眠就是最好的说明。因此，垂钓是宁神静心、保持心理健康的好方法。

3. 移情易性　人的心境情绪常受外界环境的影响，或浮躁，或激愤，或消沉，久而久之，还会引起性格的变化。垂钓环境的清幽、垂钓所需要的专注、守候浮漂的雅致悠闲、得鱼的愉悦，都可以移浮躁于淡定，转激愤于悠闲，化消沉于平和，融入自然，净化身心，达到移情易性的效果。

二、养生要领

1. 备品适度　诱饵、渔具等垂钓所需之物，食物、饮料、雨具、衣着等补给防护之品，清凉油、碘酒及常用药品，要齐全而不过量，少之则满足不了所需，多之则携带不便又造成浪费。

2. 气候适宜　最好在天气暖和，气候宜人的时间从事垂钓。太热的天气容易中暑，出汗太多对心脑血管患者均不适宜；太凉的天气鱼不愿咬钩，垂钓者也易着凉受寒而发病。

3. 环境适宜　最好在周围环境优美宁静、水域宽阔、水质清洁、安全无危险的地方投竿垂钓。周边环境不良、水源污染、孤岛陡岸、蜂飞虫行之地，都不适宜垂钓。

4. 钓位适宜　钓位的选择非常重要，一般选在鱼的栖息地、觅食区或洄游通道处。不同季节、不同鱼类，其活动规律是不同的。"春钓滩、夏钓潭、秋钓荫、冬钓草"的谚语，就是人们对不同季节理想下竿位置的总结。

三、注意事项

1. 得失心不要太重　垂钓不要为鱼而钓，要为钓而钓，才能放下功利而享受愉悦心情。以悠闲娱乐、愉悦身心为主，有收获固然可喜，空手而归也无需失落，把垂钓的良好心境作为最大的收获，才是养生的要领。

2. 把握健康状态　垂钓活动常常需要较长的时间，垂钓场所大多在江河湖塘甚至海岛，因此要正确估计自身的健康水平，选择自己喜欢的垂钓场所和感觉舒适的气候环境，不要勉强自己，以防意外发生。

3. 尽可能不独出　"孤舟蓑笠翁，独钓寒江雪"（柳宗元《江雪》）固然是一种意境、一道风景，但孤身独钓并不利于养生，特别是中老年人，无论是应对身体的意外，还是气候环境的突变，都需要有钓友相伴，相互关照。故而，选择性情脾气相投的钓友，既可相互照应，又可闲谈交流，于悠闲中获得一份感情的升华。

4.加强安全防护 注意观察、小心操作，避免蜂蜇蛇咬、钓钩刺人等各种意外发生。穿着佩戴防晒服、遮阳帽，条件允许的话携带遮阳伞，防止太阳灼伤皮肤，又可防骤然雨至。垂钓者，尤其以蚯蚓为鱼饵者，要特别注意手的卫生。如手直接接触鱼饵，则可能污染自用食物与饮水，可能患上寄生虫病。

第六节　花鸟养生

花鸟养生指通过培植花卉、驯鸟、养鱼等，从而愉悦身心的养生方法。此法自古以来就是高雅的养生方式，陆游《咏百合》"芳兰移取遍中林，余地何妨种玉簪。更乞两丛香百合，老翁七十尚童心"就反映了这种乐趣。

现代人们居住环境普遍拥挤，很少能拥有栽花种树的大庭院，但人们可在有限的空间里，依从兴趣，或养花种草，或驯鸟养鱼，以充实生活、美化环境、锻炼身体、养心怡性。如在窗台上养花、在阳台上种草，可以带来绿的生机、花的芬芳、美的享受、好的心情和体魄、恬静和谐的家庭气氛。至于宠物的活泼可爱，亲昵怡人，更能增加生活的气息，使人心理得到满足。

一、养生机理

1.调节情绪 现代人的生活环境、工作环境充满压力、竞争，也充斥着污染，很容易使人烦躁抑郁，情绪失和，影响正常的心理健康。回到家里侍弄花草，或逗弄鸟儿，或观赏金鱼，或与驯养的宠物嬉戏，很快可使情绪平静下来，起到调节心境的养生作用。特别是老年人，手提鸟笼，或遛宠物，在公园，在树荫，在路边花坛，倾听着清脆的鸟鸣，欣赏美丽的鲜花，呼吸着清新的空气，都是难得的消遣，能愉悦情志。

2.疏通气血 中医学认为，无论何种身体姿势，保持过久都会影响气血流通，导致人体功能的障碍，如"久视伤血，久卧伤气，久坐伤肉，久立伤骨，久行伤筋"（《素问·宣明五气》）。看电视、读书作画、写作，以及其他工作，都可能会长久保持某一姿势，而如果将观花赏鱼、逗弄笼鸟等穿插其中，既可活动肢体，也可休养视力，转移脑力，使气血流畅，心神松弛。

3.陶冶情操 紧张劳作之后，逗鸟赏花，会使人放松神经、减轻疲劳、身心愉悦。老弱孤寡者以鸟为伴，和宠物相依，可以排除孤独感。许多老年人喜欢养鸟，每天提着鸟笼散步，对两手、双臂、下肢以至全身，都是很好的运动锻炼，能促进全身的血液循环，使新陈代谢加快，恢复和增强老人的心肺功能，祛病延年。

二、养生要领

1.充分利用闲散空间与时间 有私家庭院者应当合理规划，选择种植一些花草树木蔬菜，精心培植，利于欣赏。城市居民在高楼林立中，可在阳台、客厅、露台、屋顶等处，根据兴趣所在，或驯宠物，或养鸟，或种花卉，不要让室内了无生气。这些花鸟宠物还增加了生活情趣，增加了活动身体的机会，丰富了增进健康的途径。

2.培养观赏逗弄兴趣 对于花卉虫鱼，或者猫狗宠物，不是任何人都爱好。人们应该把这些作为养生的方法，渐渐培养自己的兴趣，经常细心观赏，耐心侍弄，与它们建立感情，发现它们的灵性。

3.要持之以恒 不论植物还是动物，都是宝贵的生命，它们生命健康状态的良好与否，完全依赖于主人。而它们生命状态越好，人从中所得到的养生效果也越好。此外，动物除了需要喂养外，还需要主人的长期陪伴，尤其一些较为娇弱的小动物，需要随时看护。可以说，人从花鸟宠物那里得到的是养生，花鸟宠物托付给人的却是它们的生命。因此，以花鸟养生，先要做好持之以恒的身心准备，若准备不足或条件不允许，则不如暂时不养，以免徒增伤感，反有损健康。

三、注意事项

1. 要合理选择花鸟宠物　花草类宠物的选择、摆放安置要科学合理，顾及家庭成员的适应性和感受。不要选择不适宜居室内养殖的花草，不要选择家庭成员不喜欢甚至避讳的花草。猫狗鸟类等宠物，如有人对它们的气味、毛羽过敏，则显然不宜在家庭中驯养。如家庭中有小孩，最好不要养大型宠物或鸟类，以防危害到幼儿。

2. 要有良好的卫生习惯　对花草要及时修剪残枝败叶，保持花草和周边卫生清洁；对宠物，一方面要训导好其卫生习惯，另一方面需注意预防各类宠物病，及时清理打扫粪便、羽毛，经常进行消毒。

3. 要做负责任的主人　养宠物，尤其是动物类，要从食物、卫生、检疫、预防接种、室外放遛等多方面满足需求，决不能三分钟热度，宠之则抱养嬉逗呵护，厌之则抛弃户外流浪。另外，养宠物不要扰人、吓人、伤人，不要影响公共环境卫生。

第七节　旅游养生

旅游养生是通过长距离旅游、远足郊游，以观赏风景、游乐嬉戏的方式，放松心情、释放压力、恢复精力、愉悦身心的养生方法。

旅游是一种多效应的养生方法，不仅可以欣赏自然美景、人文景观，又可锻炼身体、磨炼意志，更可以开阔眼界，丰富知识，增长见识，启迪智慧，舒畅情怀，是一种有益于身心调养的活动。古人非常推崇远足郊游活动，特别是文人墨客，常悠游于山水之间，激发创作灵感，很多佳作诗词由此而成。道家、佛家的庵、观、寺、庙，大多建立在环山抱水、风景优美之处，得山水之清气，有利于修身养性。

一、养生机理

1. 领略风光，享受自然　良好的自然环境往往拥有丰富的对人体身心健康有益的资源，如空气、山、水、植物等。人们置身于山林湿地、江河湖海、溪泉潭瀑、田园花草等美丽自然环境中，呼吸大自然的新鲜空气，使耳目为之一新，神情为之一爽。新鲜空气指粉尘、SO_2 等污染物极少，负离子含量高，清新、洁净的空气。研究表明，负离子含量若小于 25 个 /cm³，人就会头痛、恶心、晕眩、倦怠；含量大于 1 万个 /cm³，人就会代谢增强、心胸舒畅、精力充沛、食欲增加；大于 10 万个 /cm³，可治疗某些疾病。可见，空气是否清新对人的健康很重要。相对而言，乡村、山地的空气中负离子含量较高，海滨、瀑布等地空气中则负离子含量最高。经常去空气新鲜的地方游玩，既可预防疾病，保持身体健康，又能对某些疾病起到良好的康复治疗作用。

2. 陶冶性情，增长知识　登高望远，濒海观潮，山谷跋涉，临水听涛，林中暇游，花丛漫步，广阔无垠的原野，苍翠欲滴的山峦，变幻莫测的云雾，水天相接的大海，秀美芬芳的花朵，可以使人神清意爽，消除不良情绪。诗人、音乐家、书画家更可以从中找到艺术创造的灵感。所以旅游不但可以陶冶性情，还能增长知识、开阔眼界，既有修身养性的作用，又能提高文化和鉴赏水平。

3. 锻炼体魄　在远足跋山涉水之中、踏访古街民巷之时，可以活动身体筋骨关节，锻炼体魄，使人气血流通、关节灵活、筋骨强健。年老体弱者不必求快求远，可于漫步闲游中获得锻炼；对体胖者，旅行是减轻体重的好方法。

二、养生要领

1. 郊游为主，适当远游　他乡异国的远游固然很好，但不可能经常进行，最具养生价值和可行性的是短距离、短时间的郊外远足。选取较近的田园旷野、江河湖海、林谷幽泉，或一家游乐，或结友而行，以欢愉畅快情绪，呼吸新鲜空气，消除郁积为要。

2. 旅游地以野外为主　凡外出远足，如果不是天气问题，尽量以野外活动为主，充分享用野外的清新空气，室内仅仅为旅游时的休息场所。如果外出所玩的仍然是棋牌类的室内活动，往往是对环境和时间的浪费。

3. 适当的群体活动　群体活动既能沟通情感、相互交流，又可制造出更多的欢乐气氛。与友人结伴而行，有利于身心愉快感的形成；独自一人的旅游容易产生孤独感，不利于身心健康。

三、注意事项

1. 注意安全　旅游时应注意交通安全、饮食饮水安全、景区的安全提示，防范野外环境的各种不安全因素。遵守当地习俗，遵守景区的参观游览规定，文明旅游，安全旅游。

2. 劳逸适度　结合自身的健康情况，合理安排旅游日程，注意休息睡眠。过度活动反而容易影响健康，甚或导致组织器官的损伤。对患有冠心病、高血压、神经精神类疾病者，尤应考虑活动的种类和强度，避免发生意外。

3. 不要争强好胜　攀爬游泳，登高涉险，必须量力而行，不可争强好胜，勉力而为，特别是年老体弱，或身体状态不好时，容易导致意外发生。

4. 注意季节因素　一般来说，春季应顺应自然之生机，踏青便是一项有益活动。夏季天气炎热，若去海滨或森林，则可避暑养气。若旅游外出，也应择时而往，避免太阳直射，尤应避免长时间在阳光下暴露。傍晚时分，泛舟湖上，观赏荷花，能使人顿感凉爽。秋高气爽的季节，是旅游的最佳时候，无论登山临水，还是游览古迹，均不失为最使人惬意的黄金季节。冬季旅游时，尤其到冰雪寒冷地带，要特别注意防寒保暖。

第八节　品茗养生

品茗养生是指在品尝茶饮的过程中，享受茶茗的韵味、茶友交流的乐趣、饮茶趣谈的氛围，从而获得养生益寿的效果。

茶是我国古代日常生活中最主要的饮料，与咖啡、可可被公认为世界上三大天然饮料，其中又以茶叶的饮用流传最广。世界卫生组织认为，茶为中老年人的最佳饮料。中华茶文化历史悠久，内涵丰富，有养生之道，亦有崇高的人文追求，堪称世界之最、中华"国粹"。唐代学者刘贞亮认为茶有十德：以茶散郁闷，以茶驱睡气，以茶养生气，以茶除病气，以茶利礼仁，以茶表敬意，以茶尝滋味，以茶养身体，以茶可雅心，以茶可行道。在咏茶诗词中，最为绚烂者当为唐代诗人卢仝的《七碗茶歌》，淋漓尽致地再现了作者饮茶一碗到七碗的不同意境、审美体验和心灵感悟。

古人认为真正的喝茶不为解渴，只在辨味，在"品"，体味那苦涩中一点回甘。品茗固然可以独享，但更多的则是茶友的共同品赏，才能品出个中的真味，达到养生的境界。

一、养生机理

1. 提神醒脑　茶有提神醒脑的功效。对于健康长寿者来说，饮茶更是功不可没。苏轼《浣溪沙》"酒困路长唯欲睡，日高人渴漫思茶"，所以疲倦、劳累、酒困之后，人们都寄望于饮茶解困、消倦、醒酒。

2. 趣谈养性　品茗"品"出个中滋味，实际上并不全在于饮茶，而在于茶友之间天南海北地聊侃，交流趣谈，从而愉悦身心。老舍的《茶馆》，以及现实生活中形形色色的茶厅茶馆，起意只在提供休闲趣谈的场所，让人们在一杯茶中体味生活，消除烦恼，平静心绪，调整情绪。

3. 强身保健　茶能生津止渴、明目利尿、健胃解毒，可降脂减肥、抗菌消炎、抗疲劳、抗辐射、抗病毒、防癌抗癌、防治冠心病、抗动脉硬化、保护牙齿，是药食两用之品。因此，根据自身状况，经常品饮适宜的茶种即可起到保健强身、防治疾病的作用。

二、养生要领

1. 养成饮茶习惯　一般认为，最佳饮茶时间在上午，因为往往上午工作强度较大，需要饮茶以提振精神、提高效率。饮茶习惯的培养要循序渐进，从淡茶开始，随自身饮茶口味的加重，逐渐增加用茶量。虽然每天茶叶的适宜用量有争议，且与身体耐受度有关，但从养生角度而言，可以相对保守一些，以精神得到提振、茶叶滋味已出为度。确定茶叶量后，宜将其固定为规律，每天投放等量茶叶。饮茶种类而言，尽量固定品饮一种茶叶，如绿茶、红茶、乌龙茶等，具体品牌可以不限。在茶种之间转换时，例如欲将饮红茶的习惯转换成饮绿茶，则需重新建立饮茶规律。

2. 邀朋结友品茗　品茗，最好的方式是与茶友共同品味。无论何种茶，在与茶友的共同品赏中，其养生价值都不限于饮茶，更在于品茶的乐趣和品茶中的交流。在家中以茶待友，或邀约于茶馆，一杯茶在手，一边品茶，一边品味人生，吐出腹中牢骚，抒发心胸浩气，可达到调畅情志的良好养生效果。

3. 茶具不可或缺　品茗需要特定器具，应当配备相应的茶具。江南沿海地区功夫茶的器具非常讲究，品茶也很讲究。内地和北方相对较少那样专门的茶具，但至少要有专用的茶杯，最好是陶、瓷或玻璃杯，不锈钢和搪瓷杯并不是饮茶的好器具。

4. 茶叶选择至关重要　品茗需要选好茶叶。茶叶分绿茶、乌龙茶、红茶、白茶、黄茶、黑茶和再加工茶等。以红茶、绿茶为例，好茶叶主要表现为茶叶粗细色泽均匀、香气馥郁纯正，纯净不掺杂异物，干燥、含水量低。因选材、加工方法有异而使不同茶类呈现不同的口感特征，具有不同的养生保健作用。绿茶为不发酵茶，营养物质在各类茶叶中最高，在中国拥有最多的消费者，其味苦性寒，非常适宜夏季饮用；红茶为全发酵茶，味甘性温，尤适宜体力劳动者、产妇、老弱体虚者和冬季饮用；乌龙茶为半发酵茶，性味介于红、绿茶之间，男女老幼皆宜。因此，选茶品饮，既要考虑质量，还要根据个人喜好、体质状况和季节，但无论红茶绿茶、白茶黑茶等各类茶叶，经常饮用都有益养生。

5. 用水要有讲究　好茶还需好水泡。泡茶用水可选择山泉水、井水、雨水、雪水、自来水、矿泉水等。天然无污染泉水非常适宜，无污染雨水与雪水泡茶亦佳，自来水最方便。现在由于空气污染，雨水已不适合泡茶。自来水时常会有残留氯，需注意除氯，以免影响茶的味道。市售矿泉水，由于含有较多矿物质会影响茶汤口感，不一定适宜泡茶。总之，泡茶用水必须符合居民生活饮用水标准，而以软水、透明度好、无异味为宜。此外，要沏出好茶，还要掌握好茶叶用量、泡茶水温、冲泡时间与次数等泡茶技术。

三、注意事项

1. 浓淡适宜　茶的浓淡可根据自身的喜好、饮茶时间、饮茶需要而调整，关键是要养成饮茶的习惯，才能获得品茶的养生效果。

2. 掌握品茶时间　大部分人在饱餐后、睡觉前均不宜喝茶，更忌浓茶，茶对胃黏膜和大脑的刺激作用会影响食物的消化，也会影响睡眠。空腹一般不宜饮茶。

3. 不饮隔夜茶　隔夜茶由于茶叶浸泡时间太长，茶水中物质溶出太多，茶汤浓度过大，饮之损人健康。特别是炎夏时节，茶水容易变质，故饮茶以新沏的为好。

4. 预防"茶醉"　所谓"茶醉"，是指由于饮茶过多或过浓，导致中枢神经兴奋过度，使人出现心悸、四肢无力、头晕、呕吐感及强烈的饥饿感等不适感觉。"茶醉"一般见于空腹饮茶或平时饮茶较少而突然饮入浓茶的人，对健康不利，因此有饮茶养生习惯者，需对其加以预防。预防措施主要是循序渐进地培养饮茶习惯，不大量饮浓茶，不空腹饮茶。另外，若平时习惯于饮用中、高发酵度的乌龙茶、红茶，则品饮绿茶等低发酵或不发酵茶叶时，需注意控制饮用量及浓度。

第九节　其　他

雅趣养生方法，除音乐、弈棋、书画、品读、垂钓、花鸟、旅游、品茗外，尚包括集藏、香熏等。

一、集藏养生

集藏养生是指人们在搜集和收藏各种喜爱之品和古玩文物活动过程中，获得乐趣享受、精神充实、知识增长，进而使人体气机调畅、脏腑功能增强而实现强身怡情、延年益寿的养生方法。

1. 养生机理　集藏之品都是集藏者的所爱，每一件都凝结着自然与人类社会交织的多种信息。因此，收藏的不仅仅是兴趣，更是历史和文化，能够愉悦身心、陶冶情操。有的集藏之品具有直接的养生保健作用，有的能使人了解前人的养生保健习惯及所积淀的经验。另外，寻觅集藏之品的过程也是良好的户外活动过程，集藏之友的交流过程也是积极的社交过程，都有利于集藏者的身心放松和身体强健。

2. 养生要领　集藏要围绕兴趣进行。兴趣是活动的源泉，可引导活动方向，驱动活动发展。集藏要根据自己的经济条件、精力状况、学识眼力量力而为，不要盲目崇主流、跟潮流、随大流。集藏能够给人带来心理满足和精神享受，但一定要有节有度，不可痴迷。

3. 注意事项　集藏活动要特别注意法律问题，如不集藏出土文物、出水文物、赃物和有权属争议之物，因为这些物品是国家明文禁止交易的文物艺术品。集藏是高层次的文化活动，要讲究科学，要用科学的眼光看待集藏之品的艺术价值、学术价值、历史价值、文化内涵、经济价值、健康价值等，不要偏听偏信、一意孤行。

二、香熏养生

香熏养生是指人们通过用香、品香而舒缓情绪、舒畅精神、提神醒脑、辟秽祛邪的养生方法。香熏是中华民族绵延数千年的一道雅致风景，几经兴衰，现今，又慢慢走进人们的家居生活，成为当前较为时尚的养生法。

1. 养生机理　香气馥郁弥漫，能使人精神怡然、淡定从容、净心明志，故中国唐宋之际的文人，当其读书、独处、抚琴、品茗、书画、会友之时，皆以香为友为伴，皆有香装点烘托助兴。有些香品具有润肤除尘祛邪的作用，用之可美容除病强身。大多香熏器具精致灵动可爱，其物性之美，也会点缀环境，愉悦身心。

2. 养生要领　根据个人爱好、居处环境、身体状况而选择适宜香料和香熏方法。常用的香料如沉香、檀香、乳香、丁香、麝香、冰片、苏合香、茉莉花、牡丹花、菊花、桃花、熏衣草、白芷等，常用的香熏方法有香炉熏法、药纸熏法、室熏法、香佩法、香枕法、香瓶法、香筒法等。

3. 注意事项　制作香瓶、香袋、香枕时，所用花草药物不宜太杂，应适时更换以保证有效果而无晦味。孕妇禁止使用如麝香、冰片等走窜性较强材料制作的香熏用品。有花粉、某些芳香气味过敏史者慎用香熏法。发生过敏者应立即停止使用香熏法。

第十章
沐浴养生

扫一扫，查阅本章数字资源，含PPT、音视频、图片等

沐浴，古代多为分指，"沐"为洗头；"浴"为洗身体。今多合称，包括洗头洗身在内，俗称洗澡，又称浴身。沐浴在我国有着悠久的历史，早在殷商时期的甲骨文里，已经有了"浴""沐""洗"的文字记载。

沐浴养生，是利用水、泥沙、日光、空气、中药汤液等天然物理介质，作用于体表，以达到强身健体、延年益寿为目的的养生方法。根据沐浴的方式不同，可分别起到发汗解表、祛风除湿、行气活血、舒筋活络、宁心安神、调和阴阳等作用。西医学也认为，沐浴可促进机体体温调节，改善血液循环和神经系统的功能状态，加速各组织器官的新陈代谢，增强机体抵抗力。沐浴养生方法简便易行、适用范围广，深受人们的欢迎。

沐浴养生的分类方法多种多样，根据沐浴时使用的介质不同，可以分为水浴、药浴、泥沙浴、日光浴、空气浴、森林浴、花香浴等；根据沐浴作用于身体部位的不同，可以分为全身浴、半身浴和局部浴等；根据沐浴的类型的不同，可以分为淋浴、浸浴、熏蒸浴和干浴四大类。本章主要介绍水浴、药浴、泥浴、沙浴、日光浴、空气浴、海水浴等沐浴养生方法。

第一节　水　浴

水浴是指以水为介质，利用水温、浮力、压力、冲击力和所含的特殊化学成分等对人体产生作用的沐浴方法。水浴可以起到清洁皮肤、调节体温、消除疲劳等作用。

一、水浴养生

水浴有良好的保健和辅助治疗作用，这些作用主要是通过水的物理和化学效应而产生。

1. 清洁皮肤　水可冲洗掉皮肤表面的污物，保持毛孔和汗腺的通畅，增强皮肤的代谢能力，保持皮肤的清洁卫生，并使皮肤光滑亮丽。

2. 温度刺激　水的热容量大，导热性强，所以在各种水浴中温度刺激起了重要作用。水浴因水温的不同而分为温水浴、冷水浴、蒸气浴等，不同温度的水浴对人体的养生作用机理不一。

温热的水能促使局部或全身皮肤的毛细血管扩张，加快肌肤组织的血液循环，加强皮肤排泄功能，有利于体内的毒素和代谢产物排出体外。温热还可降低神经系统的兴奋性，产生镇静作用。同时还可降低肌张力，缓解肌肉的疼痛和痉挛。故《难经》曰："血得温而行，得寒而凝。"清代名医吴尚先在《理瀹骈文》中曾说："外治者，气血流通即是补。"故温热水浴具有温经通络、行气活血的作用。有研究表明，沐浴时水温在34～36℃时有镇静止痒的作用；37～39℃时最能解除疲劳；40～45℃时有发汗镇痛的作用。

冷水浴对人体的刺激较强。在冷水浴的过程中，人体的外周血管要经过一个收缩－扩张－收缩的生理过程。冷水浴应在外周血管出现第二次收缩前结束。这样在冷水浴的过程中，周身血管可以受到一缩一张的锻炼，因此人们又把冷水浴称为"血管体操"。长期坚持冷水浴，可增加血管壁的弹性和韧性，提高心肌收缩和舒张的能力，并能有效减少胆固醇在血管壁沉积，有助于预防动脉粥样硬化。寒冷刺激可立即引起大脑的兴奋，长此以往可以增强中枢神经系统功能，改善神经衰弱、失眠、头痛等。在冷水刺激的环境中，会促使人们形成均匀深长的呼吸。这种呼吸可以增强呼吸肌的功能，形成"呼吸体操"，进而加强整个呼吸系统的功能，提高人体对外界温度变化的适应能力，预防感冒等呼吸系统的多种疾病。冷水刺激可增强胃肠蠕动，并能促进机体产热，为适应这种生理需求，身体需要多吸收营养，从而使消化系统功能增强。

3. 机械作用　水的机械作用表现为一定的静水压力、浮力和冲击力。人在水中，静水压力压迫胸、腹部时，可帮助呼吸运动，加强人体内外的气体交换；同时，作用于人体的下部和体表的静水压力可以改善血液和淋巴液回流，产生消肿的功效。浸浴时，借助水的浮力，肢体和关节更易于活动，有助于这些部位相关疾病的治疗。适当的冲击力对人体可以产生良好的按摩作用。水浴方法不同，其机械作用的大小也不相同。比如，漩涡浴和淋浴的机械作用较强，而局部浸浴和雾浴的机械作用则不明显。

4. 化学效应　有些沐浴用水中含有特殊的化学成分，能对人体产生特殊的化学效应，比如矿泉浴。矿泉有冷热两种，冷泉常用于饮用，热泉多用于沐浴，所以矿泉浴又称为温泉浴。温泉根据其所含的化学物质不同，作用各异。碳酸氢钠泉和硫酸钠泉主要用于消化系统疾病；碘泉主要用于妇科和循环系统疾病；硫化氢泉主要用于多种皮肤病和慢性关节疾病，并具有兴奋作用。另外，泉水中所含的铁、锂、二氧化碳、氡、阴离子、阳离子等特殊物质，都会对人体产生作用。

二、水浴分类

水浴因水温的不同可分为热水浴、冷水浴、蒸气浴、温泉浴等。

1. 热水浴　广义的热水浴包括温水浴、热水浴、冷热水交替浴三种。一般水温在 36 ～ 38℃者称温水浴；38℃以上者叫热水浴；热水浴与冷水浴交替施行则称为冷热水交替浴。

2. 冷水浴　通常是指沐浴的水温低于 25℃，让沐浴者在比较寒冷的水中施行擦浴、淋浴身体的沐浴方法。

3. 蒸气浴　指在一间具有特殊结构的房屋里将蒸气加热，人在弥漫的蒸气里熏蒸的沐浴健身方法。根据浴室空气温度和相对湿度的差异，通常可概括为干热蒸气浴和湿热蒸气浴两种：干热蒸气浴，浴室内气温较高，达 80℃左右，相对湿度较低，为 20%～ 40%；湿热蒸气浴，浴室气温为 40 ～ 50℃，相对湿度较高，甚至可达 100%。

4. 温泉浴　温泉是一种由地壳深层自然流出或钻孔涌出地表、含有一定量矿物质的地下水，具有较高温度、较高浓度的化学成分和气体。温泉浴是指应用一定温度、压力和不同成分的矿泉水来沐浴健身的方法。由于沐浴用的矿泉水具有一定的温度，故而得名。

三、水浴注意事项

水浴的养生功效是建立在正确的使用方法上的，不正确的水浴不但达不到养生的效果，还会影响健康，所以在进行水浴时一般应注意以下事项。

首先，空腹、饱餐、醉酒后和过度疲劳时不宜进行。空腹时沐浴可因体力的消耗引起晕厥，故一般以饭后 1 ～ 2 小时入浴比较适宜。饱餐沐浴容易导致脾胃损伤，因沐浴时，血液在体表分布增加，胃肠道的血液供应减少，胃酸分泌降低，使消化能力减弱，故饭后 30 分钟内不宜沐浴。另外，醉酒后和过度疲劳时进行沐浴，容易在沐浴过程中因意识不清或体力不支，发生意外。

其次，水浴后应避风寒，注意保暖。温水浴时，因浴后腠理开，故当避风寒。《老老恒言·盥洗》谓："浴后当风，腠理开，风易感，感而即发，仅在皮毛则为寒热，积久入里，患甚大，故风本宜避，浴后尤宜避。"

再者，不同的水浴方法，还有各自的注意事项。

（一）温泉浴和热水浴的注意事项

水温依据个人的习惯和身体情况而定，不可太热。中医学认为水温太热，则腠理开泄，体虚者易耗气伤津。

预防"晕澡"。晕澡多见于年老体弱者，是指热浴时出现头晕、心慌、胸闷、汗出、乏力、呼吸急促、心跳加快、眼前发黑、恶心、呕吐等症状，严重时还会出现突然晕倒。预防晕澡的措施主要有：尽量保证浴室内空气新鲜；严格控制水温，水温应控制在 37～39℃，浸泡时间一般在 15～20 分钟，不宜过长；浴时如感头晕、胸闷等不适，应立即停止沐浴，移至空气新鲜处，注意保暖；老年人及有心、脑、肺部疾患者不宜单独洗浴，应有人陪同。

浸泡高度应循序渐进，仰卧时一般不要超过乳头水平，以免影响呼吸和心脏功能。

急性传染病、严重的心脑肾疾患、活动性肺结核、出血性疾病、恶性肿瘤，妇女的经、孕、产期，精神病等均为禁忌证。

（二）冷水浴的注意事项

因人而异，注意冷水浴的禁忌证。冷水浴对人体刺激较强，必须根据个体的体质和健康状况等而定，患有严重的疾病、妇女经期、体弱不能耐受等均为禁忌证。

循序渐进，逐渐适应。循序渐进是冷水浴的重要原则，这一原则包括以下三方面：其一，先局部再全身。从冷水进行面浴、足浴开始，待适应后再进行冷水擦身。冷水擦身应先从上半身开始，待适应后再行全身擦浴。其二，从擦、淋到浸身。适应冷水擦身后，方可进行冷水淋浴。适应冷水淋浴后，可进行冷水浸身。当身体浸泡在冷水中时，应不断用手按摩身体各部，以促进血液循环。其三，水温从温再到凉。冷水浴锻炼宜从温水开始，逐步下降至 16～18℃，最后降至不低于 4℃。循序渐进，使身体有个逐渐适应的过程。

冷水浴前准备活动要充分。先活动肢体各关节，用手搓擦皮肤使身体变暖不觉寒冷后，再行冷水浴。

沐浴时间不宜过长。面浴、足浴以不超过 2 分钟为宜；擦浴不要用力过重，时间以 1.5～3 分钟为宜；冷水淋浴最初不超过 30 秒，以后逐渐延长，视环境温度而定，一般夏季不超过 5 分钟，冬季不超过 2 分钟；冷水浸身的时间掌握在 3 分钟左右；冬泳时间一般在 10～20 分钟。

进行冷水浴时，若出现寒战，甚至头晕等不适等症状时，应立即停止。

进行冷水浴锻炼，应从温暖的季节开始。一般应先从夏季开始，中间不要间断，一直坚持到冬季。

（三）冷热水浴的注意事项

冷热水交替浴简称冷热水浴，就是用冷热水交替淋浴、浸泡身体的方法。一般程序为先热水浴后冷水浴。先用热水浴沐浴，使毛孔扩张，清除体表污垢；再以冷水冲淋。亦可轮流交替进行若干次。其他注意事项同前。

第二节 药 浴

药浴，是指在中医理论指导下，将药物的煎汤或浸液按照一定的浓度加入到浴水中，或直接用中药煎剂，浸浴全身或熏洗患病部位以防治疾病、养生延年的沐浴方法。药浴隶属于中医外治法的范畴。

药浴在我国已有几千年的历史。据史书记载，自周朝开始，就流行香汤浴。所谓香汤，就是将中药佩兰煎出的药液加入到水中配制的沐浴用水。其气味芬芳，具有祛湿解暑、醒神爽脑的功效。屈原在《九歌·云中君》里就有"浴兰汤兮沐芳"的诗句。长沙马王堆汉墓出土的《五十二病方》中就有"外洗""温熨"等记载。东汉张仲景的《金匮要略》中记载了以"苦参一升，以水一斗，煎取七升，去滓，熏洗"治疗狐惑病，开辟了药浴外治法的先河。唐代王焘的《外台秘要》中记载了大量的美容药浴方。其后宋代的钱乙将药浴应用于治疗儿科疾病，扩大了药浴的治疗范围。近年来，随着"绿色疗法"的兴起，中药药浴越来越受到人们的关注。

一、药浴养生

简单地说，药浴的养生作用就是水浴作用与中药药物作用的结合。中药的用法有内服、外用之别，但其作用机理都是依据药物的性味、归经、功效以及药物之间的配伍而起效的，所不同的只是给药途径有异。正如清代吴尚先谓："外治之理即内治之理，外治之药即内治之药，所异者法耳。"（《理瀹骈文》）

药浴是以中医理论为指导，整体观念为依据，按照辨证论治的原则进行保健和治疗的。利用药浴的形式，药物通过皮肤、黏膜、腧穴等部位进入人体产生作用，这是其他沐浴方法所不具备的。同时，药浴避免了中药内服在口感上和对胃肠的刺激等，更易于被人们接受。药浴除了能够发挥药物的防治作用外，还结合了水浴的功效。特别是通过水浴的温热作用和压力作用，药浴中的药物成分能够更多地被吸收。

根据不同的药物配伍，中药药浴可以产生不同的功效。元代齐德之在《外科精义》中指出药浴有"疏导腠理，通调血脉，使无凝滞"的作用。药浴可以起到开宣腠理、祛风散寒、温经通络、化瘀止痛、祛湿止痒、宁心安神、调和气血等多方面的作用，它既可以广泛应用于治疗内、外、妇、儿、五官、皮肤等各科疾病，也可以用于人们的养生保健。

二、药浴方法

药浴方法多种多样，常用的有浸浴、熏蒸二种。

（一）浸浴

浸浴是将药剂加入浴水中或用药液直接浸泡局部或全身的沐浴方法，包括全身浸浴和局部浸浴两种。浸浴的方法是先将药物浸泡30分钟左右，然后煎煮成药液倒入浴水内，调到适当的温度，进行全身或局部浸浴，或者直接用药液进行局部浸浴。

全身浸浴作用范围广泛，能促进血液循环、调整全身气血阴阳、调节脏腑功能，对机体的整体作用较好。

局部浸浴可以使药物直接作用于局部组织，吸收迅速并且能够提高局部药物浓度，提高效果，具有很强的针对性。局部浸浴主要有头面浴、目浴、四肢浴、坐浴等。

1. 头面浴 是将药液倒入消毒后的盆中，待浴液温度适宜，进行洗头、洗面。头面浴在面部皮肤的美容及护发、美发等方面具有显著的效果。

2. 目浴 是将药液滤清后，倒入消毒的容器内淋洗眼部。目浴时，用消毒纱布或棉球蘸药液不断淋洗眼部；亦可用消毒眼杯盛药液半杯，先俯首，使眼杯与眼眶缘紧紧靠贴，然后仰首，并频频瞬目，进行目浴。每日 2～3 次，每次 15～20 分钟。一般将眼部熏蒸与目浴相结合，先熏后洗。这种方法可使药物直接作用于眼部，达到疏通经络、畅通气血等功效，具有祛除眼袋、增强视力的养生保健作用，也可用于治疗风热上扰或肝火上炎所致的目赤肿痛、目睛干涩、目翳等病证。目浴使用时要注意药液温度不宜过高，以免烫伤；药液必须过滤，以免药渣进入眼内；器皿、纱布、棉球及手指必须进行彻底消毒。

3. 四肢浴 是经常使用的局部药浴法。四肢浴具舒筋活络、滋润洁肤、防止皮肤老化等作用。四肢浴一般要用温水，在洗浴过程中可以不断加入热水，保持水温。四肢浴要根据部位的不同，决定浴具和药液量。洗浴的方法有浸泡、淋洗或半身沐浴等。洗完或泡好后要及时擦干，不要受凉。例如，足浴就是一种被历代养生家所推崇的局部浸浴方法。足浴可以增加血液循环，提高机体新陈代谢能力，起到防病、防衰的作用，睡前足浴还可提高睡眠质量。使用四肢浴可防治传染性疾病，如手足癣等，但需注意浴具的隔离使用。

4. 坐浴 是将药物煮汤置于容器中，当温度适宜时让患者将臀部坐于容器中进行浸浴的方法。坐浴一般用于治疗肛门或会阴部位的疾病，养生保健用之甚少。

（二）熏蒸

中药熏蒸是利用药物煮沸后产生的蒸气来熏蒸全身或局部，以达到养生保健效果的方法。熏蒸综合了水浴、药浴、熏浴、蒸气浴的特点。通过熏蒸的蒸腾作用，药物经皮肤可直达身体各部，可起到祛风除湿、散寒止痛、活血化瘀、滋润肌肤、健脾和胃等作用。熏蒸法除用于养生保健外，临床上也多用于治疗部分内科疾病、风湿骨伤类疾病以及纠正亚健康状态等。

通常趁药液温度高、蒸气多时，先熏蒸再淋洗，当温度降至能浸浴（一般为 37～42℃）时，再行浸浴。使用熏蒸时需防止烫伤。

三、常用药浴方

1. 艾叶浴 艾叶为菊科植物艾的叶，性味辛、苦、温，有小毒，煎汤药浴能温经散寒，安胎，其芳香气味又能调畅舒缓情绪。可采用局部浸浴法，用于缓解中期妊娠皮肤瘙痒，安全有效。

2. 润肤增白浴 以白茯苓、白芷、薏苡仁、当归组方，采用全身或局部浸浴。方中白茯苓、薏苡仁可健脾利湿，增白润肤；白芷、当归则有增白消斑、活血祛瘀、香身的功效。

3. 蜂房增欲浴 以露蜂房、蛇床子、地肤子、五倍子、炮附子、牛膝、川芎组方，本方能温肾益气，除湿固精，采用全身、局部浸浴或熏蒸。可促进性欲，以达到防治早泄、阳痿、阴冷、性欲低下等作用。

4. 五白浴方 以白及、白芷、白鲜皮、白蒺藜、白矾组方，采用全身或局部浸浴。本方具有滋阴活血、除湿止痒之功效。可滋润皮肤，防治皮肤瘙痒、皮肤干燥、皮肤皲裂等。

5. 乳香活络浴 以乳香、没药、延胡索、川椒、刘寄奴组方，采用全身、局部浸浴或熏蒸。本方具有活血通络、温经通脉之功效，可改善全身的血液循环，防治颈椎病、腰腿痛，消除疲劳。

6. 舒络通经浴 以松节、当归、钩藤、海风藤、牛膝、木瓜组方，采用全身、局部浸浴或熏蒸。本方具有舒络通经、活血通脉之功效，可改善血液循环、消除疲劳、防治高血压。

7. 桂枝温经浴 以桂枝、赤芍、干姜、细辛、鸡血藤、红花、当归组方，采用全身、局部浸浴或熏蒸。本方具有温经通阳、散寒止痛、祛瘀通脉、祛风除湿之功效，适于长期阳气偏虚、肢体不温之人使用，同时对痛经也有良效。

8. 通痹浴 以独活、羌活、桂枝、桑枝、当归、红花、川芎、艾叶、生草乌组方，采用全身、局部浸浴或熏蒸。本方具养血活血、祛湿通络、祛瘀止痛之功效，能防治关节痹痛、颈肩腰腿酸痛、中风后遗偏瘫等。

9. 安眠浴 以远志、枇杷叶、龙骨、牡蛎、牛膝、夜交藤、合欢花组方，采用全身浸浴或熏蒸。本方能协调阴阳、安神定志，调节改善睡眠状态，舒缓情绪，消除疲劳。

10. 山楂归藻减肥浴 以山楂、当归、海藻、麻黄、荷叶、车前草、荆芥、薄荷、明矾、白芷组方，采用全身浸浴。本方具有活血通络、润滑皮肤、消油祛脂、除臭轻身等作用。

11. 防风强身浴 以防风、甘遂、芫花、细辛、桑枝、生姜、荆芥组方，采用全身浸浴或熏蒸。本方具温经祛风之功效，可增强机体的抗病能力，长期运用可预防感冒、过敏性鼻炎、哮喘、荨麻疹等疾患。

12. 玫瑰疏郁浴 以玫瑰花、柴胡、香附、当归、薄荷、红花、夜交藤组方，采用全身浸浴或熏蒸。本方具行气解郁、和血安神、散瘀止痛之功效，可缓和紧张情绪，对因情绪紧张而致之头痛、失眠多梦、痛经等有效。

13. 生姜生发浴 采用局部浸浴，以生姜煎汤，待温洗头，外用能兴奋血管，促进头发生长。

14. 菊椒浴头方 以菊花、川椒、独活、防风、细辛、桂枝组方，煎汤，待温洗头，局部浸浴。本方具祛风除湿、温经活血之功效，可用于头皮的去屑止痒。

四、药浴注意事项

药浴要发挥其良好的养生作用，必须遵循辨证原则，合理用药。药浴的注意事项除了包含水浴的注意事项外，还应注意：遇有过敏情况，须立即停用；注意温度调节，防止烫伤；药浴时要及时补充水分，防止汗出过多及体能消耗过大；注意药浴器具的消毒，防止交叉感染。

第三节 其他浴

其他常用沐浴养生方法还有泥浴、沙浴、日光浴、空气浴、海水浴等。

一、泥浴

泥浴又称泥浆浴，是指用海泥、矿泥、井底泥、湖泥、沼泽地里的腐泥或特制的含有一定矿物质、有机物、微量元素的泥类物质敷于身体或浸泡，以达到养生祛病目的的健身方法。

1. 泥浴养生 泥浆与皮肤摩擦，再结合日光照射，会产生明显的温热作用和按摩功效，能够加速血液循环、改善组织细胞的营养、促进新陈代谢。

浴泥内含有丰富的矿物质和微量元素，特别是浴泥中含有的各种盐类，对皮肤能够起到杀菌、消毒的作用。

井底泥和沼泽泥等含有的腐殖酸，具有调节内分泌、抑制有害酶、改善血液循环、促进代谢、提高免疫力等作用。

2.泥浴方法　泥浴一般多选择在夏季进行，脱衣后将泥浆涂于体表，躺在沙滩上，在阳光照射下进行。亦可以在泥浆中浸泡 20 ～ 30 分钟。

3.泥浴适用范围　泥浴除用于日常养生保健外，对于多种皮肤病、慢性关节炎、慢性骨髓炎、腱鞘炎，外伤后的瘢痕、痉挛和粘连，胃肠术后粘连，以及慢性盆腔炎、各种关节痛、腰腿痛、外伤后遗症等有一定的辅助恢复作用。

4.注意事项　开放性损伤、各种皮肤感染、严重器质性病变、妇女经期，均不宜进行泥浴。

二、沙浴

沙浴指将全身或局部埋入沙中的方法。沙浴选用的沙应是清洁的干海沙、河沙或沙漠沙等。

1.沙浴养生　热沙作用于人体，可以产生温热和机械刺激，具有热疗、按摩等作用，表现为热疗、磁疗、按摩和日光浴的综合效应；可促进血液循环，增强新陈代谢，有明显的排汗作用；能促进渗出液的吸收和瘢痕的软化；可加快胃肠蠕动和骨组织的生长。

2.沙浴方法　仰卧在热沙上，脱衣，将头面、颈部、胸部以外的肢体埋入 0.1 ～ 0.2 米厚的沙层。佩戴墨镜，或用遮阳伞遮挡头部，并适当饮水。每次 0.5 ～ 1.5 小时，之后用温水冲洗干净，并在阴凉处休息 20 ～ 30 分钟，一般 10 天为一周期。也可用热沙将腰以下部位覆盖或将热沙装入袋中，放于患处进行局部沙浴。

3.沙浴适用范围　沙浴除用于日常养生保健外，对风湿性关节炎、慢性腰腿痛、肩周炎，各类神经痛、神经炎、脉管炎、软组织损伤等疾病有较好效果，同时对轻中度高血压、神经系统疾患、偏头痛、慢性消化道疾病、肥胖、慢性肾炎等，也有较好辅助治疗效果。

4.注意事项　有出血倾向、急性炎症、较严重器质性病变、妇女经期、孕期、儿童、年老体质极度虚弱者，不宜进行沙浴。沙中不应混有小石块、贝壳等杂质，温度宜控制在 40 ～ 50℃。

三、日光浴

日光浴指利用太阳光照射全身或局部的方法，古时称为"晒疗"。古人在进行日光浴时往往同时进行呼吸吐纳练功，是健身防病的重要方法。

1.日光浴养生　在进行日光浴时，实际也是在同时进行空气浴。除了周围环境给予人体或冷或热的刺激外，太阳光谱中的各种光线会对机体产生不同的作用。紫外线具有杀菌、消炎、止痛、脱敏、促进组织再生、加速伤口和溃疡面的愈合、增强机体免疫力等作用；红外线主要是温热效应，促进血液循环和新陈代谢。同时，可见光照射人体时，通过视觉和皮肤感受器，作用于中枢神经系统，可产生不同作用。如绿光使人镇静；红光令人兴奋，使人产生喜悦、愉悦的心情；粉光可降低血压；紫光和蓝光有抑制作用等。

2.日光浴方法　日光浴时，可采取卧位或坐位，使皮肤直接接受阳光照射，并不断变换体位，以均匀采光。可行局部或全身日光浴，但是头部不可暴晒、久晒，通过佩戴遮阳帽或用遮阳伞遮挡头部；眼睛不可让太阳光直射，可佩戴墨镜；时间不宜过久，每次 15 分钟左右。

3.日光浴适用范围　日光浴锻炼对身体有很多益处，所以用来防病治病的范围很广，除用于日常养生保健外，还对内科的冠心病、中轻度高血压、糖尿病、肥胖、神经痛、神经官能症、痛风等；儿科的佝偻病；外科的局部关节肌肉痛、血肿、外伤性肌炎、外伤性骨髓炎等；皮肤科的湿疹、汗腺炎、慢性溃疡、足癣等；妇科的子宫内膜炎、子宫附件炎等方面的疾患均有一定的辅助治疗和保健作用。

4.注意事项　日光浴的时间，夏季以上午 8 ～ 10 时为宜；冬季以中午 11 ～ 13 时为宜；春、秋季以上午 9 ～ 12 时，下午 14 ～ 16 时为宜。日光浴的地点应选择在阳光充足、空气清洁的海滨、湖畔、林间、阳台等。空腹、饱食、疲劳时不宜进行日光浴。长时间日照对皮肤有害，甚至致癌，所以日光浴的时间不宜过长。患有严重冠心病、高血压、甲状腺功能亢进、浸润性肺结核、有出血倾向者，不宜进行日光浴。

四、空气浴

空气浴是指在优美的自然环境中裸露躯体，使之直接接触新鲜清洁的空气，并利用其理化特性或配合呼吸吐纳以养生防病的一种健身方法。

1. 空气浴养生 空气浴主要利用了气温、湿度、气压、气流及空气中所含的化学成分对人体的综合作用。其中气温是主要因素之一，低于体温的空气温度，可对机体形成寒冷刺激，使大脑皮层体温调节中枢做出反应，皮肤血管收缩，从而使机体的抗病能力增强。另外，新鲜空气中含有大量阴离子，能调节中枢神经系统功能，刺激造血功能，促进新陈代谢，增强肺功能和机体免疫力。

2. 空气浴方法 空气浴可进行专门锻炼，也可与运动、劳动相结合。理想的气候条件是气温在 20℃左右，相对湿度在 50%～ 70%，风速在 1 米 / 秒左右。沐浴时间最好在早晨 7 ～ 9 点左右，因为此时空气中的灰尘杂质与有害成分较少，空气凉爽，对机体的兴奋刺激明显。空气浴的最佳环境应选择在空气洁净新鲜的处所，如山村、田野、树林、河边、湖边等处。一般从夏季开始，尽量少穿衣裤，裸露躯体，并结合进行做一些如慢跑、打拳等健身运动，或配合施行呼吸吐纳气功活动。时间根据个体素质与环境而定，一般以 1 小时为宜。冷空气浴应选择在有太阳照射的晴天进行，这时空气较暖而且含紫外线，可以结合进行日光浴。

3. 注意事项 大风、大雾或天气骤变如遇寒流时，不要勉强锻炼；患急性炎症及肾病患者亦不宜进行空气浴。

五、海水浴

海水浴指在天然海水中浸泡、冲洗或游泳的一种健身方法。

1. 海水浴养生 海水中含多种盐类，可附着于皮肤，刺激神经末梢，使毛细血管轻度充血，可改善皮肤血液循环和代谢；海水的压力、流动时的冲击力、游泳动作受到的阻力，构成海水浴的机械作用，它可改善体内血液循环，提高心肺功能。海水浓度高，浮力大，有助于肢体活动，可加速运动功能障碍的恢复。

2. 海水浴方法 海水浴的时间一般选择在每年 7 ～ 9 月，上午 9 ～ 11 时，下午 15 ～ 17 时为宜；可在海水中浸泡、冲洗或游泳，每次 20 ～ 60 分钟，以自觉疲劳为度。浴后要用淡水冲洗身体。

3. 注意事项 海水浴前要充分做好运动准备工作，患有严重高血压、动脉硬化、活动性肺结核、肝硬化、肾炎等疾患，以及妇女月经期不宜进行海水浴。

第十一章

导引养生

扫一扫，查阅本
章数字资源，含
PPT、音视频、
图片等

导引养生，是通过对身形、动作以及呼吸的调整，实现宁神定志、守一抱元，进而达到形神合一的养生方法。道家历来重视导引，认为导引是追求长生不老的重要手段之一。有"小道藏"之称的《云笈七签》中明确记载了导引作用；《宁先生导引法》认为导引可以治疗百病，祛除养生障碍，这类导引法一般强调反复操作，《诸病源候论》中即宗"一症一方"，运用导引法治病；《导引论》认为导引可以预防疾病，有利于养生，以"五禽之导，摇动其关"，使"气之源流，升降有叙"，这类导引一般推崇套路性操作，配合服气、药饵、行气、休粮等方法，以求长生不老。可见导引兼具治病防病，是一种具有悠久历史的传统养生方法。

导引养生源远流长，作为养生术语，导引最早出于《庄子·刻意》："吹呴呼吸，吐故纳新，熊经鸟申，为寿而已矣。此道引之士，养形之人，彭祖寿考者之所好也。"晋代李颐解释为"导气令和，引体令柔"，明确了导引法以形体和呼吸的调整为主要操作内容，实现气和体柔。《诸病源候论》认为："引此旧身内恶邪伏气，随引而出，故名导引。"其后医家与道家人士身体力行，在实践中不断丰富完善导引内容，在"一症一方"的基础上，逐渐形成了许多广为流传的导引套路操作。

第一节　导引养生的特点和作用

导引养生通过意识引导形体运动，并配合呼吸吐纳，使神、气、形三者高度协调一致，具有鲜明的特点。

一、导引养生特点

1. 以中医理论为指导　导引养生，以中医学的阴阳、脏腑、气血、经络等理论为基础，以养精、练气、调身为基本要点，以活动形体、调整姿势及呼吸方式为基本锻炼形式。导引的虚、实、动、静，体现了阴阳的对立制约和相互转化；形体的屈伸、俯仰隐含着气机的升降开阖；形神合一、气血同炼、表里和谐是整体观念的体现。导引养生是极具中国传统文化特色和中医内涵的养生方法，它贯彻中国传统文化"内求法"精髓，主张从自身的身形、动作和呼吸入手，持续习练，主动调整，以达到形神合一，提高并不断完善脏腑功能，实现防病保健、延年益寿的目的。

2. 注重意守、调息和动形的协调统一　导引养生强调意念、呼吸和身体运动的配合，即所谓意守、调息、动形的统一。"意守"指意念专注，凝神定志，守一抱元；"调息"指呼吸调节，匀细绵长；"动形"指形体运动，周身节节贯穿，内外合一；"统一"是指三者之间的协调配合，要达到形神一致，意气相随，形气相依；内外和谐，动静相宜，方能起到养生保健的作用。动与静的结合，形与神的兼养，体现了导引养生的系统性和完整性，动以养形，静以养神。动静相宜，形神共养，气顺血和，骨正筋柔，而长有天命。

3. 异源同根，循序渐进　导引养生是我国劳动人民智慧的结晶。千百年来，人们在养生实践中总结出了许多宝贵的经验，使导引养生不断得到充实和发展，形成了融道家、医家、武家、佛家为一体的具有中华民族特色的养生方法。源于道家的功法有五禽戏；源于医家的有八段锦；源于佛家的有易筋经等；源于武术的功法有太极拳、太极剑等。但是，无论哪种功法，运用在养生方面，都要求意守、调息、动形的统一，都是以疏通经络气血、改善脏腑功能、和畅精神情志、培育元真之气为目的。初学者先以练形为主，要求动作的协调柔顺；进一步则要求呼吸与动作的配合，开阖有序，屈、退、收、合、蓄为吸气，伸、进、放、开、发为呼气；上乘者是在意识指导下引动呼吸，呼吸催动形体的活动，即以意行气，以气运身，气遍身躯不稍滞。

4. 动静结合，刚柔相济，形神共养　导引养生坚持"自然、平衡、和谐、健康"的理念，与现代体育运动的最大区别在于动静结合、刚柔相济、形神共养。练形主动，养生主静，动则生阳，静则生阴，故运动以生阳为主，养生修炼则以育阴为要。导引养生也是刚柔相济的统一，《周易·说卦》"分阴分阳，迭用柔刚"，即阳为刚，阴为柔，刚柔相济才能阴阳和调。"刚柔相推，变在其中"，刚性运动必须与柔性运动相配合，才能起到更好的养生保健作用。

二、导引养生作用

1. 疏通经络气血　明代养生典籍《赤凤髓》中说："夫善摄生者，导其血脉，强其筋骨，使营卫贯通，脉络通畅，自能合天地运行之暑度，阴阳阖辟之机宜。"诸如太极拳、易筋经、形神桩等，就是注重对形体锻炼和调控，通过肢体运动，抻筋拔骨，从而牵拉人体各部位大小肌群和筋膜，促进活动部位的气血畅通，提高肌肉、肌腱、韧带等组织的柔韧性、灵活性和骨骼、关节、肌肉等组织的活动功能，以达到强筋壮骨的目的。具体而言有以下三种形式：其一，通过肢体的抻拉，牵拉肌肉经筋，进而疏通经络，畅通气血，如"易筋经"功法中大部分动作都是通过抻筋拔骨、牵拉肢体来引动经络、调畅气机。其二，通过牵动经络之根结调动经络气机，如"形神桩"功法依据此理论，安排头部和四肢末端的动作，来引动全身经络、畅通周身气血。其三，通过意守或拍打按摩某经络或其上的穴位，来激发经络气机。

2. 改善脏腑功能　脏腑功能活动的稳定协调是人体生命得以正常延续的重要保证。传统运动养生就是通过多种形式的手段和方法来协调脏腑的功能活动，以维护其稳定，从而避免和纠正脏腑功能太过或不及的失常状态。具体而言，其调节脏腑功能方式有以下三种：其一，通过经络系统，调整脏腑功能，脏腑和经络密切相关，养生功法通过畅通经络，进而调节脏腑，如八段锦，它是形体活动与呼吸运动相结合的传统运动，其八个动作分别以躯体的伸展、俯仰、肢体的屈伸运动，伴随呼吸来加强对五脏六腑的功能性锻炼。其二，通过发音调整脏腑功能，引导脏腑之气的升降出入，如"六字诀"通过呬、呵、呼、嘘、吹、嘻六个字的不同发音，配合一定的动作导引，以调节不同的脏腑功能。其三，通过呼吸吐纳，尤其是腹式呼吸，来导引脏腑气机。

3. 和畅情志　传统运动养生能有效地改善人体的精神心理状态，许多练功者都在习练养生功法后，感到心情舒畅，心态平和。导引养生产生心理效应的机理可概括为以下三点：其一，养生功法的锻炼十分强调将意识的运用贯穿始终，即做到精神放松、形意相合、神注桩中、气随桩动。在练功过程中，注重形体导引与调神相配合，做到形神合一，从而有利于心神的宁静。其二，养生功法通过动作导引，抻筋拔骨、牵引经筋、经络，畅通气血，调畅脏腑经络气机，从而改善精神情志。其三，养生功法中有些特定动作对神有直接调节作用，如养生功法中常有两掌合于胸前的动作，就可以起到敛神定气的作用；又如"易筋经"功法中的青龙探爪式，通过转身、左右探爪及身体前屈，使两胁交替松紧开阖，以达到疏肝理气、调畅情志的功效。

4. 协调精气神 导引养生把精气神看成是人体生命活动的内在动力，健身修炼、养生延年的根本都是培育和协调人体内的精气神，中医养生正是以保养精气神为要务。清代名医汪昂在《医方集解·勿药元诠》中说："积神生气，积气生精，此自无而之有也；炼精化气，炼气化神，炼神还虚，此自有而之无也。"这正是古人对人体生命过程的认识。神是虚灵的，但作为生命的主宰，它指挥功能活动从外界摄取营养物质来滋养自身，而精气是转化为精神活动和功能活动的重要物质基础。传统导引术通过运用意识、调节呼吸及动作来调控机体信息、能量、物质间的相互影响和相互转化，由于物质代谢的良性循环，"积精全神"，从而精充气足神旺，病体自然康复，却病延年。

导引养生对人体精气神的锻炼和调控不是单一的，而是相辅相成的。对精的调控离不开对神和气的影响；对气的调控配合了对精、神的调理；对神的调控更是必须落实到精与气上。就导引养生的操作过程而言，就是通过各种方法促使精气神合一，促进生命组织的平衡和优化。总之，在人体生命系统中，通过养生功法的锻炼，可使精气神各守其位并相互协调，保持生命活动的有序平衡稳定状态。

第二节 导引养生要领

导引养生特别重视形、气、神，认为人是三者相互关联、相互影响而构成的一个整体。形是人体生命活动的场所，气是生命活动的动力，神是生命的主宰，这与中医养生学的生命观是基本一致的。所以，养生功法的要领就是采取各种手段和方法对人体形、气、神进行锻炼和调控，并使之三位一体，从而达到生命的优化状态。

一、形的锻炼和调控

导引养生种类繁多，但无论是动功还是静功，站桩或是坐功、卧功，都必须调整身形。对姿势体位及形体动作，都有一定的操作规范和要求。通过对形体的调整和锻炼，既能引动经络、疏通气血、改善脏腑功能，又能使意识与自己的生命活动结合在一起，神不外驰，是生命养护的基础。练动功时，意念集中在运动的形体上，起到了收摄心神的作用，即养生功法锻炼过程中的"动中求静，外动内静"。因此，调整身形的过程本身就是使意识活动与自己的身形和动作相结合的过程，也是使形气神三者合一的过程。《管子·心术下》更把对形的锻炼和调控提高到道德修养的高度来认识，指出"形不正者，德不来"，强调在日常生活中注意调整自己的身形，使之符合练功的要求。另外，导引调摄功法中，调息的实质是神与形相合，是对呼吸运动这一人体最基本的生命活动的锻炼和调控。

二、气的锻炼和调控

气是人体生命的重要组成部分，它依附于形而存在。养生功法的锻炼必然涉及对气的导引和调控。对气的导引和调控有以下三种形式。

1. 以形引气 通过形体动作引动人体内气的流动，即"导气令和，引体令柔"，所谓"气随桩动"。人体是以五脏为中心，以经络为维系和通路的有机整体，因此当形体按照特定形式运动时即可以影响并牵动全身气机的变化。其所引动之气，一是牵动了经络之气，通过畅通经络气机，进而调整人体全身生命活动；二是引导了机体组织与周围之气的开阖出入，交感通应，影响脏腑气机的升降浮沉。

2. 以意引气　运用意念主动地导引气机，使之发生变化。神为生命的主宰，意识对气具有统帅作用。传统养生功法强调"意到则气到"，以意行气，以气运身，气遍身躯不稍滞。导引养生功法都是积极运用意识对气进行调节导引，如传统养生功法中的行气术，就是运用意念导引，使气机按一定的路线运行，古代功法中大周天运行、奇经八脉运行、后世意念周天等皆属于此类；古法采气，服五方气，服日月星辰之气，则是用意念导引外界之气为我所用。

3. 以音引气　通过发音引动体内气机的变化。一方面，音声可通过声腔共振的作用影响人体气机，包括颅腔、鼻腔、口腔、咽腔、胸腔、腹腔等共振。另一方面，不同的发音，可引起人体气机升降开阖的不同变化。如太极拳的发力就有配合"哼""哈"二气之说，"拿住丹田练内功，哼哈二气妙无穷；动分静合屈伸就，缓应急随理贯通"。此外，特定的音声对脏腑气化有着较为直接的影响。《史记·乐书》中说："音乐者，所以动荡血脉，通流精神而和正心也。"著名的传统功法"六字诀"即属此功法。

三、神的锻炼和调控

神是生命活动的主宰，人的精神意识思维活动在人体生命中起着非常重要的作用。因此，养生功法必然离不开对神的锻炼和调控。历代功法养生家无论何种门派都十分重视意识在养生功法中的作用，将运用意识作为练功的第一要旨。从整个练功过程来看，功法锻炼究其实质就是在意识活动的积极主导下，对人体生命进行锻炼和调控。纵观古代养生功法对神的调控的形式和方法有以下三种。

1. 虚静无为法　这一方法是使意识活动保持虚静，达到无思、无念的特殊精神状态。人体生命活动在这种状态下会自然发生有序变化。虚静无为法最根本的要求是精神上的虚静，以此来优化人体生命活动，即《素问·上古天真论》所说的"恬惔虚无，真气从之，精神内守，病安从来"。

2. 意识导引法　这一方法是积极主动地将意识与人体生命活动紧密结合，运用意识引导气的通行流畅以及开阖出入。如意识与形体动作相结合；意识与气的运行规律相结合以引导和强化气的运行；意识与呼吸运动相结合，一方面加强呼吸对人体生命的作用，另一方面，通过呼吸运动引动气机的变化。

3. 专一意守法　这一方法是将意识主动地贯注在相应的事物上，从而引发人体生命活动的变化。意守的对象可分为体外对象与体内对象。体外对象诸如日月星辰、山河湖海、花草树木等，也可以为非实体的声音，或某一形象等；体内对象诸如关窍穴位（如丹田、百会、命门、气海等），气脉循行线路等。

第三节　导引养生原则

导引养生之所以能健身、治病、益寿延年，是因为它有一套较为系统的理论、原则和方法，注重和强调机体内外的协调统一，和谐适度。从锻炼角度归纳起来，有如下几个原则。

一、动静结合，运动适度

我国古代养生思想有"宜动""宜静"两种不同观点，两者都源出道家。唐代孙思邈主张

"唯无多无少者，几于道矣"（《备急千金要方·养性》）。即不宜多动，亦不宜多静。元代朱丹溪提出："天主生物，故恒于动；人有此生，亦恒于动。"指出自然界的变化规律是"动"多"静"少。"动"为阳，"静"为阴，阴阳平衡，阴平阳秘。从导引养生来说，运动时，一切顺其自然，进行自然调息、调心，神态从容，摒弃杂念，神形兼顾，内外俱练，动于外而静于内，动主练形，静主养神，动静结合，静中触动。

导引养生还强调掌握运动量的大小。运动量太小达不到锻炼目的，起不到养生作用；太大则超过了机体耐受的限度，反而会使身体因过劳而受损。孙思邈在《备急千金要方·养性》中指出："养性之道，常欲小劳，但莫大疲及强所不能堪耳。"看似缓慢轻柔的运动，因其持续时间长，且每个动作、姿势都有严格的身法、步法等要求，所以消耗的能量并不小，对于年老体弱者尤其要注意不可过量。导引功法要求行功后和颜悦色、呼吸匀畅、心率平稳，自觉轻松自如，清晨起床没有疲劳感为度。另外，一段时间的坚持之后，自感平时食欲增进，睡眠良好，情绪轻松，精力充沛，即使增大运动量也不感到疲劳，也是运动量适宜的重要表现。反之，如运动后食欲减退，头昏头痛，自觉劳累汗多，精神倦怠者，说明运动量过大，应适当酌减。如减少运动量后，仍有上述症状，且长时间疲劳，则应做身体检查。

现代运动医学对于运动量的测定，往往以运动者的呼吸、心率、脉搏、氧气消耗量等作为一些客观指标，列于此，作为补充参考。一般认为，正常成年人的运动量，以每分钟心率（或脉率）增加至 140 次为宜；老年人的运动量，以每分钟增加至 120 次为宜。运动时心率至少在 100 次 / 分钟以上，最多不超过"170 — 年龄"。譬如年龄为 60 岁，则运动后最高心率应控制在每分钟 110 次以内的水平，而且在 30 分钟内恢复到常态。

二、三因制宜

导引养生要遵循因人、因时、因地制宜的原则，不可一概而论。个人可根据自己的身体状况、年龄阶段、体质与运动量的配合，选择适宜自身的导引方法和运动量。有慢性病者可选几种对自己疾病具有针对性的导引操作方式进行锻炼，由少逐渐增多，逐步增加运动量。太极拳、八段锦、五禽戏可重复锻炼，打二遍三遍来增加运动量，以取得有效的健身效果。

导引习练的最佳时间是晚饭后 90 分钟，此时热量消耗最大，运动效果最好。如在饭前锻炼，至少要休息 0.5 小时后才能用餐；饭后则要休息 1.5 小时才能锻炼。为了避免锻炼后过度兴奋而影响入睡，应该在临睡前 2 小时左右结束锻炼。从四季的锻炼时间选择来看，春夏秋三季可以早起锻炼，而冬天不要早起锻炼，可在太阳出来后再锻炼，也可改为下午 16～17 时锻炼，尤其是北方寒冷的地区，应格外注意冬天要避开清晨，不要过早锻炼。

就运动场地的选择而言，传统功法锻炼，只要环境清静，干扰较少即可，并不需要特定的场所，因此在公园、广场、空地、走廊均可，当然到室外林木繁茂、空气新鲜的地方更为理想。

三、循序渐进，持之以恒

导引养生功法的习练有一个渐进的过程，初学者以调形为主，要求动作柔顺、娴熟、准确，进一步则要求呼吸与动作的协调一致，再进一步则要求在意识指导下引导呼吸，呼吸催动形体活动。如果不能坚持系统习练，很难领会其中内涵，更难以产生良好的养生保健效果，这就要求习练者要循序渐进，持之以恒。尤其是现代人平素就缺乏运动，又刚刚学习较为复杂的导引功法，身体会有许多不适之感，甚至会出现关节疼痛等现象，影响生活和工作，甚至失去坚持习练的信心。因此，习练传统养生功法之前，必须先下定决心，坚定信念，并每天给锻炼安排出固定时间，只有持之以恒、坚持不懈，才能收到良好的养生健身效果。导引养生不仅是身体的锻炼，也是意志和毅力的锻炼。

第四节　常见功法

导引养生功法种类繁多，其流派纷呈、特色各异，现择其精要，简单介绍几种代表性功法，以及近年来在社会上流传较广、影响较大、健身效果较好的养生功法。

一、太极拳

太极拳是最具特色的导引养生功法之一，是中华传统文化的形体语言，其历史源远流长。太极拳名为太极者，盖取法于《周易》阴阳动静之理，盈虚消长之机。太极拳在整个运动过程中从始至终都贯穿着"阴阳"和"虚实"，其运动作势，圆活如环之无端，循环往复，每个拳式都蕴含"开与阖""圆与方""卷与放""虚与实""轻与沉""柔与刚""慢与快"等阴阳变化之道，并在动作中有左右、上下、里外、大小和进退等对立统一、圆活一致的太极之理。太极拳通过形体导引，将意、气、形结合成一体，使人体精神和悦、经络气血畅通、脏腑功能旺盛，而达到"阴平阳秘"的健康状态。

（一）功法特点

1. 势正招圆，阴阳相济　太极拳的形体动作以圆为本，一招一式均由各种圆弧动作组成。拳路的一招一式又构成了太极图形。并且其势端正，不散漫，不蜷缩，不歪斜。故从其外形上看，太极拳动作圆满舒展，不拘不僵，招招相连，连绵不断，整套动作要一气呵成。

2. 神注桩中，意随桩动　太极拳的锻炼要求手、眼、身、法、步相互协调。注重心静意导，形神兼备。其拳形为"太极"，拳意亦在"太极"，以太极之动而生阳，静而生阴，激发人体自身的阴阳气血，以意领气，运于周身，如环无端，周而复始。

3. 呼吸均匀，舒展柔和　太极拳要求呼吸匀、细、长、缓，并以呼吸配合动作，导引气机的开阖出入。一般而言，吸气时动作为引、蓄、化、合，呼气时动作为开、发、拿、打。而动作宜平稳舒展，柔和不僵。待拳势动作娴熟后，逐渐过渡到拳势呼吸，即逆腹式呼吸：吸气时横膈肌收缩，下腹部因腹肌收缩而被拉向腰椎，同时上腹部因横膈肌收缩下挤以及肋间肌和腹肌上部的放松而隆出，肛门、会阴部微收；呼气时，横膈肌松弛，腹肌上段收缩、下段松弛，下腹部隆出，肛门、会阴部紧缩上顶，待呼气尽再行咽津，并使全身放松。

（二）练功要领

1. 心静神宁，神形相合　太极拳的练习，首先要排除各种思想杂念，保持心神的宁静，将意识贯注到练功活动当中。神为主帅，身为驱使，刻刻留意，一动无有不动，一静无有不静，身动于外，气行于内，以意行气，以气运身，意到气到，周身节节贯串。

2. 松静圆润，呼吸自然　太极拳的身法要求全身自然放松，虚灵顶劲，气沉丹田，含胸拔背，沉肩坠肘，裹裆护肫。习练太极拳要求肌肤骨节，处处开张，不先不后，迎送相当，前后左右，上下四旁，转接灵敏，缓急相将，逐渐达到行气如九曲珠无处不到，运劲如百炼钢何坚不摧。初学者要求呼吸自然，待动作娴熟后逐步采用逆腹式呼吸。

3. 以腰为轴，全身协调　腰是各种动作的中轴，太极拳要求的立身中正、上下相随、前后相需、左右相顾，上欲动而下随之，下欲动而上领之，中部动而上下应之等都必须以腰部为轴，方能带动全身，上下前后左右协调一致，浑然一体，这是练好太极拳的关键所在。

4. 步法灵活，虚实分明　练习太极拳要注意动作圆融，步法灵活，运劲如抽丝，蓄劲如张弓，迈步如猫行。运动时要分清虚实，随着重心的转移，两足要交替支撑重心，以保持全身的平衡。

二、八段锦

八段锦是我国传统的养生功法，据文献记载，北宋期间八段锦就广泛流传于世，明代以后，在许多养生著作中都可见到对关于该功法的记述，如《类修要诀》《遵生八笺》《保生心鉴》《万育仙书》等均收录了这套功法。八段锦的名称是将该功法的八节操作及效应比喻为精美华贵的丝帛、绚丽多彩的锦绣，以显其珍贵，称颂其精练完美的编排和良好的祛病健身作用。八段锦流传甚广，流派较多，有"文八段"（坐式）和"武八段"（立式）之分，由于站势八段锦便于群众习练，故流传较广。八段锦功法以脏腑分纲，具有较好调整脏腑功能的功效，清末《新出保身图说·八段锦》将八段锦的功法特点及其功效以歌诀形式总结为："两手托天理三焦，左右开弓似射雕；调理脾胃须单举，五劳七伤往后瞧；摇头摆尾去心火，两手攀足固肾腰；攒拳怒目增气力，背后七颠百病消。"

（一）功法特点

1. 脏腑分纲，经络协调　八段锦依据中医藏象理论及经络理论，以脏腑经络的生理、病理特点来安排导引动作。在八节操作中，每一节既有其明确的侧重点，又注重每节间功能效应呼应协调，从而全面调整脏腑功能及人体的整体生命活动状态。

2. 神为主宰，形气神合　八段锦通过动作导引，注重以意识对形体的调控，将意识贯注到形体动作之中，使神与形相合；由于意识的调控和形体的导引，促使真气在体内的运行，达到神注形中，气随形动的境界。

3. 对称和谐，动静相兼　本功法每节动作及动作之间，表现出对称和谐的特点，形体动作在意识的导引下，轻灵活泼，节节相贯，舒适自然，体现出内实精神、外示安逸、虚实相生、刚柔相济的神韵。

（二）练功要领

1. 松静自然，形息相随　八段锦的锻炼，一方面要求精神形体放松，心平方能气和，形松意充则气畅达。另一方面，要求形体、呼吸、意念要自然协调。形体自然，动作和于法度；呼吸自然，形息相随，要勿忘勿助，不强吸硬呼；意念自然，要似守非守，绵绵若存，形气神和谐一体。

2. 动作准确，圆活连贯　八段锦动作安排和谐有序，在锻炼过程中首先要对动作的线路、姿势、虚实、松紧等分辨清楚，做到姿势端正，方法准确。经过一段时间的习练，力求动作准确熟练、连贯，动作的虚实变化和姿势的转换衔接，无停顿断续，如行云流水，连绵不断。逐步做到动作、呼吸、意念的有机结合，使意息相随，达到形气神三位一体的境界和状态。

三、五禽戏

五禽戏是古代传统导引养生功法的代表之一，具有悠久的历史。它是通过模仿五种动物——虎、鹿、熊、猿、鸟的动作而编创成的导引功法。模仿动物的功法早在汉代之前就有，如《庄子·刻意》中就有"熊经鸟申，为寿而已矣"的记载。1973年湖南长沙马王堆汉墓出土的四十四幅帛书《导引图》中也有不少模仿动物的姿势，如"龙登""鹞背""熊经"等。东汉时期的华佗将以前的功法进行了系统的总结，并组合成套路，通过口授身传进行传播。五禽戏开始并没有文字流传，到了南北朝时期，陶弘景的《养性延命录》用文字记录了下来。随着时间的推移，该功法辗转传授，逐渐形成了各流派的五禽戏，流传至今。该功法通过模仿不同动物的形态动作及气势，结合意念活动，能起到舒筋通络、强健脏腑、灵活肢体关节的功用。

（一）功法特点

1. 模仿五禽，形神兼备　五禽戏模仿动物的形态动作，以动为主，通过形体动作的导引，引动气机的升降开阖。外在动作既要模仿虎之威猛、鹿之安适、熊之沉稳、鸟之轻捷、猿之灵巧，还要求内在的神意兼具"五禽"之神韵，意气相随，内外合一。如"熊运"，外在形体动作为两手在腹部划弧，腰、腹部同步摇晃，以其单纯憨态，意守形气，使丹田内气也随之运使，而使形神兼备。

2. 活动全面，大小兼顾　五禽戏动作体现了身体躯干的全方位运动，包括前俯、后仰、侧屈、拧转、开阖、缩放等不同的姿势，能对颈椎、胸椎、腰椎等部位进行有效的锻炼，并且牵拉了背部督脉及膀胱经，刺激了背部腧穴。同时功法还特别注重手指、脚趾等小关节的运动，通过活动十二经络的末端，以畅通经络气血。

3. 动静结合，练养相兼　五禽戏虽以动功为主，舒展形体、活动筋骨、畅通经络，但同时在功法的起势和收势，以及每一戏结束后，配以短暂的静功站桩，以诱导练功者进入相对平稳的状态和"五禽"的意境当中，以此来调整气息、宁静心神。

（二）练功要领

1. 动作到位，气息相随　练习五禽戏要根据动作的名称含义，做出与之相适应的动作造型，并尽量使动作到位，合乎规范，努力做到"演虎像虎""学熊像熊"。尤其要注意动作的起落、高低、轻重、缓急，做到动作灵活柔和、连贯流畅。并且注意呼吸和动作的协调配合，遵循起吸落呼、开吸合呼、先吸后呼、蓄吸发呼的原则。

2. 以理作意，展现神韵　练习五禽戏时，要注意揣摩虎、鹿、熊、猿、鸟的习性和神态。通过以理作意，即意想"五禽"之神态，进入"五禽"的意境之中。如练习虎戏时，意想自己是深山中的猛虎，伸展肢体，抓捕食物，有威猛之气势；练鹿戏时，要意想自己是原野上的梅花鹿，众鹿抵戏，伸足迈步，轻捷舒展；练熊戏时，要意想自己是山林中的黑熊，转腰运腹，步履沉稳，憨态可掬；练猿戏时，要意想自己置身于山野灵猴之中，轻松活泼，机灵敏捷；练鸟戏时，要意想自己是湖边仙鹤，轻盈潇洒，展翅翱翔。

四、易筋经

易筋经是我国传统的养生保健功法之一，相传为印度达摩和尚所创，宋元以前仅流传于少林寺僧众之中，自明清以来才日益流行于民间，且演变为数个流派。"易"者，变易、改变也；"筋"指筋肉、经筋；"经"指规范、方法。该功法重视姿势、呼吸与意念的锻炼，按人体十二经与任督二脉之运行进行练习，锻炼时，气脉流注合度，流畅无滞。其功效如明代气功导引专著《赤凤髓》中所说：由"易气"而"易血""易脉""易肉""易髓"然后"易筋"，即通过形体的牵引伸展、捅筋拔骨来锻炼筋骨、筋膜，调节脏腑经络，由变易身形之筋脉肉骨，进而变易全身气血精髓等，以达到强筋健骨、壮实肌肉、和畅经脉、增强体质、充沛精力、延年益寿的目的。

（一）功法特点

1. 抻筋拔骨，形气并练 古本《易筋经》中记载："筋，人身之筋络也，骨节之外，肌肉之内，四肢百骸，无处非筋，无处非络，联络周身，通行血脉，而为精神之外辅……是故练筋必须练膜，练膜必须练气。"因此，易筋经功法从练形入手，以神为主宰，形气并练，通过形体动作的牵引伸展、抻筋拔骨来锻炼筋骨、筋膜，以畅通十二经络与奇经八脉之气机，进而调节脏腑功能。

2. 疏通夹脊，刺激背俞 本功法有较多的身体俯仰、侧弯及旋转动作，可通过脊柱的旋转屈伸运动以刺激背部的腧穴，和畅任督脉，调节脏腑功能，达到健身防病、益寿延年目的。

3. 舒展大方，协调美观 本功法的动作，不论是上肢、下肢还是躯干，其动作的屈伸、外旋内收、扭转身体等都要求舒展大方，上下肢与躯体之间，肢体与肢体之间的左右上下，以及肢体左右的对称协调，彼此相随，密切配合，呈现出动作舒展连贯、柔畅协调的神韵。而且整套动作速度均匀和缓，动作刚柔相济，用力轻盈圆柔，不使蛮力，不僵硬。其目的就是通过抻筋拔骨，牵动经筋、经络，进而调节脏腑功能，畅通气血，达到强身健体的目的。

（二）练功要领

1. 神注桩中，形神合一 本功法的习练，要求精神放松，意识平和。通过动作变化引导气的运行，做到神注桩中，意气相随。运用意念时，不刻意意守某一部位，而是要求将意识贯注到动作之中，并注意用意要轻，似有似无，切忌刻意、执着。

2. 自然呼吸，动息相随 习练本功法时，要注意把握动作和呼吸始终保持柔和协调，不要刻意执着于呼吸的深绵细长。练功呼吸时，要求自然流畅，不喘不滞，这样更有利于身心放松、心气平和。

3. 虚实相间，刚柔相济 习练本功法时，要注意动作刚与柔、虚与实相协调配合。因为用力过"刚"，会出现拙力、僵力，以至于影响气血的流通和运行；动作过"柔"，则会出现松懈、空乏，不能起到引动气机、抻筋拔骨的作用。

五、六字诀

六字诀，又称六字气诀，是以呼吸吐纳发音为主要手段的养生功法。关于呼吸吐纳发音的功法，历代文献均有不少论述。《庄子·刻意》中说："吹呴呼吸，吐故纳新，熊经鸟申，为寿而已矣。"在西汉时期《王褒传》一书中，也有"呵嘘呼吸如矫松"的记载。最早记录六字诀功法的当属南北朝时期陶弘景的《养性延命录》，嗣后在唐代孙思邈的《备急千金要方》、汪昂的《医方集解》、龚廷贤的《寿世保元》、冷谦的《修龄要指》等古籍中都载有六字诀功法。但明以前的六字诀不注重动作，明以后的六字诀有多种动作配合。六字诀流传至今，在功法上已形成了较为稳定的体系，即以中医五行五脏学说为理论基础，明确规范呼吸口型及发音，肢体的动作导引与意念导引遵循中医经络循行规律。六字与脏腑配属为：呬属肺金，吹属肾水，嘘属肝木，呵属心火，呼属脾土，嘻属三焦。

（一）功法特点

1. 以音引气，调节脏腑 六字诀的锻炼通过特定的发音来引动与调整体内气机的升降出入。以"嘘、呵、呼、呬、吹、嘻"六种不同的特殊发音，分别与人体肝、心、脾、肺、肾、三焦相联系，从而达到调整脏腑气机的作用。在六字的发音和口型方面有其相应特殊规范，目的在于通过发音来引动相应脏腑的气机。

2. 吐纳导引，音息相随　六字诀功法中，每一诀的动作安排、气息的调摄都与相应脏腑的气化特征相一致，如肝之升发、肾之蛰藏等。练习过程中十分注重将发音与调息吐纳及动作导引相配合，使发音、呼吸、动作导引协调一致，相辅相成，浑然一体，共同起到畅通经络气血、调整脏腑功能的作用。

3. 舒展圆活，动静相兼　六字诀功法其动作舒展大方，柔和协调，圆转灵活，如行云流水，婉转连绵，具有人在气中、气在人中的神韵，表现出安然宁静与和谐之美。并且其吐气发音要求匀细柔长，配合动作中的静立养气，使整套功法表现出动中有静、静中有动、动静结合的韵意。

（二）练功要领

1. 发音准确，体会气息　吐气发音是六字诀独特的练功方法，发音的目的在于引导气机，因此练功时，必须按要求，校准口型，准确发音。初学时，可采用吐气出声发音的方法，校正口型和发音，以免憋气；在练习熟练后，可以逐渐过渡为吐气轻声发音，渐至匀细柔长，并注意细心体会气息的变化。

2. 注意呼吸，用意轻微　六字诀中的呼吸方法主要是采用逆腹式呼吸。其方法与要领是：鼻吸气时，胸腔慢慢扩张，而腹部随之微微内收，口呼气时则与此相反。这种呼吸方法使横膈膜升降幅度增大，对人体脏腑产生类似按摩的作用，有利于三焦气机的运行。练功时要注意呼吸，但用意微微，做到吐唯细细，纳唯绵绵，有意无意，绵绵若存，这样方能将形意气息合为一体，以使生命活动得到优化。

3. 动作舒缓，协调配合　六字诀功法以呼吸吐纳为主，同时辅以动作导引。通过动作的导引来协调呼吸吐纳发音引动的气息，以促进脏腑的气化活动。因此，习练时要注意将动作与呼吸吐纳、吐气发音协调配合，动作做到松、柔、舒、缓，以顺应呼吸吐纳和吐气发音匀细柔长的气机变化。

六、形神桩

形神桩是当代较为流行的养生保健功法，因其良好健身效应受到广大群众的喜爱，习练者众多。形神桩，从字义上讲，"形"指形体；"神"指神意（即意识）；"桩"指动作姿势。总而言之，形神桩就是将形与神相合在一起锻炼的功夫。常人的形体运动虽然也是受神的支配，但神的注意力并未集中于运动的形体上，而是集中于运动的目标上，属于外向性运用意识。形神桩的锻炼要旨在于把神志活动与形体活动紧密地结合起来，即在练功时充分发挥感觉运动思维的作用，使形神相合。具体而言，就是要求在练功过程中，神完全集中于运动着的形体及与之相关部位，使意念逐渐渗透至形体的皮肉筋脉骨各部组织中去，使形、气、神三者相混融，从而达到生命组织的优化状态，起到健美身形、和畅经脉、祛病强身的功效。

（一）功法特点

1. 抻筋拔骨，矫正身形　形神桩功法着眼于平调常人运动造成的形、气之偏，其中有很多动作是牵动日常很少运动的部位。形神桩强调用神意充斥形体，导引牵拉以抻筋拔骨、开关通窍、调动经络气血，从而达到矫正身形、强壮身体的功效。

2. 周身兼顾，整体全面　形神桩非常强调对形体的锻炼和调控，整套功法动作的编排周到细微，照顾到了全身各个部分。从躯干来说，有头、颈、胸、背、胁肋、腹、骨盆、尾闾、会阴一个完整系列；从上肢来说，有肩、肘、腕、掌、指的系列；从下肢来说，有胯、膝、踝、足、趾系列。不仅如此，从动作的配合来说，又是左右对称、前后平衡、上下相关的有机组合，注意了肌肉、肌腱运动的牵张与收缩的协调，扩大了关节的屈伸扭转的幅度。总之，使全身的绝大部分运动部位得到在神意支配下的锻炼，因而练此功可以使气机平衡，祛病强身。

3. 以形引气，形神合一　形神桩注重通过练形而引动气机，在方法上贯穿了"意引气，气引形，形引气，气动意"锻炼模式。首先，通过意识与形体动作的结合，由意念引动气向运动部位集聚，神气结合带动形体运动，形体运动又牵动经脉之气，使局部的气充斥，血亦随之增多，局部产生充胀与流动感，这种感觉又使意念集中于运动部位，而集中的意念又导致气的聚集，形成良性循环。

4. 注重末端，启动经络　由于各条经脉的交接部位、气的内外出入的交换部位都在肢端，故形神桩根据经络、气血循环的规律来安排动作，着重活动肢体末节。如上肢的肢端、下肢的肢端、头部等。头动则四肢皆动，一身经络气血得以流通。形神桩正是通过这种引气的机制，调动全身的经络系统，并由此内连脏腑之气，外通经络之气，使周身形气神合为一整体。

（二）练功要领

形神桩功法锻炼的总体要求是："身形合度，姿势合法，神注桩中，气随桩动。"具体而言，要注意以下几方面。

1. 神与形合，松紧并用　由于形神桩功法中的很多动作是牵动日常很少运动的部位，以抻筋拔骨、矫正身形，所以开始练时，若不用力则难以做到姿势的规范，如若太用力又容易偏于僵硬而难于符合松、柔的要求。因此要处理好这一矛盾，就必须松紧并用。首先，初始练时可用力以达到规范要求，待形成习惯后，便能达到松柔自如的地步。其次，局部紧全身松。要求做动作时，局部为保证动作的规范需维持相对的紧，而全身其他部位要保持身形合度前提下的放松。

2. 外方内圆，直曲并用　形神桩的很多动作，从外在来看似乎直来直去，角度分明，但内在气机却是圆融流畅的，因此做动作时，要做到外方内圆。如做肘臂的弯曲动作时，肘的外侧弯曲呈现了明显的角度，要求在做弯曲动作的同时，在肘的内侧要加一圆撑的意和力，这个意和力就是成为使肘圆撑的内力，从而形成外方内圆的态势。并且要注意直曲并用，即肢体做直的动作时，尽量要求似直非直，不做成伸到极限，即使是必须伸直者，也要保持关节的松弛。

3. 大小兼顾，自然灵通　形神桩注重全身各部位锻炼，不仅整套功法有大的动作，也有小的动作，而且在其中一节中，也有大小之分。如对于肩肘、胯膝关节的运动为大，对腕、掌、指、踝、足、趾关节的运动为小；腰的运动为大，脊椎骨运动为小。不仅如此，形神桩也将外在明显的形体动作与内在隐伏难见的气运动紧密结合，使其自然相通。

4. 周身一体，动中求静　形神桩功法的锻炼，是从上到下逐个部位地练习，但要注意，在做每个动作时，都要把意念放到全身，而且练得比较熟练后，其中的每一个动作，都牵涉着全身，都要做到周身一体。所谓"动中求静"，就是说在练功的过程中，保持精神专一，在做动作的同时，或寄神于动作，或寄神于关窍，或体会气脉的流注，逐步使形神合为一体。

七、放松功

放松功是近代人在继承古人静坐意守的基础上发展起来的一种方法，属于静功的一种。它通过积极主动地运用意识导引全身各部分放松，使人体形气神达到三位一体的生命优化状态。在功法操作上，放松功注重精神内守，意导气行，并与均匀细长的呼吸配合，有节奏地依次意守身体相应的部位，逐步地放松肌肉骨骼，把全身调整到自然轻松、舒适的状态。通过放松功的锻炼能较好地排除杂念，安宁心神，它既可以作为一种养生保健功法，又可作为锻炼其他功法入静的基础，是中医养生学常用的锻炼方法之一。

（一）功法特点

1. 神为主宰，形松意充　放松功属于静功，它通过积极主动地将意识和形体相结合，把身体调整到自然、轻松、舒适的状态，使人体达到形气神三位一体的生命优化状态。形体的放松，不是松松垮垮的空松，而是要求用意识充斥到形体当中的形松意充，这样才能真正达到形体和精神心理都得到放松的状态。

2. 形式简单，易学易练　本功法练功时的身体姿势采用卧、坐或站式均可，不需要大范围的练功场所，不受环境条件和地点的限制。其操作简单，易学、易练，安全有效。

（二）练功要领

1. 形神相合，善用观想　放松功的练习首先是将神意与形体结合，要善于运用观想配合默念"松"，使形神相合，以引导心身的全面放松。操作时收视返听，目内视，意内想，耳内听，每想到一处时默念"松"，观想该处放松。并且，借助观想"松"的动力向全身扩散，做到形松意充。

2. 神意察照，若有若无　在运用意识引导相应部位放松时，对所意守的部位意念不能太重。要似守非守，若有若无，神意要灵明。松到哪个部位，意念观想那个部位，意导气行，以意导松，静心体会松后方能察照身心放松的变化。

3. 自然调息，息意相合　练习该功法的过程中，往往要借助呼吸的调整，一般从自然呼吸开始，逐步过渡到腹式呼吸。注意将呼吸与默念相结合，吸气时安静地意守松的部位，呼气时默想部位"松"，自然调息，息意相合。

第十二章
针灸推拿养生

扫一扫，查阅本章数字资源，含PPT、音视频、图片等

针灸推拿养生，是以中医经络学说为基础，以激发腧穴、调理经络气血为基本手段，从而平衡营卫气血的盛衰、和阴阳、养脏腑，达到增强体质、防病治病、益寿延年目的的养生方法。人体是一个统一的整体，以脏腑为中心，由经络联通肢体、官窍。《灵枢·经别》曰："十二经脉者，人之所以生，病之所以成，人之所以治，病之所以起。"说明人的生长与健康，病的形成与痊愈，都与人体经络有密切关系。历代养生家的养生实践证明，针刺、艾灸、推拿、刮痧等养生方法各有所长，各有所宜，综合应用效果更佳。

第一节　针刺养生

针刺养生，是运用针具对特定穴位，以独有的手法进针后，施以提、插、捻、转、迎、随、补、泻等不同手法，激发经络本身的功能，以达到疏通经络、调畅气血、和谐营卫、增强体质、延年益寿的养生方法。针刺用于养生保健，由来已久，早在《黄帝内经》中就有阐述。《灵枢·逆顺肥瘦》指出："上工刺其未生者也。"发展到唐、宋、明清时期，出现了较多的针灸著作，记载了大量针刺养生的内容。时至今日，针刺养生成为一种别具特色的防病治病、延年益寿的养生方法。

针刺养生与针刺疗疾的方法相同，但各有侧重。养生而施针刺，多在未病之前，着眼于强壮身体，增进机体能力，旨在养生延寿；治病而用针法，则在已病之后，着眼于纠正机体阴阳、气血的偏盛偏衰，意在扶正祛邪。针刺养生在选穴、施针方面，亦有其特点。选穴多以具有强壮保健功效的穴位为主，施针的手法、刺激强度适中，选穴亦不宜过多。

一、针刺养生作用

1. 疏通经络，和畅气血　针刺的作用主要在于疏通经络，使气血流畅，即《灵枢·九针十二原》所谓"欲以微针，通其经脉，调其血气"。针刺前的"催气""候气"，刺后的"得气"，都是在调整经络气血。如果机体某一局部的气血运行不利，针刺即可激发经气，促其畅达。所以，针刺的作用首先在于"通"。经络畅通无阻，气血通畅，机体各部分才能密切联系，共同完成生命活动，人才能健康无病。

2. 调理虚实，平衡脏腑　在人体生命过程中，机体的脏腑功能，阴阳气血的盛衰，都会随着外环境以及生活习性的变化而产生虚实盛衰的偏差。针刺养生则可根据具体情况，选择相关穴位，施以不同针刺方法，纠正这种偏差，虚则补之，实则泻之，补泻得宜，可使弱者变强，盛者平和，阴阳平衡，健康延年。

3. 谐和阴阳，延年益寿　"阴平阳秘"是人体健康的关键。针刺可以通经络、调气血，使机体内外交通、营卫周流、阴阳和谐。如此，生命力自然会健旺，从而达到养生保健、延年益寿的目的。

现代研究证明，针刺某些强壮穴位可以提高自身机体新陈代谢能力和抗病能力。针灸有明显的促进机体康复的作用，对于运动系统、神经系统、内分泌系统以及循环、呼吸、消化等系统疾病的康复有良好的作用。如运动系统疾病，针刺相关穴位可以改善骨质疏松患者的骨密度。脑瘫患者用头针可增加病灶血流量，提高脑组织的摄氧能力，激活脑神经细胞，修复受损的神经元。针刺对机体有双向免疫调节作用，使低下的免疫功能增强，使过亢的免疫功能得到抑制。

二、针刺养生常用穴位

1. 足三里　位于膝下三寸，胫骨外旁开一横指。为全身性强壮要穴，可健脾胃，助消化，益气增力，提高人体免疫功能和抗病能力。刺法：用毫针直刺 1～1.5 寸，可单侧取穴，亦可双侧同时取穴。一般人针刺得气后，即可出针。但对年老体弱者，则可适当留针 5～10 分钟。隔日一次，或每日一次。

2. 关元　位于腹正中线脐下 3 寸。本穴为保健要穴。用毫针直刺 1.0～1.5 寸，得气后出针。每周针 1～2 次，可起到强壮身体的作用。

3. 气海　位于腹正中线脐下 1.5 寸。常针此穴，有强壮作用。用毫针直刺 1.0～1.5 寸，得气后，即出针。每周 1～2 次，可与足三里穴配合施针，可增强机体免疫功能和抗病能力。

4. 曲池　位于肘外辅骨，曲肘时肘横纹尽头处。此穴具有调整血压、防止老人视力衰退的功效。可用毫针直刺 0.5～1 寸，针刺得气后，即出针。体弱者可留针 5～10 分钟，每日一次，或隔日一次。

5. 三阴交　位于足内踝高点上 3 寸，胫骨内侧面后缘。此穴对增强腹腔诸脏器，特别是生殖系统的功能有重要作用。可用毫针直刺 1～1.5 寸，针刺得气后，即出针。体弱者，可留针 5～10 分钟。每日一次，或隔日一次。

针刺养生的穴位很多，养生时除选择有独特作用的相关穴位外，还可根据养生者的具体体质和要求，辨证地选择其他穴位，配伍联合应用。

三、针刺养生注意事项

1. 选穴要精当　针刺养生一般而言，一次不宜选穴太多，应少而精。要根据不同的养生需要选择不同的腧穴，可选用单腧穴，也可选用几个腧穴配伍。欲增强某一方面功能者，可用单腧穴，以突出其效应；欲调理整体功能者，可配伍选穴，以增强其效果。

2. 施针要和缓　针刺操作手法宜和缓，刺激强度适中，不宜过大。一般说来，留针不宜过久，得气后即可出针，针刺深度也应因人而异。年老体弱或小儿，进针不宜过深，形盛体胖之人，则可酌情适当深刺。

3. 把握针刺宜忌　针刺方法有一定的禁忌证，特别是禁针穴位，必须牢记。空腹、过饱、醉酒、惧怕针刺者，不宜针刺；妇女妊娠期间，腰骶部一般不宜针刺，以免堕胎。

4. 及时处理针刺意外　针刺过程中，由于各种原因，可能出现晕针、滞针、弯针、折针等特殊情况，应当针对不同情况，及时处理。

第二节 艾灸养生

艾灸养生又称保健灸，是用艾条、艾炷或灸具在身体某些特定部位上施灸，以达到和气血、调经络、养脏腑、益寿延年的目的。灸法适应证广，疗效确切，安全可靠，易学易用，广泛地运用于各科疾病治疗与保健中。艾灸养生不仅用于强身健体，亦可用于久病体虚之人的调养，是我国独特的养生康复方法之一。

灸疗用于防病保健有着悠久的历史，古人对艾灸的养生作用推崇备至，《扁鹊心书》中就指出："人于无病时，常灸关元、气海、命门、中脘……虽未得长生，亦可保百余年寿矣。"时至今日，艾灸养生仍是一种在广大群众中广泛流传、行之有效的养生方法。

一、艾灸养生作用

1.温通经脉，行气活血 气血运行具有得温则行、遇寒则凝的特点。《灵枢·刺节真邪》说："脉中之血，凝而留止，弗之火调，弗能取之。"灸法其性温热，可以温通经络，促进气血运行。

2.培补元气，预防保健 人体真元之气是一身之主宰，真气壮则人强，真气虚则人病，真气脱则人死。艾为辛温阳热之药，以火助之，灸法具补阳壮阳、培补元气之功，《扁鹊心书》将其称之为"保命第一要法"。

3.健脾益胃，培补后天 灸法对脾胃有着明显的补益作用，如在中脘穴施灸，可以温运脾阳，补中益气。常灸足三里，不但能使消化系统功能旺盛，增加人体对营养物质的吸收，以濡养全身，亦可收到防病治病、抗衰防老的效果。

4.升举阳气，密固肌表 灸法有升举阳气、密固肌肤、抵御外邪、调和营卫之功，常用于气虚下陷、卫阳不固之证，即《灵枢·经脉》所说："陷下则灸之。"

西医学研究表明，艾灸对免疫功能有双向调节作用，可以调节细胞免疫、体液免疫，具有延缓胸腺萎缩的功能。动物实验研究发现，灸神阙可以显著升高 T 淋巴细胞的数量，增加免疫球蛋白含量。艾灸可明显提高血清上皮生长因子含量，促进组织细胞生长，从而起到改善新陈代谢、抗衰防老的作用。

二、艾灸养生方法

艾灸法可分为艾炷灸、艾条灸和温针灸三种方法。

（一）艾炷灸法

1.直接灸 将艾炷直接放在特定部位上施灸，待艾炷快燃尽或患者感到烫时，立刻换一个艾炷点燃。根据病情决定施灸壮数。一般每穴一次可灸 3 壮、5 壮、9 壮不等，并根据穴位所在的部位，酌情选用大小适宜的艾炷。头部宜用麦粒大小的艾炷，下肢、背部、腹部宜用大艾炷。

2.间接灸 灸时隔以姜片、蒜片、盐粒、附子饼等物品施灸的方法。隔姜灸多用于阳虚证，如体弱或动则气喘、出汗、无力等；隔蒜灸多用于治疗外科疾患，如疖肿初起等；隔盐、附子饼灸常用于治疗虚脱等。

（二）艾条灸法

1.温和灸 将艾条一端点燃后，距施灸部位所在皮肤 2 ~ 4cm 进行熏烤，使施灸部位产生温热而不感到灼热为度。

2. 回旋灸（又称熨热灸）　将点燃后的艾条对准穴位或患部熏烤，患者感到温热后，就将艾条缓慢地来回移动或做环形移动，扩大温热刺激的范围。

3. 雀啄灸　将燃着的艾条对准穴位，像鸟雀啄食一样，有节奏地一起一落，出现热烫感觉就抬起。如此反复多次，给予穴位多次短暂的热刺激。

（三）温针灸法

温针灸法是针、灸并用的一种方法，先将针刺入穴位，得气后，取 2 ～ 3cm 长的艾段，套在针柄上，点燃其下端，使艾条的热通过针体传到穴位。

三、艾灸养生常用穴位

1. 神阙　神阙为任脉之要穴，具有补阳益气、温肾健脾的作用。每次可灸 7 ～ 15 壮，灸时用间接灸法或灸具，如将盐填脐心上，置艾炷灸之，有益寿延年之功。

2. 足三里　足三里是养生保健要穴。可健脾益胃，促进消化吸收，强壮身体，中老年人常灸足三里还可预防中风。用艾条、艾炷灸或灸具均可，时间可掌握在 5 ～ 10 分钟。养生家还主张常在此穴施疤痕灸，使灸疮延久不愈，可以强身益寿。

3. 中脘　位于腹正中线脐上 4 寸处。为强壮要穴，具有健脾益胃、培补后天的作用。一般可灸 5 ～ 7 壮。

4. 膏肓　位于第四胸椎棘突下旁开 3 寸处，常灸膏肓穴，有强壮作用。常用艾条灸，15 ～ 30 分钟，或艾炷灸 7 ～ 15 壮。

5. 涌泉　脚趾卷屈，在前脚掌中心凹陷处取穴。具有补肾壮阳、养心安神的作用。常灸此穴，可健身强心、益寿延年。一般可灸 3 ～ 7 壮。

6. 气海、关元　均为人体强壮保健要穴，每天艾灸一次，能调整和提高人体免疫功能，增强人的抗病能力。《类经图翼·经络》："昔柳公度曰：吾养生无他术，但不使元气佐喜怒，使气海常温尔。今人既不能不以元气佐喜怒，若能时灸气海使温，亦其次也。"

四、艾灸养生注意事项

1. 把握施灸禁忌　灸法能益阳伤阴，阴虚阳亢的患者及邪热内炽的患者，禁施灸法；颜面五官，有大血管的部位，孕妇的腹部、腰骶部及阴部，不宜施灸。

2. 注意施灸顺序　艾灸时一般是先灸上部，后灸下部，先灸阳部，后灸阴部。壮数一般是先少后多，艾炷是先小后大。

3. 掌握艾灸剂量　每穴一般灸 2 ～ 3 壮，即具补益功效，不宜过多。艾炷壮数的多少、大小当因人及所灸部位的不同而有所区别。一般体弱者，宜小宜少；体壮者，宜大宜多。就部位而言，头部宜小宜少；腰腹部可增大增多；四肢末端宜少。

4. 防止施灸意外　实施艾灸时需要严格操作，避免烧伤、烫伤及火灾。

第三节　推拿养生

推拿，也称按摩。推拿养生法，是我国传统的保健养生方法之一，是通过各种手法刺激体表经络或腧穴，以疏通经络，调畅气血，调整脏腑，达到防病治病、促进病体康复目的。由于其方法简便易行，防治结合，效果安全可靠，成为深受广大群众喜爱的养生保健措施。

一、推拿养生作用

1.疏通经络，行气活血　推拿按摩大多是循经取穴，按摩刺激相应穴位，从而推动经络气血运行，以达到疏通经络、畅达气血、防病强身的目的。《素问·血气形志》中说："病生于不仁，治之以按摩醪药。"《素问·调经论》也指出："神不足者，视其虚络，按而致之。"

2.通畅气血，调和营卫　《圣济总录·治法·导引》指出推拿具有"斡旋气机，周流营卫，宣摇百关，疏通凝滞"的作用。推拿以柔软、轻和之力，循经络、按穴位，施术于人体，通过经络的传导来调节全身，借以调和营卫气血，平衡机体失衡的阴阳，而达到增强机体健康、预防疾病的目的。

3.培补元气，益寿延年　唐代著名医学家孙思邈十分推崇按摩导引，他在《备急千金要方·养性·按摩法》中提及："老人日别能依此三遍者，一月后百病除，行及奔马，补益延年。"《圣济总录·治法·导引》指出，推拿按摩可达到"气运而神和，内外调畅，升降无碍，耳目聪明，身体轻强，老者复壮，壮者益治"的作用。

4.调理脏腑，强化功能　推拿相应的经络腧穴，可强化内脏功能。通过手法对不同的部位推拿，可调畅脏腑气机，健运脾胃功能，加强心主血脉的功能和肺的宣发肃降功能，促进肝的疏泄以及肾脏的潜藏功能。

西医学认为，推拿能加快血液循环，提高机体新陈代谢。推拿手法的机械刺激，通过将机械能转化为热能的综合作用，能提高局部组织的温度，促使毛细血管扩张，减低血液黏滞性，降低周围血管阻力，减轻心脏负担，改善血液和淋巴循环，从而防治心血管疾病。推拿还可以通过刺激末梢神经，刺激血液、淋巴循环及组织间的代谢过程，以协调各组织、器官间的功能，提高机体的新陈代谢水平。推拿还可以调节免疫，增强抗病能力，并具有抗炎、退热等功效。

二、推拿养生方法

（一）推拿介质

推拿介质的选择，可以根据推拿者的习惯、经验以及季节，结合患者的具体情况合理选用。夏季，可以选用一些具有活血化瘀、消肿止痛、散风祛湿等功效的擦剂，如红花油擦剂、痛肿灵擦剂等。秋冬和春季一般用滑石粉作为介质，有很好的润滑作用。也有人用姜汁、鸡蛋清、茶油、香油、白酒作为介质的。还有一些针对性较强的用于特殊部位的介质，如用于面部的按摩乳、膏摩方等。近些年随着精油在中国的兴起，也可以用精油作为介质，或在其他介质中加入精油。

（二）推拿手法

常用的推拿手法可分为成人推拿手法和小儿推拿手法两大类。成人推拿手法有挤压类手法、摆动类手法、摩擦类手法、振动类手法、叩击类手法和运动关节类手法等六类，每一类手法其作用各不相同。操作时，基本手法要求做到"持久、有力、均匀、柔和、深透"，对具有整复作用的手法，要求做到"稳、准、巧、快"的技术要求。小儿推拿手法种类较少，包括基本操作手法和复式操作手法，由于小儿的生理特点和病理特点和成人不同，对于小儿推拿手法的基本技术则特别强调"轻快柔和，平稳着实"。临床上可根据具体的养生需要，选用不同的推拿养生手法。

1. 挤压类手法　是用指、掌或肢体其他部位垂直按压或对称挤压受术部位的手法，包括按法、点法、压法、拿法、捏法、搓法等方法。按法将手指或掌面置于体表，逐渐用力下压，也称为"抑法"；用拇指或食指、中指、无名指指端或指腹面按压，称为"指按法"，其中又以拇指按法较为常用；用掌根、鱼际或全掌按压，称为"掌按法"，作用面较大，但其局部刺激强度则弱于指按法。按法常可与其他手法结合使用，如与揉法结合，称为"按揉法"。此类手法多具有开通闭塞、蠲痹通络、理筋整复的作用，可广泛地运用于全身各个部位。

2. 摆动类手法　是以前臂有节律的连续摆动的基本运动形态的手法，包括一指禅推法、滚法、揉法等。通过腕部有节奏的摆动，使压力轻重交替地呈脉冲式持续作用于机体的一类手法。如一指禅推法，是将拇指指端、指腹或桡侧偏峰置于体表，运用腕部的来回摆动带动拇指指间关节的屈伸，使压力轻重交替、持续不断地作用于治疗部位上，每分钟 120 ～ 160 次。本法接触面小，渗透力强，可广泛用于全身各部穴位上。此类手法多具有舒筋活络、调和营卫、醒脑开窍、调整脏腑功能的作用。

3. 摩擦类手法　是以手在人的体表做直线或环旋移动的一类手法。其中，有些手法是使之摩擦发热，有些手法是推动向前，有些手法则是以轮回旋转的形式揉摩，包括摩法、擦法、推法、抹法等。其中擦法将手掌紧贴于皮肤表面，稍用力做来回直线摩擦，使其局部发热，具有温经通络、消肿止痛、健脾和胃及推荡作用，多用于内科虚损、气血功能失常者。若用全掌着力摩擦者，称为"掌擦法"，适用于胸胁及腹部；用大鱼际着力摩擦者，称为"鱼际擦法"，适用于四肢部；用小鱼际着力摩擦时，称为"侧擦法"，适用于肩背、腰臀及下肢部。《备急千金要方》中"老子按摩法"所说的"掘法"，即是用两手拳背在脊柱两旁施行擦法。

4. 振动类手法　是以较高频率的节律性刺激，持续作用于机体，使机体产生振动感应的一类手法，包括振法、抖法等手法。其中掌振法是以指或掌做垂直于体表的快速振颤的运动手法，此时操作者做静止性的发力，使前臂肌肉群做快速的收缩和放松，发出强烈的振颤，使振动波通过掌心垂直作用于受术体表，其振动频率可达每分钟 500 次左右，可以达到温经止痛、活血消肿、宽胸理气、温阳补虚的功效。这些手法适用于肩、背、腰、腹等部位。

5. 叩击类手法　是以手掌、拳背、掌侧面、手指、桑枝等有节奏地叩击拍打体表的方法，包括拍法、击法、啄法等。手法操作虽简单，但技巧性较强，叩击时必须做到收放自如、刚柔相济。其中拍法是用虚掌有节奏地拍打患部。如用掌根或拳背部击打，称为"击法"；用桑枝棒进行击打，称为"棒击法"；用空拳有节奏地击打，称为"拳击法"；用合拢的五指指端敲击，称为"啄法"。叩击类手法多具有促进气血运行、消除肌肉疲劳、解痉止痛、宣肺排痰的功能，适用于肩背及四肢部。

6. 运动关节类手法　是指对患者的肢体关节进行被动的屈伸、内收、外展、旋转、牵拉等的一类手法，也称为被动运动。其形式可根据关节的结构特点和病证治疗的需要选用。不可突然强力牵拉，以免加重肌痉挛和引起损伤，包括摇法、拔伸法、扳法等手法。例如摇法用一手固定关节的一端，一手在关节的另一端对可运动关节做顺时针或逆时针方向的摇动，也称"运摇法"，适用于颈、腰及四肢关节部。活动幅度较大的摇法，又称为"盘法"。此类手法具有舒筋活络、滑利关节、松解粘连、整复错位的良好作用，适用于全身各个可运动的关节。但在具体使用时患者肌肉要尽量放松，注意运动的幅度不宜超过该关节的生理活动范围，力量也要恰当。

7. 小儿推拿手法　亦称小儿按摩手法，是应用不同的手法于小儿机体表面及其特定穴位，以调整脏腑气血功能，从而达到防治疾病的目的。因为小儿皮肤娇嫩，手法操作时特别强调轻快柔和，平稳着实，力量小，频率快。根据小儿的体质和养生特点，可选择运用不同的补泻手法。通常手法力量大，频率快，时间短，顺时针方向，离心方向操作为泻法；手法力量小，频率慢，时间长，逆时针方向，向心方向操作为补法。推拿的基本操作手法和成年人相近，复式操作手法则有较大的不同，如小儿捏脊疗法、推三关、清天河水、退六腑、运水入土、运土入水等，手法操作都有比较特殊的要求。

三、推拿养生常用部位及方法

1. 揉太阳 用两手中指端，按两侧太阳穴旋转揉动，先顺时针转，后逆时针转，各 10 ～ 15 次。具有清神醒脑的作用，可以防治头痛头晕、眼花视力下降。

2. 点睛明 用两手食指指端分别点压双睛明穴，共 20 次左右。具有养睛明目的作用，可以防治近视眼、视疲劳。

3. 揉丹田 将双手搓热后，用右手中间三指在脐下 3 寸处旋转推拿 50 ～ 60 次。丹田，道家认为是男子精室、女子胞宫所在处。养丹田，可助两肾，填精补髓，祛病延寿。常行此法具有健肾固精、改善胃肠功能的作用。

4. 摩中脘 用双手搓热，重叠放在中脘穴处，顺时针方向摩 30 次，然后再以同样手法逆时针方向摩 30 次。中脘位于肚脐与剑突下连线中点，居于人体中部，为连接上下的枢纽。常习此法，具有调整胃肠道功能的作用。

5. 搓大包 双手搓热，以一手掌摩搓对侧大包及胁肋部，双手交替各 30 次。大包是脾之大络，位处胁肋部，为肝胆经脉所行之处。每日操作此法，有调理脾胃、疏肝理气、清肝利胆之功效。可防治肝胆疾病、岔气、肋间神经痛等疾病。

6. 揉肩井 肩井位于肩部，当大椎穴（督脉）与肩峰连线的中点取穴，手足少阳、阳维之交会穴。以双手全掌交替揉摩双肩，以拇、食、中指拿捏肩井，每日 20 ～ 30 次。此法具有防治肩周炎、颈椎病的作用。

7. 擦颈劳 颈劳位于颈项部，第三颈椎棘突下旁开 0.5 寸。双手搓热，以拇、食指捏揉颈劳穴，再以全掌交替擦颈项部 30 次。颈项是人体经脉通往头部和肢体的重要通道。每日常行此法，有舒筋活络、消除颈部疲劳，防治颈椎病、血管性头痛、脑血管病的功效。

8. 搓劳宫 以双手掌心相对，顺时针搓压劳宫穴 30 次；再用一手的拇、食指相对搓另一手的手指，从指根向指尖，五指依次一遍，再用一手掌擦另一手的手背，双手交替进行；最后将两手掌心劳宫穴相互搓热为止。劳宫为心包经的荥穴，每日常行此法，可起到养心安神、调和内脏、活血润肤等功效。

9. 按肾俞 先将双手搓热，再以手掌上下来回推拿肾俞穴 50 ～ 60 次，两侧同时或交替进行。此法可于睡前或醒后进行，也可日常休息时操作。肾俞位于腰部，中医学认为，"腰者肾之府"，肾为先天之本，主骨藏精。每日用双手摩腰部，使腰部发热，可以强肾壮腰，防治肾虚腰痛、风湿腰痛、强直性脊柱炎、腰椎间盘突出症等腰部疾患。

10. 点环跳 先以左手拇指端点压左臀环跳穴，再用右手点右臀环跳穴，交叉进行，每侧 10 次。可以舒筋活络，通利关节，能防治坐骨神经痛、下肢活动不利、腰膝酸软等。

11. 擦涌泉 先将两手互相搓热，再用左手手掌擦右足涌泉穴，右手手掌擦左足涌泉穴，可反复擦搓 30 ～ 50 次，以足心感觉发热为度。此法适宜在临睡前或醒后进行。若能在操作前以温水泡脚，然后再实施，则效果更佳。具有温肾健脑、调肝健脾、安眠、改善血液循环、健步的功效，可强身健体，也可防治失眠心悸、头晕耳鸣等症。

四、推拿养生注意事项

推拿养生时，可进行被动推拿操作手法，也可自我推拿操作，一般情况下，推拿时思想应集中，尤其要心平气和，全身放松，不要紧张。掌握常用穴位的取穴方法和操作手法，以求取穴准确，手法正确。注意推拿力度先轻后重，轻重适度。因为过小起不到应有的刺激作用，过大易产生疲劳，且易损伤皮肤。推拿手法的次数要由少到多，推拿力量由轻逐渐加重，推拿穴位可逐渐增加。推拿后有出汗现象时，应注意避风，以免感冒。

第四节 其他相关方法

一、拔罐养生

拔罐养生是以罐为工具，利用燃烧、抽气等方法，形成罐内负压，使之吸附于体表穴位或患处，形成局部充血或瘀血，而达到防病治病、强壮身体为目的的一种养生方法。

拔罐法古称"角法"，是一种独具中医特色的养生保健方法，深受我国百姓喜爱，具有操作简便、取材容易、见效快、安全可靠的特点。《素问·皮部论》云："凡十二经络脉者，皮之部也，是故百病之始生也，必先于皮毛。"十二皮部与经络、脏腑密切联系，运用拔罐刺激皮部，通过经络而作用于脏腑，可以调整脏腑功能、通经活络，在调理亚健康、养生保健、美容塑身等方面有很好的效果。

（一）拔罐养生作用

1. 疏通经络 经络是人体气血运行的通路。当人体发生疾病时，经络气血功能失调，出现气滞血瘀、经络阻滞、不通则痛等病理改变。拔罐能激发和调整经气，疏通经络，并通过经络系统而影响其所络属脏腑、组织的功能，使百脉疏通，五脏安和。

2. 行气活血 气和血是人体进行生理活动的物质基础，如果气血失常，必然会影响机体的各种生理功能，导致疾病的发生。拔罐法通过对人体局部的温热和负压作用，引起局部组织充血和皮下轻微的瘀血，促使该处的经络畅通，气血旺盛，具有温通、调补气血的作用。

3. 祛风散寒 拔罐能激发经络之气，振奋衰弱的脏腑功能，提高机体的抗病能力；同时，通过吸拔作用，能吸出风、寒、湿邪及瘀血，以发挥畅通经络气血、扶正祛邪的作用。

西医学认为，拔罐可增强白细胞和网状内皮系统的吞噬功能，对体液免疫功能紊乱具有双向调节作用，可增强机体的抗病能力。针刺拔罐能给予局部血管以机械刺激，使局部血管扩张而改善血运，促进新陈代谢，调节脏腑功能，从而有效地预防疾病。拔罐的负压机械刺激，能够使局部的毛细血管破裂以及通透性发生变化，从而出现瘀血现象，对机体是一种良性刺激，可使体内代谢物排出体外，缺氧改善，使机体康复。拔罐时的负压刺激和温热刺激，还可以通过皮肤感受器和血管反射器传到中枢神经系统，产生反射性兴奋，调节大脑皮层的兴奋与抑制中枢，使之趋于平衡，从而使机体恢复健康。

（二）常用拔罐器具

罐的种类很多，常用罐有四种：玻璃罐、竹罐、陶罐、抽气罐。

1. 玻璃罐 玻璃制成，形如球状，肚大口小，口边外翻，有大、中、小 3 种规格。其优点是质地透明，使用时可直接观察局部皮肤的变化，便于掌握时间，临床应用较普遍。其缺点是容易破碎。

2. 竹罐　用直径 3 ～ 5cm 坚固的竹子截成 6 ～ 10cm 不同长度磨光而成。这种罐的优点是取材容易，制作简单，轻巧价廉，且不易摔碎，适于药煮，临床多有采用。缺点是易爆裂漏气。

3. 陶罐　用陶土烧制而成，罐的两端较小，中间略向外凸出，状如瓷鼓，底平，口径大小不一，口径小者较短，口径大者略长。这种罐的特点是吸力大，但质地较重，容易摔碎损坏。

4. 抽气罐　用透明材料制成罐型，上面加置活塞，便于抽气。这种罐的不足之处是没有火罐的温热刺激。

（三）拔罐养生方法

1. 吸拔方法

火罐法：是用火在罐内燃烧，形成负压，使罐吸附在皮肤上，常用方法有以下 3 种：①闪火法。用镊子或止血钳夹住燃烧的 95% 酒精棉球，在火罐内绕一圈后，迅速退出，快速地将罐扣在施术部位。此法简便安全，不受体位限制，为目前临床常用的方法。②投火法。将纸片或酒精棉球点燃后，投入罐内，然后迅速将火罐扣于施术部位，此法须防酒精过多滴下而烫伤皮肤。③贴棉法。是用大小适宜的酒精棉一块，贴在罐内壁的下 1/3 处，用火将酒精棉点燃后，迅速将罐扣在应拔的部位。

抽气法：将备好的抽气罐扣在需要拔罐的位置上，用抽气的方法将罐内的空气抽出，使罐内形成负压而吸拔住皮肤。

水罐法：一般选用竹罐倒置于锅内煮沸，用镊子夹取出竹罐的底部，迅速用凉毛巾紧扣罐口，立即将罐扣在应拔部位，即能吸附在皮肤上。

2. 运用方法　根据不同的养生保健需要，可选用以下 4 种方式。

留罐法：又称坐罐法，是临床最常用的一种方法。是指拔罐后将罐留置一段时间，一般为10 ～ 15 分钟，小儿及体弱者以 5 ～ 10 分钟为宜。大而吸力强的罐具留罐时间可适当短些，吸力弱或小罐的留罐时间可适当长些。可根据病变范围的大小选择多罐或单罐。

闪罐法：是将罐拔上后立即取下，如此反复吸拔多次，以皮肤潮红为度。此法多用于局部皮肤麻木或功能减退的虚证患者，或肌肉松弛、留罐有困难的部位。需注意，如果反复操作易使罐口温度过高，应换罐操作。

走罐法：又称推罐法，即先在走罐所经皮肤和罐口（以玻璃罐为佳）涂上凡士林等润滑剂，待罐具吸住后，以手握住罐底，稍倾斜，使推动方向的后边着力，前边略提起，缓慢地来回推拉移动，至皮肤出现潮红或瘀血为止。此法常用于面积较大、肌肉丰厚的部位，如腰背部等。由于兼具按摩作用，临床较为常用。

药罐法：是指将药物治疗与拔罐相结合的方法。在罐内负压和温热作用下，局部毛孔和汗腺开放，毛细血管扩张，血液循环加快，药物可更直接被吸收。常用的方法有两种：一是药液煮罐法。一般选用竹罐，将方药装入布袋中，放入锅内加水煮至一定浓度，再把竹罐放入药液内煮15 分钟，使用时按水罐法吸拔在治疗部位。二是药贮罐法。一般选用抽气罐，将药液贮于罐内，然后按抽气法吸拔在治疗部位。

3. 取罐手法　取罐时，左手扶住罐身，右手按压罐口的皮肤，使空气进入罐内，罐即可松脱，不可硬拉或旋动，以免损伤皮肤。

（四）拔罐养生的常用穴位

背俞穴：背俞穴是脏腑经气输注于背腰部的腧穴，位于足太阳膀胱经的第一侧线上，即后正中线（督脉）旁开1.5寸处。大体依脏腑位置而上下排列，共12穴，即肺俞、厥阴俞、心俞、肝俞、胆俞、脾俞、胃俞、三焦俞、肾俞、大肠俞、小肠俞、膀胱俞。背俞穴拔罐，可畅通五脏六腑之经气，调理其生理功能，促进全身气血运行，是拔罐养生的常用穴位。

涌泉：涌泉是足少阴经的起点，为井穴，位于人体足掌心处。《肘后歌》中用涌泉通窍以排出体内的湿毒浊气，疏通肾经，使肾气旺盛，还可配伍足三里增强养生效果，使人体精力充沛，延缓衰老。

三阴交：三阴交为肝、脾、肾三条阴经交会之穴。肝藏血，脾统血，肾藏精，精血同源。经常进行三阴交拔罐，可调理肝、脾、肾三经的气血，健脾利湿，疏肝补肾，使先天之精旺盛，后天气血充足，从而达到健康长寿。

足三里：足三里是足阳明胃经的合穴。经常在足三里穴拔罐，可以起到调节机体免疫力、调理脾胃、补中益气、通经活络、祛风化湿、扶正祛邪的作用。

关元：关元穴是足三阴经与任脉的交会穴，小肠募穴，配合长期施灸，借助火力，可以温通经络，固本培元，补虚益损，壮一身之元气。

大椎：大椎穴是足三阳经与督脉的交会穴，手足三阳的阳热之气由此汇入本穴并与督脉的阳气上行头颈。在此穴位拔罐，有调节阴阳、疏通经络、清热解毒、预防感冒、增强身体免疫力的功效。

（五）拔罐养生注意事项

要根据不同的养生保健需求选用不同的部位，并选择适宜的罐具和拔罐方法。拔罐时要选择适当体位和肌肉丰满的部位，心前区、皮肤细嫩处、皮肤破损处、外伤骨折处、体表大血管处、皮肤瘢痕处、乳头、骨关节突出处等均不宜拔罐。用火罐时应避免烫伤。若烫伤或留罐时间太长而皮肤起水疱时，应及时处理。面积小者，仅涂以甲紫药水，保持局部干燥、卫生清洁、防止擦破即可。水疱较大时，用消毒针将水放出，再涂以甲紫药水，或用消毒纱布包敷，以防感染。拔罐时间的间隔根据具体情况而定，体质较虚者可以每隔2～3日拔罐一次。连续每日拔罐的，应注意轮换拔罐部位。在给患者拔罐时，应密切观察其反应，如患者有晕罐等情况，应及时处理。

有下列情况之一者，应禁用或慎用拔罐法：①皮肤严重过敏或皮肤患有疥疮等传染性疾病者不宜拔罐。②重度冠心病、心力衰竭、呼吸衰竭、肺结核活动期、有出血倾向及严重水肿的患者不宜拔罐。③重度神经质、全身抽搐痉挛、狂躁不安、不合作者，不宜拔罐。④妊娠期妇女的腹部、腰骶部及乳部不宜拔罐，拔其他部位时，手法也应轻柔。妇女经期不宜拔罐。

二、刮痧养生

刮痧养生是以中医经络腧穴理论为指导，通过特制的器具（牛角、玉石等）和相应的手法，蘸取一定的介质，在体表进行反复刮拭、摩擦，使皮肤局部出现红色粟粒状或暗红色出血点等"出痧"变化，从而达到活血透痧、防治疾病目的的一种中医养生方法。

刮痧是中国传统的自然疗法之一，历史悠久。由于其属于非药物自然疗法，具有简便易行、效果明显的特点，适合医疗及家庭保健，临床应用广泛，深受大众喜爱。近年来刮痧法越来越多地运用到强身健体、减肥美容等养生保健领域。还可配合针灸、拔罐、刺络放血等疗法使用，加强活血化瘀、祛邪排毒的效果。

（一）刮痧养生作用

刮痧法注重对机体的整体调理，通过刮拭经络穴位来疏通经络、畅达气血、平衡阴阳、调节脏腑，从而增强机体的生理功能和抗病能力。

1. 疏通经络，祛除邪气　刮痧通过刺激人体体表的经络腧穴，起到疏通经络、活血祛瘀的作用，使阻滞经络的邪气（风、寒、热、湿邪、瘀血、痰饮等）从表而解。

2. 调整功能，扶助正气　刮痧法通过对体表的刺激，疏通经络，同时通过经络的传导，调节脏腑气血阴阳，恢复脏腑功能，起到扶助正气、防病治病的作用。

3. 辅助诊断，预判未病　根据经络学说，脏腑及各组织器官发生病理改变，都可以在相应经络的皮部出现痧、疼痛、敏感、结节等表现。因此可以根据反应部位和痧的颜色、部位、形状等，判断脏腑经络的微小病变，对亚健康状态和疾病有初步的诊断作用，从而可把握身体的变化状况，提前做好养生保健工作。

现代研究证明，刮痧可刺激神经末梢或感受器而产生效应，促进微循环，通过神经的反射或神经体液的传递，以及脑干网状结构、大脑皮质、下丘脑的有效激活，可以在较高的水平上调节内脏、肌肉、心血管的功能活动。刮痧可以扩张毛细血管，增加汗腺分泌，加速了局部组织的血液循环，加强了机体新陈代谢，促进体内毒素排出，因此在美容、减肥、改善亚健康方面得到了广泛应用。

（二）刮痧养生器具

刮痧养生器具包括刮痧板和刮痧介质。

1. 刮痧板　一般来说，凡是边缘比较光滑的物体，都可以当作刮痧板。目前多选用水牛角、玉石、砭石等。这些材质具有清热解毒、活血止痛、安神镇惊、润肤美容等作用，并具有光滑耐用、易于擦洗消毒的特点。

2. 刮痧介质　古人常用水、麻油、桐油、猪脂等具有润滑作用的物质，以及药剂作为刮痧介质。目前多用医用凡士林、刮痧油和美容刮痧乳，前者是由医用植物油与中药加工而成，具有舒筋通络、活血化瘀、解肌发表的作用，使用后可以减轻疼痛、润滑皮肤；后者一般用于美容刮痧，具有养颜护肤等作用。

（三）刮痧养生方法

1. 持板方法　正确的持板方法为：用手握住刮痧板，刮痧板的底边横靠在手掌心，拇指和另外四个手指呈弯曲状，分别放在刮板的两侧。

2. 刮拭方法

面刮法：用刮板的 1/3 边缘接触皮肤，刮板与刮拭皮肤的方向呈 30°～60°角，利用腕力多次向同一方向刮拭。适用于身体比较平坦部位的经络和穴位，如头部、腹部、背部、上下肢等。

角刮法：用角形刮痧板或刮痧板的角部，将刮板与刮拭皮肤呈 45°角倾斜，在穴位处自上而下刮拭。适用于身体关节、骨突周围以及肩部的部分穴位。

拍打法：一手握住刮板一端，用刮板的另一端速度均匀地拍打穴位。拍时要在局部皮肤上先涂润滑油。适用于肘窝、膝窝、腰背部、前臂等部位。

按揉法：用刮板角部倾斜按压在穴位上，做缓慢、柔和的旋转，板角不离皮肤，力度渗透至肌肉，以酸、胀、麻为度。常用于合谷、足三里、内关等穴位，以及手足上的反应点和其他疼痛敏感点。

疏理经气法：按经络走向，连续刮拭，手法轻柔均匀，平稳缓和。常用于治疗刮痧结束后或保健刮痧时，对经络气血进行整体调理。

3. 刮痧补泻　补法刮拭力量小、操作的方向顺着经脉运行方向、出痧痕较少，适用于年老、体弱、久病、重病或体形瘦弱之虚证患者；泻法刮拭力量大、刺激时间较短、操作的方向逆经脉运行的方向、出痧痕较多，适用于新病、急病、形体壮实的患者。平补平泻法介于补、泻之间，保健刮痧多用此法。

（四）常用养生刮痧法

运用刮痧的方法进行养生保健，可在人体的头面、颈项、胸腹、四肢等不同的部位进行操作。部位不同其养生保健作用也不一样。

1. 头部刮痧　头部刮痧有改善头部血液循环、疏通全身阳气之作用。可防治中风及中风后遗症、头痛、脱发、失眠、感冒等。

由于头部有头发覆盖，须在头发上用刮板刮拭，故不必涂刮痧润滑剂。为增强刮拭效果可使用刮板边缘或刮板角部刮拭。每个部位刮 30 次左右，刮至发皮发热为宜。手法采用平补平泻法，医者并用一手扶患者头部，以保持头部稳定。刮痧时可循以下线路操作：①刮拭头部两侧，从头部两侧太阳穴开始至风池穴，经过穴位为头维、颔厌等。②刮拭前头部，从百会经囟会、前顶、通天、上星至头临泣穴。③刮拭后头部，从百会经后顶、脑户、风府至哑门穴。④刮拭全头部，以百会穴为中心，呈放射状向全头发际处刮拭，经过全头穴位和运动区、语言区、感觉区等。

2. 颈部刮痧　经常刮拭颈部，具有育阴潜阳、补益正气的作用，可防治颈椎病、感冒、头痛、近视、咽炎等病变。刮痧时可循以下线路操作：①刮督脉颈项部分，从哑门穴刮到大椎穴。②刮拭颈部两侧到肩，从风池穴开始，经肩井、巨骨至肩髃穴。颈后高骨为大椎穴，用力要轻柔，用补法，不可用力过重，可用刮板棱角刮拭，以出痧为度。肩部肌肉丰厚，用力宜重些，从风池穴一直到肩髃穴，应一次到位，中间不要停顿。一般用平补平泻手法。

3. 背部刮痧　刮拭背部可以调节全身气机及五脏六腑，具有良好的养生保健作用。背部刮痧一般由上向下刮拭，先刮后正中线的督脉，再刮两侧的膀胱经脉和夹脊穴。背部正中线刮拭时，手法应轻柔，用补法，不可用力过大，以免伤及脊椎。可用刮板棱角点按棘突之间，背部两侧可视患者体质、病情选用补泻手法，用力要均匀，中间不要停顿。

4. 胸胁部刮痧　胸部正中为任脉所循行，分布有天突、膻中、鸠尾等重要穴位，刮拭胸部，可以疏调上焦气机，宽胸理气。两胁肋部为足少阳胆经及足厥阴肝经循行部位，刮拭该处可起到调畅肝胆气机、升发阳气的作用。刮拭胸部正中线用力要轻柔，不可用力过大，宜用平补平泻法。胁肋部用刮板棱角沿肋间隙刮拭。乳头处禁刮。胸胁部刮痧时可循以下线路操作：①自上而下刮拭胸部正中线，从天突穴经膻中穴向下刮至鸠尾穴。②刮拭两侧胸胁部，从正中线由内向外刮，先左后右，用刮板整个边缘由内向外沿肋骨走向刮拭。中府穴处宜用刮板角部从上向下刮拭。

5. 四肢刮痧　四肢为十二经脉循行的主要部位，四肢刮痧可以直接调理全身经络气机，并且通过刺激经络上的相应穴位，而达到疏通气血、调整脏腑功能的作用。刮拭四肢时，遇关节部位不可强力重刮。对下肢静脉曲张、水肿者应从下向上刮拭。四肢刮痧时可循以下线路操作：①刮拭上肢内侧部，由上向下刮，尺泽穴可重刮。②刮拭上肢外侧部，由上向下刮，在肘关节处可作停顿，或分段刮至外关穴。③刮拭下肢内侧，从上向下刮，经承扶穴至委中穴，由委中穴至跗阳穴，委中穴可重刮。④刮拭下肢外侧部，从上向下刮，从环跳穴至膝阳关穴，由阳陵泉穴至悬钟穴。

（五）刮痧养生注意事项

1. 一般事项 刮痧时应避风，注意保暖，以防刮痧时皮肤局部汗孔开泄，风邪袭入，加重病情。出痧后饮一杯热水（淡糖盐水最佳），并休息 15 ～ 20 分钟。出痧后 3 ～ 4 小时以内忌洗浴。不要刻意追求出痧。血瘀、实证、热证出痧较多；虚证、寒证不易出痧。刮痧部位的痧斑未退之前，不宜在原处进行再次刮拭出痧。再次刮痧时间需间隔 3 ～ 6 天，以皮肤上痧退为标准。

2. 刮痧禁忌 ①危重病症，如急性传染病、严重冠心病、高血压、中风、出血倾向性等疾病禁用刮痧。②刮治部位的皮肤有疖肿、破溃、疮痈、斑疹、皮下不明原因包块、急性扭伤、创伤或骨折部位、浮肿部位、严重过敏者禁用刮痧。③妊娠妇女的腹部和腰骶部，妇女经期下腹部、面部均不宜刮痧。

3. 晕刮防治 晕刮，即刮痧过程中出现的晕厥现象。多表现为头晕、面色苍白、心慌、出冷汗、四肢发冷、恶心欲吐或神昏仆倒等。其原因多为患者精神过度紧张或对疼痛特别敏感，或空腹、过度疲劳，或刮拭时间过长，刮拭部位过多。因此，以刮痧进行养生保健时，刮拭部位宜少而精，根据患者体质选用合适的补泻手法，同时注意观察，一旦发现有晕刮现象出现则及时停止，立即让晕刮者平卧、保暖，并饮温糖水。或点按人中、内关、足三里，刮百会、涌泉，即可缓解。

三、敷贴养生

敷贴养生，即是将中药配制成丸、散、膏等剂型，施于腧穴或病变局部等部位，利用中药对穴位的刺激作用来保健养生及防治疾病的方法。

中药穴位敷贴疗法属于中医外治法，它可以发挥药物和经络腧穴的双重作用，经皮肤给药的方式避免了肝脏和肠道的首过效应，具有疗效确切、副作用小、使用方便等特点，在养生保健领域具有独特的优势。

（一）敷贴养生作用

敷贴可以疏通经络、调和气血、解毒化瘀、扶正祛邪，使失去平衡的脏腑得到重新调整和改善，从而促进机体功能的恢复，达到内病外治的目的。

药物敷贴的功效，一方面是通过敷贴对穴位的刺激作用，可疏通经络、调理气血、调整脏腑。另一方面，敷贴使药物在相应部位的皮肤被吸收，经穴位随经脉循行，导入脏腑，直达病所，从而发挥药物的作用，纠正阴阳的偏盛偏衰，恢复脏腑的功能协调。西医学认为以微小的药量产生明显的疗效，与腧穴和药物的综合作用有关。

另外，根据"春夏养阳"的原则，以及伏天人体气血旺盛、腠理开泄的特点，在三伏天贴敷，药力更易直达脏腑，可达到激发正气、防治疾病的目的。对于哮喘、慢性支气管炎等寒冷季节易发病加重的疾病而言，在阳气旺盛而未发病的夏季提前预防，将这些冬天好发、阳气虚弱的疾病，用中药敷贴方法进行治疗和调理，可以减少冬季发作的次数或减轻症状，以利其康复。

（二）敷贴养生方法

1. 敷贴养生的药物 敷贴法的药物剂型，目前仍以丸、膏、糊、饼剂为主，多用白芥子、延胡索、细辛、甘遂、鲜生姜汁等。

常用的溶剂有水、白酒、黄酒、姜汁、蜂蜜、凡士林等。还可根据病情应用药物浸膏做溶剂。

2. 敷贴养生的操作方法

选穴：穴位敷贴选穴力求少而精，一般多选用病变局部的穴位、阿是穴或经验穴。其中神阙、大椎、涌泉和肺经、膀胱经上的腧穴为临床所常用。神阙穴位于腹部中央，外联经络毛窍，内应五脏六腑，为诸脉汇聚之处，药物贴敷于该穴，可以激发经络脏腑之气，疏通经络，通调水道，调和气血，达到预防和治疗疾病的目的。膀胱经的肺俞、心俞、脾俞、肾俞等穴也比较常用。肺俞止咳化痰、心俞养血安神、脾俞培土生金、肾俞纳气固本，在这些穴位上敷贴药物，可使三焦通调，阴阳平衡，达到防病治病效果。

敷贴方法：敷贴时先定准穴位，再将敷贴药物用纱布或胶布固定。敷贴时间应视药物药性、刺激强度和个体敏感性的不同，做适当调整，以患者耐受为度。一般短则 30 分钟左右，长可达 4～6 小时，儿童敷贴时间要明显短于成人。一般间隔 10～20 天一次，可连续敷贴 3～5 次。如需再次敷贴，应待局部皮肤基本恢复正常后进行。

（三）敷贴养生举例

1. 冬病夏治三伏贴

药物：将白芥子、延胡索、细辛和甘遂按 2∶2∶1∶1 的比例共研细末，用姜汁调和，做成直径约 3cm、高约 1cm 的扁圆形药饼。

选穴：主穴选取大椎、肺俞、心俞、膈俞、膏肓俞、风门；酌加配穴天突、脾俞、肾俞、足三里。

用法：将药饼外用胶布固定，贴在穴位上。于每年夏季三伏天的初、中、末伏各贴药一次，连续应用三年。

作用：夏季三伏天应用此法，主要用于防治冬季容易加重或复发的呼吸系统常见疾病。如经中医辨证属虚寒证的支气管哮喘、慢性支气管炎、肺气肿、肺心病、慢性呼吸衰竭、慢性咳嗽、反复感冒、慢性鼻炎、慢性咽炎等多种肺系疾病。对其他虚寒性疾病也有一定的防治效果。

2. 疲劳综合征

药物：附子、公丁香、人参、肉桂、细辛、皂荚、冰片。

选穴：大椎、至阳、关元、膻中。

用法：每天一次，20 天为一个疗程。

作用：缓解疲劳，防治亚健康。

3. 小儿夜啼

药物：吴茱萸。

选穴：涌泉（双）。

用法：吴茱萸研细末，用醋调和，敷左右涌泉穴，夜敷晨去。

作用：防治小儿夜啼。

（四）敷贴养生注意事项

贴敷后局部皮肤微红或有色素沉着、轻度瘙痒均为正常反应，不影响疗效。若贴敷后皮肤局部出现刺痒难忍、灼热、疼痛感觉时，应立即取下药膏，禁止抓挠，不宜擅自涂抹药物。若皮肤起水疱，应及时处理。面积小者，涂以甲紫药水，保持局部干燥卫生、防止擦破，一般可自行痊愈。水疱较大时，用消毒针将水放出，再涂以甲紫药水，或用消毒纱布包敷，以防感染。若皮肤出现红肿、大水疱等严重反应，需及时到皮肤科就医。敷贴期间注意禁食生冷、刺激性食物，禁食海鲜、虾等发物。外敷时注意调节干湿度，敷贴后要注意很好的固定，勿大量出汗，以防药剂脱落、药物流失。体弱消瘦的人及有严重冠心病、肝病患者，药物用量不宜过大，敷贴时间不宜过长。贴敷期间要保证充足的睡眠。勿吹冷空调、勿洗凉水澡、冬季注意身体保暖，以免冷毛孔收缩影响药物吸收。

注意敷贴的禁忌：①过敏体质者、严重心肺功能疾患者。②疾病处于急性发作期、发热期间。③有接触性皮炎、皮肤长有疱、疖等皮肤病者，及局部皮肤有破损者。④糖尿病血糖控制不佳者。⑤2 岁以下的孩子、孕妇、年老体弱、大病初愈。

扫一扫，查阅本章数字资源，含PPT、音视频、图片等

第十三章 药物养生

药物养生是在中医药理论指导下，运用药物来强身健体、却病延寿的方法，是中医养生保健的重要手段。千百年来，历代医家不仅发现了许多具有养生作用的药物，而且还创造了不少行之有效的养生方剂，积累了丰富的药物养生经验。

第一节　应用原则

药物养生要遵循中医药的基本理论，合理使用药物才能有助于身体健康，起到预防疾病、延年益寿之效。如果不根据个体差异，盲目滥用，则适得其反。另外，药物也不是万能的，如果只依靠药物，而不进行自身锻炼和摄养，是不能收到良好效果的。因此在应用药物养生中，应掌握如下原则。

一、注重体质，因人用药

因人用药是根据个体体质、年龄、性别等不同特点，有针对性地选择相应的方药进行养生。人的禀赋强弱、年龄老幼、生活优劣、情志苦乐、地区差异等，决定了不同个体的生理、病理特点，因而在药物养生方面亦应因人而异。

体质的差异是人体内在脏腑阴阳气血偏颇和功能代谢活动各异的反映。认真分析不同个体体质类型，对于认识个体易患易感疾病的形成、发展及其规律，进而提高药物养生的准确性具有重要的意义。注重体质，因人选药体现了中医辨证论治的思想，在实际运用中要求养生一定要根据个体情况进行辨证，分清寒热虚实、脏腑阴阳，合理选用具有针对性的药物和方剂，才能取得理想的养生效果。

二、扶正祛邪，辨证遣药

扶正祛邪、辨证遣药是药物养生的重要原则。人的禀赋不同，体质有强弱之分，因此运用药物养生要有的放矢。年老体虚之人正气不足，往往无力抵御外邪，容易形成正虚邪盛的证候。虚则补之，实则泻之，二者截然不同，但又必须兼顾，要仔细衡量虚实孰轻孰重。虚少实多，应以祛邪为主；虚重实轻，应以扶正为主。因此，前人早有攻补兼施之法，或攻多补少，或补多攻少，或寓补于泻，或寓泻于补。

时下生活优越，人们往往重补而轻泻。然而，嗜食膏粱厚味，而脂醇充溢，形体肥胖，气血痰食壅滞已成隐患。因此，泻实之法也是养生保健的重要方法之一。体盛邪实者，更要注意祛邪。祛邪的方法有汗、下、清、消等。应根据不同的情况采用不同的方法，但又不可因体盛而过

分地攻泻。攻泻太过易伤正气，不但不能起到养生保健的作用，反而适得其反。故方药养生中的泻实之法，应以不伤其正为原则，力求达到汗毋大泄、清毋过寒、下毋峻猛、消毋耗气。

三、天人相应，顺时选药

药物养生必须遵循中医学天人相应的整体观念，根据春风、夏暑、长夏湿、秋燥、冬寒的规律，灵活用药。遵循"春夏养阳，秋冬养阴"（《素问·四气调神大论》）的原则，在药物选择方面，春夏季节不宜过用辛温发散之品，以免开泄太过，耗气伤阴；秋冬季节要慎用寒凉药物，以防耗伤阳气。

同时要顺应主时脏腑的生理特点而调整药养所用的原则和方药，如春季气候渐暖，万物生机盎然，故药物养生以清补、柔补、平补为原则；夏季阳气蒸腾，万物生长最为茂盛，药物养生要以甘平、甘凉之品为主，不宜用燥热补药，以防燥热伤津助火；长夏暑热交蒸，湿气较重，药物养生要以清补之品为宜，辅以芳化运脾之药，以防滋腻困脾；秋季气候由热转凉，万物由"长"到"收"，自然界阳气渐收，阴气渐长，气候干燥，易伤人体阴津，肺旺肝弱，脾胃易受其影响，故秋季药物养生要以护阴润燥为主，辅以补养气血，忌服耗散伤津之品；冬季阳气潜伏，万物生机闭藏，肾气最易耗损，药物养生要遵循冬令进补的原则，宜用性温益精之品，以补益肾气。

四、谨慎用药，切忌滥用

衰老是一个缓慢的渐进过程，然而由于先天禀赋不同，以及平素注重保养有别，所以生理年龄相同的人，体表征象却可能不完全一样。药物养生作为一种辅助方法，对延缓衰老确有一定效果，但又有别于食物能饱腹之立竿见影，需要有一个循序渐进的过程，宜恰到好处，适可而止，不可过偏。若唯虚是补，偏执一端，盲目滥补，急于求成，则反会伤害机体，导致气血阴阳失衡，脏腑功能发生紊乱，变生疾病，或加重已有疾病。所以在运用方药进行养生保健时，切忌随便滥用，一定要谨慎用药。

第二节　常见剂型

中药的剂型，随着中医药学的发展，经历了一个由少到多的过程。传统的剂型有丸、散、膏、丹、酒、茶、锭等。近年来，在现代科学技术的指导下，中药的剂型不断多样化，在我国正式生产使用的已有四十多种，出现了浓缩丸、胶囊剂、片剂、颗粒剂、滴丸、注射剂等。临床上中药制剂剂型，按其物态和制备方法不同，可分为固体、液体、半固体和气体中药制剂四大类。

一、固体中药制剂

固体中药制剂包括丸剂、片剂、散剂、颗粒剂、栓剂、滴丸剂、胶囊剂、锭剂、茶剂等。这类制剂含水量较低，常含有黏合剂、矫味剂等辅料，有的含有大量植物组织，各种化学成分多保留在药材组织中，也有的经提取浓缩精制而成，不含植物组织碎片，如颗粒剂等。

1. 丸剂　丸剂系指药材细粉或药材提取物加适宜的黏合剂或其他辅料制成的球形或类球形制剂，分为蜜丸、水蜜丸、水丸、糊丸、蜡丸、浓缩丸和微丸等类型。

（1）蜜丸　蜜丸系指药材细粉以蜂蜜为黏合剂制成的丸剂，其中每丸重量在 0.58g（含）以上的称大蜜丸，每丸重量在 0.5g 以下的称小蜜丸，如十全大补丸。

十全大补丸为棕褐色至黑褐色的大蜜丸，气香，味甘而微辛，具有温补气血之功效。用于气血两虚，面色苍白，气短心悸，头晕自汗，体倦乏力，四肢不温，月经量多。取党参80g、炒白术80g、茯苓80g、炙甘草40g、当归120g、川芎40g、白芍（酒炒）80g、熟地黄120g、炙黄芪80g、肉桂20g，粉碎成细粉，过筛，混匀。加炼蜜100～120g制成大蜜丸，即得。

（2）水蜜丸　水蜜丸系指药材细粉以蜂蜜和水为黏合剂制成的丸剂，如大补阴丸。

大补阴丸为深棕黑色的水蜜丸，味苦、微甘涩，具有滋阴降火之功效，用于阴虚火旺，潮热盗汗，咳嗽，耳鸣。取熟地黄120g、知母（盐炒）80g、黄柏（盐炒）80g、龟甲（醋炙）120g、猪脊髓160g共五味，熟地黄、黄柏、龟甲、知母粉碎成粗粉，猪脊髓置沸水中略煮，除去外皮，与上述粗粉拌匀，干燥，粉碎成细粉，过筛，混匀。每100g粉末加炼蜜10～15g与适量的水，泛丸，干燥，制成水蜜丸，即得。

（3）水丸　水丸系指药材细粉以水（或根据制法用黄酒、醋、稀药汁、糖液等）为黏合剂制成的丸剂，如二陈丸。

二陈丸为灰棕色至黄棕色的水丸，气微香，味甘、微辛。本品具有燥湿化痰、理气和胃的功效。用于痰湿停滞导致的咳嗽痰多，胸脘胀闷，恶心呕吐。取陈皮250g、制半夏250g、茯苓150g、甘草75g，粉碎成细粉，过筛，混匀；另取生姜50g，捣碎，加水适量，压榨取汁，与上述粉末泛丸，干燥，即得。

（4）糊丸　糊丸系指药材细粉以米粉、米糊或面糊等为黏合剂制成的丸剂，如健步丸。

健步丸为棕褐色至深褐色的糊丸，气微腥，味微苦。本品具有补肝肾、强筋骨之功效。主治肝肾不足，腰膝酸软，下肢痿弱，步履艰难。取黄柏（盐炒）40g、知母（盐炒）20g、熟地黄20g、当归10g、白芍（酒炒）15g、牛膝35g、豹骨（制）10g（现已禁用）、龟甲（制）40g、陈皮（盐炒）7.5g、干姜5g、锁阳10g、羊肉320g，上十二味，将羊肉洗净，剔去筋、膜、油，加黄酒40g，煮烂，与黄柏等十一味捣和，干燥，粉碎成细粉，过筛，混匀。每100g粉末用糯米粉5～10g加适量的水调成的稀糊泛丸，干燥，即得。

（5）蜡丸　蜡丸系指药材细粉以蜂蜡为黏合剂制成的丸剂，如妇科通经丸。

妇科通经丸为朱红色蜡丸，除去外衣后显黄褐色；味微咸。本品具有破瘀通经、解郁止痛的功效。用于气血瘀滞引起的痛经，闭经，并见胸膈痞闷、腰腹胀痛等症。取巴豆（制）80g、干漆（炭）160g、香附（醋炒）200g、红花225g、大黄（醋炒）160g、沉香163g、木香225g、莪术（醋煮）163g、三棱（醋炒）163g、郁金163g、黄芩163g、艾叶（炭）75g、鳖甲（醋制）163g、硇砂（醋制）100g、穿山甲（醋制）163g（现已禁用），以上十五味，除制巴豆外，其余香附等十四味粉碎成细粉，过筛，与制巴豆混匀。每100g粉末加黄蜡100g泛丸。每500g蜡丸用朱砂粉末7.8g包衣，打光，即得。

（6）浓缩丸　浓缩丸系指药材或部分药材经提取浓缩后，与适宜的辅料或其余药材制粉，以水、蜂蜜为黏合剂制成的丸剂。根据所用黏合剂的不同，分为浓缩水丸、浓缩蜜丸和浓缩水蜜丸，如安神补心丸。

安神补心丸为棕褐色的浓缩丸或糖衣丸；味涩、微酸。本品具有养心安神之功效，用于阴血不足引起的心悸失眠，头晕耳鸣。取丹参300g、五味子（蒸）150g、石菖蒲100g、安神膏560g。安神膏系取合欢皮、菟丝子、墨旱莲各3份及女贞子（蒸）4份、首乌藤5份、地黄2份、珍珠母20份，混合，加水煎煮两次，第一次3小时，第二次1小时，合并煎液，滤过，滤液浓缩至相对密度为1.21（80～85℃）。将丹参、五味子、石菖蒲粉碎成细粉；按处方量与安神膏混合制丸，干燥，打光或包糖衣，即得。

（7）微丸　微丸系指直径小于2.5mm的各类丸剂，如葛根芩连微丸。

葛根芩连微丸为暗棕褐色至类黑色微丸；气微，味苦。本品具有解肌清热、止泻止痢的功效，用于泄泻痢疾，身热烦渴，下痢臭秽；或菌痢、肠炎。取葛根1000g、黄芩375g、黄连375g、炙甘草250g，上四味，取黄芩、黄连，分别用50%乙醇作溶剂，浸渍24小时后进行渗滤，收集滤液，回收乙醇，并适当浓缩；葛根加水先煎30分钟，再加入黄芩、黄连药渣及甘草，继续煎煮二次，每次1.5小时，合并煎液，滤过，滤液适当浓缩，加入上述浓缩液，继续浓缩成稠膏，减压低温干燥，粉碎成最细粉，以乙醇为湿润剂，机制泛微丸，得300颗，过筛，于60℃以下干燥，即得。

2. 片剂 片剂系指药材提取物、药材提取物加药材细粉或药材细粉与适宜辅料混匀压制，或用其他适宜方法制成的圆片状或异形片状的制剂，分为浸膏片、半浸膏片和全粉片。片剂以口服普通片为主，另有含片、咀嚼片、泡腾片、肠溶片等。

（1）含片 含片系指含于口腔中，药物缓慢溶出产生作用的片剂，如西瓜霜润喉片。

西瓜霜润喉片为淡红色片；气芳香，味甘而辛凉。本品具有清音利咽、消肿止痛的功效，用于防治咽喉肿痛，声音嘶哑，喉痹，喉痛，喉蛾，口糜，口舌生疮，牙痛；或急、慢性咽喉炎，急性扁桃体炎，口腔溃疡，口腔炎，牙龈肿痛等病。取西瓜霜、冰片、薄荷素油、薄荷脑，以上四味，西瓜霜粉碎成细粉，加入蔗糖粉、糊精，取枸橼酸及胭脂红适量，加水使溶解，与上述粉末混匀，制成颗粒，干燥，加入薄荷素油、薄荷脑及橘子香精适量，混匀，密闭，压制成片，即得。

（2）咀嚼片 咀嚼片系指于口腔中咀嚼或吮服使片溶化后吞服的片剂，如健胃消食片。

健胃消食片为浅棕黄色片或薄膜衣片，也可为异形片。薄膜衣片除去包衣后显浅棕黄色；气微香，味微甘、酸。本品具有健胃消食之功效，用于脾胃虚弱所致的食积，症见不思饮食、嗳腐酸臭、脘腹胀满。取太子参228.6g、陈皮22.9g、山药171.4g、炒麦芽171.4g、山楂114.3g，以上五味，取太子参半量与山药粉碎成细粉，其余陈皮等三味及剩余太子参加水煎煮二次，每次2小时，合并煎液，滤过，滤液低温浓缩至稠膏状，或浓缩成相对密度为1.08～1.12（65℃）的清膏，喷雾干燥。加入上述细粉、蔗糖和糊精适量，混匀，制成颗粒，干燥，压制片，或包薄膜衣，即得。

另外，泡腾片系指含有碳酸氢钠和有机酸，遇水可产生气体而呈泡腾状的片剂。肠溶片系指用肠溶性包衣材料进行包衣的片剂。

3. 颗粒剂 颗粒剂系指药材提取物与适宜的辅料或药材细粉制成具有一定粒度的颗粒状制剂，分为可溶性颗粒、混悬性颗粒和泡腾性颗粒，如七宝美髯颗粒。

七宝美髯颗粒为黄棕色颗粒；味甘、微苦、涩。本品具有滋补肝肾之功效，用于肝肾不足，须发早白，遗精早泄，头眩耳鸣，腰酸背痛。取制何首乌640g、当归160g、补骨脂（黑芝麻炒）80g、枸杞子（酒蒸）160g、菟丝子（炒）160g、茯苓160g、牛膝（酒蒸）160g，以上七味，菟丝子粉碎成粗粉，用60%乙醇作溶剂进行渗滤，渗滤液回收乙醇，浓缩至适量；其余制何首乌等六味加水煎煮两次，第一次3小时，第二次2小时，合并煎液，静置，取上清液浓缩至适量，加入上述菟丝子浓缩液充分搅匀，浓缩至相对密度为1.13～1.14（取浓缩后清膏，加水稀释1倍，测定，20℃）的清膏。取清膏1份，加糖粉4.5份，糊精0.5份，制成颗粒，干燥，即得。

4. 散剂 散剂系指药材或药材提取物经粉碎、均匀混合制成的粉末状制剂，分为内服散剂和外用散剂，如参苓白术散。

参苓白术散为黄色至灰黄色粉末；气香，味甘。本品具有补脾胃、益肺气的功效，用于脾胃虚弱，食少便溏，气短咳嗽，肢倦乏力。取人参100g、茯苓100g、白术（炒）100g、山药

100g、白扁豆（炒)75g、莲子 50g、薏苡仁（炒)50g、砂仁 50g、桔梗 50g、甘草 100g，上十味，粉碎成细粉，过筛，混匀，即得。

5. 栓剂　栓剂系指药材提取物或药材细粉与适宜基质制成的，专供腔道给药的固体制剂，如麝香痔疮栓。

麝香痔疮栓为灰黄色至棕褐色弹头形或鱼雷形栓剂；气清香。本品具有清热解毒、消肿止痛、止血生肌的功效。用于大肠热盛所致的大便出血、血色鲜红、肛门灼热疼痛；各类痔疮和肛裂见上述证候者。取人工麝香、珍珠、冰片、炉甘石粉、三七、五倍子、人工牛黄、颠茄流浸膏，以上八味，除人工牛黄、颠茄流浸膏外，其余珍珠等六味分别粉碎成细粉；颠茄流浸膏与部分炉甘石细粉混合，烘干，过筛，并与人工牛黄和剩余的炉甘石细粉及上述细粉混匀。取混合脂肪酸甘油酯 1112.7g 和二甲亚砜 67.5g，加热融化，在温度为 60～70℃时加入上述药粉，搅拌均匀，注入栓模，冷却，即得。

6. 滴丸剂　滴丸剂系指药材经适宜的方法提取、纯化、浓缩并与适宜的基质加热熔融混匀后，滴入不相混溶的冷凝液中，收缩冷凝而制成的球形或类球形制剂，如复方丹参滴丸。

复方丹参滴丸为棕色滴丸，或为薄膜衣滴丸，除去包衣后显黄棕色至棕色；气香，味微苦。本品具有活血化瘀、理气止痛的功效，用于气滞血瘀所致的胸痹，症见胸闷、心前区刺痛；或冠心病心绞痛见上述证候者。取丹参、三七、冰片，以上三味，冰片研细；丹参、三七加水煎煮，煎液滤过，滤液浓缩，加入乙醇，静置使沉淀，取上清液，回收乙醇，浓缩成稠膏，备用。取聚乙二醇适量，加热使熔融，加入上述稠膏和冰片细粉，混匀，滴入冷却的液体石蜡中，制成滴丸，或包薄膜衣，即得。

7. 胶囊剂　胶囊剂系指将药材用适宜方法加工后，加入适宜辅料填充于空心胶囊或密封于软质囊材中的制剂，可分为硬胶囊、软胶囊（胶丸）和肠溶胶囊剂等。

（1）硬胶囊　硬胶囊系指将药材提取物、药材提取物加药材细粉或药材细粉与适宜辅料制成的均匀粉末、细小颗粒、小丸、半固体或液体，填充于空心胶囊中的胶囊剂，如三宝胶囊。

三宝胶囊为硬胶囊，内容物为深棕色的粉末；气微，味微酸、甜。本品具有益肾填精、养心安神之功效，用于肾精亏虚、心血不足所致的腰酸腿软、阳痿遗精、头晕眼花、耳鸣耳聋、心悸失眠、食欲不振。取人参 20g、鹿茸 20g、当归 40g、山药 60g、龟甲（醋炙）20g、砂仁（炒）10g、山茱萸 20g、灵芝 20g、熟地黄 60g、丹参 100g、五味子 20g、菟丝子（炒）30g、肉苁蓉 30g、何首乌 40g、菊花 20g、牡丹皮 20g、赤芍 20g、杜仲 40g、麦冬 10g、泽泻 20g、玄参 20g，以上二十一味，人参、鹿茸、山药、龟甲、当归、砂仁和山茱萸等七味粉碎成细粉，过筛，混匀；其余灵芝等十四味加水煎煮两次，每次 1.5 小时，合并煎液，滤过，滤液浓缩至相对密度为 1.20～1.25（85℃）的清膏；加入上述细粉，混匀，60℃以下干燥，粉碎成细粉，装入胶囊，制成 1000 粒，即得。

（2）软胶囊　软胶囊系指将药材提取物、液体药物或与适宜辅料混匀后，用滴制法或压制法密封于软质囊材中的胶囊剂，如十滴水软胶囊。

十滴水软胶囊为棕色软胶囊，内容物为含有少量悬浮固体浸膏的黄色油状液体；气芳香，味辛。本品具有健胃、祛暑之功效。用于因中暑而引起的头晕、恶心、腹痛、胃肠不适。取樟脑 62.5g、干姜 62.5g、大黄 50g、小茴香 25g、肉桂 25g、辣椒 12.5g、桉油 31.25mL，以上七味，大黄、辣椒粉碎成粗粉，干姜、小茴香、肉桂提取挥发油，备用，药渣与大黄、辣椒粉用 80% 乙醇作溶剂，浸渍 24 小时后，续加 70% 乙醇进行渗滤，收集渗滤液，回收乙醇至无醇味，药液浓缩至相对密度为 1.30（50℃）的清膏，减压干燥，粉碎，加入植物油适量，与上述挥发油及樟脑、桉油，混匀，制成软胶囊 1000 粒，即得。

另外，肠溶胶囊剂系指不溶于胃液，但能在肠液中崩解或释放的胶囊剂。

8. 锭剂　锭剂系指药材细粉与适宜黏合剂（或利用药材本身的黏性）制成不同形状的团体制剂，如万应锭。

万应锭为黑色光亮球形小锭；气芳香，味苦，有清凉感。本品具有清热、解毒、镇惊的功效。用于邪毒内蕴所致的口舌生疮、牙龈咽喉肿痛、小儿高热、烦躁易惊。取胡黄连 100g、黄连 100g、儿茶 100g、冰片 6g、香墨 200g、熊胆粉 20g、麝香 5g、牛黄 5g、牛胆汁 160g，以上九味，胡黄连、黄连、儿茶、香墨粉碎成细粉；将牛黄、冰片、麝香研细，与上述粉末配研，过筛，混匀。取熊胆粉加温水适量溶化，牛胆汁浓缩至适量，滤过。与熊胆粉混合，活制成锭，低温干燥，即得。

9. 茶剂　茶剂系指药材或药材提取物（液）与茶叶或其他辅料混合制成的内服制剂，可分为块状茶剂、袋装茶剂和煎煮茶剂。块状茶剂可分为不含糖块状茶剂和含糖块状茶剂。不含糖块状茶剂系指药材粗粉、碎片与茶叶或适宜的黏合剂压制成块状的茶剂；含糖块状茶剂系指药材提取物、药材细粉与蔗糖等辅料压制成块状的茶剂。袋装茶剂系指茶叶、药材粗粉或部分药材粗粉吸取药材提取液并经干燥后，装入袋的茶剂，其中装入饮用茶袋的又称袋泡茶剂。煎煮茶剂系指将药材加工成片、块、段、丝或粗粉后，装入袋供煎服的茶剂，如小儿感冒茶。

小儿感冒茶为浅棕色块状茶剂；味甘、微苦。本品具有疏风解表和清热解毒功效，用于小儿风热感冒，症见发热重、头胀痛、咳嗽痰黏、咽喉肿痛；或流感见上述证候者。取广藿香 75g、菊花 75g、连翘 75g、大青叶 125g、板蓝根 75g、地黄 75g、地骨皮 75g、白薇 75g、薄荷 50g、石膏 125g，以上十味，取石膏 25g、板蓝根粉碎成细粉；地黄、白薇、地骨皮、石膏 100g 加水煎煮两次，第一次 3 小时，第二次 1 小时，合并煎液，滤过；菊花、大青叶热浸两次，第一次 2 小时，第二次 1 小时，合并浸出液，滤过；广藿香、薄荷、连翘提取挥发油，其水溶液滤过，滤液与以上二液合并，浓缩至相对密度为 1.30 ～ 1.35（50℃）的清膏；取清膏 1 份、蔗糖粉 2 份、糊精 1 份，与上述细粉混匀，制成颗粒，干燥，加入挥发油，混匀，压块，即得。

二、液体中药制剂

液体中药制剂系指药物溶于液体分散溶媒（水、乙醇、甘油等）中制成的可供内服或外用的制剂。液体中药制剂以液体存在状态的不同，可分为真溶液、胶体溶液、混悬液、乳浊液等；以溶媒和用途的不同，可分为合剂（口服液）、酒剂、酊剂、搽剂、洗剂、涂膜剂等。

1. 合剂（口服液）　合剂系指药材用水或其他溶剂，采用适宜的方法提取制成的口服液体制剂（单剂量灌装者也可称"口服液"）。合剂在制备时，一般需将原料药材用规定的方法提取、纯化、浓缩至一定体积，制成一定浓度的溶液。含有挥发性成分的药材常先提取挥发性成分，再与余药共同煎煮。为防止其腐败变质，延长保存期限，常需加入适量的防腐剂或乙醇；为使合剂服用适口，常加入适量的蔗糖或蜂蜜矫味，如安神补脑液。

安神补脑液为黄色至棕黄色的液体；气芳香，味甘、辛。本品具有生精补髓、益气养血、强脑安神的功效，用于肾精不足、气血两虚所致的头晕、乏力、健忘、失眠；或神经衰弱症见上述证候者。取鹿茸、制何首乌、淫羊藿、干姜、甘草、大枣、维生素 B_1、干姜提取挥发油，药渣与制何首乌、淫羊藿、大枣、甘草加水煎煮三次，合并煎液，滤过，滤液浓缩至适宜浓度，加乙醇除沉淀，滤过，滤液备用。将鹿茸加水煎煮五次，分次滤过，合并滤液浓缩，加蜂蜡，静置至蜡层完全凝固后，除去蜡层，抽滤，加乙醇除沉淀，滤过，滤液回收乙醇，加水和乙醇调节至适当浓度。将上述药液、鹿茸提取液及单糖浆混匀，加入干姜挥发油、维生素 B_1、苯甲酸、苯甲酸钠、羧苯乙酯，搅拌均匀，静置澄清，滤过，加水至 1000mL，即得。

2. 酒剂 酒剂系指药材用蒸馏酒提取制成的澄清液体制剂。生产酒剂所用的药材，一般应适当加工成片、段、块、丝或粗粉；生产内服酒剂应以谷类酒为原料。酒剂的制备方法有浸渍法、渗滤法等，可加入适量的糖或蜂蜜调味，如国公酒。

国公酒为深红色澄清液体；气清香，性温，味辛、甜、微苦。本品具有散风祛湿、舒筋活络的功效，用于风寒湿邪闭阻所致的痹证，症见关节疼痛、沉重、屈伸不利、手足麻木、腰腿疼痛；也用于经络不和所致的半身不遂、口眼㖞斜、下肢痿软、行走无力。取当归、羌活、牛膝、防风、独活、牡丹皮、广藿香、槟榔、麦冬、陈皮、五加皮、厚朴（姜炙）、红花、天南星（矾炙）、枸杞子、白芷、白芍、紫草、补骨脂（盐炙）、青皮（醋炒）、白术（麸炒）、川芎、木瓜、栀子、苍术（炒）、枳壳（麸炒）、乌药、佛手、玉竹、红曲，以上三十味与适量的蜂蜜和红糖用白酒回流提取三次，第一次 40 分钟，第二和第三次每次 30 分钟，滤过，合并滤液，静置 3～4 个月，吸取上清液，滤过，灌封，即得。

3. 酊剂 酊剂系指以规定浓度的乙醇提取药材或溶解药物，或用流浸膏稀释而制成的澄清液体制剂，如十滴水。

十滴水为棕红色至棕褐色的澄清液体；气芳香，味辛。本品具有健胃、祛暑之功效，用于因中暑而引起的头晕、恶心、腹痛、胃肠不适。取樟脑 25g、干姜 25g、大黄 20g、小茴香 10g、肉桂 10g、辣椒 5g、桉油 12.5mL，以上七味，除樟脑和桉油外，其余干姜等五味粉碎成粗粉，混匀，照流浸膏剂与浸膏剂项下的渗滤法，用 70% 乙醇作溶剂，浸渍 24 小时后，进行渗滤，收集渗滤液约 750mL，加入樟脑及桉油，搅拌，使完全溶解，再继续收集滤液，使成 1000mL，搅匀，即得。

4. 搽剂、洗剂和涂膜剂 搽剂系指药材用水、乙醇、甘油、植物油、液状石蜡等溶剂制成的供无破损患处揉擦用的液体制剂，如麝香祛痛搽剂，其中以油为溶剂的又称油剂。洗剂系指药材以水为溶剂，采用适宜的方法提取制成的供皮肤或腔道涂抹或清洗用的液体制剂；涂膜剂系指药材经适宜溶剂（常用乙醇）和方法提取或溶解，与成膜材料（如聚乙烯醇、聚乙烯吡咯烷酮等）和增塑剂（如甘油、丙二醇、邻苯二甲酸二丁酯等）制成的供外用涂抹，能形成薄膜的液体制剂。

麝香祛痛搽剂为橙色的澄清液体；气芳香，味辛。本品具有活血祛瘀、舒筋活络、消肿止痛的功效，用于各种跌打损伤，瘀血肿痛，风湿瘀阻，关节疼痛。取麝香 0.33g、红花 1g、樟脑 30g、独活 1g、冰片 20g、龙血竭 0.33g、薄荷脑 10g、地黄 20g、三七 0.33g，以上九味，取麝香、三七、红花，分别用 50% 乙醇 10mL 分三次浸渍，每次 7 天，合并浸渍液，滤过，滤液备用；地黄用 50% 乙醇 100mL 分三次浸渍，每次 7 天，合并浸渍液，滤过，滤液备用；血竭、独活分别用乙醇 10mL 分三次浸渍，每次 7 天，合并浸渍液，滤过，滤液备用；冰片、樟脑加乙醇 100mL 搅拌使溶解，再加入 50% 乙醇 700mL，混匀，加入上述各浸渍液，混匀；将薄荷脑用适量 50% 乙醇溶解，加入上述药液中，加 50% 乙醇至总量为 1000mL，混匀，静置，滤过，即得。

三、半固体中药制剂

1. 糖浆剂 糖浆剂系指含有药材提取物的浓蔗糖水溶液，如急支糖浆。

急支糖浆为棕黑色的黏稠液体；味甘、微苦。本品具有清热化痰、宣肺止咳之功效，用于外感风热所致的咳嗽，症见发热、恶寒、胸膈满闷、咳嗽咽痛；或急性支气管炎、慢性支气管炎急性发作见上述证候者。取鱼腥草、金荞麦、四季青、麻黄、紫菀、前胡、枳壳、甘草，以上八味，鱼腥草、枳壳加水蒸馏，收集蒸馏液；药渣与其余金荞麦等六味加水煎煮二次，滤过，合并滤液，浓缩至适量；取适量蔗糖，加水煮沸，滤过，滤液与上述蒸馏液和浓缩液合并，加入适量的防腐剂，或加入适量的矫味剂和防腐剂，加水至规定量，混匀，分装，即得。

2.煎膏剂（膏滋） 煎膏剂系指药材用水煎煮，取煎煮液浓缩，加炼蜜或糖（或转化糖）制成的半流体制剂，如枇杷叶膏。

枇杷叶膏为黑褐色稠厚的半流体；味甘、微涩。本品具有清肺润燥、止咳化痰的功效，用于肺热燥咳，痰少咽干。取枇杷叶，加水煎煮三次，煎液滤过，滤液合并，浓缩成相对密度为1.21～1.25（80℃）的清膏。每100g清膏加炼蜜200g或蔗糖200g，加热使溶化，混匀，浓缩至规定的相对密度，即得。

3.流浸膏剂与浸膏剂 流浸膏剂、浸膏剂系指药材用适宜的溶剂提取，蒸去部分或全部溶剂，调整至规定浓度而成的制剂，如当归流浸膏。

当归流浸膏为棕褐色的液体；气特异，味先微甘后转苦麻。本品具有养血调经之功效，用于血虚血瘀所致的月经不调、痛经。取当归粗粉1000g，采用渗滤法，用70%乙醇作溶剂，浸渍48小时，缓缓渗滤，收集初滤液850mL，另器保存，继续渗滤，至渗滤液近无色或微黄色为止，收集续滤液，在60℃以下浓缩至稠膏状，加入初滤液850mL，混匀，用70%乙醇稀释至1000mL，静置数日，滤过，即得。

下篇

应用篇

第十四章

应用方法

扫一扫，查阅本章数字资源，含PPT、音视频、图片等

中医养生的方法种类繁多，究其源流，是在其形成和发展过程中，历代医家根据对生命、健康和疾病的认识，在解决人体养生保健等一系列医学实际问题的实践中总结形成的。中医养生学将自然、社会和人视为一个整体，同时也把人的内外表里作为一个整体，即将人体的精、气、神和五脏、六腑、四肢百骸、九窍作为一个整体。因此，中医养生方法既可独立存在，又可将多种方法有机结合。如调养精神、调摄药食、培养雅趣、锻炼形体、节制房事及顺应环境、调理起居等。

中医养生应用方法之间又有内在的紧密联系，即系统性。如在五行学说指导下，五脏之间的生克制化，构成统一系统，如形成情志相胜方法等。在阴阳学说对立统一思想的指导下，古代医家在养生实践中按中医生理、病理、诊法、辨证和治法等，总结和构建了基本的养生保健方法，如针灸推拿养生方法等。

从实际应用来看，根据养生方法施行者的不同，中医养生有两种应用体系，即自我养生和养生服务。对于个人而言，这两大应用体系缺一不可，对康寿的维护各自发挥着不同的作用。

第一节　自我养生

自我养生，即养生者作为养生行为的发出者，主动学习和采用各种适宜的养生方法，为自身制订养生规划，督促自身完善自我保养体系，持之以恒地将养生方法贯彻于自身的日常行为活动中，从而维持自身的健康和长寿。

自我养生强调养生者自身的主观能动性，只要养生活动的最终发起和施行者是养生者自身，皆可称为自我养生。在此过程中，并不排斥他人的帮助，如完善自我养生体系过程中的他人建议和监督、学习和施行养生方法过程中他人的指导和培训等。因此，衡量是否为自我养生的关键在于养生活动的发出者。

对于大部分养生者而言，尤其是相对健康的人群，自我养生应该在个人养生体系中占主要比例。首先，个体本人对自身的健康状况改变具有直观和优先感受性，对自身健康状况的了解和反应速度最快。因此，加强自我养生，能使养生者在第一时间根据自身状况的改变而调整养生规划，从而增强养生的个体性和合理性。其次，养生是一项个性化和主观性非常强的活动，必须在养生者自身重视和积极配合的情况下方能较为顺利地开展，以自我养生为主，能使养生者更加直观地感受健康的良好改变，从而坚定养生信心，有利于其他养生活动的开展。再次，养生是贯穿一生中各个细微之处的活动，除了针对住院病患的养生服务之外，大多养生服务不可能伴随养生者每时和每处。因此，需要养生者进行自我监督，以"三省吾身"的态度进行自

我养生管理。

完整的自我养生，包括自我评估、制订规划、学习和践行、自我监督等方面。在此过程中，具有专门知识的中医养生专业人员具有较强的优势，这种优势的发挥主要在于养生的专业性和全面性，但从自我养生的主观能动性这一基本层面而言，养生知识的丰富性并不具有决定性优势。只有满足了主观能动性之后，养生的专门知识才能发挥其应有的作用，此即古人所言"纸上得来终觉浅，绝知此事要躬行"。

一、自我评估

自我评估，即在日常生活中，根据自身感受，随时对自身健康状况和养生需求进行评价和判断，从而为自我养生提供依据。

自我评估主要包括对自身身心健康状况的评估、生活方式评估等。需要注意的是，自我评估可以结合医疗机构提供的体检检查结果进行，但其更注重的，是对自身真实状况的客观分析，其关键在于"客观"，不能产生主观逃避心理，要克服"不愿相信""不敢相信""不愿去想"等消极思想。

（一）健康状况评估

根据健康表现的内容，与自身所感受到的当前身心状况进行对比，寻找异常，从而发现自身健康状况中存在的问题，为自我养生的下一步计划提供依据。

健康状况的评估主要包括形体健康状况、精神健康状况、社会适应情况、道德健康情况等几方面。

1. 形体健康状况

（1）头面部　通过镜鉴和自身感受，观察和感觉面部各器官的状况及面部色泽等健康方面是否存在异常。①面色：观察自身面部色泽，以淡红而润泽为正常。如果面部出现青黑、萎黄、惨白等异常颜色，或局部颜色明显异于其他部分，或突然出现红斑、赘生物等，均需加以注意和记录，作为健康异常表现而纳入评估。②面部润泽度：正常人面部具有一定光泽度，称为"润泽"；若面部失去光泽，或油光过重，甚至满脸油垢，均为异常。③眼：对镜观察自身眼睛是否有神，瞳孔是否正圆，虹膜及巩膜颜色是否正常，两眼角是否有血丝，上下眼睑尤其是下眼睑是否有异常颜色等，并体会自身眼睛是否有干涩、痛痒、视力下降、视野模糊等不适感。④鼻：对镜观察从印堂到鼻准（鼻尖）是否出现异常颜色，尤其要注意观察鼻尖及鼻翼是否有血丝，鼻翼周围是否有疔疮疖疹等皮肤异常，感受自身是否有鼻塞、鼻痒、喷嚏、流涕、鼻血等不适，并记录鼻涕的颜色、黏稠度等情况。⑤口：观察唇色是否红润，唇周有无疔疮，齿牙是否完整白洁，舌色是否红润适当，舌苔有无及其颜色，感受唇、齿、舌有无不适感，口中有无异味。⑥耳：观察耳的外观是否正常，感受听力有无异常。⑦头、发：观察头发是否黑亮、浓密，感受有无头皮不适感，有无头痛、头胀、头晕等不适感觉。

（2）胸背部及呼吸、心跳　观察胸背部皮肤有无突然出现的疔肿、疹斑，或局部颜色变化；感受自身呼吸是否顺畅，呼吸频率是否正常，呼吸是否有足够深度，语声是否低弱无力或声高气粗，有无咳嗽、喘促，有无心悸心慌、胸痛、胸闷、背痛、背冷等不适感觉。

（3）腰腹部及消化功能　观察腹部有无肥胖、肿胀；感受自身有无胃腹胀闷、疼痛、鸣响，腰部有无胀、重、冷或痛感，感受自身饮食摄入量是否正常，饮食是否规律，饮食前后有无不适感觉等。

（4）二阴及大小便功能　观察前后二阴外观是否有改变，是否有赘生物和皮肤变化，观察小便量、色、质是否正常，大便有无干结或稀溏；感受大小便是否通畅，有无小便不利或频数，大小便气味是否有异于平常；女性尚需注意月经和白带是否有异常。

（5）全身　观察和感受全身皮肤是否润泽，体格是否壮实，近期有无较快地肥胖或消瘦，观察和感受腰腿是否灵便，步态是否与往日相同。

2. 精神健康状况

（1）精神状态　心理是否常处于愉快的状态，情绪是否稳定或是否能快速稳定情绪，对外界刺激的反应是否快速而适当，精力是否充沛。

（2）记忆力　感受对近期事务和远期事务是否能留存记忆，并快速唤起回忆，回忆内容是否正确，有无健忘、记忆模糊、记忆力减退或某段记忆缺失等。

（3）睡眠　睡眠时长、睡眠安稳程度、入睡速度等有无异常，是否多梦，醒后是否有精力不能完全恢复的感觉。

3. 社会适应情况　主要体会和感受自身对人际关系的处理是否理性、融洽，面对繁杂事务和人际关系时，能否保持理智的心态并将其合理解决，日常工作安排是否有条理，面对挫折时心态是否超然、稳定等。

4. 道德健康情况　主要体会和观察自己是否能自觉遵守社会的各项法律和规章制度，是否具有爱心，胸怀是否宽广，待人接物能否诚实守信，对人对己是否宽容，有无奉献精神，是否易产生怨怒、嫉妒、怀疑揣测等不良情绪和行为。

（二）生活方式评估

生活方式评估主要从饮食、起居、运动、嗜好、工作环境及模式等方面进行，本章仅进行简单阐述。

1. 饮食　观察和感受自身饮食的量是否正常，有无偏食、过饱、节食甚至断食等，有无口渴多饮或不喜饮水等情况；饮食是否有规律及规律是否合理，有无早食、晚食、零食、夜食、加餐等非正常进食情况，早、中、晚三餐是否能够保证，有无不食早餐或不食晚餐等情况；饮食营养、寒热、五味等搭配是否合理，有无营养过剩或营养不良，谷肉果菜油蛋水奶等搭配是否丰富而周备，有无喜热、喜冷、喜辣、喜咸等特殊饮食嗜好，茶、咖啡等饮料摄入情况等；饮食环境的营造是否合理；饮食习惯是否良好，如餐前个人及餐具卫生，进餐时是否喜欢言语交流，餐后是否有保养活动等。

2. 起居　观察和感受自身居室内外环境是否舒心、温馨，住宅周围环境污染情况，主要存在哪些影响健康的因素及近期是否有所变化等，居室内环境近期有无变化，是否引起了身体的不适。卧室床、枕、被等生活用具的材料，长宽高等当前数据或最舒适参数应当加以记录。还要记录自身每日起床、用餐、工作、休闲、运动、睡眠的时间，以及伴随其出现的感觉。每日记录晨起的呼吸频率、心跳次数、血压、体温。

3. 运动　每日记录并经常比对自己的运动数据，如运动锻炼的形式、时间、强度、运动前后身体感觉变化；记录简单的运动环境变化，如室内或室外、同伴、天气等。

4. 嗜好　记录自身的爱好，如爱好的有无，尤其有无不良嗜好；爱好的开展频率、时间、形式、环境、同伴等，爱好活动过程中伴随的身心变化或社会适应度（朋友圈）的变化等。

5. 工作环境及模式　记录工作性质、工作环境、收入、同事关系等变化状况，以周为单位记录工作对自己身心的影响，重大事件随时记录。

除以上逐项对照外，还可从网络、书籍等寻找《健康自测量表》进行对照打分，从而全面了解自身身心状况。中医养生专业人员还可通过自我检测，对自身体质进行评估，从而使自我评估更加全面。

二、制订规划

根据以上自我监测和评估，可以逐步制订出适合自身的养生规划。

首先，分析并逐条列出自身健康状况中存在的有利因素和不利因素，思考自身对养生的具体需求。

其次，以"可提升""待观察""可保留"等对有利因素进行区分，"可以提升"者，思考并给出提升方法；"待观察"者，给出观察的角度、项目和预期期望；"可保留"者，进行分类汇总，另列"养生经验"单表，作为自身成熟的养生经验保留并在其后的养生过程中不断增加和丰富。对不利因素进行分析，提出改正和弥补的意见，并列"改正"项目表，贴挂于家中醒目位置以提醒自己。

再次，每周对"养生经验"单表进行回顾和评估，对照"自我评估"各项项目，观察"养生经验"单表中还缺少哪些项目，将其分摘出来，单列"待增加"表，并给出增加规划。

最后，将以上表格汇总，按照时间顺序将条目分类，从而形成"养生规划"表。表中列出养生短期和长期目标，按时间顺序列出养生计划，按不利因素逐条给予改正规划，并在每条规划后列出回顾观察的时间、观察项目、观察改正目标等。

三、学习和践行

规划制订后，就要发挥主观能动性，严格按照表格执行。同时，在日常生活中，要不断学习新的养生知识和养生方法，用于自身，探索其对自身的效果，可以列出"方法观察"表格，逐项列出最近学会的养生经验和方法，若施行后发现不适合自身则划去，如发现适合自身，则加至"养生规划"表中。

当今，养生经验和方法的学习途径非常丰富，可以通过书籍、网络、养生交流会议、养生培训等进行学习，也可在日常生活中，随时留意他人讨论、电视电台节目等，从中吸取经验。

四、自我监督

自我监督包括自我养生监管和养生方法的效果监察改正。

自我养生监管，就是在养生过程中，做自身健康的"管理员"，严格要求自己，监督自己按照"养生规划"施行各种养生方法。在这方面，古人的"慎独"精神和方法可以借鉴学习。为了达到"慎独"，就要在日常生活中逐步锻炼自我检讨和自我分析的习惯，每日睡前将一天的活动进行回顾，思考其中处理得当之处，反思其中处理不得当之处；每日回顾自身当日的健康所得，哪些行动妨碍了健康，并自我鞭策、加深印象，或将其记入"改正"或"待增加""待观察"项目表中。通过每日警醒，严格自我要求，逐渐形成自我监管的良好习惯。

在养生监管中，还要不断发现"养生规划"各项目中不合乎当前季节、环境、身体状况的项目，并加以剔除，或返回"待观察"表中；对于"养生规划"中施行一段时间后效果转而不明显的项目，则需评估原因，若身体适应当前强度，则考虑适当提升强度，若已达到项目自身效果，则视情况继续保留或剔除规划，转入"待观察"表中；对于规划表中已经陈旧的方法或知识，则应剔除，或转入"待观察"表中，留待日后通过学习加以更新；每隔固定时间，如一个月、一年，重新对"养生规划"表中的项目效果进行自我评估和检查修改。

第二节 养生服务

养生服务即养生者通过被动接受各种养生方法，从而达到养生的目的。养生服务是专业的养生体系和方法，服务提供者为养生从业人员，场所一般在医疗卫生机构或各种养生堂馆中。医疗卫生机构与养生堂馆的养生服务体系基本相似，都有一套完整的流程。

一、一般体检

健康体检是中医养生保健干预路径的重要环节。健康体检是指对无症状个体和群体的健康状况进行医学检查与评价的医学服务行为及过程，其重点是对慢性非传染性疾病及其风险因素进行筛查与风险甄别评估，并提供健康养生指导建议和健康干预方案。健康体检的目的是在未进入临床医疗的普通人群中及时发现健康问题和存在的健康隐患。通过健康体检，一方面可以了解身体整个健康状况，对于处于健康或亚健康状态的给予健康养生保健指导，对于体检发现隐患和问题的及早进行干预或治疗；另一方面，可为制订疾病预防措施和卫生政策提供重要依据。

一般健康体检项目应包括：一般情况、内科检查、外科检查、耳鼻喉科检查、口腔科检查、眼科检查、妇科检查、放射科 X 线胸片检查、检验科（血液、尿液、粪便）检查、功能科（心电图、超声）检查。

按照健康体检的类别，主要分为预防保健性体检、社会性体检、鉴定性体检和科研性体检四类。

（一）预防保健性体检

预防保健性体检是人们自发地通过医学手段，按照一定的时间规律对身体进行定期（每半年、每年、每两年等）的全面检查，以全面了解身体的整个健康状况，达到对疾病早期发现、早期诊断、早期治疗的目的。具体的预防保健性体检又可分为以下几种类型：①根据体检群体不同，可分为单位健康体检和个人保健体检。按照体检费用的高低不同，选择的体检项目、体检内容也有所差别。②按照体检者的性别和年龄不同，可分老人体检、女性体检（含婚前体检和保健体检）、儿童体检等。③针对某些特殊项目设定的特色体检。如肿瘤系列检查、内分泌检测、心脑血管疾病、糖尿病等单病种体检等。

（二）社会性体检

社会性体检是出于社会因素，按照国家制定的有关政策文件要求，对从事相关专业的人员进行的上岗前、上岗期间、离岗前的定期或不定期的检查，应急性职业健康检查及人们因某种特定行为、求职就业、从事特殊行业，如食品、托幼、酒店服务业等工作人员进行的体格检查。例如，学生入学体检、幼儿入托体检、招工（入职）体检、出入境体检、出国体检、征兵体检、驾驶员体检等。

（三）鉴定性体检

鉴定性体检是指职工因工伤、职业病或交通事故进行致残程度等情况的医学鉴定，或对某些体检结果（尤其是社会性健康体检）存在异议，需进一步检查而进行的体检。

（四）科研性体检

科研型体检是指根据科研设计要求，对某些人群、某些研究性项目进行有针对性的体格检查。

二、重点诊查

（一）重点诊查的人群及诊查内容

在健康体检中，对中老年人和已婚女性等特殊人群应进行重点诊查，根据诊查结果给予适合特殊人群特点的养生保健指导意见和健康干预方案。

1. 中老年人 应根据中老年人的身体特征，每半年或每季度进行一次定期体检。常规的定期性体检项目有：血压、血糖、肝功能、肾功能、甲胎蛋白、癌胚抗原、血黏度、血电解质、血常规、尿常规、大便常规和血清铁；胸部 X 线检查，脑电图、心电图、腹部超声等。另外，还应根据每个人的具体情况增加体检项目。目的在于通过这些检查，发现高血压、糖尿病、高脂血症等心脑血管疾病；慢性支气管炎等肺部疾病；骨质疏松症、脂肪肝、肿瘤等中老年人易患疾病。

2. 已婚女性 根据女性的生理结构特征，已婚女性每年应常规妇科检查 1～2 次。常规检查项目有：妇科一般检查、白带常规、宫颈涂片、子宫附件 B 超。若以上常规检查发现问题，应进一步有针对性地增加检查项目。对有慢性宫颈炎、接触性出血、白带异常、不规则阴道流血、月经周期异常者，应高度重视妇科肿瘤的筛查，应做液基细胞学检查、人乳头瘤状病毒检查、电子阴道镜检查等。

另外，育龄妇女在怀孕之前，应进行身体体检。主要体检项目为：一般检查、血常规、血脂、尿常规、微量元素 7 项、幽门螺杆菌抗体、丙肝抗体、肝功能、空腹血糖、肾功能、甲胎蛋白、癌胚抗原、性激素 6 项、艾滋病毒检测、梅毒检测、眼科检查＋裂隙灯、眼底、心电图、腹部及妇科彩超、乳腺彩超，以及内科、外科、妇科检查等。明确是否可以怀孕，保证优生优育。

（二）中医健康状态评估

中医健康状态评估是指在健康状态信息采集的基础上，对健康状态行分类判定的过程，是中医健康管理的重要组成部分。中医健康状态评价就是对生命过程中某一阶段即时的健康水平做出判断，而可供判断的各种指标参数构成中医健康状态评价标准。中医健康评价标准可以对个体的健康水平进行自我测定，根据测定结果，一方面给予相应的预防、养生、治疗方法，全面指导饮食、起居、用药、运动、心理等保健措施，进行"因人制宜"的科学干预；另一方面为养生保健效果判断提供依据。标准、规范化的中医健康评估是中医养生保健干预的基础，是保证健康养生保健实施效果的重要前提。

中医健康状态评估主要通过中医体质辨识、舌象测评、脉象测评、经络测评、亚健康生物反馈、红外线热成像等技术纳入健康状态测评体系，将健康状态分为健康、亚健康、亚临床、疾病状态，根据不同阶段的中医健康状态，给予相应的中医健康养生干预措施，并为进行规范化健康干预提供实施依据和效果评价依据。

1. 中医体质辨识 是指通过专业的中医体质辨识工具，由医生分析个人体质特征，判定个人体质类型，然后选择相应的"因人制宜"的个体化养生干预方案。2009 年 4 月，中华中医药学会正式发布了《中医体质分类与判定》标准，将中国人的体质划分为九类：即正常的平和体质，以及偏颇的8种体质，为气虚体质、阳虚体质、湿热体质、阴虚体质、气郁体质、痰湿体质、血瘀体质、特禀体质（过敏体质）。

2. 舌象测评 通过舌诊仪，能够在拍摄舌图像的基础上，自动分析舌图像的颜色、形态与微观舌象特征等，提出供医生参考的分析报告。舌诊可为身体功能态的评估和调理效果的评价提供测评依据。

3. 脉象测评 通过脉诊仪，可提供脉名分析和脉搏波的高度、宽度、面积、比值等脉象分析参数，了解脏腑、气血的功能状态，功能障碍的原因、性质以及受损的程度。可为中医健康状态评估和养生调理效果的评价提供测评依据。

4. 经络测评 通过经络检测仪，进行电能量值分析，评估十二经络传导的平衡情况，判别经络、脏腑的健康状态。

5. 亚健康生物反馈检测 通过亚健康生物反馈仪监测人体能量变化，可评估十多种亚健康状态风险，并提供亚健康状态的综合评估和分析，以及指导建议。

6. 红外线热成像 红外热成像技术能根据人体温度变化的信息，从热功能的角度反映人体的生理功能状态、病理变化和诊断疾病，以及人体脏腑气血的盛衰、体质的寒热，从而对机体的健康状态进行评估。

三、建立养生健康档案

养生健康档案是个人健康养生保健、健康促进、疾病预防过程的规范、科学和全面、动态连续的记录，是以个人健康为核心，贯穿整个生命过程，涵盖了个人的生活习惯、既往病史、诊治情况、家族病史、现病史及历次诊疗经过、历次体检结果所体现的发生、发展、健康干预、治疗和转归过程等各种健康相关因素，实现多渠道信息动态收集，满足个人自我保健和健康管理的信息资源。同时，通过动态电子健康档案构建大数据库，提供卫生决策管理、临床医学等领域的数据需要，为循证医学的科学研究提供数据支持。建立养生健康档案是中医养生干预路径的基础。随着社会现代化的进程加速，建立养生健康档案是通过中医智能养生系统来实现的。

四、制订养生规划

人是一个统一的有机体，无论哪一个环节发生了障碍，都会影响整体生命活动的正常进行。所以，养生必须从整体出发，全面考虑，注意到生命活动的各个环节，根据因人、因时、因地的不同，制订好养生规划。具体说来，可根据人的生命时段、性别和所处的地域、环境、气候等，围绕顺四时、慎起居、调饮食、戒色欲、调情志、动形体，以及针灸、推拿按摩、药物养生等诸方面内容，制订个体化的养生规划，对机体进行全面调理保养，使机体内外协调，适应自然变化，增强抗病能力，达到人与自然、体内脏腑气血阴阳的平衡统一。避免出现养生的失调、偏颇，或千人一面。制订养生规划是中医养生干预路径的指南针。

五、选择养生方法

中医健康养生干预方法有多种，应依据健康体检和中医健康状态评估结果，区分出健康、亚健康、亚临床、疾病状态，结合个人的生命时段、性别和所处的地域、环境、气候等，因人、因时、因地制宜，有针对性地制订出健康养生干预方案，再根据中医健康养生干预方案，选择具体的养生方法。一般是围绕饮食、起居、运动、情志、药物、非药物法等方面内容进行选择。常用的干预方法有饮食调理与食疗药膳、保健经穴调理、导引调息、保健膏方、保健音疗、保健按摩、药浴等。

六、督促执行

根据中医健康养生方案，有步骤地以多种形式来督促个人采取行动，纠正不良的生活方式和习惯，控制健康危险因素，实现维护个人健康的目标。在此过程中，应重视健康养生计划的实施和执行情况，包括养生干预的具体内容、干预的方法、频率和时间等，以确保个人主动参与养生干预的积极性和有效性。有效执行中医健康养生方案是中医养生干预路径的保障。

七、随访和重点疾病跟踪

人体是不断变化的，可通过多种方式方法对个人健康状态进行监测，对养生干预计划执行情况进行随访，随时掌握个人的身体变化和健康状况，定期进行再次健康评估，根据健康评估结果，不断调整和修订健康养生干预计划和方案，使健康得到有效的管理和维护。尤其对慢性非传染性疾病等重点疾病的跟踪，更应高度重视，应密切观察病情变化以及并发症的发生、发展情况，在疾病稳定期给予养生保健干预措施，防止疾病再次发作或病情加重；在疾病发作或病情加重期，应及时转入医院治疗，同时给予养生保健干预措施，促进疾病的康复。

八、定期撰写总结

在健康养生干预计划和方案的实施过程中，通过定期对个人的健康状况予以阶段性效果和年度效果进行评价总结，如单项干预、综合干预效果评价、干预前后生活方式改善评价、行为因素方式改善评价等，以及时了解个人健康状况改善情况，依据再次评价总结的结果，修正调整出新的健康养生干预计划和方案，为个人提供更好的养生干预服务，最终使个人的健康状况得到有效的改善和促进。

第三节　掌握急救常识

养生虽然重在日常，多为和缓性和长期持续性活动，但日常生活中难免会遇到一些意外情况，尤其随着养生者年龄的增大，意外的发生风险会有所增加。作为养生专业的医学生，在养生应用方法中，除学习以上养生规划的常规制订和执行之外，尚需掌握急救常识，以应对突发的医疗状况。由于急救常识在其他相关医学课程中还会进行详细讲述，本教材仅就最常见的一些急救知识进行阐述。

一、急救概述

急救（院前急救）是急诊医疗服务体系中最重要的组成部分。急救就是紧急救治，是当人遭受意外伤害，或突发疾病时，在医生尚未到来或未送至医院之前，给予伤患现场即刻的临时紧急救护措施。其目的是：挽救生命；防止伤势或病情恶化；使伤患及早获得适当的救治，尽量减少运送医院途中的痛苦和并发症，为进一步院内有效的诊断救治争得时间，增进救治效果，尽可能地防治并发症和后遗症。其特点是：患者发病急、需求急及医务人员抢救处置急，实质是救命。其原则是：以生命器官维持与对症治疗为主，即以救命为主，病因治疗为辅。其主要内容包括：加强生命器官支持，维持呼吸循环中枢神经系统功能，给予针对性的治疗手段，创伤给予止血、包扎、固定、抗休克等对症治疗。

急救的意义在于使急危重症患者得到及时、有效的救治，使生命得以延续和维护。同时，减轻患者亲属及同事们的负担和精神压力，使他们从心理上得到安慰，充分体现和谐社会的人文精神。当遇有人外伤、出血、骨折、休克等，均需在现场进行抢救，生死存亡的关键时间就几到十几分钟。时间就是生命，掌握必要的急救知识，可以使我们在遇到危急情况时，为急危重症患者赢得宝贵的抢救时间。

二、急救的范围

急救的范围主要有：流血不止，昏迷及呼吸心跳骤停，溺水，烧烫伤，触电，食物中毒，急性传染病，眼内异物，动物、昆虫的咬伤，高寒冻伤等。

三、急救的步骤

（一）现场评估

1. 环境评估　迅速检查周围环境是否存在危险因素，确保自己生命安全，防止伤患再次损伤。若仍处于危险场所，应先转移至安全场所再进行救治。

2. 救治能力评估　根据伤患的病情或伤情，评估自己有无能力救治，是否需要帮助。

（二）判断病情

初步检查伤患的生命体征，判断神志、气道、呼吸循环是否存在问题，检伤分类，判断病情或伤情轻重，先抢救危重伤患，后再处理病情较轻伤患。

（三）紧急呼救

原地高声呼救，拨打急救电话，呼叫医务人员来现场施救。

（四）自救与互救

根据伤情和病情轻重的不同，立即进行自救或互救。要保持伤患呼吸道通畅，视情况采取有效止血、止痛、防止休克、包扎伤口、心肺复苏术等措施。创伤者要固定、保存好断离的器官或组织，预防感染。按轻重缓急选择适当的工具进行转运，运送途中应随时注意伤患病情变化并及时处理。

四、常见急救方法

常见急救方法包括保持气道通畅、心肺复苏术和创伤急救等。

（一）保持气道通畅

保持气道通畅，防止窒息，必要时吸氧。视伤患情况可以采用仰面抬颈法、仰面举颏法、托下颌法或气管插管术、气管切开术。

（二）心肺复苏术

心肺复苏术（CPR）是指对于早期心脏呼吸停止的患者，通过采取人工呼吸、人工循环、电除颤等方法，帮助伤患恢复自主心跳和自主呼吸的一种急救技术。

1. 心肺复苏术的操作步骤

（1）评估环境是否安全。

（2）意识判断。

（3）呼吸判断。

（4）呼救。

（5）判断是否有颈动脉搏动。

（6）松解衣领及裤带。

（7）胸外心脏按压。

（8）打开气道：仰头抬颌法，判断口腔有无分泌物，有无假牙。

（9）口对口人工呼吸。

（10）持续两分钟高效率的 CPR：按压呼吸比 30 ∶ 2，操作 5 个周期。

（11）判断复苏是否有效（利用 5 ～ 10 秒，观察伤患是否有胸廓起伏，同时触摸颈动脉是否有搏动）。

2. 心肺复苏术的注意事项　操作时注意按压部位要准确，按压力要均匀适度，按压姿势要准确，吹气压力不宜过高，各个步骤应紧密结合，不间断进行，直至伤患复苏。

（三）创伤急救

创伤是各种致伤因素造成的人体组织损伤和功能障碍。轻者造成体表损伤，引起疼痛或出血；重者导致功能障碍、残疾，甚至死亡。创伤急救主要包括止血、包扎、固定、搬运四项技术。

1. 止血　目的：控制出血，保存有效的血容量，防止休克，挽救生命。

（1）临时急救止血的方法　加压包扎法、缚带止血法、加垫止血法、充填止血法、直接指压法、间接指压法。

（2）急救止血的操作步骤　①操作者表明身份、安慰伤员，取得伤员配合。②检查局部伤口的伤势和出血情况。③立即用徒手指压法减缓出血势头。④抬高伤肢，过渡到其他止血方法，并高声呼救。⑤若是动脉出血，立刻采用止血带结扎法或钳夹法止血。⑥在伤口局部加压包扎或填塞止血。⑦彻底止血后，检查全身情况和重要生命体征，必要时抗休克治疗。⑧在医疗监护下，迅速将伤员转送到医院，行进一步确定性诊治。

（3）急救止血的注意事项　使用止血带要注意不能直接束在皮肤上；上肢出血扎在上臂上1/3 处、下肢出血扎在大腿中部；做好明显的时间标记，每隔 30 ～ 40 分钟放松一次，每次放松1 ～ 2 分钟；不能用铁丝、电线、绳索等代替止血带。

2. 包扎　目的：止血、保护伤口、防止感染、固定夹板和敷料。常用的包扎材料有绷带、三角巾及其他临时代用品（如干净的手帕、毛巾、衣物、腰带、领带等）。绷带包扎一般用于支持受伤的肢体和关节，固定敷料或夹板和加压止血等。三角巾包扎主要用于包扎、悬吊受伤肢体，固定敷料，固定骨折等。

（1）常用的包扎方法　环形绷带包扎法、三角巾包扎法。

（2）包扎的注意事项　①包扎前应先进行简单的清创。②包扎时被包扎肢体应保持功能位。③根据受伤部位，选择合适的绷带或三角巾；敷料要够大够厚，先盖敷料后包扎；乳房下、腋下、两指间、骨隆起等部位应加垫；包扎方向应自上而下，自左向右，由远心端向近心端包扎；

包扎时松紧适宜。④包扎后要露出远端肢体末梢，观察血运情况。⑤打结应避免压迫伤口、眼、乳头、男性生殖器。

3. 固定　目的：避免骨折在搬运过程中造成周围软组织及血管、神经等损伤；减少疼痛，减少出血，避免再次受损，易于搬运。

（1）骨折的判断　受伤部位疼痛、肿胀、畸形、骨擦音、功能障碍、出血。

（2）骨折的固定材料　夹板、就地取材固定（如健肢健侧、硬纸板、树枝、小木板条、木棒、竹片、手杖等）。

（3）骨折急救原则和注意事项　①注意伤口和全身状况，如伤口出血，应先止血，后包扎固定。如有休克或呼吸、心跳骤停者，应立即进行抢救。②开放性骨折的处理：局部先进行清洁消毒处理，用纱布将伤口包好，严禁把暴露在伤口外的骨折断端送回伤口内，以免造成伤口污染和再度刺伤血管和神经。③对于大腿、小腿、脊椎骨折的伤者，一般应就地固定，不要随便移动伤者和盲目复位，以免加重损伤。④固定骨折所用夹板的长度与宽度要与骨折肢体相称，其长度一般应超过骨折上下两个关节为宜。⑤固定用的夹板不应直接接触皮肤。在固定时可用纱布、三角巾垫、毛巾、衣物等软材料，垫在夹板和肢体之间，特别是夹板两端、关节骨头突起部位和间隙部位，可适当加厚垫，以免引起皮肤磨损或局部组织压迫坏死。⑥固定、捆绑的松紧度要适宜，过松达不到固定的目的，过紧会影响血液循环，导致肢体坏死。固定四肢时，要将指（趾）端露出，以便随时观察肢体血液循环情况。如发现指（趾）苍白、发冷、麻木、疼痛、肿胀、甲床青紫时，说明固定、捆绑过紧，血液循环不畅，应立即松开，重新包扎固定。⑦对四肢骨折固定时，应先捆绑骨折断处的上端，后捆绑骨折端处的下端。如捆绑次序颠倒，则会导致再度错位。上肢固定时，肢体要屈着绑（屈肘状）；下肢固定时，肢体要伸直绑。

4. 搬运　目的：使伤患脱离危险区，实施现场救护；尽快使伤患转送医院诊治；防止损伤加重；最大限度地挽救生命，减轻伤残。

（1）搬运的方法　常用的有徒手搬运和担架搬运两种。可根据伤患的伤势轻重和运送的距离远近而选择合适的搬运方法。徒手搬运法适用于伤势较轻且运送距离较近的伤患。担架搬运法适用于伤势较重，不宜徒手搬运，且转运距离较远的伤患。

（2）注意事项　①移动伤患时，应先检查伤患的头、颈、胸、腹和四肢是否有损伤，若有损伤，应先进行急救处理，再根据不同的伤势选择不同的搬运方法。②病（伤）情严重、路途遥远的伤患，要做好途中护理，密切注意伤患的神志、呼吸、脉搏以及病（伤）势的变化。③上止血带的伤者，要记录上止血带和放松止血带的时间。④搬运脊柱骨折或疑有脊柱骨折的伤者，应特别注意脊柱平直，不能让伤者试行站立，以免发生或加重脊髓损伤，应选择使用铲式担架、脊柱固定板等器材搬运。禁忌一人抬肩、一人抱腿的错误搬运方法；若颈椎骨折脱位伤者，搬运时应由一人牵头部，保持与躯干长轴一致，并随之转动，防止颈椎过伸过屈或旋转，平卧后头部两侧用软物垫好，防止运输中发生意外。⑤用担架搬运伤者时，一般头略高于脚，休克的伤者则脚略高于头部。行进时伤者的脚在前，头部在后，以便观察伤者情况。⑥用汽车、大车运送时，床位要固定，防止起动、刹车时晃动使伤者再度受伤。

第十五章
审因施养

因时养生，也称为顺时养生，是指在中医学基本理论指导下，按不同时令阴阳变化的规律和特点来调节人体，从而达到健康长寿的一种养生方法。"时令"一词，最早见于《礼记·月令》，解释为"随时之政令"，即按照季节变化规律来制定农事政令。实际上，自然界除了四季变化的规律外，还存在着许多时间规律，如昼夜的更替、月满月缺的变化、六十甲子年的轮回等。人生于天地之间，其生命活动与自然界有着不可分割的联系。《素问·宝命全形论》说："人生于地，悬命于天，天地合气，命之曰人。"因此，自然界的时令变化，对人存在着全方位的影响。

对于这种影响，中医养生学认为人应当在主动认识时令基础上，有意识地调节自己的精神情志、起居劳作、饮食种类、生活方式等，以适应自然规律，而不应违背与对抗。正如《素问·四气调神大论》说："所以圣人春夏养阳，秋冬养阴，以从其根，故与万物沉浮于生长之门。逆其根，则伐其本，坏其真矣。"人若违背自然阴阳变化规律，正气就会受到削伐，会逐渐罹患疾病，甚至加速衰老。

总之，人们应当掌握自然规律，顺应天地阴阳时令的变化，来防病治病，摄生保健。一般来说，依照不同时令，因时养生可分为昼夜养生、旬月养生、四时养生等。

第一节　因时养生

一、昼夜

一天之内，随昼夜阴阳消长进退，人体的生理活动、疾病的病理变化都会发生相应的改变，所以养生应重视一日昼夜晨昏的顺时调养。昼夜的阴阳消长变化会直接对人体的生理病理产生影响，虽然昼夜寒温变化的幅度不像四季变化那样明显，但对人体的影响同样不可忽视。一日之中昼夜阴阳变化有其消长节律，而人体的阳气亦随着这种节律而消长。如《素问·生气通天论》说："故阳气者，一日而主外，平旦人气生，日中而阳气隆，日西而阳气已虚，气门乃闭。是故暮而收拒，无扰筋骨，无见雾露，反此三时，形乃困薄。"说明人体阳气白天多趋于表，夜晚多趋于里。在人体发生疾病时，由于人体阳气有昼夜的周期变化，所以昼夜阴阳变化对疾病病理变化亦有直接影响。如《灵枢·顺气一日分为四时》说："夫百病者，多以旦慧、昼安、夕加、夜甚。"其原因是：早晨阳气升发，能够抵御邪气，邪气衰减，所以早晨病情轻而患者精神清爽；中午阳气旺盛，能够制伏邪气，所以中午病情安定；傍晚阳气开始衰减，邪气逐渐亢盛，所以傍晚病情加重；半夜人体的阳气都深藏内脏，邪气亢盛已极，所以半夜病情最重。这种变化不仅与人体本身阳气的昼夜消长变化密切相关，更与自然界阴阳的昼夜消长变化密切相关。根据此理论，人们可以利用阳气的日节律，合理安排工作、学习，以求达到最佳的养生效果。随着一日之阴阳的变化，养生还应该注意掌握早晨、中午、傍晚和夜晚几个特殊时间段的保健方法，做好一天内的调养工作。

（一）早晨养生

古语说："一年之计在于春，一日之计在于晨。"早晨，现今可泛指上午这一段时间。早晨为一天之始，往往被视为充满朝气的时候，对人体而言是一个非常重要的阶段，关系着一天的身体与精神状况。中医学认为早晨是人阳气升发之际，在阳气初生之际做好保养工作很重要，早晨宜在户外锻炼身体，通过活动，促进血液循环，使阳气得以升发。太阳初升，人体的脏腑功能也处于升发的状态，营养需求量大，代谢也旺盛，所以早餐宜吃好。不吃早餐或吃不好，会直接影响上午的工作、学习效率。另外，有规律地进食早餐，对预防脾胃病、眩晕、胆囊结石的发生也有一定作用。早上应尽量保持心情愉快。按照心理学的研究，刚起床时是人从潜意识进入意识的分界线，是从潜意识到意识的过渡时期，这个时候保持快乐的心态，或者鼓励自己，那么这一天就可以变得很快乐。此外，不宜养成早睡晚起的不良起居习惯，尤其对于青壮年，一是不利于人体阳气的升发，二是易消磨人的意志和进取精神。

（二）中午养生

中国传统将一天分为十二时辰，午时即为现代二十四小时制的 11:00 至 13:00。此时阳气达到顶点，适宜午睡，即古人所说的子午觉。半夜 23 点到次日凌晨 1 点，为子时，人的阳气开始升发，并逐渐增强，直到午时，阳气达到最旺；而午时阴气初生，并逐渐生长，一直到子时达到最盛。所以子时和午时，一个是阳气初生的时候，一个是阴气初生的时候，不论阴气和阳气，在初生的时候都很弱小，需要着意保护。午后的小憩，尤其是在炎热的夏季，可促进阴阳消长和气机的转换，不仅可以使上午升发耗散的阳气得以培补，更可使下午乃至晚上精力充沛。但是应注意，不宜在进食午餐后立即睡觉，以避免影响脾胃运化功能。此外，午睡时间不宜过长，以 30 ～ 90 分钟为宜。如果午休时间过长，会使人体阳气不能充分外展，影响下午的工作学习，甚至会影响夜晚的睡眠。中午是一天中阳气最旺盛的时候，消化功能强劲，下午人们处在工作或学习中，消耗较大，需要补充较多的营养物质，因此午餐应该适当丰盛些，以满足人体需要。

（三）傍晚养生

傍晚通常指临近晚上这一段时间。傍晚太阳落山，自然界阴寒之气渐盛，阳热渐消，气温逐渐降低。傍晚时分，人体阳气开始由表入里收敛，可以根据自身情况进行短时间、柔和舒缓的有氧运动，但不宜做长时间、剧烈的活动，以避免影响人体阳气内收内敛。如《素问·生气通天论》说："是故暮而收拒，无扰筋骨，无见雾露，反此三时，形乃困薄。"此时经过一天的工作学习，人体的阳气渐虚，活动渐少，代谢减退，营养需求相对较少，所以晚餐宜少。如果晚餐摄入太多，由于夜晚人体阳气相对较虚，运化无力，加之活动较少，能量无法消耗，极易引起肥胖。另外，晚餐不要吃得太饱，以免加重肠胃负担，影响夜晚休息，故《素问·逆调论》有"胃不和则卧不安"的观点。民间"早餐吃好，中餐吃饱，晚餐吃少"的说法，就是对一日三餐饮食养生经验的精辟总结。

（四）夜晚养生

到了夜晚，自然界阳气续降，阴气续长，气温较低，工作学习应适当添加衣物，休息宜加盖被褥，以防伤及人体阳气。此时人体内阳气较弱，睡前一般不宜进食，否则不仅妨碍脾胃的消化吸收，还可能会影响睡眠。夜间阳气收敛内藏，皮肤腠理也随之闭密，所以到了深夜，不要再扰动筋骨，减少外出，尽可能避免室外雾露的侵袭，应早点休息，切忌熬夜。子时是一日时辰中的阴中之阴，阳气刚刚来复，不宜耗散，因此人在子时应当处于睡眠状态。若长期熬夜工作或玩乐，扰动人体阳气内藏蓄养，可能会造成阴虚火旺体质的形成。若睡眠时间偏晚，可适当补充易消化的饮食物，以补充气血消耗，但不宜在临睡前进食。晚上临睡前不宜饮用大量浓茶、咖啡、高浓度酒精类等兴奋、刺激性的饮料，也不宜大量饮水，以免夜尿过频而影响到夜晚睡眠时间和质量。

二、旬月

《素问·八正神明论》说："天温日明，则人血淖液而卫气浮，故血易泻，气易行；天寒日阴，则人血凝泣而卫气沉。月始生，则血气始精，卫气始行；月郭满，则血气实，肌肉坚；月郭空，则肌肉减，经络虚，卫气去，形独居。"指出人体气血的运行及盛衰，不仅和季节气候的变化有关，而且同日照的强弱和月相的盈亏直接相关。《素问·六节藏象论》有言："五日谓之候，三候谓之气，六气谓之时，四时谓之岁。"一年分立四时，四时分布节气，逐步推移，如环无端。节气再分候，也是这样推移下去。所以《素问·六节藏象论》说："不知年之所加，气之盛衰，虚实之所起，不可以为工矣。"不但医者治病需要根据气候的不同来区别用药，对于养生而言，也应该了解每个月养生应该注意的事项，顺应天时的变化，才能达到事半功倍的效果。中国古代很早就对旬月养生进行专篇阐述，如《摄生月令》《养生月录》以及《十二月宜忌》等。这些旬月养生专著，依据每个月特点，指导生活起居、饮食、精神、导引等方面的调摄，以达到健康长寿。旬月养生日常应遵循农历月份规律逐月施养，具体而言：

一月，常称"正月"，是春季的第一个月，天地之气开始复苏，万物生发。一月中有"立春"和"雨水"两个节气。"立春"节气位居二十四节气之首，开始时间点在公历每年 2 月 2 ～ 5 日，表明春季从这一天开始。"雨水"节气开始时间点在公历 2 月 18 ～ 20 日，此时东风解冻，气温回升，冰雪融化，降水增多。正月养生要顺应春天阳气生发、万物始生的特点，逐渐从"秋冬养阴"过渡到"春夏养阳"，注意保护阳气。正月可根据自己的体质特点合理选用地黄粥、防风粥、紫苏粥等粥食，因粥食养胃且易于消化，非常适合在正月食用。正月既不要冒风受寒也不要太过温暖，应该晚睡早起，以舒缓形体和精神。此时，天气乍暖还寒，不要过度减少衣物，一定要及时注意天气变化，预防外感病邪侵袭。

二月，春天将半，有"惊蛰"和"春分"两个节气。"惊蛰"节气开始时间点在公历 3 月 5 ～ 7 日，天气转暖，渐有春雷，蛰居动物始闻雷声而动。"春分"节气开始时间点在 3 月 20 ～ 22 日，这一天南北两半球昼夜时长相等，所以叫春分。建议二月多食韭菜，于养生大有裨益。清代王孟英在《随息居饮食谱》中说："韭以肥嫩为胜，春初早韭尤佳。"除了韭菜之外，还可以食用温补阳气的食物，如大枣、荠菜、鸡肉等，有助于人体阳气生发，以顺应春季"发陈"的特点。

三月，是春季的最后一个月，有"清明"和"谷雨"两个节气。"清明"节气开始时间点在公历 4 月 4 ～ 6 日，此时气候逐渐温暖，草木始发新枝芽，万物开始生长。"谷雨"节气开始时间点在公历 4 月 19～21 日，此时雨水逐渐丰沛，五谷得以生长，有"雨生百谷"的含义。农历三月时万物萌发，天地充满生气。在清明之际，正是一年中春茶大量上市的时候，此时适量饮茶有益于人体健康，不过冲泡时茶味宜淡不宜浓，淡则取茶芽春生之气，以助人体阳气生发；苦则茶味寒可伤人体阳气，反而不利于春季养生。这时天气转暖，适宜早睡早起，以养脏气。人的形体应该自由放松，使之安泰，以顺应天时。室外活动增加，桃花、梨花、杏花等开满枝头，杨絮、柳絮四处飞扬，故对花粉过敏的人此时应注意防范。此季节还是传染病高发季节，如急性病毒性肝炎、流脑、麻疹、腮腺炎等。所以要依据天气变化及时增减衣服，预防传染病。

四月，为孟夏之月，即夏季的第一个月，有"立夏"和"小满"两个节气。"立夏"节气开始时间点在公历 5 月 5～7 日，表明夏季从这一天开始，万物繁茂旺盛。"小满"节气开始时间点在公历 5 月 20～22 日，此时夏收作物的籽粒逐渐饱满，但尚未成熟。农历四月是天地交泰、万物花开的时节。中医理论认为，心应于夏，也就是说在夏季，心阳最为旺盛。因此，四月时，需要更多地保养心气心阳。适宜晚睡早起，以受天地间的清明之气，不要大怒。应少房事以壮肾水，静养以息心火，以使志安宁，顺应天地造化之机。宜多食具有清热利湿功效的食物，如赤小豆、薏苡仁、绿豆、冬瓜等；忌食肥甘厚味、辛辣助热之品，如动物脂肪、鱼类、生蒜、辣椒、韭菜、牛羊狗肉等。老年人在饮食上应以清淡食物为主，多食用新鲜的蔬菜水果，可饮少量低度酒，以保持气血通畅。

五月，有"芒种"和"夏至"两个节气。"芒种"节气开始时间点在公历 6 月 5～7 日，此时小麦等有芒作物成熟，也最适合播种有芒的谷类作物。"夏至"节气开始时间点在公历 6 月 21～22 日，这一天也是我国白昼最长、黑夜最短的一天。农历五月气温逐渐上升，天地化生，万物已成。此时要避免大热、大汗，不要露宿于星月之下，谨防邪气入侵导致疾病。要早睡早起，又因此时天气是昼长夜短，中午宜午休一会儿，对恢复体力、消除疲劳有一定好处。由于天气炎热，汗出较多，衣着应以棉制品为好，利于汗液排泄。要常洗澡，保持皮肤清洁卫生，还要预防中暑、腮腺炎，水痘等。饮食调养宜以清补为主，宜食用蔬菜、豆类、水果等，忌食辛辣油腻之品，如羊肉、牛肉、辣椒、葱等。我国民间有"冬至馄饨夏至面""吃过夏至面，一天短一线"的说法，因小麦味甘，性凉，具有养心安神、除热止渴的功效，有利于清解暑热，符合夏至后的时令特点。

六月，有"小暑"和"大暑"两个节气。"小暑"节气开始时间点在公历 7 月 6～8 日，天气虽已进入炎热的暑季，但尚未达到一年中气温的顶点，所以叫小暑。"大暑"节气开始时间点在公历 7 月 22～24 日，此时是一年中最炎热的时间。农历六月生长之气隆盛，万物生长茂盛、繁荣。但阴气内伏，暑毒外蒸，食物易腐败变质，如误食变质食物，易伤脾胃而致呕吐、泄泻等病。故须饮食清淡、温软，蔬菜应多食绿叶菜及苦瓜、黄瓜等，水果则以西瓜为好，忌辛辣油腻之品，注意饮食卫生。此时是人体阳气最旺盛的时候，人们在工作劳动之时，要注意劳逸结合，保护阳气。对有心脑血管疾病的人来说，要保证充足的睡眠，并加强室内通风，尤其在闷热的天气，要注意使用物理降温。体力劳动者、室外工作者此时应多饮水，必要时可服少量人丹，或喝绿豆汤等以防中暑。在生活起居方面，要晚睡早起，以顺应"夏长"的季节特点，有利于人体阳气的充盛和气血运行。

七月，有"立秋"和"处暑"两个节气。"立秋"节气开始时间点在公历 8 月 7～9 日，从这一天起秋天开始，秋高气爽，气温逐渐由热转凉。"处暑"节气开始时间点在公历 8 月 22～24 日，这时夏季暑气渐消，是气温下降的一个转折点，是气候变凉的象征，表示暑天终止。农历七月，宜静性情，衣着宽松，行动舒缓，并收敛神气，使心神安宁。初秋温燥伤津，容易出现皮肤干燥、眼干、咽干、小便黄、大便秘结等症状，要注意多饮水，顾护津液，不要大热大汗。要适当防暑降温，但同时又要防止风寒侵袭。七月初秋的饮食方面，可多吃西红柿、茄子、马铃薯、葡萄、梨等食物。

八月，是秋季的第二个月，有"白露"和"秋分"两个节气。"白露"节气开始时间点在公历9月7～9日，此时天气转凉，地面逐渐有水汽结露的现象。"秋分"节气开始时间点在公历9月22～24日，这一天同春分一样，阳光几乎直射赤道，昼夜几乎相等。《春秋繁露·阴阳出入上下》中记载："秋分者，阴阳相半也，故昼夜均而寒暑平。"精神调养在八月非常重要，因为此时自然界阴寒之气逐渐占主导地位，气候渐凉，秋风萧瑟之感渐重，人们容易"悲秋"，所以要培养乐观情绪，保持神志安宁，以适应秋季容平之气。天气晴好之日，秋高气爽，多外出走走，登高望远，享受大自然的美景，心旷神怡，同时还锻炼了身体，使身心愉悦，排解秋愁。此时养生防秋燥也非常关键，人们往往会出现口干、唇干、鼻干、咽干及大便干结、皮肤干裂等不适，可适当地多吃一些黄瓜、萝卜、梨、冬瓜等食物，或用中药食疗，如服用西洋参、沙参、百合、川贝母等滋阴润肺之品。

九月，有"寒露"和"霜降"两个节气，"寒露"节气开始时间点在公历10月8～9日，此时自然界露水较白露更多，且气温更低。"霜降"节气开始时间点在公历10月23～24日，"霜降"是秋季的最后一个节气，此时天气渐冷，地面凝霜。农历九月为秋季的第三个月，草木凋零，众物蛰伏，气候寒冷，须注意避风寒，少食生冷。中医提倡"春夏养阳，秋冬养阴"，当气候变冷时，正是人体阳气收敛，阴精潜藏于内之时，故深秋必须保养体内阴精阴气，也为冬天的来临做准备。精神调养在此时也应受到重视，这是因为日照减少，风起叶落，特别是北方，万木凋零，草枯叶无，较八月更易使人产生悲观情绪，尤其生活、工作中遇到不如意之时，抑郁多发。所以，此时人们要注意控制情绪，避免伤感，多做开心喜好之事，保持良好的心态，平安度过秋季。金秋之时，燥气当令，所以此时要防燥邪之气侵犯人体而耗伤肺之阴精，因肺喜润而恶燥，饮食上以滋阴润燥为宜，还要多饮水。故宜适当多食芝麻、糯米、粳米、蜂蜜、大枣、山药等以滋阴润肺、增强体质，少吃葱、姜、蒜、辛辣等品，因过食辛辣易伤人体阴液。

十月，有"立冬"和"小雪"两个节气。"立冬"节气开始时间点在公历11月7～8日，表明冬季的开始，标志着寒冷天气逐渐成为常态。"小雪"节气开始时间点在公历11月22～23日，此时虽开始降雪，但雪量不大，故称小雪。农历十月为孟冬之月，即冬季的第一个月，天地都处于闭藏的状态，水冻地裂。人们情绪容易低落，郁郁寡欢，精神养生应做到精神安静，保护阳气，不过度消耗阴精，要保持良好的心态，遇到不愉快的事情要及时排解。生活中做到早卧晚起，保证充足的睡眠，注意背部保暖，这样，有利于阳气潜藏，阴精蓄积，穿着也应注意保暖。在饮食方面，立冬时节的营养应以温热膳食为主。如元代忽思慧所著《饮膳正要》曰："冬气寒，宜食黍以热性治其寒。"同时还要多食新鲜蔬菜，以防温燥食物摄入过多伤及人体阴液，少食寒性之品，以防寒伤阳气。如牛肉、羊肉、乌鸡、豆浆、牛奶、萝卜、青菜、木耳、豆类等，都是立冬后比较适宜选用的食品。

十一月，又称"冬月"，有"大雪"和"冬至"两个节气。"大雪"节气开始时间点在公历12月6～8日，这一时期降雪量及程度相较于上一节气"小雪"而言，会更大更深，故称"大雪"。"冬至"节气开始时间点在公历12月21～23日。冬至这天阳光几乎直射南回归线，是我国一年中白昼最短、黑夜最长的一天，阴气盛极而衰，阳气开始回升，此时是进补的最佳时令，可根据每个人体质不同选择不同的膏方。体质弱、消化功能差的人，可选择"慢补"，还要多吃蔬菜，切忌过补、急补。体质较好的人选择"平补"，不要过食油腻之品，以防产生内热而诱发疾病。每年冬至这天，我国北方地区有吃水饺的习俗，据说是因纪念医圣张仲景冬至舍药而流传下来。也有一些地区冬至喜食用羊肉、馄饨等温热性味的膳食，有利于温补人体阳气，抵御严寒，并助人体阳气生发，符合冬至后"阴极阳生"的时令特点。

十二月，常称"腊月"，有"小寒"和"大寒"两个节气。"小寒"节气开始时间点在公历1月5～7日，标志着开始进入一年中非常寒冷的气候。"大寒"节气开始时间点在公历1月20～21日，这时寒潮南下频繁，是我国大部分地区一年中的最冷时期，风大，低温，地面积雪不化，呈现出冰天雪地、天寒地冻的严寒景象。此时，应去寒就暖，避免感受寒邪，不要劳伤筋骨，不要出大汗。可多吃羊肉、狗肉、鸡肉、甲鱼、核桃仁、大枣、龙眼肉、山药、莲子、百合、栗子等，有补脾胃、温肾阳、健脾化痰、止咳补肺的功效。体质偏热、偏实，易上火的人应注意缓补、少食为好。腊月忌一切寒凉之物，如冰激凌、生冷食品等。每年的农历腊月初八，我国民间一些地区流传着吃"腊八粥"的风俗。腊八粥的食材，因各地物产而有不同。《燕京岁时记·腊八粥》中记载："腊八粥者，用黄米、白米、江米、小米、菱角米、栗子、红豇豆、去皮枣泥等，开水煮熟，外用染红桃仁、杏仁、瓜子、花生、榛穰、松子及白糖、红糖、琐琐葡萄，以作点染。"腊月食用腊八粥，除蕴含民俗之外，同时也有利于温养人体阳气，防止冬季寒邪伤阳。

需要说明的是，我国幅员辽阔，气象物候因地区差异也非完全契合二十四节气，故按照旬月养生时也应参照地域特点综合施行。此外，亦可参照气象学的标准，以当地连续五天平均气温作为划分四季的温度指标。当连续五天平均气温稳定在22℃以上时为夏季开始，当连续五天平均气温稳定在10℃以下时为冬季开始，当连续五天平均气温在10～22℃为春秋季。这种划分方法尽可能真实地反映一个地区季节变化的物候情况，可以作为旬月养生的另一参考依据。此外，随着节气的转换，人体的生理活动也随之变化，尤其是在节气日前后。平素年老体弱之人可能会因不适应旬月节气变化而损伤人体正气，甚至可能诱发疾病。故旬月养生尤应重视交节前后的自我调护，在生活起居、饮食、精神、运动调摄等方面都不可大意。

三、四时

四时养生，亦称四季养生，即根据一年四季的天地阴阳变化，通过对起居、饮食、情志等生命活动方式的调整，结合人自身生理特点，达到与自然和谐统一的健康状态。即《素问·四气调神大论》中所说的："逆之则灾害生，从之则苛疾不起，是谓得道。"

自然之中，节气交替，气候不同。因气候变化，而有春、夏、秋、冬四时；因四时变化，万物而有生、长、收、藏。故《素问·四气调神大论》云："夫四时阴阳者，万物之根本也。"一年之中，四时更替，六气变化，皆有常度，春则温、夏则热、秋则凉、冬则寒，既不能太过，亦不能不及。人体若能顺应天地，合于四时阴阳，则健康无病。若气候反常，或人不能随季节更替做相应调整时，则会产生不适，甚至招致疾病。故《吕氏春秋·尽数》指出："天生阴阳寒暑燥湿，四时之化，万物之变，莫不为利，莫不为害。圣人察阴阳之宜，辨万物之利，以便生，故精神安乎形，而年寿得长焉。"

四时气候不同，人体之中，生理与病理亦有相应变化，因天人相互感应。如《素问·金匮真言论》所言："春善病鼽衄，仲夏善病胸胁，长夏善病洞泄寒中，秋善病风疟，冬善病痹厥。"即是说，季节不同，易发疾病不同，发病程度不同。如此之例，不胜枚举。因此，养生不仅要了解人体在四时的生理特点，更应了解和掌握四时的发病规律，从而采取积极主动的有针对性的预防保健措施，达到防病养生的目的。顺应四季规律并非被动的适应，而是采取积极主动的态度，与天地协调一致，和谐共存，掌握自然变化的规律，按照不同季节特点进行适时调整，以期防御外邪的侵袭，保证身心健康。

人的情志变化亦是与四时变化密切相关的，所以《素问》有"四气调神"之论。《黄帝内经素问直解》指出："四气调神者，随着春夏秋冬四时之气，调肝心脾肺肾五脏之神志也。"这就明确告诉人们，调摄精神，要遵照自然界生长收藏的变化规律，才能达到阴阳的相对平衡。

（一）春季养生

春三月，起于立春，止于立夏前，经立春、雨水、惊蛰、春分、清明、谷雨六个节气。此时阳气虽能生发万物，但尚未隆盛壮大，故称为少阳。春季为四季之首，万象之始，阳气生发，天地交感，万物复苏，天气转暖，和风徐徐，鸟兽繁衍，植物萌发，欣欣以向荣。因而《素问·四气调神大论》有云："春三月，此谓发陈，天地俱生，万物以荣。"

春季属木，为少阳，主生发、萌发；五脏应于肝，肝喜条达恶抑郁，故二者相呼相应。即如《素问·脏气法时论》中所云："肝主春，足厥阴、少阳主治，其日甲乙。"若调养不当，一则伤肝与胆，二则阳气生发不利。若春阳生发不利，则夏季阳气不足，易生虚寒病证，即《素问·四气调神大论》中云："逆之则伤肝，夏为寒变，奉长者少。"因此春季养生应当遵循、顺应自然界阳气萌发的趋势，生发自身阳气，调畅肝胆气机。同时也为夏季养生打下基础。

1. 起居调养　春季属少阳生发之气，日常起居也应当注重舒展、宣发、条达人体气机，与春季阳气生发相应。

《素问·四气调神大论》曰："春三月……夜卧早起，广步于庭，披发缓形，以使志生……此春气之应，养生之道也。"即言，春季入寝无须过晚，入夜即眠，保护阳气以备于生发；天明即起，着衣宽松，出户活动，生发阳气以助其条达。不可熬夜通宵，否则易折损、耗伤阳气；亦不可恋床贪睡，否则气机宣发不畅，久之生头晕、失眠、困顿、乏力之感，即与阳气受损或生发不利有关。故《素问·四气调神大论》有云："生而勿杀，予而勿夺，赏而勿罚。"

春季阳气始生，气候变化较大，易出现乍寒乍暖的情况，加之人体肌表腠理开始变得疏松，对于外邪的抵抗能力有所减弱。所以，此时不宜过早脱去棉衣，特别是年老体弱者，减脱冬装尤应审慎。对此，《备急千金要方》早有告诫，主张春天衣着宜"下厚上薄"，既养阳又收阴。《老老恒言·燕居》亦有类似的记载："春冰未泮，下体宁过于暖，上体无妨略减，所以养阳之生气。"我国民间历来有"春捂秋冻"之说，如果过早脱去棉衣极易受寒，易患流感、上呼吸道感染、气管炎、肺炎等呼吸系统疾病。因此，春季必须注意保暖御寒，冬装不可骤然全减，要做到随气温变化及时增减衣服，使身体适应春天气候变化的规律。被褥也不要立刻换薄，以适应春季的气候特点。外出活动时，即使天气较热，也需预备一件略厚些的外套，以防气候反复。

春天中后期，即仲春、季春时，阳光普照，和风宜人，尤其惊蛰之后，蛰伏一冬的生物开始应春而动，此时也是春季流行病、季节病高发之时，流行性感冒、腮腺炎、流脑等流行病及咳喘等呼吸系统疾病在春季高发。而当春芽吐绿、春花盛开之时，花粉飘飞、杨柳絮满天，会诱发过敏性疾病。这些疾病中医辨证多属"风邪"为患，因此，开春之后，惬意之时，需注意"虚邪贼风，避之有时"。尤其是素体虚弱或过敏体质之人，抑或罹患慢性肺部疾患的人，均需格外警惕。除注意"春捂"外，出行时最好佩戴口罩，不要到人群密集的场所活动。

2. 饮食调养　春之气为少阳之气，人体阳气亦然，因此，饮食上可适当吃一些性味微辛微温的食物，以助发阳气。明代李时珍在《本草纲目》中认为，可以用葱、蒜、韭菜、青蒿、芥菜这五种菜，作为食物或配料加以食用，称为"五辛菜"；北方有吃"香椿炒鸡蛋""春饼"等食物，其中有葱、香椿等菜，能助发阳气。但是不宜常吃，更不宜食用羊、鸽子、白酒等大温大热的食物，因辛温食物有发散的作用，久服反而耗散阳气。此外，也是为了防止发散不当或是温补太过，反助长邪气，引动宿疾，如春季哮喘、麻疹、过敏、高血压等疾患多与此有关。如遇此类情况，需及早就医。

春季肝气生发，但木旺则易克伐脾土，故《金匮要略》有"春不食肝"之说，即是防肝木太过而克伐脾土。因此，春季饮食调养中，宜减酸味、益甘味，以养脾气，使土木制化相宜。诸如米、面、枣等皆能入脾健脾。另外，春归大地，天气渐暖，人体代谢也加强，各器官负荷增加，而中医学认为"春以胃气为本"，因此春季饮食应注意改善和促进消化吸收功能，多吃点富含蛋白质的食物，不管是食补还是药补，应有利于健脾和胃，补中益气，保证营养品能被顺利充分地吸收，以满足春季人体代谢增加的需求。

3. 运动调养　寒冬之后，春季之时，万物生机盎然，人体阳气也随之相应而生发。因此，勿贪床守舍，宜强筋健体，动气活血，以助发阳气。即《素问·四气调神大论》中"春夏养阳"之理。

春季，晨起运动幅度应以缓和为主，动作宜轻动灵巧、舒展柔和，以达到能舒缓筋骨、生发阳气的目的。而运动方式众多，不必拘泥，如散步、慢跑、练八段锦、打太极拳等皆可。方法上以轻灵为要领，吸气以鼻、呼气以口，使气息调和、吐纳均匀；心中宜静、不宜躁；以微似汗出为宜、汗流淋漓为戒，运动适宜而微汗出，可畅通气血、吐故纳新，活动失度而大汗出，则耗气动血、夺汗伤津等。锻炼之后应有精神爽慧、心情愉悦、推陈致新之感，即《素问·四气调神大论》所云："广步于庭，被发缓形，以使志生。"若锻炼之后有神疲乏力，头晕心慌、失眠多梦、记忆不佳等不适，则是锻炼失度，适得其反，切记《素问·四气调神大论》云："逆之则伤肝。"活动场所可选公园、草地、湖边等清净之地，远离繁杂、污染之处。

春日阳光明媚，惠风和畅，外出踏青不但能舒展筋骨、升发阳气，还能开阔胸襟，陶冶情操，使身心得到舒缓。春初，寒温容易变化，因此出游时需备防寒衣物。惊蛰、谷雨之后，气候逐渐温和、稳定，阳光明媚，正是出游好时节。游玩地点可选乡间田野、园林亭阁、花间树下、溪旁河边等草木葱郁、细水清流之处。而游玩方式不必刻意远行或是跋山涉水，品茶对弈、闲庭信步、赏花品香等，亦不失情趣。

4. 情志调养　《素问·四气调神大论》云："春三月，此谓发陈，天地俱生，万物以荣……以使志生，生而勿杀，予而勿夺，赏而勿罚，此春气之应，养生之道也。"明确告诉人们：春季养神的关键是"使志生"。春天的 3 个月是自然界万物推陈出新的季节，天地俱生，万物开始生长发育，自然界一派生机勃勃之势。人在精神上也要使自己的情志舒展条达，乐观恬愉，以顺春季升生之性。"以使志生"的核心是要精神愉快，以满足"肝主疏泄"的功能特点。因肝属木，与春相应，在志为怒，恶抑郁而喜条达，故而在春天应让情志生发，切不可扼杀；应助其畅达，而不能剥夺；应赏心怡情，不可抑制摧残，由此才能使情志与"春生"之气相适应。

春季，人的情志与肝的生理及人体气机一致，也处于生发、宣畅、疏泄之状，因此，春季的情志以易变、易郁、易怒为特点，即《素问·阴阳应象大论》云："肝……在志为怒。"正因为如此，春季也是情志病的高发季节。轻则胸闷、烦躁、易怒、失眠等，重则神情淡漠、狂躁不安、打人毁物、声嘶力竭等，都是情志不畅所致。民俗言"菜花黄，痴子忙"，即是形象的描述。因此，春季的情志调养，当以豁达、舒畅、恬静、和缓为度；不可大喜大怒，喜怒无常则生变，不可固执拘泥，执着不变而生郁。

出户踏青是舒畅胸怀、宣发抑郁的良方。游玩之时，寄情于山水之间，忘怀于芬芳之中，锻炼之余，又能抒发情怀，对情志的调节与宣发大有益处。此外，盛怒之后，号啕大哭亦是平肝息怒、宣发抑郁的方法。悲为金之属，怒为木之性，悲则金能胜木，平其亢厉；而号啕之中，气机宣发，抑郁随哭而解，大怒随泪而消。尚可参考本教材"精神养生"相关章节的内容，以疏调情志。

（二）夏季养生

夏三月，始于立夏，止于立秋前，经立夏、小满、芒种、夏至、小暑、大暑六个节气。自春季之后，阳气经春三月萌发以来，由弱转强，盛大于夏至之时。此时，夏日阳气较春日少阳之气更为壮大，故称为太阳。夏季为四季之盛，万象之华；阳气盛大，日长夜短，气候炎热，雨水充沛，万物茂盛，繁华而秀丽。所以《素问·四气调神大论》云："夏三月，此谓蕃秀，天地气交，万物华实。"

夏季属火，为太阳，主生长、壮大；五脏应于心，心属火而喜温，故二者同气相求。即如《素问·脏气法时论》中所云："心主夏，手少阴、太阳主治，其日丙丁。"若调养不当，一则伤心与小肠，二则耗伤阳气，若阳气生长不足，则秋季阳气收敛不足，易生疟疾等病，到冬季阳气潜藏亏缺，疾病加重。即《素问·四气调神大论》中云："逆之则伤心，秋为痎疟，奉收者少，冬至重病。"因此，夏季养生应当与自然界阳气的盛大相一致，适当地活动，使气血活跃，玄府开泄，新旧更迭，同时也可养护心阳。此时也是为秋季养生做好准备。

1. 起居调养　夏季属太阳生长之气，日常起居中应多养护、壮大、充实阳气，与夏季阳气的盛大相合。《素问·四气调神大论》曰："夏三月……夜卧早起，无厌于日。"即言，夏季入寝可稍晚一些，阳气无须过早入阴而使阴气用事，亦不可过晚，入寝最晚在子时前；天明即起，出户活动、多运动、多晒太阳，使一身阳气向外舒展、涌发，借天地阳气的盛大来养护自身阳气。故《素问·四气调神大论》有云："使华英成秀，使气得泄，若所爱在外。"

由于阳气不断壮大，夏季气温少有反复，而是逐渐升高。因此，日常起居可与"日长夜短"的自然规律同步，做到"无厌于日"，不能为避开炎热而足不出户，应多出户活动、多晒太阳，适当增加汗出，使津液流通、气机宣畅，促进阳气旺盛。而由于天气渐热，汗出增多，衣着以轻薄、吸汗为好，材质可选棉质或麻质，亦可选用真丝质；若汗出后，需及时擦干汗液，衣物需勤洗勤换，不可久穿湿衣，否则易使汗出不畅，阻碍气机，又易集聚湿气，导致湿疹等皮肤疾病。

如今，祛暑方式很多，风扇、空调的使用，使人们可以避开暑热，但与此同时，因过度贪凉而导致的疾病也逐渐增多。因此防暑降温须有度，最忌过激失宜。夏季气温升高，汗出增加，腠理开泄，此时不能汗出当风，否则使邪气乘虚而入，轻则感冒、发热等，重则面瘫、肢体偏枯等，多是由于乘凉不当所导致；与此同理，夜晚亦不可当风入睡，以免邪气侵入，即如《寿亲养老新书》中所言："若檐下过道，穿隙破窗，皆不可纳凉，此为贼风。"沐浴时，宜用温水洗浴，这样不仅能洗去身上污垢，同时可以使人体得到放松，且沐浴后腠理自然开泄，津液畅通，也可祛除暑气；不可冷水冲淋，虽有一时之快，但腠理因寒而闭，不仅使汗出不畅，暑湿稽留，更易招致寒邪，由此而病；亦不可水温过高，易使人气血流行过快，汗出增多，反而伤津耗气，甚则头晕、昏厥，即是所谓"劫汗"。

夏季，天地间阳气充足，外出活动虽可长养自身阳气，但午间小憩亦是养生之法、调养之道。相对于其他季节，夏季日长夜短，迟卧早起，中午休息小眠可以恢复精力。此外，子午之时，阴阳交变，适当午休，可养护阳气、化生阴气，使阴阳调和，百病不生。故《灵枢·大惑论》有"阳气尽则卧，阴气尽则寤"之说。而午休之间，不仅能恢复精力、养护阳气，同时也能回避暑热、防止中暑，可谓一举两得。夏季午休时间可稍长，取一小时左右甚佳。

2. 饮食调养　夏季饮食调养的重点，一为养阳，二为清暑，三为护心。

夏季虽酷暑炎热，而人体阳气充斥于外，内则相对空虚，饮食反宜温不宜寒，温则养护脾胃，寒则克伐阳气，如此也是"春夏养阳"之道。因此夏季饮食上，宜食热餐，少食生冷。冷饮看似能清热祛暑，实际清暑不足，反而寒凉易伤及脾胃。脾胃受损，清气不升，易生痰湿，而诸如肢体困倦、精神萎靡、大便稀溏等症状，多是由于饮食不当，伤及脾胃所致。因而《遵生八笺·四时调摄笺》中云："夏季心旺肾衰，虽大热，不宜吃冷淘冰雪蜜水、凉粉、冷粥，饱腹受寒，必起霍乱。"至今仍有现实意义。同时，生活之中，应注意饮水，小口慢饮，温冷适宜，一则祛暑，二则补充津液；不能大口豪饮，不可贪凉饮冷。若有头晕、乏力、口渴等不适，应立即避开烈日，移至荫凉之处，解开衣扣，以散热、缓解不适。身边可常备如人丹、风油精、藿香正气水、清凉油等祛暑药品。

夏令炎热，祛暑清热的食物自然不可缺少。暑气炎热蒸腾，易耗气伤津，因此宜食用解暑清热、生津止渴的瓜果，如西瓜、乌梅、草莓、荔枝、黄瓜等，可直接食用，可榨汁饮用，也可相互拼杂，方法不一。需要注意，诸如荔枝、龙眼肉、橘子等水果，虽然能生津止渴，其性偏温，常吃易引起咽痛、口疮等问题，因此食用时当适可而止，不可贪吃。瓜果之外，可自制养生粥食用，不仅能解暑生津，还能调养脾胃，诸如绿豆、荷叶、莲子、百合、薏苡仁等食材，可任选二三种，与粥同煮。绿豆、赤豆清热祛暑效果颇佳，盛夏之时，不妨常备绿豆汤或赤豆汤，代茶饮用。

夏季之中，暑热盛行，热气太过则为邪为害，若热邪亢盛，扰动心神，则心烦不安，口舌生疮，小便黄赤等，可食用清热泻火之品，使热邪从小便而出，如绿豆、冬瓜、白菜都有此功效。若素有心病，心气不足或心阳不振奋，宜温之、补之，补心可用小麦、大枣、柏子仁等，温阳宜用肉桂、龙眼肉等。

此外，由于夏季炎热，食物容易腐败。因此日常饮食上，应选择新鲜食物；陈旧、隔夜、酸腐食物不可使用，若饮食不当，则会导致腹泻，甚则肠炎、痢疾等疾病。

3. 运动调养　与春季相比，夏季阳气盛大，人体气血旺盛，因此，晨起运动的幅度可舒展大方、增大开阔，以达到抻筋拔骨、畅行气血、旺盛阳气的目的。夏季运动方式较春季更为丰富，诸如慢跑、打拳、抽陀螺等，不避日光，即《素问·四气调神大论》所云："无厌于日。"但仍需适可而止，不能大汗，以免耗伤津液，甚则伤阴中暑。除跑步、打拳之外，若不胜烈日，户外游泳亦是佳选。游泳不仅可以消暑，还具有强身健体、协调四肢的功用。游泳前需准备热身，使全身筋骨、肌肉拉伸开展，以免入水后由于水温不适，引起腿部拘挛疼痛等意外。游泳消耗体力较大，因此锻炼与休息应交替适宜。而由于水温与体温存在差异，体弱之人应先以水拭身，逐渐适应水温后入水，并且游泳时间不宜过长，适当上岸休息，接受日光以恢复体力。夏季中，合理锻炼可以增强体质，相反，若一味好静，缺乏锻炼，阳气无法充盛，则不利健康，如《素问·四气调神大论》云："逆之则伤心。"

动能养生，静则亦然。夏日气温渐高，若不胜高温、不能运动，则恬静修养，同样可调养身心。午休之后，或信步于林荫花间，或垂钓于溪水河边，或品茶于静亭雅阁等；晚饭后，树下纳凉、读书习字、品诗赏画等，虽不能活动气血，舒活筋骨，但静则养心，宁则养神。

4. 情志调养　夏季养神的关键是"使志无怒"。夏季的 3 个月，天地之气交会，万物繁荣，人们的精神情绪也应像含苞待放的花一样饱满，以顺应夏日自然繁茂之势。夏季是一年中阳气最盛的时节，人的气血因自然界阳热之气的推动而趋向于体表，人的情志亦因之外泄，因此夏季应使机体的气机宣畅、通泄自如、情绪外向。由此才能使情志与"夏长"之气相适应。

夏气通于心，故夏季暑热之时，若避之不及，易扰乱心神，使人烦躁不安，此时调心宁神尤为重要。方法上可调息守静，气息深长，从而静心；或登高而望，使心胸开阔，神志宁静。如此则心静而身凉，避暑与调神兼得。白居易在《消暑诗》中即云："何以消烦暑，端坐一院中。眼前无长物，窗下有清风。散热由心静，凉生为室空。此时身自保，难更与人同。"另外，炎炎夏日，往往令人心烦生怒，为此遇事戒怒最为重要，怒虽为肝志，但怒气一发，不仅伤肝，亦乱心神，从而导致各种疾病。故"使志无怒"的关键是保持心神的宁静。

此外，夏季的精神调养宜保持神清气和及乐观而积极向上的情绪，一则长养阳气，二则调养心气，即《素问·阴阳应象大论》云："心……在志为喜。"但也不可宣畅太过，遇事情绪不可过激，勿大喜而影响气机，使心神涣散。反之，也不可过于消极，若遇事懈怠消极，稍有不顺则懊恼忧郁，或喜怒不溢于色，压抑情志，亦有碍气机宣畅，甚至影响五脏气血流通，皆不可取。

（三）秋季养生

秋三月，起于立秋，止于立冬前，经立秋、处暑、白露、秋分、寒露、霜降六个节气。阳气自夏至之后，因盛极而渐消；阴气由夏至之时，由生而渐长。秋季为肃杀之始，万物盛极而敛，收敛成实。因此《素问·四气调神大论》将秋三月称为"容平"。

秋季属金，为少阴，主肃杀、收敛。五脏应于肺，肺喜润恶燥，即如《素问·脏气法时论》中所云："肺主秋，手太阴、阳明主治，其日庚辛。"因此，秋季养生应当注意滋阴润燥，以免燥邪为患；同时遵从肃杀的趋势，使阳气收敛、养护阴气，由此也为冬季养生做好准备。若阳气收敛不足，秋季变为虚寒，易生泄泻，至冬季闭藏无源，易招致多种虚寒性病证。

1. 起居调养　秋季属少阴肃杀之气，日常起居应当注收敛阳气，养护阴气。《素问·四气调神大论》曰："秋三月……早卧早起，与鸡俱兴。"即言，秋季宜早入睡，使阳气收敛、阴气渐生；鸡鸣即起，使阳气舒展。通过合理的起居，使人体气机与自然一致，以调养神气、减缓肃杀之气。即《素问·四气调神大论》所云："使志安宁，以缓秋刑。"

秋季之时，天地阳气收敛，天气渐凉，此时不要过早、过多地增添衣物，宜行"秋冻"养生。秋季之初，白露之前，人体阳气仍充斥于外，因此当随秋凉渐深，而逐渐增加衣物，适当受冻，使腠理渐合，阳气慢慢收敛于内，从而让人体平和稳定地渐渐适应寒冷。若过多、过快增添衣物，易致身热汗出，津液受损，阳气外张，不仅不利于阳气收藏，迨至冬天，还会降低人体对寒冷的适应能力。骤添衣物的情况，尤多见于育儿之时。父母长辈出于对婴幼子女的爱护，每当天气一凉，便添裹厚衣物，唯恐小儿受凉感冒。这样做反而因衣厚体热，腠理开泄，加大了幼儿患感冒的可能性，故此《育婴家秘·十三科》有谚云："若要小儿安，常受三分饥与寒。"但需要注意，体弱多病、阳气不足之人，秋凉来袭，仍应及早添衣，勿使受寒，免生大病。

白露之后，草木凋谢，早晚皆凉，此时需添衣加被，以防受寒，不必再拘泥于"秋冻"。诸如秋季腹泻、感冒等疾病，多是天气转凉后，未及时添置衣物所致。当下，年轻人穿衣打扮喜欢露肩、露膝，甚则露脐，易招致寒邪。年轻时或因阳气盛壮，可无知觉，老来阳气衰减，恐致寒邪入于关节而成痹，入于脏腑而成痛、成泻。老年人此时更应当防寒保暖，以免受凉感冒，甚至引发其他疾病，故而民俗常言："处暑十八盆，白露勿露身。"

除此之外，夏季渐退，秋季来临，天气渐凉，燥气当令，不可不防。五脏之中，肺应于秋，且为娇脏，易受燥邪。秋季感冒咳嗽、咳喘等疾病多发，甚至引起哮喘，多因燥邪侵犯，因此出门宜戴口罩，一则防灰防尘，二则减缓燥邪伤肺，即《素问·四气调神大论》中云："使肺气清。"此外，秋季干燥，易伤津液，致使皮肤皲裂等，因此，早起洗漱之后，宜外用润肤霜擦拭，使皮肤滋润，减缓燥邪所伤。

2. 饮食调养　秋日时节，燥气当令，雨水减少。如果燥气太过，影响人体，则会导致津液亏损，诸如口干、鼻干、咽干、皮肤干、干咳无痰、大便干结等问题，都是燥邪为患。因此，秋季饮食调养的重点，一为润燥，二为养肺。

饮食上，根据燥邪性质的温凉之分，可食用相应的润燥之品加以调和，如龙眼肉甘温，补中益气，润燥生津；银耳甘平，润养肺、胃；梨甘凉，能清肺、润肺、化痰；甘蔗甘凉，滋养胃阴、生津止渴；香蕉甘温，润肠通便；蜂蜜甘平，润燥补中；麻仁甘温，润燥通便等。此外，还可用一些滋阴润燥的中药，如黄精、生地黄、玉竹、沙参等，配合大米煮粥，秋日食之甚佳。相反，一些辛燥的食物、香料，如花椒、辣椒、油炸食品、膨化食品等，都宜少食少用。

秋季肺主用事，为防金气太过克伐木气，饮食上宜少食辛味，多食酸味，以补益肝气，使金木制化合宜，如西红柿、酸枣仁、醋等，皆能入肝养肝。但若遇肺气不宣，鼻窍不通，则仍宜食用辛味发散之物，使肺气宣发，诸如花椒、生姜、大葱、白萝卜等食物，皆能宣畅肺气，通利鼻窍；若肺气虚损，胸闷短气，则宜用甘味补之，诸如百合、山药、党参、黄芪等，皆能补肺气之不足；若燥邪伤肺，口干咽干，干咳无痰，则宜甘润之品调和，如银耳、百合、甘蔗、荸荠、芦根、百部等，皆可用之；若肺贮痰饮，久咳不止，可用化痰之物祛之，如金橘、橘皮、白萝卜、薏苡仁等，可选而用之。

此外，需要注意的是，秋季是许多瓜果的上市季节，虽多数瓜果汁水较多，可润燥生津，但不宜食之过多、食之以冷。因瓜果易酿湿，多食、冷食则易伤脾胃，化生痰湿，故食之当适可而止。

3. 运动锻炼　秋时阳气渐收，阴气渐长，天气由温热转凉爽，因此，锻炼时宜逐渐收藏阳气，减缓幅度、与秋季肃杀之气相和。秋季之时，运动当表现出内敛之势，如动作平和、内收，幅度减少、减缓。在方式的选择上，应选动作缓和、趋静的运动，比如太极拳、健身球、站桩、散步等，不必追求汗出，唯使气血流通，精神清爽即可。

除日常锻炼外，秋季旅游也是不错的选择。因在大部分地区，秋季是四季中最美的季节，故在此时徒步缓行、遍览胜景、登高远眺、飒然当风，不仅运动周身，还能陶冶情操，一举两得。

运动调养之余，亦可以静养生。秋季荣平，万物趋静，此时可顺应天地之气，以静养阴、以静宁神。诸如湖边垂钓、观棋对弈、抚琴作画、赏花品香等，皆使人怡然自得，身心放松。

秋日肃杀，切莫意气风发，盲目运动、长度跋涉，使人大汗出而伤及阳气、损耗肺气，阻碍阳气收敛，冬季阳气不藏，变为虚寒病，即如《素问·四气调神大论》中云："逆之则伤肺，冬为飧泄，奉藏者少。"

4. 情志调养　《素问·四气调神大论》云："秋三月……使志安宁，以缓秋刑，收敛神气，使秋气平，无外其志，使肺气清，此秋气之应，养收之道也。"明确告诉人们：秋季养神的关键是"使志安宁"。秋季的3个月是由热转凉、阳消阴长的时节，阳气渐收，阴气渐长，万物经过夏季的长养开始收获，为冬季的闭藏做准备。所以秋季养神也必须遵循"养收"的原则，即人们一定要注意不断地收敛神气，由振奋转为宁静，由活跃变为平和。以适应秋季的特征，不使神志外驰，保持精神上的安宁。精神宁静，则气血流行渐缓，阳气因而渐收，阴气由此渐长，即《素问·四气调神大论》"收敛神气，使秋气平"。

此外，秋日之时，花残木朽，草枯叶落，万物萧条，使人不禁惆怅。因此，秋季往往也是情志病多发季节。若人正值生活失意，路途不顺，则更易忧思难忘，轻则淡漠少言，郁郁寡欢，自闭独处，甚则妄想轻身。为此，情志调养上，需抒发胸襟，可与人畅谈，抒发胸中郁闷；或放声痛哭，令悲忧宣泄、气机宣畅，如此使悲思释怀，使神志安宁。秋季之时，正值重阳，不妨登高望远，赏观秋景，令人心宁。

对于老年人，秋之肃杀易在其心中引起凄凉、垂暮之感，勾起忧郁的心绪。所以老年人更应调节秋日之心境，通过体育活动或登高远望等秋日活动，到大自然中领略"霜叶红于二月花"的秋日美景，以缓解萧瑟对人心情的负面影响。而子女亲朋也需对其多加劝说和陪伴，柔声细语，和其颜、悦其色；孙辈儿童，新生而朝气蓬勃，顽皮无忌，惹人喜爱，若让老人多与稚孙相处，则能喜而忘忧、乐而忘悲。

（四）冬季养生

《素问·四气调神大论》云："冬三月，此谓闭藏，水冰地坼，无扰乎阳，早卧晚起，必待日光，使志若伏若匿，若有私意，若已有得，去寒就温，无泄皮肤，使气亟夺，此冬气之应，养藏之道也。逆之则伤肾，春为痿厥，奉生者少。"

冬三月，始于立冬，止于立春前，经立冬、小雪、大雪、冬至、小寒、大寒六个节气。秋季之后，阳气逐渐消尽而藏于地下，阴气由此增长而主权当令。此时阴气较少阴更为壮大，故称为太阴。冬季为封藏之时，阳气消尽，阴气主时，天寒地冻，草木凋零，万物蛰伏。因此，《素问·四气调神大论》将冬三月称为"闭藏"。

冬季属水，为太阴，主收引、闭藏、蛰伏；五脏应于肾，肾主水，中藏精气与相火，故二者相通相应。即如《素问·脏气法时论》中所云："肾主冬，足少阴、太阳主治，其日壬癸。"因此，冬季养生应当遵从自然界闭藏的特点，保养阴精，潜藏阳气。由此也为春季养生厉兵秣马。

1. 起居调养　冬季属太阴闭藏之气，日常起居中应多收藏阳气、养护阴气，方与冬季阴盛阳衰的特点相合。《素问·四气调神大论》曰："冬三月……早卧晚起，必待日光。"即言，冬季宜早睡晚起，使睡眠充足，一则潜藏、养护阳气，二则避开严寒，待天明日出，方可起床。若睡眠过晚，则易耗损阳气，使阳气潜藏不足，春日升发不利，同时半夜寒冷，易受寒而患病。

冬季夜长日短，气温极低。因此，日常起居须注重保护阳气，避免过劳，不使阳气妄动而受损，乃顺应养"藏"之道。正如《备急千金要方·养性》中云："冬时天地气闭，血气伏藏，人不可作劳汗出，发泄阳气，有损于人也。"

冬季多发病的发生，大多数是因气温骤降，未能及时添衣防寒所致。如感冒、哮喘、慢性支气管炎等呼吸系统疾病，由于受寒而发，导致咳喘不止，甚则危及生命。因此，冬季保暖尤为必要。其中，老人、儿童为易感人群；躯体的腰、腿、胸背等处为保暖重点；外出需戴口罩。由于天气寒冷，寒湿痹证多发。尤其老年人，由于关节功能退化，多有关节炎、肩周炎、腰腿疼痛等病，每遇天冷下雨则易发作，酸楚重痛，活动不利。在预防上，宜多注意保暖，尚可用艾灸局部穴位，或熏烤患处，减缓寒气侵袭，逐渐缓解疼痛。由于寒凝气燥，冬季皮肤病也较为多发，容易出现皮肤干裂、发痒等问题，因此身边需常备护肤用品，及时擦拭以缓解干燥。天气寒冷，容易导致四肢受寒，寒邪阻络，经脉不畅，气血凝滞，易发冻疮，故冬季时，四肢、手脚的保暖十分重要，外出需备厚的皮或棉手套、鞋袜，以防寒保暖。若已生冻疮，保暖之外，可用当归、干姜、红花等温散活血之品，煎汤外用，可缓解、治愈冻疮。冬季多发病中最危险的，莫过于心脑血管急症。故素有心血管疾病的人，自身及周围亲朋，需密切伴护和观察身体状况，一旦出现心悸、胸闷、胸痛等不适时，应速就医。

2. 饮食调养　冬季天寒地冻，人体阳气内收，因此饮食上可以适当温补，一可祛寒，二可补

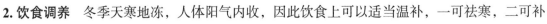

益阳气之不足。食物选择上，宜用甘温、辛温之品。如羊肉甘温，能温中益气；牛肉甘温，能温肾壮阳；鸽肉甘、咸温，能温肾养血、填精益气；花椒辛温，能温中散寒；胡椒辛温，能温中下气、温化痰饮；小茴香辛温，能温中散寒；板栗咸温，能补中益气、温肾强腰等。

此外，冬季不可一味呆补。由于冬季之时，人体阳气藏于内，阴气充于外，容易郁闭而生痰火，此时不妨食用白萝卜。因白萝卜性味辛甘，性凉，能顺气消食、化痰止咳、生津润燥，食之能起到宽肠通便、理气化痰、清热生津的功效，利于脾胃运化。

五脏之中，肾与冬相通应，因此饮食上可适当补益肾气。《灵枢·五味》中言："谷味咸，先走肾。"又《素问·阴阳应象大论》云："在藏为肾，在色为黑。"因此，味咸的食物能入肾，色黑的食物能补肾，诸如黑芝麻、黑豆、黑米等都能补益肾气，食用时可用盐等咸味之品加以调和，使之入肾。如易腰酸乏力者，可用黑豆煮粥，补益肾气；若头发变白，可用黑米、黑豆、核桃仁、制首乌等煮粥食物，补益精血，乌须亮发等。但需注意，咸味之品不可久食多食，易伤津血，即《素问·五脏生成》所言："是故多食咸，则脉凝泣而变色。"因此，饮食上应根据情况不同，加以调整，适度为宜。

3. 运动锻炼 入冬之后，阳气收藏，阴气较盛，天气寒冷，因此，锻炼时应收藏阳气，同时防寒防冻。即《素问·四气调神大论》所言："去寒就温，无泄皮肤。"

冬季之时，由于天气寒冷，可以用室内运动代替户外运动，达到强身健体的目的，同时在一定程度上，可避开严寒。如可在室内练拳、做操、打乒乓球等。但需要注意，锻炼场所要保持换气通畅；锻炼幅度和强度不可过大，取微汗即可；锻炼后及时保暖，以免受寒。对于一些身体强壮的人，可进行室外锻炼，诸如跑步、滑冰，甚至冬泳等。但锻炼前需热身，使气血畅活，关节舒展后，再做锻炼。锻炼幅度应循序渐进，由小至大。锻炼后不可大汗淋漓，而锻炼时间、强度适宜为好，不可勉力求强，以免损耗阳气、损伤身体，甚至招致病患。

必须注意的是，若天气极冷，则不宜锻炼。若强自冒风迎雪而锻炼，反不利于健康。此外，冬季锻炼的目的是使气血流通，强固卫气，减少生病，而不是发越阳气。若盲目、过度锻炼，反而易损耗阳气，使之潜藏不足，影响春之生发。即如《素问·四气调神大论》中云："逆之则伤肾，春为痿厥，奉生者少。"

4. 情志调养 《素问·四气调神大论》云："冬三月……使志若伏若匿，若有私意，若已有得。"明确告诉人们，冬季养神的关键是"使志若伏若匿"。冬季的3个月是一年中阴气最盛的时节。此时寒风凛冽，草木凋零，阳气潜藏，阴气盛极，蛰虫伏藏，以便为来春生机勃发做准备。而人体的阴阳消长也处于相对缓慢的水平，成形胜于化气，因此，冬季养神也应着眼于"藏"。冬季人们要把神藏于内，保持安定、伏匿与满足的情绪。

藏神即包含少欲之意。此处的欲，不仅仅指性欲，物质、精神上的过度追求都是欲望。因欲望过度易催动相火，使相火妄动，不仅不利于顺冬之收藏，还易暗耗真阴，久而久之，常有乏力、口干、烦躁易怒之感。

冬季精神调养除做到"神藏"外，还要防止季节性情感失调症，即人们熟知的冬季忧郁症。冬季之时，人体阳气微弱而静守，静守则易滞、易郁，加之岁暮天寒，万物凋零，易使人情绪低落，若调畅不当，则生抑郁。故《杂病源流犀烛·诸郁源流》曰："诸郁，脏气病也，其原本于思虑过深，更兼脏气弱。"即言，阳气不足、脏腑气机不畅，加之思虑，则生抑郁。因此对于冬季抑郁，首先应通行阳气，避开阴冷潮湿的地方，远寒就温，多晒太阳，使阳气通达，则心中阴霾自去；其次调畅情志，心中若有不快，可哭可诉，以排遣、抒发抑郁之情，使气机通畅，抑郁自散。

第二节　因地养生

我国幅员辽阔，地形复杂，气候类型多样。不同的地区，由于地质水土、地域性气候和人文地理、风俗习惯等方面的差异，在一定程度上形成了人在生理上、体质上的不同特点，因而不同地区的发病情况也不尽一致。因地养生，就是利用有利于个体健康的外部地理环境条件，避开不利于个体健康的外部地理环境条件，因地制宜采取适宜人体的养生方法，以达到保养生命的目的。

我们的祖先通过大量观察和比较，不仅认识到疾病的发生与外界环境的变化密切相关；还了解到，在不同的地理条件下，人们的体质类型、生活习惯和居住方式各异，引起的疾病种类和临床表现有别，防治手段也要与之相应，才能取得良好效果。《黄帝内经》从人与天地相应、生气通天的观点出发，在《素问·异法方宜论》中，将我国地理分为五方：东、南、西、北及中央，对其地域特点进行了生动的描述：东方之域是"天地之所始生也，鱼盐之地，海滨傍水"；西方是"金玉之域，沙石之处，天地之所收引也，其民陵居而多风，水土刚强"；南方是"天地所长养，阳之所盛处也，其地下，水土弱，雾露之所聚也"；北方乃是"天地所闭藏之域也，其地高陵居，风寒冰冽"；中央则"其地平以湿，天地所以生万物也众"。这些记载基本符合我国地理气候特点。

本章参考《素问·异法方宜论》的分类，结合我国现实情况，将我国地域分为东南海滨海岛、西南盆地高原、西北高原山地、东北平原丘陵、中部平原地区五部分，就其与人体健康的关系和有关养生保健措施，阐述如下。

一、东南地区

我国东南沿海地区，即从辽东半岛以南到广西一线的沿海地区，包括辽宁、河北、天津、山东、江苏、上海、浙江、福建、广东、广西、海南、台湾，以及香港、澳门特别行政区濒临海洋的地区，海岸线总长度3.2万公里，其中大陆海岸线约1.8万公里；海域分布着约6500个岛屿，岛屿海岸线约1.4万公里。东南海滨海岛受海洋的影响，一般都是生态环境优美、经济发达、人口密集的地区。随着人民生活水平的提高，沿海地区成为休闲、娱乐、养生的好场所。

（一）环境特点

1.气候温和　海滨临近海洋，海岛被海洋所环绕，由于海洋的调节作用，气候较内陆温和。

人对温度变化的反应十分敏感，从人的生理要求来看，环境中的冷热变化不应过于极端，而海滨气候正符合这种要求。海水的热容量大，约为土壤热容量的7000倍；此外，海水可以把热量从一个地方带到另一个地方，通过传导和对流影响海滨的气候。在白昼及夏天接受同样多太阳能的情况下，海滨升温比内陆慢得多，相反，在夜晚和冬季，海滨的降温比内陆缓和得多。因此，海滨不仅气温变化相对温和，而且昼夜、冬夏的温差比内陆小。

2.空气清新　日出后，凉爽的海风从海上吹向陆地，送来清新的空气；夜幕降临，风向又转成陆地吹向海面，送走污染的空气。海滨这种风向在一昼夜里有规律的变化，使海滨空气格外清新。此外，在海滨海岛空气中，碘、氯化镁、氯化钠及臭氧含量较高，有益于健康。

3.日照充足，海滩松软　海滨海岛面临海洋，环境开阔，日照十分充足，即使在雨季，日照百分率也在50%左右；由于低海拔，大气层较厚，空气中水汽较多，使太阳辐射中的紫外线仅有 1% ～ 2% 照到大地，与高原地区相比，紫外线强度降低 2.5 ～ 6 倍。海滨海岛绵延曲折的海岸线多为沙质结构，形成了许多松软的海滩。

4. 雨量丰富　海滨岛屿地区均属海洋气候，年降雨量十分丰富。如位于热带的台湾岛、广东雷州半岛、海南岛及南海诸岛，终年气温较高，年降雨量为 1500 ～ 2000mm。

（二）利用有利因素进行养生保健

由于海滨海岛特殊的地理环境，海洋性气候比大陆气候的冷暖变化大为缓和，十分有利于养生保健。沿海地带昼夜有规律变化的海陆风，使海滨海岛空气洁净，负离子含量高、尘埃及有害化学气体少，是进行"空气浴"的极佳地区。置身于海滨，碧空蓝天，海浪滔滔，凉风拂面而来，使人精神振奋，心旷神怡，烦恼与倦意全消，有助于调节人的神经、心血管及呼吸系统功能。海滨地区日照充足，日光散射的紫外线也较多，又为疗养者进行日光浴提供了优越的条件。海滨海岛沿海海滩是进行海水浴的良好场所，海水浴时，海水对机体既可产生物理作用，也可通过所含成分对人体产生某些化学作用。在海滨平坦的沙滩上，还可进行"沙疗法"。

沿海区域及海岛，既是海产品生产的主要基地，也是粮食、经济作物的主产地，物产十分丰富。海洋性食物富含蛋白质、脂肪，并富含矿物质，最有利于满足人体对各种必需元素的需要。沿海地区盛产各种水果，如秦皇岛的水蜜桃、烟台苹果、海南岛的椰子等。沿海及海岛居民，既吃丰富的海鲜产品，又吃陆地产品及大量的水果、蔬菜，营养比较全面，十分有利于养生保健。

（三）针对不良因素进行预防保健

1. 台风、海啸　台风是发生在太平洋西部极猛烈的热带气旋。海啸也称地震海啸，是因海底地震或海底火山爆发而引起的一种海水波动现象。台风和海啸二者是海滨海岛地区影响极大的灾害性气象变化，狂风、巨浪、暴雨破坏性极大，可以颠覆船舶、冲毁海堤、毁坏田园村庄，严重威胁沿海居民的生命财产安全。生活于海滨海岛的居民要特别注意避免受其伤害。民宅建筑应在高埠背风处选址，以抗御狂风暴雨的侵袭；日常应注意收听当地气象台的天气海浪预报，在台风海啸到来之前，做好抗灾准备；避免在灾害性天气出海作业或行海水浴。

2. 海洋污染　难以遏制的污染物排放，长期过量滥捕，使我国沿海海域面临着严重的海洋污染危机。历史上，某些城市每年将各类污水倒入邻近海域，使水体中油、铜、锌、汞、铅等含量远超标准，污染指数平均值越来越高。海洋中受污染的鱼虾等海产品被人体摄入后会影响食用者的健康，如有机汞污染可引起水俣病，镉污染引起骨痛病，其他如砷中毒、镉中毒、酚中毒等，都给人体健康带来严重危害。而对海洋污染的处理，是一项错综复杂的浩大工程，需要所有相关部门通力协作。

3. 高碘与地方性甲状腺肿　在海滨海岛等沿海高碘地区，居民甲状腺肿的患病率较高，如我国渤海、黄海以及北部湾沿海地区居民，由于地区性高碘，长期饮用高碘水、食用高碘食物，所以甲状腺肿的患病率较高。生活在海滨海岛高碘地区的居民，应根据高碘摄入的不同途径，采取相应的措施，限制或减少碘的摄入量，以预防高碘地方性甲状腺肿。

4. 国外常见及新发传染病　随着国际交往不断增多，尤其在沿海开放城市，由于大力发展外向型经济，国际往来不断加强，国外传染病传入中国的可能性增大，必须高度警惕和严加防范。现在国外常见传染病，如疟疾、艾滋病、梅毒、开放性肺结核、登革热、霍乱、鼠疫、黄热病、流行性出血热、流行性斑疹伤寒、回归热、麻风等，以及一些新发传染病，如甲型 H1N1 流感、疯牛病等，在近些年来有逐渐增多趋势。这些常见或者新发传染病，或传染性强，或传播速度快，或病死率高，一旦传入中国并导致疾病流行，将严重影响社会稳定、经济发展、国家安全和人民生命健康。为防范国外常见及新发传染病流入我国，主要是加强对这类疾病的诊断技术、防治措施等工作。一旦传入，应及时发现，合理采取对策，防止扩散。

（四）习俗养生

1. 药膳养生　以珠三角地区的药膳养生特点为例。

珠三角一带的居民，如广州地区，人们养生保健意识很强，善于利用药膳养生。其药膳养生特点归纳如下。

（1）根据季节、气候及体质制作养生药膳　例如广州多数居民，能够正确运用不同性能的食物，以使人体顺应气候变化，保护内环境的稳定，也擅长因时制宜，因地制宜调理饮食，在此基础上选择不同药材煲汤。比如春夏需要祛湿，用龙骨煲土茯苓、蚕豆、眉豆、赤小豆等；秋冬季节需要润肺，用猪肺煲南北杏、菜干、乌鸡煲西洋参等。

（2）文火慢煲，老火靓汤　广州地区的菜谱里最常见的是各种老火靓汤，用的材料十分广泛，除了鸡、鱼、肉、鸭之外，还有海产品、蛇等。而且根据季节、气候及个人身体情况进行选择。这种汤讲究火候，武火后文火慢煲，时间长火候足，药补与美味兼具。当地人都认为，老火靓汤可以滋补强身，增强活力，消除疲劳，延年益寿。

（3）先汤后饭菜，每天喝汤　粤式美食，特色之一当是"靓汤"。每次开席之前，当地人习惯于先喝汤，然后才上菜，可谓"饭前喝汤，苗条健康"。这种饮食方式，具有一定的科学性。

2. 凉茶养生　广东大部分地区处于亚热带季风气候，少数处于热带，受海洋季风影响显著，全年高温，夏季干热，冬季湿冷，地湿水温，土壤为酸性。且石灰岩地区水质含钙较多，温泉丰富的地区含硫量较多，这些都使广东水质偏带热性，当地人身体易"聚火"。再加上长期形成的人文习惯，因此当地人有以凉茶养生的习惯。凉茶是在中医养生理论指导下，在长期预防疾病与保健过程中形成的，以天然中草药为原料，用独特的煲制方法煎熬而成的一种传统保健饮品，具有清热解毒、生津止渴等功效，在民间流传广泛。广东普及凉茶，居民接受程度较高。但是，凉茶多为苦寒之品，过多饮用则易损伤脾阳。正是因为普遍饮用凉茶的习惯，再加上广东夏季较长、全年湿度较大的气候特点，容易湿阻脾胃，运化失常，因此广东人多具脾虚湿盛的特点。当地居民除了需要适量对证饮用凉茶之外，其养生尤应以顾护脾胃为先。

二、西南地区

西南地区主要包括重庆、四川、云南、贵州、广西西北部，以及陕西南部、湖北西北部等，位于青藏高原东侧，主要有四川盆地、云贵高原、广西丘陵盆地等，其中四川盆地、云贵高原是本地区的两大地理单元。西南地区由于云贵高原的隆起改变了本地区的气温分布状况，使云贵高原与四川盆地出现了热量南北倒置现象。这些复杂的地理环境和气候条件造就了这里独特的环境多样性、民族多样性以及文化多样性。

（一）环境特点

1. 地形复杂，交通不便　四川盆地虽有成都平原，但周围都是崇山峻岭，交通不便，"蜀道之难，难于上青天"是古人对四川地貌的形象描述。云贵高原位于我国西南部，海拔1000～2000米，是中国第四大高原。云贵高原是典型的喀斯特地貌，多山和山间小盆地，地面崎岖不平。交通运输是制约西南地区发展的主要因素。

2. 气温较高，温差较小 四川盆地地形闭塞，气温高于同纬度其他地区，尤其冬季，由于冷空气受北方秦岭大巴山阻挡，四川盆地冬季平均温度比长江中下游地区高许多，霜雪少见，年无霜期长达 280 ～ 350 天，但夏季气温偏高，盆地东南部最高温往往超过 40℃。此外，四川盆地是中国昼夜温差最小的地区之一，比我国很多东南沿海的海洋性气候区域昼夜温差还小。云贵地区由于地处低纬度，海拔高，又受季风气候制约的综合影响，气温季节变化较小，云贵高原很多地区四季如春，如云南省昆明市素有"春城"之称。

3. 气候湿润，多阴雨天气 四川盆地年降水量 1000 ～ 1300mm，属湿润性亚热带季风气候。气候比较柔和，湿度较大，多云雾，且长期处于冷空气与暖湿气流交汇地带，夏季闷热潮湿，冬季阴冷多雨，春秋季多云多雾，一年四季难有几个晴朗天气，故有"蜀犬吠日"之说。云贵高原属亚热带湿润区，为亚热带季风气候，在地形上虽说是一个高原，由于海拔高度、大气环流条件不同，气候差别显著。其中云南地区冬春季节气候偏干燥，特别是春旱十分严重；夏季主要受西南季风影响，降水丰富，雨日多，一年中干湿两季分明。而贵州境内海拔一般在 1000 米左右，经常受到北方冷空气影响，冷空气与暖空气相接触，阴雨天气特别多，素有"天无三日晴"之说。

（二）利用有利因素进行养生保健

特殊的地理条件造就了西南地区得天独厚的气候资源，其冬无严寒、夏无酷暑、雨量充沛、热量丰富、雨热同季的气候特点，不但适宜人类居住，并且是理想的旅游、休闲之地。此外，由于一些西南地区交通不便，很少受到工业污染，因此不少地方生态环境良好：峰峦起伏，云雾缭绕，树林葱茏，鸟语花香，风景秀丽，置身其中，使人心旷神怡，有助于调节紧张的情绪；山间潺潺泉水汇集成壮观的瀑布，飞溅的水滴使局部区域阴离子富集，格外清新的空气有助于改善肺的换气功能；山间环境静谧，空气洁净，被誉为"天然氧吧"，在此居住有助于安定情绪。在这些因素的综合作用下，有助于呼吸、造血、心血管、免疫等功能的改善和提高，并有助于机体的新陈代谢，对多种疾病尤其是阳热性病证都有良好的养生保健效果。可以充分利用这些地方独特的气候、地理环境特点，进行养生保健活动。

（三）针对不良因素进行预防保健

1. 崩滑流灾害 崩滑流灾害，是崩塌、滑坡、泥石流的统称。崩塌也称塌方、山崩，是陡峻山坡上的岩土体在重力作用下，突然脱离母体，发生崩落、滚动的现象。滑坡是指斜坡上岩土体在重力作用下沿软弱面（或软弱带）整体向下滑动的现象。泥石流指在山区沟谷或山坡上，由夹带大量沙石、泥土形成的具有强大破坏作用的特殊洪流。在山高沟深、地势陡峻、地质构造复杂和土层岩性相对松软的地质地貌条件下，受重力或水力的作用，很容易形成崩滑流灾害，而且灾情严重。崩滑流灾害在我国分布范围较广，约占全国总面积的 44.8%，其中又以西南、西北山区最为严重。

居住在崩滑流高发地区的居民及当地政府，在大雨后或阴雨连绵时、建筑施工和地震期间、每年春季融雪期等时间段，尤其是山体已有裂缝时，要特别注意监测和预警，不可掉以轻心。滑坡发生时，要向垂直于滑坡的方向逃离，并尽快在周围寻找安全地带。若无法继续逃离时，应迅速抱住身边的树木等固定物体。滑坡停止后，可以马上营救其他遇险者，但不要立刻回家检查情况，防止发生二次滑坡。处在非滑坡区域的人，发现滑坡发生，应立即报告相关部门，呼唤救援。

2. 山区缺碘和地方性甲状腺肿　地方性甲状腺肿多因机体碘缺乏而引起，是以甲状腺增生肥大为主要表现的地方病。本病主要流行于山区、半山区丘陵地带。严重病区，几乎都是在偏远、经济不发达和生活水平低下的山区。西南地区在四川东北部大巴山区与西南部大小凉山地区，云南西部的德宏地区，贵州东部、东南部与西南部的山区，均是本病高发的地区。

地方性甲状腺肿是严重危害山区群众健康的疾病之一。生活在本病流行地区，应针对其产生原因，采取积极措施，预防本病的发生。以各种方式补充适量的碘并防治环境中的碘流失，是本病主要的预防策略。在流行地区以碘化食盐作为预防，是地方性甲状腺肿流行区应用最广泛、最简便、最有效的补碘措施，并应提倡自觉地食用碘盐及各种海产品，如海带、紫菜、海藻、鱼、虾等。此外，还可食用碘化酱油、碘化食用油、碘化水等。偏僻边远、交通闭塞、无条件供应碘盐海产品的地区，可采取常规肌肉注射碘化油的办法，亦可达到补碘的目的。山区丘陵地带，还应做好水土保持，治理环境，减少碘流失；施用富碘肥料，增加碘土壤含量，进而提高当地粮食含碘量，亦可增加人体对碘的摄入。

（四）习俗养生

西南盆地区域广泛，膳食结构复杂多样，当地人在长期与地域环境不良因素做斗争的过程中，形成了具有一定养生效果的饮食习俗。

例如，四川大部分地方全年阴雨天较多，又受盆地地形所聚，因此湿气较重，湿邪蕴蒸。为了温中、散寒、除湿、祛风，预防湿邪侵袭，当地人逐渐选择确定了具有温中散寒、除湿开胃作用的花椒、辣椒等辛味食品，作为最重要的调味品，成了四川乃至西南地区独特的饮食习惯。

当地人在长期的生活实践中还认识到：冬天吃辣可增进食欲助消化，从而增加体内产热，有益于防寒保暖，还能防治当地常见的风湿证或腰腿痛；夏季吃辣，能加速机体排汗、散热，有利于防暑降温，同时可帮助克服在湿热气候下出现的"苦夏"现象。但各种辣味刺激性强，有痔疮、肺结核咯血和胃溃疡者应该慎食。可见，食辛辣是当地人为适应寒冷潮湿环境而养成的具有地域养生意义的饮食习惯。

四川地区对辛香、辛辣料的运用形式也非常丰富，并由此形成了蔚为大观的中国四大菜系之一的川菜。川菜"一菜一格，百菜百味"，有多达 24 种基础味型，其中辛香味为主。随着时代的发展，现代川菜味型更趋丰富。在饮食模式方面，四川火锅食用方便，味道香美，搭配灵活，全国乃至全球知名。在现代健康风潮下，许多制作者和食客都有意识地注重食物原料及饮食品的搭配，如今，四川火锅典型的饮食模式是"火锅汤汁＋性寒凉的菜品＋性寒凉的饮品"，从而达到性味功能的阴阳平衡。

三、西北地区

我国西北地区大致包括陕西省、甘肃省、宁夏回族自治区、青海省、新疆维吾尔族自治区、西藏自治区。西北地区地貌以高原和盆地为主，包括黄土高原、青藏高原，以及塔里木盆地、准噶尔盆地、柴达木盆地等。

我国西北地区因距离海洋遥远，海洋气流势力大大削弱，加上西北地区南有青藏高原、西有帕米尔高原等分别阻挡南来和北来的湿润气流，故干旱是西北地区的主要气候特征。我国降水量的空间分布明显地自东南向西北递减，以至西北成为全国最干旱的地区。此外，气温偏低、变化幅度大，也是西北地区的气候特点，这主要是由于西北地区海拔普遍较高造成的。

（一）环境特点

1.气压和氧分压较低　海拔越高，空气越稀薄，大气压随高度增加而减低，作为大气成分之一的氧含量也随着海拔高度的增加而递减。在海拔 8000 米范围内，海平面每升高 1000 米，大气压平均下降 8.13kPa（61mmHg），氧分压平均下降 0.17kPa（1.3mmHg）。高原高山地区，由于空气稀薄，大气压降低，尤其是大气中的氧分压降低，环境缺氧，可造成人体的供氧不足，而引起高山生活人群的一系列改变，具有重要的养生学意义。

2.气温较低，昼夜温差大　气温的高低与海拔高度成反比，海拔高度每增加 1000 米，气温平均下降 6.2℃。因此，高原山区的气温一般都较低，并且山上和山下的气温差距很明显。由于高原高山上的空气稀薄干燥，使日照的强度增加，而且日照时间较长，因此接受太阳辐射热能较多，故白天地面气温上升很快；夜间由于高原高山风速较快，大气澄清，地面向大气的热辐射也大大增加，散失的热往往超过白天由强烈日照吸收的热，气温又急剧下降。因此形成白天炎热，夜晚酷冷，昼夜温差较大的气温特点。这种气温急剧变化的情况，略有疏忽，就易发生上呼吸道感染、冻伤、日照性皮炎等高原疾患。

3.太阳辐射强烈　海拔升高，空气渐趋稀薄，大气层对太阳光的吸收减弱，云量减少，空气中的尘埃也少，造成太阳辐射与海拔高度成正比。所以高原山地太阳辐射强烈，尤其是紫外线辐射增强，通常海拔每升高 100 米，紫外线强度增加 13%，适量的紫外线对人体有益，但大剂量的紫外线则对人体有害，可引起皮肤、眼及全身性的损害。

4.降水少、气候干燥　西北地区地处内陆，远离海洋，降水稀少，植被不足，风沙较大，气候干燥，尤其是西北地区的青藏高原、内蒙古高原，年降雨量很少。特别是在秋冬季，往往出现皮肤干燥、喉咙干燥、口干等燥性表现。所以多喝水非常重要，且西北人大多没有多吃蔬果的习惯，更需要多喝水予以补充。此外，如果有条件的话，可以在室内放一台加湿器，也对预防燥邪致病有帮助。

（二）利用有利因素进行养生保健

我国西北高原山地环境，气温低而空气干燥，蚊虫细菌的繁殖受到抑制，不利于以蚊虫为媒介的传染病的发生，加之人口密度低，也不利于传染病的流行，因此传染病较少；由于高原地区居民生活水平低，以自然饮食为主，摄入纤维素、维生素较多而脂肪较少，加之辛勤的体力劳动使消耗加大，故心脑血管疾病的发病率大大降低；地区空气新鲜、环境清洁，受现代工业污染和噪音危害小，地区交通不便，而与外界接触较少，另外，山地人经常爬山、散步、劳动，以低脂的自然食物为主，摄入的维生素和纤维素较多。以上因素，使当地居民心境平和、生活宁静，这些都有利于延年益寿。

（三）针对不良因素进行预防保健

高原山地危害健康的不利因素，主要表现为多种地方病和高山病。

1.低压缺氧和高山病　由于空气中的含氧量随海拔高度增加而减少，海拔 3000 米以上的高原地区，空气中的氧含量常不能满足人体生理需要而易导致低氧血症，称为高山病。轻者出现一系列不适应的表现，如头晕、头痛、心慌、气短、呼吸困难、恶心、呕吐、腹胀、腹痛、食欲不振、失眠或嗜睡、鼻衄、手足麻木或抽搐等；严重者还可出现高原肺水肿和高山昏迷。海拔愈高，反应越重，发病率越高；在剧烈气候变化如暴风雪、雷雨之际，极易诱发；冬季比夏季多发；精神过度紧张、登高速度过快、体力负荷过大、营养状况不良、体质较差以及素有慢性心肺疾患者，更易患高原病。高山反应一般在一周内由于机体逐步适应而自行缓解或消失。久居高原者因生理适应而不发生高山反应，但到低地短期居住后重返高原，反应往往比初次严重；多次往返高原，反应往往一次比一次严重。

进入高原高山者应了解高原气候及地理环境特点，对高山反应应有正确认识，克服恐惧紧张心理。平时应加强锻炼，提高身体素质，以增加机体在恶劣条件下的适应能力。在进入高原之前，系统体检，患有心肺慢性疾病及其他不适宜在高原生活者，应避免进入。初次进入高原者，应以阶梯式上升，循序渐进，逐步适应，不宜过快；同时可辅以呼吸体操及气功锻炼，以加快适应过程。在高原工作者，应加强营养，保证足够的糖类、脂肪、蛋白质和新鲜蔬菜，体力负荷不宜过重，要有充足的休息。

2. 沙尘暴灾害 沙尘暴，是沙暴和尘暴两者兼有的总称，是由特殊的地理环境和气象条件所致的一种较为常见的自然现象，主要发生在沙漠及其临近的干旱与半干旱地区。沙尘暴的形成，需要强风、沙源和热力不稳定三个基本条件，强风是沙尘暴形成的动力条件，沙源是物质基础，不稳定的空气状态是重要的热力条件。中国沙尘天气发生频率大致由西北向东南方向减少。中国北方农牧交错带，沙漠边缘带、沙漠－绿洲过渡带是沙尘天气的多发地带。特别是近年来，我国进入沙尘暴相对活跃时期，并多次出现波及长江流域大规模的沙尘暴天气，这与在全球气候变化背景下，由于人口的增长、土地利用强度的增大，中国北方干旱和半干旱地区生态环境的恶化、土地荒漠化的加剧有着必然的联系。

沙尘暴可造成烟尘与粉尘携带细菌侵入人体呼吸道，引起感染和粉尘沉积，长期积累会引起肺组织慢性纤维化，影响健康。久居沙尘环境的居民，如发生慢性咳嗽伴咳痰或气短、发作性喘憋及胸痛时，应及时进行诊治。平时多饮水，在沙尘天气应减少外出，及时关闭门窗；在室外活动要佩戴防尘、滤尘口罩，也可用湿毛巾、纱巾等保护眼、口、鼻。

（四）习俗养生

西北地区，少数民族聚居丰富，形成了各自的养生习俗和特色。这里仅以藏族养生为例进行讨论。

①西藏大部分地区，年平均气温在 0℃ 以下，长年干冷少雨，纯属高寒气候。藏族人民为适应这种严酷生息环境，除了采取衣着御寒外，便是加强饮食。藏族人民认为饮食是治病和调养身体的良方，是"健身的先行"。藏族人民多把绵羊肉、酥油、牛奶、乳酪、青稞酒视为御寒、滋补的佳品，僧俗皆然。②登山、骑射、投掷等健身活动。其中，摔跤、拳击、举石头、掷石头、赛马、赛牛、骑射、马术表演和气功表演等，成为藏族人民喜爱的体育项目。③冷浴（沐浴节）。藏历七月的沐浴节诞生在人与自然的和谐中（在藏历七月三十至八月初六之间），沐浴节美妙而壮观，当吉祥的弃山星照耀夜空时，伫望在那里的男女老少都会脱掉浮尘的外衣，净身缓缓浸入拉萨河，借清澈洁净而又微刺肌骨的水流，怀着虔诚而神圣的心绪，安详地洗涤自己的躯体与灵魂，希望避免伤风感冒和一些疾病感染，健体益寿，强健筋骨。一般藏族保健及临床使用的沐浴，大多依靠先辈的不断探究，再结合天然的矿泉浴开展健体祛病的外治方法。它可分为五味甘露浴、药汽浴、天然矿泉浴等，颇有养生特色。

四、东北地区

我国东北地区包括黑龙江、吉林、辽宁三省和内蒙古东北部的大兴安岭地区。大部分地区处在中温带，仅大兴安岭北部地区为北温带。东北地区以平原和丘陵地形为主，平原包括松嫩平原、辽河平原和三江平原三大平原，是我国主要的粮食生产基地；丘陵主要是位于辽宁省西部的辽西丘陵，分布相对较小。

（一）环境特点

1. 气温较低，年际波动较大　东北具有寒冷干燥而漫长的冬季，温暖湿润而短促的夏季。冬季寒冷漫长，热量不足，并且年际波动较大，冻害平均 3 ～ 4 年发生一次。东北地区的这些气候特征，与它所处的地理位置有着密切关系。东北地区属于温带季风区大陆，是我国纬度位置最高的区域，所以冬季寒冷。此外，从北冰洋来的寒潮经常侵入，致使常有气温骤降。由于气温较低，蒸发微弱，降水量虽不十分丰富，但相对湿度仍较高。

2. 某些地球化学元素富集　东北地区平原与山地丘陵相连处地形缓倾，盆地四周山麓也往往形成缓倾的山前平原；平原盆地皆由来自高原山区河流泥沙的长期沉积，这些影响地球化学元素分布的地理因素使平原盆地某些元素富集，成为一些地方病，如地方性氟中毒的发病条件。

（二）利用有利因素进行养生保健

1. 丰富的温泉资源　虽然东北地区气候较为寒冷，但有丰富的温泉疗养地，如鞍山汤岗子温泉、五大连池、阿尔山圣泉、长春莲花山温泉、长白山温泉、抚松温泉等。如汤岗子温泉，位于黑龙江林甸县，共有温泉 18 穴，水温在 57 ～ 65℃，最高可达 70℃左右。水中含有 20 多种矿物元素，可舒筋活血，散寒祛痛，对风湿、神经、心血管和消化系统等多种疾病具有医疗康复作用，特别对于防治关节炎、皮肤病等效果较好。

2. 夏季避暑　东北地区是我国夏季养生适宜的地方，最高温度一般不超过 33℃。东北地区全年四季分明，夏季最高温度 30℃左右，但是空气相对湿度不高，且时间不长，降雨量适中，夏季气候宜人，是国内避暑的好地方。如位于黑龙江大兴安岭地区的漠河，是中国最北端，漠河的夏季只有半个月左右，最高温度不过 20℃，堪称难得的清凉之地。

大兴安岭山地，夏季气候凉爽，光辐射不强，通常达到地面辐射的 30%，是人们夏季纳凉避暑的好地方。山地林区负离子丰富，空气清新，没有杂质，能结合适度的登山，快走对于提高人体的心肺功能，提高肺活量，加速血液循环，对于高血压、糖尿病、哮喘以及心血管系统疾病等多种慢性病的疗养与康复非常有益。

（三）针对不良因素进行预防保健

1. 地方性疾病　由于环境中的化学元素或化合物过剩或不足而引起的地方病较普遍，主要有克山病、大骨节病、地方性氟病、地方性甲状腺肿、布鲁菌病等。克山病是一种地方性心肌病，主要分布在长白山区、嫩江流域；大骨节病流行区大体与克山病分布区重叠，在松嫩平原西南部也有分布。据研究，克山病与大骨节病与环境中的硒、钼不足和腐殖酸含量过高有关。

氟中毒是由于长期生活在高氟环境中而摄入含氟量高的饮水、食物和空气，导致人体中氟元素蓄积而引起，主要表现为氟斑牙和氟骨症。氟在地球上广泛分布于岩石、土壤、水和动植物体内，是人体必需的微量元素。人对氟的摄取主要通过饮水和食物，对氟的需求量每日为 2 ～ 4mg。氟对机体的影响随摄入量而变化，摄入过量氟后，大量的氟化物能增加骨骼密度，但也使骨质脆弱，可能导致氟骨症。这种病症会引起骨骼疼痛、韧带钙化、骨刺、脊髓溶化和关节活动困难。

氟中毒没有特效药治疗，最好的防治措施是改善水源，含氟量较高的水可用化学药物（如硫酸铝、活性炭等）除氟。另外，可服有促进机体排氟作用的药物，有针对性地防治地方性氟中毒。

2. 寒潮 寒潮是极地或寒带的冷空气大规模地向中、低纬度的侵袭活动，受其影响，常会引起大范围强烈降温、大风天气，常伴有雨、雪的大规模冷空气活动。影响我国的寒潮多是从北极地区和西伯利亚、蒙古高原一带形成的强冷空气，而东北地区是受寒潮影响较大的一个地区。预防寒潮对人体的不利影响，在冬季应随时关注最新的天气预报，在寒潮来临时，应做到：①关好门窗，当气温发生骤降时，做好防寒保暖工作，特别是要注意手、脸的保暖。②外出当心路滑跌倒。③注意休息，不要过度疲劳。④老弱患者，特别是心血管患者、哮喘患者等对气温变化敏感的人群尽量不要外出。

（四）习俗养生

1. 东北饮食养生习俗 由于北方处于暖温带，冬季气候寒冷，干燥，新鲜蔬菜难以生长和保存，因此北方人入冬要储存蔬菜。一是窖藏蔬菜，二是腌酸菜。酸菜是东北特色食品，关于酸菜的起源，有研究认为是满族人所发明。东北是满族及其先民的发祥地，北方独特的气候条件创造了满族的民族文化，随着关内大批汉族人不断移居东北，满族独具特色的习俗文化，也对周边的民族产生了深远的影响。

在农历立冬前，家家户户都要腌酸菜。首先将白菜洗干净，晾干，放进缸里，撒上盐，密封一个月左右即可。酸菜经过轻度的发酵，味道咸酸，口感脆嫩，色泽鲜亮，香气扑鼻，最能"醒脾开胃"。中医学认为脾是胃的"主导机关"，脾主运化，就是脾将胃和小肠内的饮食物进一步消化，并吸收其中的营养物质，运送到全身，以营养各个组织器官。酸菜可炖、可炒，也可凉拌、做馅、做汤。酸菜饺子、酸菜炖粉条都是东北人爱吃的地方特色菜。酸菜发酵是乳酸杆菌分解白菜中糖类产生乳酸的结果。乳酸被人体吸收后能增进食欲，促进消化，同时，白菜变酸，醒酒去腻，还可以促进人体对铁元素的吸收。

东北山区生态资源也很丰富，如菌类、野菜，以及人参、鹿茸等中药。菌类、木耳、蘑菇营养丰富，长吃可以降低血压、降低胆固醇，提高机体免疫功能，还能润肠、解毒、益智等。

2. 东北运动养生习俗 东北二人转是由东北民歌演变而来的土生土长、载歌载舞的民间艺术之一。二人转属于走唱类曲艺，流行于辽宁、吉林、黑龙江三省和内蒙古东部三盟一市。由于天寒地冻，很难在户外搭台唱戏，只能在室内开展民间文艺活动。二人转的起源可上溯至清朝嘉庆末年。其表演语言幽默诙谐、风趣滑稽、通俗易懂，充满生活气息，带给人们的是自由、轻松、幽默或讽刺的"笑"。当地俗语"宁舍一顿饭，不舍二人转"。这种东北人的喜好，对于健康有着积极的意义。二人转不仅能够运动肢体，增强肺活量，还能陶冶性情，娱乐放松，是一种地方性的群众喜闻乐见的民间艺术和习俗，也是一种地域特色养生方法。

东北人在运动和活动方面有着特别的爱好，突出表现为爱好爬山、滑雪、球类等运动项目，在哈尔滨每年都要举办冰雪节，在寒冷的气候环境中享受冰雪带来的乐趣。有研究认为，气候寒冷，机体的细胞分裂和代谢就会减慢，有助于长寿。研究证实，在生物界中，代谢快的动物寿命短暂，而代谢缓慢的动物寿命长，人类也符合这一规律。

五、中部地区

中部地区包括北京、山西、安徽、江西、河南、湖北和湖南大部，以及河北、山东、江苏、浙江、福建等沿海省市所辖的一部分内陆地区。中部地区自古以来就是政治、经济和文化中心所在地，人口密度大，经济文化较发达。中部平原地区对人体健康的促进作用是多方面的。新鲜的瓜果蔬菜，丰富的水产食品，各种粮棉油料作物，为人们的衣食提供了丰富的来源；开放的经济、发达的交通、悠久的文化传统，从不同角度满足了人们的精神生活需求。

（一）环境特点

1. 地势低平，气候温暖　我国中部地区地形以平原为主。中部平原海拔皆在 50 米左右。平原多为江河冲积而成，地势平坦，土层肥厚，一望无际。中部平原地区多属于温带大陆性季风气候。其特征为夏季高温多雨，冬季寒冷干燥，气候的大陆性较显著。

2. 雨量充沛，水域发达　我国中部平原地区临近海洋，易受海洋气候的影响，每到夏季，从海洋吹来的东南风带来大量雨水，雨量非常充沛。平原地区地势平坦，地表水位较高，许多地区矿泉蕴藏丰富，再加上充沛的雨量，使平原水域发达，江河支流及湖泊密布，水源十分充足。这种环境特点在给当地的生产及生活带来极大便利的同时，也容易发生灾难。如夏季长江中下游平原易发生洪涝灾害；湖港沟汊水流缓慢，某些传染病的宿生动物滋生，形成了某些自然疫区。

（二）利用有利因素进行养生保健

1. 丰富的矿泉资源　我国著名的矿泉疗养地大部分位于内陆平原或丘陵地带，如陕西临潼华清池、北京小汤山、安徽半汤、南京汤山、江西庐山星子温泉等，矿泉中含多种化学微粒、气体及放射性物质，如碘、溴、钙、镁及二氧化碳、硫化氢、氡气等。矿泉的温度、压力、浮力和化学成分对人体都有一定生理作用，并能防治某些疾病。

2. 优美宜人的风景和气候疗养地　我国的湖滨气候疗养地主要分布在中部地区的长江中下游平原，如江苏太湖、武汉东湖、江西鄱阳湖和湖南洞庭湖。另外，还有一些江滨气候疗养地如钱塘江、松花江，以及风景疗养地如苏州、杭州，都历来为中外人士所向往。这些疗养地的特点为：空气清新、气候湿润宜人；景色秀丽，绿树成荫，繁花似锦，碧波荡漾，湖光山影相映生辉，名胜古迹点缀其中，令人赏心悦目。优美的环境作为良性刺激，能使人心情舒畅，精神振奋。因此，在风景胜地和湖（江）滨环境休养生息，对神经系统、心血管系统和慢性消化系统疾患都有较好的防治作用。

（三）针对不良因素进行预防保健

1. 环境污染　大气环境污染对人体健康有显著影响。大气颗粒物粒径大于 10μm 的颗粒被人体吸入后绝大部分阻留在鼻腔和咽喉部，只有很少部分进入气管和肺内。粒径 0.01～1.0μm 的细小颗粒在肺泡的沉积率最高。颗粒物在沉积位置上对组织的影响取决于其化学组成，因为在颗粒物表面浓缩和富集多种化学物质，这些化学物质若随呼吸进入体内，则会成为肺癌的致病因子。因此人体长期暴露在大气污染严重的环境中，呼吸系统的发病率会明显增高。

此外，中国当前水污染的总体情况不容乐观。工业废水的排放量增加，而且随着人口增加，城市生活污水治理难度相当大。与此同时，农村以农药、化肥等化学品为主要组成的污染源难以在短期内得到有效控制，致使我国一些河流、湖泊地下水受到不同程度的污染。水污染直接影响饮用水源的水质。与不洁的水接触会染上皮肤病，饮用不洁净的水易引起消化系统的疾病。此外，长期大量摄入受到水污染的粮食、蔬菜以及鱼类等，在体内积累到一定程度后，也会对人体产生不良影响。

2. 肝癌 肝癌是恶性度很高的肿瘤，其地域分布与平原地区有明显的相关性。我国肝癌的发病主要集中在中原地区，以长江中下游平原、淮河下游平原、东南沿海平原、珠江三角洲一带发病率较高，其次是松嫩平原、三江平原、宁夏平原以及华北平原北部。这些地区通常地势低洼、水源闭塞、排泄不畅，污染物质或有害物质容易积聚；有些地方的居民饮用宅沟死水；特别长江三角洲平原因气候潮湿，梅雨季节长，食物易发霉，当地居民有在床底贮藏粮食和吃熏烤腌制食品的习惯，摄入的黄曲霉素较多，易诱发肝癌的发生。国内大量肝癌流行病学的调查表明，低洼环境对肝癌的发病确有一定影响。预防措施包括开展环境卫生运动，饮用清洁卫生的水，注意饮食卫生，做好粮食的保管和防霉去毒工作，做好普查工作等。

（四）习俗养生

1. 北京宫廷饮食养生习俗 中国历史上元、明、清三代均定都于北京，作为统治者，封建帝王不仅将自己的意识形态强加于其统治的臣民，以显示自己的至高无上，而且常常将自己的日常生活行为方式标新立异，以显示自己的绝对权威。所以作为饮食行为，也就渗透着统治阶级的思想和意识，形成了有特色的宫廷饮食。宫廷饮食在选料、制作和品种上都有别于一般饮食。

宫廷饮食选料严格，用料精细：皇家可以汇集天下技艺高超的厨师，不同种类的食材都由专人负责精挑细选，不乏人世间的珍稀原料。

烹调工艺精细：元明清时期，我国烹饪技艺更加精湛，进入了成熟时期，特别是清代，已发展成为世界一流的技艺。一统天下的政治势力，为统治者提供了享用各种珍美饮食的可能，要求宫廷饮食在烹饪上要尽量精细，以满足宫廷单调生活下帝王长寿之需要。

品种花色繁杂多样：相传清代慈禧每餐要备正菜100种，同时还要供糕点、水果、粮食、干果等100种。除了正餐，还有两次小吃，每次小吃也有二十碗，并且所有菜肴都不能重复，可以想象宫廷饮食品种之繁多。

随着人民生活水平的提高，对于健康饮食的重视度越来越高，清宫御膳也进入了平常百姓的生活，选料、制作、膳品的种类和用膳的讲究，都渗透着深厚的中国饮食文化特色，并具有良好的养生效果。

2. 河南饮食养生习俗 中原河南是我国古文化的发祥地，具有文物古迹众多、文化古都集中的特点。河南西北部有太行山，西部有伏牛山，南有桐柏山，东南为大别山。全省属亚热带和暖温带过渡地区，湿润和半湿润季风气候。河南在饮食方面有如下特点。

（1）食材丰富 由于河南的地域特点，使得我国北方之谷物、蔬菜、干鲜果品、畜禽鱼鲜等，河南兼有出产。在山区，盛产木耳、银耳、猴头、鹿茸、羊素肚、蘑菇等菌类植物和竹笋、荃菜、板栗、山楂、猕猴桃，以及闻名省内外的信阳毛尖。在平原，陈州黄花菜、商丘胡芹、周口芦笋、怀府山药、林州花椒、焦作香椿、永城辣椒、中牟白蒜、清化老姜等也闻名中外。河南居民主要肉食是猪、牛、羊、鸡、鸭、鱼。鱼类有闻名的宽淇鲫、淮阳佳鲫、黄河鲤鱼、洛鲤伊鲂、卫源白鳝和罗河黄鳝。淮南禽蛋，特别是固始、正阳"三黄鸡"，很受欢迎。在历史上，河南航运四通八达，隋朝已有海产进入洛阳。到北宋时，海味已成豫菜不可缺少的原料。再加上历史久远质量上乘的酿造品和豆制品等，使豫菜具备了一套完整的主料、副料、小料和调料。丰富的食材为河南人民根据不同体质、病情，不同季节、不同地域选择食材养生提供了极大的便利，如用黄河大鲤鱼利水通乳。黄河鲤鱼金鳞赤尾，肉质细嫩而鲜美。《诗经·陈风》有《衡门》篇，其言云："岂其食鱼，必河之鲤。"古有"鲤鱼跳龙门"之传说，因而鲤鱼又有"龙鱼"之称谓。河南民间用之利水通乳，先将鲤鱼剖开，鱼肚中加矾末阴干，称作"矾鲤"，食之可治水肿，见效缓而功效佳。还有当孕妇于临盆前二三月，常有浮肿之症状。此时可用鲤鱼一尾、黑大豆六两，煲作清汤淡饮，小便即可通畅，肿胀即可消退十分之七八。又如产妇缺乳，可用鲤鱼煲汤淡饮，加通草或猪蹄更效。

（2）以四大怀药为主的药膳传统　"四大怀药"泛指焦作市的武陟、孟州、博爱、温县、修武等地所产的山药、地黄、牛膝、菊花四种中药药材。被誉为"国药""华药"，受到国家原产地地理标志产品保护。焦作特有的土壤与气候条件，造就了"四大怀药"独特的药性和较高的保健价值，历史上有贡品之荣。山药古称"薯蓣"，具有甘平入脾、润血归肺、养胃健脾、止泻固精、滋阴壮阳、除寒热邪气、补心血不足等功能，是一种较好的滋补药。地黄又名"地髓"，怀地黄的块大、油性大，是养生祛病的上佳道地药材。牛膝，因其基部有节似牛之膝部而得名，具有利尿、强精、通精之功效。菊花，性微寒，味甘苦，具有疏风清热、平肝明目、解毒消肿等功效，为养生的饮品及膳食中常用之物。"四大怀药"不仅在国内颇有名气，而且也深受海外人士的盛赞。

第三节　因人养生

中医养生以"因人制宜"为基本原则，注重养生的个体差异，强调在辨识个体差异的基础上，选择适当的养生方法，以达到最佳的养生效果，这就是"因人养生"。当然，每个人从心理到生理都是独一无二的，把个体养生的所有方面进行一一分析并区别对待，是不可能的。因此，本章从年龄、性别、体质等差异性较为明显的三个方面，以人群为对象，讨论养生应用。

一、年龄

不同年龄的人，脏腑精气与功能状况均不相同，生长盛衰亦有差异，导致人与人之间在生理、心理等各方面均有差别。即使同一个人，处在人生的不同年龄阶段时，身心状况也有较大变化。因此，必须仔细辨别年龄给人带来的差异性，根据不同年龄阶段的身心特点，有针对性地对各种养生方法加以选择和应用，从而使养生更加符合个体特征，此即"因年龄施养"。另外，人在盛壮期时，遵循常规养生方法进行保养即可，特殊性并不明显，因此本节仅选取"青少年"及"老年"两个时期进行阐述。

（一）青少年保养

《素问·上古天真论》认为，女子"二七而天癸至，任脉通，太冲脉盛，月事以时下，故有子"，男子"二八，肾气盛，天癸至，精气溢泻，阴阳和，故能有子"，男女从"二七"至"三八"，即 14～24 岁，为青少年时期。结合西医学对人体的身体状态与年龄特点的认识，青少年阶段，又可分为青春发育期和青年期，统称青春期。12～18 岁为青春发育期，18～24 岁为青年期。

1. 身心特点　青少年是人生中生长发育的高峰期，又是形体、心理和智力发育的关键时期。肾气旺盛，天癸已至是身心发育的内在核心动力。身体特点是体重迅速增加，第二性征明显发育，生殖系统逐渐成熟，其他脏腑功能亦逐渐成熟和健全。机体精气充实，气血调和。随着生理方面的迅速发育，心理行为也出现了典型特征，具有精神饱满、记忆力强、思想活跃、充满幻想、追求异性、逆反心理强、感情易激动等特点，个体独立化倾向产生与发展，出现以半成熟、半幼稚及独立性、依赖性交错复杂为特征的现象。此时人生观和世界观尚未定型，还处于"近朱者赤，近墨者黑"的阶段，如果能按照身心发育的自然规律，注意体格的保健锻炼和思想品德的教育，可为一生的身心健康打下良好的基础。

2. 施养要点

（1）心理素质的培养 青少年处于心理上的"断奶期"，表现为半幼稚、半成熟以及独立性与依赖性相交错的复杂现象，具有较大的可塑性。他们热情奔放、积极进取，却好高骛远，不易持久，在各方面会表现出一定的冲动性。他们对周围的事物有一定的观察分析和判断能力，但情绪波动较大，缺乏自制力，看问题偏激，有时不能明辨是非。他们虽然仍需依附于家庭，但与外界的人及环境的接触亦日益增多，其独立愿望日益强烈，不希望父母过多地干涉自己，却又缺乏社会经验，极易受外界环境的影响。师长如有疏忽，他们可能会误入歧途。针对青少年的心理特征，培养其健康的心理素质极为重要，可从以下四个方面着手。

①循循善诱，重在疏导。家长和教师要以身作则，为人师表，给青少年以良好影响，同时又要尊重他们独立意向的发展，保护其自尊心，采用说服教育、积极诱导的方法，与他们交朋友，关心他们的学习与生活，并设法充实和丰富他们的业余生活。有事多与他们商量，尊重他们的正确意见，逐渐给他们更多的独立权利，为他们创造一个愉快的、愿意述说的环境，以便了解他们的交友情况及周围环境的影响，探知他们的心理活动与情绪变化，从而有的放矢地予以教导和帮助。可以有意识有针对性地提出问题交给他们讨论，通过辩论以明确是非观念，再向他们提出更高的要求。要从积极方面启发他们的兴趣与爱好，激发他们积极进取、刻苦奋斗的精神，培养良好的个性与习惯。要教他们慎重择友，避免与坏人接触。要向他们推荐优秀书刊，不接触不健康的读物。要鼓励他们积极参加集体活动，培养集体主义思想，逐渐树立正确的世界观和人生观，使他们有远大的理想与追求。对于他们的错误或早恋等问题，不能采取粗暴、压制及命令的方式，而是摆事实，讲道理，耐心细致地说服和劝导。

②自我修炼，提高素养。青少年的身体发育虽已接近成人，可是对环境、生活的适应能力和对事物的综合、处理能力仍然很差。青少年应该在师长的引导协助下，在自己所处的环境中，加强思想意识的锻炼和修养，力求养成独立自觉、坚强稳定、直爽开朗、亲切活泼的个性。遇事冷静，言行适度，文明礼貌，尊老爱幼，切忌恃智好胜，恃强好斗。要有自知之明，正确地对待学业问题，处理好个人与集体的关系，明确自己在不同场合所处的不同位置，善于角色变换，采用不同的处事方法，从而有利于社交活动，促进人事关系的和谐，有益于身心健康。

③科学的性教育。贯穿于青春期的最大特征是性发育的开始与完成。正如《素问·上古天真论》云："丈夫……二八，肾气盛，天癸至，精气溢泻。""女子……二七而天癸至，任脉通，太冲脉盛，月事以时下。"其心理方面的最大变化也反映在性心理领域，性意识萌发，处于朦胧状态。由于青年人的情绪易于波动，自制力差，若受社会不良现象的影响，常可使某些青年滋长不健康性心理，以致早恋早婚，荒废学业，有的甚至触犯法律，走上犯罪道路。因此，青春期的性教育尤为重要。

青春期的性教育，包括性知识和性道德教育两个方面。要帮助青少年正确理解正常的生理变化，以解除性成熟造成的好奇、困惑、羞涩、焦虑、紧张的心理。要教育青年不要染上手淫习惯，如已染上者，则要树立坚强意志，坚决克服掉。女青年要做好经期卫生保健。要注意隔离和消除可能引起他们不良性行为的语言、书报、影视、网络等环境因素。安排好他们的课余时间，把他们引导到正当的活动中去，鼓励他们积极参加文体活动，把主要精力放在学习上。另外，帮助他们充分了解两性关系中的行为规范，破除性神秘感。教导他们正确区别和重视友谊、恋爱、婚育的关系；提倡晚婚，避免早恋，宣传优生、计划生育以及性病（包括艾滋病）的预防知识。

④培养坚强的性格。当前中国的大多数家庭，只有一到两个孩子，因此对其非常宠爱，这就

容易导致青少年心理脆弱，意志薄弱，养成依赖心理和养尊处优的不良习惯，表现为交往能力和适应能力较差，一旦遇到挫折，就会惊恐万状，茫然无措，甚至容易因绝望而轻生。培养孩子坚强的性格对他们以后的人生道路有着重要的影响。著名科学家爱迪生曾经说过："失败也是我需要的，它和成功一样有价值。"所以，要培养孩子坚毅的性格，顽强的品质，自立的意识；要培养孩子的自我监控能力，使孩子养成自我教育的习惯，形成自我教育、自我管理的能力；要培养孩子的忍耐力和持久力，使他们勇于接受挑战，具有持之以恒、坚忍不拔的精神；进而培养沉着、果断、勇敢的积极心态。要让他们享受成功的同时也品尝失败的滋味。因为人生不可能总是一帆风顺的，人生的道路上总会有许多的坎坷。所以，对孩子要进行失败教育和挫折教育，使他们充分认识到，任何时候，任何条件下，挫折总是难以避免的，培养他们正确认识与对待挫折，然后认真、冷静、客观地分析，为下一次的冲刺，为另一个成功的到来打下良好的基础。

（2）饮食调摄　青少年生长发育迅速，代谢旺盛，必须全面合理地摄取营养，要特别注重蛋白质和热能的补充。碳水化合物、脂肪是热能的主要来源，碳水化合物主要含于主食之中，青少年应保证足够的饭量，增加粗粮在主食中的比例，并摄入适量的脂肪。女青年不应为减肥而过度节食，以致营养不良。男青年也不可自恃体强而暴饮暴食，寒热无度。对于先天体质较弱者，更应抓紧在发育时期做好饮食调摄，通过培育后天以补其先天不足。另外，青少年时期，往往学习压力大，用脑强度大，故饮食中可适当增加一些有益大脑发育的食物，如各种水产肉类、干果等，尤其是海产肉类，或者在正常饮食之外，稍补充鱼肝油等保健品。同时要注意，青少年时期，每个人的发育有其自身固有进程，因此要慎用补品，如蜂王浆、人参、鹿茸等，防止拔苗助长，对其正常发育造成影响。

（3）良好生活习惯的培养　青少年不应自恃体壮、精力旺盛而过劳。应该根据具体情况科学地安排作息时间，做到"起居有常，不妄作劳"。既要专心致志地学习、工作，又要有适当的户外活动和正当的娱乐休息，保证充足的睡眠。如此方能保证精力充沛，提高学习、工作效率，有利于身心健康。

要养成良好的卫生习惯，注意口腔卫生。读书、写字、站立时应保持正确姿势，以促进正常发育，预防疾病的发生。变声期要特别注意保护好嗓子，应避免沾染吸烟、酗酒等恶习，吸烟、酗酒不仅危害身体，而且影响心理健康。如吸烟可使青年注意力涣散，记忆力减退，学习效率降低。

青少年的衣着宜宽松、朴素、大方。女青年不可束胸紧腰，以免影响乳房发育和肾脏功能；男青年不要穿紧身裤，以免影响睾丸正常的生理功能。夏秋两季男女青年穿紧身裤，容易引起腹股沟癣、湿疹等皮肤疾病。

（4）积极参加体育锻炼　持之以恒的体育锻炼，是促进青少年生长发育、提高身体素质的关键因素。要注意身体的全面锻炼，选择项目时，要同时兼顾力量、速度、耐力、灵敏度等各项素质的发展。偏重力量的锻炼项目有短跑，举杠铃等；偏重耐力的锻炼项目有长跑、游泳等；偏重灵敏的锻炼项目有跳远、跳高、球类运动等。可根据个体情况选择锻炼。

青少年参加体育锻炼，要根据自己的体质强弱和健康状况来安排锻炼时间、内容和强度。要注意循序渐进，一般一天锻炼 1～2 次，可安排在清晨和晚饭前 1 小时，每次 1 小时左右。锻炼前要做准备活动，要讲究运动卫生，注意运动安全。

（二）老年保养

《素问·上古天真论》认为，女子"七七，任脉虚，太冲脉衰少，天癸竭，地道不通，故形坏而无子也"，丈夫"八八，则齿发去"，故49～64岁阶段是天癸尽而致"五脏皆衰，筋骨解堕""发鬓白，身体重，行步不正"。《景岳全书·传忠录·中兴论》强调："人于中年左右，当大为修理一番，则再振根基，尚余强半。"老年阶段不但肾气衰竭，而且五脏皆衰，如何得当调理，防止老年病、延缓衰老至关重要。当前，我国对老年人的年龄界限仍沿用60岁，超过60岁即为老年人。

1. 身心特点 《灵枢·天年》早有"六十岁，心气始衰，苦忧悲，血气懈惰，故好卧；七十岁，脾气虚，皮肤枯；八十岁，肺气衰，魄离，故言善误"的说法。人到老年，机体会出现生理功能和形态学方面的退行性变化。其生理特点表现为脏腑气血生理功能的自然衰退，机体调控阴阳平和的稳定性降低。再加社会角色、社会地位的改变带来心理上的变化，常产生孤独垂暮、忧郁多疑、烦躁易怒等心理状态，其适应环境及自我调控能力低下，若遇不良环境和刺激因素，易于诱发多种疾病，较难恢复。老年养生保健应注意上述特点，有针对性地采用调养形神的方法保养身心。

2. 施养要点

（1）知足谦和，老而不怠 人至老年，处世宜知足常乐、豁达宽宏、谦让和善，从容冷静地处理各种矛盾，从而保持家庭和睦、社会关系的协调，有益于身心健康。《遵生八笺·身心当知所损论》说："积有善功，常存阴德，可以延年。"又说："谦和辞让，损己利人，可以延年。"要求老年人明理智，存敬戒，生活知足无嗜欲，做到人老心不老，退休不怠惰，热爱生活，保持自信，勤于用脑，进取不止。经常读书看报、学习各种专业知识和技能。根据自己的身体健康状况，多做好事，充分发挥余热，为社会作出新的贡献。如此可减慢功能的衰退，领略工作学习的乐趣，寓保健于学习、贡献之中。

同时，老年人应回避各种不良环境、精神因素的刺激。《寿亲养老新书·戒忌保护》提出："凡丧葬凶祸不可令吊，疾病危困不可令惊，悲哀忧愁不可令人预报……暗昧之室不可令孤，凶祸远报不可令知，轻薄婢使不可令亲。"即遇到丧事追悼等，尽量不要让老年人哀思凭吊；遇到疾病困苦，尽量不要让老年人受到惊吓；有哀愁悲愤之事，尽量不要让老年人知晓；不要让老年人独处等。总之，旨在不让老年人的情绪有剧烈的波动。这些都是古代养生家的经验之谈，值得借鉴。因此，老年人应根据自己的性格和情趣，主动设法怡情悦志，如澄心静坐、益友清谈、临池观鱼等，使生活自得其乐，有利康寿。

老年人往往体弱多病，应树立乐观主义精神和战胜疾病的信心，参加一些有意义的活动和锻炼，分散自己的注意力。同时，应积极主动地配合治疗，可以尽快地恢复健康。还须定期进行体检，及早发现一些不良征兆，及时进行预防或治疗。

（2）审慎调食，脾胃为重 《寿亲养老新书·饮食调治》指出："高年之人，真气耗竭，五脏衰弱，全仰饮食以资气血。"故当审慎调摄饮食，以求祛病延年。反之"若生冷无节，饥饱失宜，调停无度，动成疾患"，则损体减寿。老年人的饮食应该营养丰富、口味清淡、易于消化，适合老年生理特点。

①食宜多样。年高之人，精气渐衰，应该摄食多样饮食，使谷、果、畜、菜适当搭配，做到营养丰富全面，以补益精气延缓衰老。老年人不要偏食，不要过分限制或过量食用某些食品，又应适当补充一些机体缺乏的营养物质，使老年人获得均衡的营养。

例如，老年人由于生理功能减退，容易发生钙代谢的负平衡，出现骨质疏松症及脱钙现象，也极易造成骨折。同时，老人胃酸分泌相对减少，也会影响钙的吸收和利用。故在饮食中选用含钙高的食品，适当多补充钙质，对老年人具有特殊意义。乳类及乳制品、大豆及豆制品是较好的食物钙来源，芹菜、山楂、香菜等含钙量也较高。

　　针对老年人肾气亏虚、脾胃功能减退的特点，可经常食用莲子、山药、藕粉、菱角、核桃、黑豆等补脾肾益康寿之食品，或辅食药膳进行食疗，如扁豆山药粥、莲子芡实粥、牛髓膏子等。

　　②食宜清淡。老年人之脾胃虚衰，受纳运化力薄，其饮食宜清淡，多吃鱼、瘦肉、豆类食品和新鲜蔬菜水果，不宜吃浓浊、肥腻或过咸的食品。要限制动物脂肪，宜食植物油。现代营养学提出老年人的饮食应是"三多三少"，即蛋白质多、维生素多、纤维素多；糖类少、脂肪少、盐少，正符合"清淡"这一原则。

　　③食宜温热熟软。老年人阳气日衰，而脾胃又喜暖恶冷，故宜食用温热之品护持脾胃，勿食或少食生冷，以免损伤脾胃，但亦不宜温热过甚，以"热不炙唇，冷不振齿"为宜。老人脾胃虚弱，加上牙齿松动脱落，咀嚼困难，故宜食用软食，忌食黏硬不易消化之品。明代医家李梴于《医学入门·本草分类》中提倡老人食粥，曰："盖晨起食粥，推陈致新，利膈养胃，生津液，令人一日清爽，所补不小。"粥不仅容易消化，且益胃生津，对老年人的脾胃尤为适宜。

　　④食宜少缓。老年人宜谨记"食饮有节"，不宜过饱。《寿亲养老新书·饮食调治》强调："尊年之人，不可顿饱，但频频与食，使脾胃易化，谷气长存。"主张老人少量多餐，既保证营养供足，又不伤肠胃。进食不可过急过快，宜细嚼慢咽，这不仅有助于饮食的消化吸收，还可避免"吞、呛、噎、咳"的发生。老年人如果脾胃功能不佳，可每日食4～5顿，每顿五至六分饱，以帮助脾胃运化。至于每餐具体的时间，可根据老年人及家人的生活规律进行安排，逐步固定下来。

　　（3）谨慎起居，劳逸适度　老年人的气血不足，护持肌表的卫气常虚，易致外感，当谨慎调摄生活起居。《寿亲养老新书·宴处起居》指出："凡行住坐卧，宴处起居，皆须巧立制度。"老年人的生活，既不要安排得十分紧张，又不要毫无规律，要科学合理，符合老年人的生理特点，这是老年养生之大要。

　　老年人的居住环境以安静清洁、空气流通、阳光充足、湿度适宜、生活方便的地方为好。首先要保证良好的睡眠，但不可嗜卧，嗜卧则损神气，也影响人体气血营卫的运行。宜早卧早起，以右侧屈卧为佳。注意避风防冻，但忌蒙头而睡。

　　老年人应慎衣着，适寒暖。要根据季节气候的变化而随时增减衣衫。要注意胸、背、腿、腰及双脚的保暖。

　　老年人的肾气逐渐衰退，房事频度应随增龄而递减。年高体弱者要断欲独卧，避忌房事。体质刚强有性要求者，不要强忍，但应适可而止。《泰定养生主论·论衰老》认为："人年五十者，精力将衰，大法当二十日一次施泄。六十者，当闭固勿泄也。"这与孙思邈的老年节欲观相似。

　　老年人机体功能逐渐减退，较易疲劳，尤当注意劳逸适度。要尽可能做些力所能及的体力劳动或脑力劳动，但要量力而行，做到"行不疾步，耳不极听，目不极视，坐不至久，卧不极疲"（《抱朴子·极言》），切勿过度疲倦，以免过劳致病。《保生要录·调肢体》指出："养生者，形要小劳，无至大疲。"说明了劳逸适度对老年保健的重要性。

　　老年人应保持良好的卫生习惯，面宜常洗，发宜常梳，早晚漱口。临睡前，宜用热水洗泡双足。要定时排便，经常保持大小便通畅，及时排除导致二便障碍的因素，防止因二便失常而诱发疾病。

　　（4）适度运动，行血活络　年老之人，精气虚衰，气血运行迟缓，故又多瘀多滞。积极的体育锻炼可以促进气血运行，舒筋活络，延缓衰老，并可产生一种良性心理刺激，使人精神焕发，对消除孤独垂暮、忧郁多疑、烦躁易怒等情绪有积极作用。

老年人运动锻炼应遵循因人制宜、适时适量、循序渐进、持之以恒的原则。参加锻炼前，要请医生进行全面检查，了解身体健康状况及有无重大疾病。在医生的指导下，选择恰当的运动项目，掌握好活动强度、速度和时间。一般来讲，老年人之运动量宜小不宜大、动作宜缓慢而有节律。适合老年人的运动项目有太极拳、五禽戏、气功、武术、八段锦、慢跑、散步、游泳、乒乓球、羽毛球、老年体操等。锻炼时要量力而行，力戒争胜好强，避免情绪过于紧张或激动。运动次数每天一般宜 1～2 次，时间以早晨日出后为好，晚上可安排在饭后一个半小时以后。老年人切忌在恶劣气候环境中锻炼，以免带来不良后果。例如盛夏季节，不要在烈日下锻炼，以防中暑或发生脑血管意外；冬季冰天雪地，天冷路滑，外出锻炼，要注意防寒保暖，防止跌倒。雾霾、大风大雨天气不宜外出运动。

老年人应掌握自我监护知识。运动时，要根据主观感觉、心率及体重变化来判断运动量是否合适，酌情调整。必要时可暂时停止锻炼，不要勉强。锻炼三个月以后，应进行自我健康小结，总结睡眠、二便、食欲、心率、心律正常与否。一旦发现情况，应及时就诊，调整运动方案。

（5）合理用药，补偏救弊　老年人由于生理上退行性改变，机体功能减退，无论是治疗用药，还是保健用药，都不同于中青年。一般而言，老年人保健用药应遵循以下原则：宜多进补少用泻；药宜平和，药量宜小；注重脾肾，兼顾五脏；辨体质论补，调整阴阳；掌握时令季节变化规律用药，定期观察；多以丸散膏丹，少用汤剂；药食并举，因势利导。如此方能收到补偏救弊、防病延年之效。

二、性别

《素问·阴阳应象大论》认为："天地者，万物之上下也；阴阳者，血气之男女也。"人类由于天癸在男女体内表现的功能不同而存在性别差异，发病的规律也不尽相同，养生的方式就有差异。因此，辨性别养生是养生的重要原则与方法。

（一）男性保养

1. 身心特点

（1）男性为阳刚之质　《格致余论·饮食色欲箴序》说："唯人之生，与天地参，坤道成女，乾道成男。"女子属阴，男子属阳。男性具有强悍阳刚之质，形态表现为肌肉筋骨强健隆起，肢体运动敏捷有力；心理上具有主动勇敢、争强好胜、喜动恶静的特征；具有处事果断刚毅、敢想敢说敢为、做事干脆利落的气质。心胸较为开阔，坦诚大度，感情粗犷，性格豪放。男性进取心较强，在社会交往、家庭生活和事业上都表现出较强的好胜心和自尊心。较女性而言，刚强有余而柔韧不足，对事情的细节处理和自制能力相对较弱，易出现亢奋的情绪变化。

（2）男子以精为主　精血是人类生命活动不可缺少的基本物质，相对而言，男子以精为基础，女子以血为基础。男子在性生活中，通过排精，消耗相当数量的精液，以满足生理和心理上的需求。男性这种独特的排精功能，决定了男性易于精亏的生理特点，故不可以欲竭其精。临床发现房事不节的男子，常常出现思维迟钝、两目无光、腰膝酸软、头晕耳鸣、健忘乏力、阳痿早泄、遗精滑精等症状。西医学认为精液中含有大量的前列腺素、蛋白质、微量元素锌等重要物质。前列腺素存在于人体许多重要器官与组织中，如脑、胸腺、骨髓、肾、肺、虹膜、胃、肠、神经等，它能帮助控制炎症，调节血压、平滑肌的活动，以及神经冲动传递等，可影响心血管系统、神经系统及消化系统等功能，前列腺素不足可导致上述系统发生病理变化而加速衰老。

2. 施养要点

（1）节欲保精　《医学心悟·求嗣》说："男子以保精为主，女子以调经为主。保精之道，莫如寡欲。远房帏，勿纵饮，少劳神，则精气足矣。""男子以精为主"，肾精在男性健康中具有十分重要的作用。因此，男性日常保健重在顾护肾精。节欲，即节制过频的性生活，并非禁止性生活。男性肾精亏耗，多由房事不节所致。少年男子应晚近女色，"待壮而婚"，不可过早婚育，以免耗伤肾精，否则会对身体造成伤害。《褚氏遗书·精血》言："精未通而御女以通其精，则五体有不满之处，异日有难状之疾。"已婚男子应节制房事，切忌纵欲，以免精液屡泄，而致精竭气衰，神疲形损，未至天年而早夭。

（2）调神养精　自古以来，中医学非常重视精与神的关系，认为精是神产生的物质基础，而神对精又有支配作用。精可养神，神可御精，积精可全神，宁神可保精，二者相互为用，维持正常的生命活动。因此，男子应注重自身的道德修养，增强心神的安定性，以期神清情静。只有收心养心，思想清静，少思寡欲，戒除杂念，情绪安宁，精气才能内守，不易外泄。若心神不宁，神驰于外，或思虑过度，所欲不得，则精易走失或暗耗，故《格致余论·阳有余阴不足论》说："心动则相火亦动，动则精自走，相火翕然而起，虽不交会，亦暗流而疏泄矣。所以圣贤只是教人收心养心，其旨深矣。"

（3）养护阳气　《景岳全书·大宝论》曰："天之大宝，只此一丸红日；人之大宝，只此一息真阳。"可见，阳气是生命活动的动力，男性为阳刚之质，阳气所主，男性的强健与否，在很大程度上取决于阳气是否旺盛。寒为阴邪，最易伤人阳气。宋代庞安时指出："严寒冬令，为杀厉之气也。故君子善知摄生，当严寒之时，周密居室而不犯寒毒。"（《伤寒总病论·叙论》）故气温较低、气候寒冷时，男子更应注意防寒保暖，以免为寒气所伤。气候炎热时，也不应贪食寒凉，乘风露宿。春季之时，自然之阳气升发，万物生机盎然，此时顺时保养，衣着宜捂，不可顿减，以免寒气伤阳。正如《备急千金要方·道林养性》所云："春冻未泮，衣欲下厚上薄，养阳收阴，继世长生。"

（4）戒烟限酒　吸烟对健康的危害愈来愈清楚地被科学研究所证实，吸烟可以干扰丘脑－垂体－性腺轴功能，降低男子精液质量，导致少精子症和弱精子症，使精子数目减少。还可诱发精索静脉曲张，导致不育。有研究证实男性多发肺癌、肝癌的原因之一就是吸烟。因此，不吸烟是男性健康生活的重要方面。

酒为水谷之精气，五味之精华，如能适量饮用，对于强身健体，颇为有益，故历代医学家、养生学家和文人墨客对酒大加赞誉，许多药酒更是祛病延年的佳品。但是，饮酒过度有诸多危害，龚廷贤有《嗜酒伤身》论，罗天益有《饮伤脾胃》论，认为饮酒过度和不恰当的饮酒习惯会"伤冲和，损精神，涸荣卫，竭天癸，夭夫人寿"。现代研究证明，酒能破坏精子膜结构，使精子发生畸变或活力减弱，说明酒对男性生殖有不利影响，过量饮酒，还会使前列腺充血，容易诱发和引起前列腺炎。所以，男性饮酒要把握适量的原则，不要酗酒，酒后行房更为养生大忌。

（5）饮食调养　肾所藏的先天之精，须赖后天饮食水谷精微不断化生，才能泉源不竭，行使其正常的生理功能。所以饮食上应做到饥饱适度，荤素结合，膳食平衡，不可过饥过饱。

饮食精气能化生人之精气。特别是血肉有情之品，如鸭肉、羊肉、海参、乌龟、虾等，适量食用，可有益精填髓，强身健体。

饮食可生阳。饮食中辛甘温热之品，大都有生阳助阳之功。《素问·阴阳应象大论》曰："辛甘发散为阳。"诸如葱、姜、蒜、枣、花生、狗肉、羊肉之类食物，皆能助人阳气，祛散阴寒。许多民间传统小吃和菜肴，都有生阳的作用，如生姜粥、羊肉粥、当归炖鸡、核桃仁炒韭菜等，男子若经常合理食用，能资助阳气，增进健康。

（6）药物调养 药物补精为历代养生家所倡导，如明代张景岳认为熟地黄"以至静之性，以至甘至浓之味，实精血形质中第一品纯浓之药"，乃补精填精之佳品，清代名医叶天士主张用血肉有情之品补精，如鹿角胶、龟甲胶、牛骨髓、紫河车之类，具有较好的补益肾精的作用。

另外，补气助阳药物在男性保健中发挥着重要作用，诸如人参、黄芪、白术、山药、甘草、蜂蜜等补气药，鹿茸、巴戟天、仙茅、淫羊藿、杜仲、菟丝子等补阳药均作用可靠。益气补阳的中成药，如金匮肾气丸、右归丸、鹿龟补肾丸等，服用方便，疗效确切。需要注意的是，服药不可过量过久，不能迷信药物的作用，而恣情纵欲，不加节制，最终都将损害健康。

（二）女性保养

1. 身心特点 妇女在生理上有月经、胎孕、产育、哺乳等特点，其脏腑经络气血活动的某些方面与男子有所不同，"以血为本"。

妇女又具有感情丰富的心理特点，精血神气颇多耗损，易患病早衰。《备急千金要方·妇人方》中说："妇人之别有方者，以其胎妊生产崩伤之异故也。"又说："女人嗜欲多于丈夫，感病倍于男子，加以慈恋、爱憎、嫉妒、忧恚，染着坚牢，情不自抑，所以为病根深，疗之难瘥。"做好妇女的卫生保健，有着特殊重要的意义。她们的健康不仅影响自身寿命，还关系到子孙后代的体质和智力发展。为了预防并减少妇女疾病的发生，保证妇女的健康长寿，除了注意一般的卫生保健外，尚需注重经期、孕期、产褥期、哺乳期及更年期的卫生保健。

2. 施养要点

（1）经期养生保健要点 月经是女性周期性子宫出血的生理现象。正常而有规律的月经是女性生殖功能成熟，具备孕、产能力的重要标志。一般经期无特殊症状。某些妇女在月经期出现乏力、少腹或腰脊下坠等不适症状，经后自然消失，不影响正常生活，一般不以病态论。

肾主封藏，肝主疏泄。月经的周期性变化，是肾、肝两脏藏、泄相互为用的结果。月经期保健应以保持经血按时而下，泄而有度为主。《景岳全书·妇人规》论"经脉诸脏病因"时说："盖其病之肇端，则或由思虑，或由郁怒，或以积劳，或以六淫饮食。"可见，经期应当于饮食、精神、生活起居各方面谨慎调摄。

①保持清洁。行经期间，血室正开，邪毒易于入侵致病，必须保持外阴清洁，内裤勤洗勤换，最好置于日光下晒干。月经用卫生巾要选择柔软、透气、吸水性好的产品，并及时更换，保持清洁。洗浴宜淋浴，不可盆浴，不得游泳。严禁房事和阴道检查，如因诊断必须做阴道检查者，应在消毒情况下进行。

②寒温适宜。经血贵在行而有度，血得温则畅行，遇寒则凝涩，逢热则妄行。经期要注意寒温调摄，否则每致月经失调、痛经、闭经等证。所以，月经期应根据气候的变化适时增减衣物，调节室内温度，防止过寒过热引起得经脉不调而为患。注意避免炎暑高温、冒雨涉水、冷水洗浴、坐卧湿地、水中作业等，以防六淫邪气侵犯。

③合理饮食。月经期间，经血溢泄，常有乳房胀痛、少腹坠胀、纳少便溏等肝强脾弱现象，饮食一般应取寒温平和、易于消化而富有营养之品，以补充消耗的经血。不可多食生冷酸物、辛辣食品。也可以根据月经具体情况，在辨证的基础上，有针对地选用合理的食品。经血量多属实热者，宜用清热降火、凉血止血之品，如莲藕、生地黄、芦笋等。阴血不足者可适当进食大枣、龙眼肉、莲子、栗子、核桃、葡萄干等以调补阴血，或选用鸡、鸭、鱼、肉类、乳类、蛋类等血肉有情之品以益气养血。

④调和情志。女性在行经前气血郁而未达，常常伴随不同程度的情志变化，如心烦易怒、闷闷不乐、抑郁忧伤等。月经期经血下泄，阴血偏虚，肝气偏盛，此时情绪也易于波动，每每紧张忧郁、烦闷易怒，伴乳房胀痛、腰酸疲乏、少腹坠胀等。因此，在经前和经期都应保持心情舒畅，避免七情过度。否则，会引起脏腑功能失调，气血运行逆乱，轻则加重经间不适感，导致月经失调，重则出现闭经、不孕症等。

⑤活动适量。经期以溢泻经血为主，需要气血调畅。适当活动，有利于经行畅利，减少腹痛，但不宜过劳，要避免过度紧张疲劳、剧烈运动及重体力劳动。若劳倦过度则耗气动血，可致月经过多、经期延长、崩漏等。

（2）胎孕期养生保健要点　胎孕期月经闭止，阴血聚以养胎，孕妇的情志变化、饮食起居各方面不仅影响自身的健康，而且母体脏腑气血之盛衰直接影响着胎儿的生长发育。因此，妊娠期摄生调护是保证母子身心健康、实现优生优育的重要环节。《万氏妇人科·胎前章》概括说："妇人受胎之后，所当戒者，曰房事，曰饮食，曰七情，曰起居，曰禁忌，曰医药。须预先调养，不可少犯，以致伤胎难产，且子多疾，悔之无及。"

①调情志，戒恼怒。气调则胎安，气逆则胎病。故孕期保健首重调畅情志以舒达气机。孕妇宜情志舒畅，情绪稳定，避免各种不良情志的刺激。女子以肝为先天，肝在志为怒，怒则气逆。特别是妊娠之初，经脉内闭，逆气上冲，食饮辄吐。所以，在各种不良情志之中，尤当戒除恼怒。故《竹林女科证治·安胎》强调："恼怒则痞塞不顺，肝气上冲则呕吐、衄血、脾肺受伤。肝气下注则血崩带下，滑胎小产。"

②怡心神，施胎教。古人将安闲宁静、怡养心神视为养胎第一妙法。《竹林女科证治·安胎》提出："不较是非，则气不伤矣。不争得失，则神不劳矣。心无嫉妒，则血自充矣。情无淫荡，则精自足矣。安闲宁静，即是胎教。"

妊娠期实施胎教，不仅要心情宁静，性情温和，还要注意加强修养。应言行端正，多接触美好的事物，以期外感内应，促使胎儿的身心发育。尽量避免各种恶性刺激，做到目不视恶色，耳不听恶声，口不出恶言，目的是为胎儿生长提供良好的环境。《妇人大全良方·胎教门》曰："自妊娠之后，则须行坐端严，性情和悦，常处静室，多听美言，令人讲读诗书，陈礼说乐。耳不闻非言，目不观恶事，如此则生男女福寿敦厚，忠孝贤明。"

③戒房事，小勤劳。古代医家认为保胎以绝欲为第一要策，妊娠期应清心寡欲、分房静养。因房事触动欲火易伤损肾精肾气，引起胎动不安或胎堕、小产。故在孕期前三个月内及最后三个月，应谨戒房事，以免损伤冲任、胞脉，导致病邪内侵。

妇人孕后，血以养胎，气以护胎。应适度活动使气血调和，百脉流畅，有利于分娩和胎儿的生长、发育，虽微有闪挫不致堕胎。过劳伤胎，微劳宜胎，孕期讲究劳逸适度。若过度安逸，久坐久卧，气血凝滞，常致胎位不正、难产；过劳气衰，则易堕胎、小产等。

④避外邪，慎寒温。妊娠之后，气血聚以养胎，正气暂虚，若不慎调护，易受虚邪贼风。感受外邪，郁热不解，多致小产、堕胎。尤其是妊娠早期染伤时邪，还可影响胎儿的生长发育，导致先天畸形。《小儿卫生总微论方·胎中病论》认为胎儿禀赋异常的原因是"母于妊娠之时，失于固养，气形勿充"。因此孕期要顺应四时气候之变化，及时增减衣物，避免外邪侵袭。由于孕妇体质偏热，受孕之后特别要注意衣勿太暖，否则暖则窍开，易招风邪。胎孕期还要注意避免各种电磁辐射、放射性物质等有害物质的影响，保证胎儿的健康发育。

⑤节饮食，慎用药。妊娠早期一般会有不同程度的妊娠反应，此时进食应少量多餐，给予清淡易于消化且富有营养之品。呕吐较重者，可给予饼干、干果等，作为零食。早餐少给汤饮，以

减少对胃的刺激。理气安胃之橄榄、柑橘、枇杷、生姜、萝卜、香菜，以及消导和胃之山楂、米醋、荸荠等均可适量选食。呕吐剧烈者，多有伤津耗液，宜多饮水，并食用滋润生津之番茄、西瓜、饴糖、蜂蜜、莲藕、乳类等以顾护阴液。

妇女怀孕之后需要更多的营养以供胎儿生长发育之需，因此，妊娠期间要特别重视饮食的调摄。饮食宜营养丰富，易于消化，品类多样。选择含有高蛋白的肉类、蛋类、豆类及含大量维生素和纤维的蔬菜、水果等。但饮食应有所节制，过量饮食也有碍胎产。《竹林女科证治·安胎》提出："胎之肥瘦，气通于母，恣食浓味，多致胎肥难产，故孕妇调摄饮食，宜淡薄不宜肥浓，宜清虚不宜重浊，宜和平不宜寒热。"并列举了一些适合孕妇食用的食品，如莲子、芡实、松子、熟藕、山药、鲫鱼、鸭、鲈鱼、鳗鱼、银鱼、海参、淡菜、猪、肚、笋、麻油、腐皮等。孕妇不可过食生冷、暴饮暴食，以防损伤脾胃。应戒烟忌酒、勿食辛辣炙煿与肥甘厚味，以防化热伤阴动血，损及胎元。

妊娠期间，凡峻下、逐水、祛瘀、催胎、通利、破气、通窍及大辛大热有毒之品，应禁用或慎用，以避免药物对孕妇和胎儿的不良影响。若确系病情需要用相关药物时，须本着"衰其大半而止"的原则，结合孕妇体质之状况，严格掌握适应证、用量和服法，中病即止。

⑥讲卫生，宽服饰。孕妇应讲究卫生，经常洗澡，换洗衣裤。衣着宜宽大柔软合体，忌胸腹束缚过紧，以免气血营运不畅，影响胎儿的发育。

此外，孕期应定期进行产前检查，随时了解孕妇及胎儿情况，若出现异常情况，应及时处理，以确保孕妇的健康及胎儿的正常发育。

（3）产褥期养生保健　产后6～8周属产褥期。由于分娩时耗气失血，又分泌乳汁以哺育婴儿，产后子宫尚未复旧，其体质特点是多虚多瘀。若调摄不慎，极易发生产后诸疾。合理的产后调摄可以促进产妇身体恢复，保障婴儿正常哺乳，对母子的身体健康均具有积极意义。

①新产静养，劳逸适度。临产用力失血，多致元气虚损，故产后宜静养以恢复元气，也利于哺育婴儿。保证睡眠充足，特别是产后24小时必须卧床休息，以缓解分娩时的疲劳及恢复盆底肌肉的张力。《竹林女科证治·保产》曰："产后五七日内强力下床，伤动血气，致使风邪乘虚入之。"强调新产需静养，不宜过早操劳负重，避免发生产后恶露不绝、阴挺下脱、缺乳等病。

产后气血常有瘀滞，卧床休息时要经常变换卧位，但不必完全卧床。除难产或手术产外，一般顺产可在产后24小时起床活动，并且逐渐增加活动量，进行适量的轻微运动。产后适当下床活动，可以畅通气血，不仅有利于恶露的排出和子宫的恢复，也可以令二便通畅，避免产后二便不通等病。

因此，产后既要充分休息，又应适度活动，劳逸适度不仅有利于生理功能的恢复，同时也可免生产后诸病。

②调适寒暑，避受风寒。产后气血俱损，百脉空虚，故多见虚寒之象。而且腠理疏松，营卫不固，易受外邪侵袭。所以，产妇的生活环境必须清洁卫生，温暖舒适，空气新鲜，特别强调避风寒、保温暖，不宜当风而卧，以免外邪侵袭而患产后身痛等。冬季尤当注意保暖，防止触冒风寒。但产妇着衣厚薄要适宜，夏季不宜厚衣密室，以免发生中暑；亦不可过于贪凉，或凉水洗浴，以免感冒。

③新产清补，忌食生冷。产妇因分娩气血的耗损和产后哺乳的需要，多有虚弱之象，所以，通过饮食补益以加强营养，可以促进产妇身体的恢复，使乳汁分泌充足。但是一般产后一周内由于体力消耗较大，气血骤虚，脾胃运化功能相对不足，不可大补，应以清补为主，可多饮汤汁丰富，味道清淡，富含营养，且又容易消化的食物，如豆浆、红糖水、牛奶、小米粥、鸡汤、蛋

羹、肉汤、鱼汤等。分娩两周以后，多偏于虚寒之象，可予以温补，如当归生姜羊肉汤或益母草红糖水等，以温补气血，活血化瘀。产妇饮食宜少量多餐，每日可进餐4～5次，不可过饥过饱。依据产后多虚、多瘀的体质特点，产后食补以滋补不碍胃、补虚不留瘀为原则。产妇进食宜选择温性食品，若过食寒凉食物，一则影响泌乳，且易使乳儿腹泻。忌食过于生冷油腻之品，以防损伤脾胃、恶露不下或乳汁郁积不通，也不宜吃辛热伤津动血之物，以防大便困难和恶露过多。

④调畅情志，预防抑郁。产妇分娩后，突然转换成母亲的角色，需担负更多的责任，因此在心理上会承受较大的压力，如果不能很好地心理调适，会出现各种情志病变，表现为烦躁抑郁、焦虑不安、惊悸恐惧等情志症状。因此，产妇自身要做好母亲的角色转换，调整心态，对产后的身体状况和照料孩子的困难有充分的思想准备。家人对产妇需给予关心体贴，好言相对，令其情怀舒畅，精神愉悦，使气血至于平和。故《万病回春·产后》说："初产时，不可问是男女，恐因言语而泄气，或以爱憎而动气，皆能致病。"《女科秘旨·临产须知》云："产后月内，宜戒怒气，勿受惊恐。"

⑤注意清洁，忌早入房。产褥期血室正开，恶露排出，产后汗液较多，易感邪毒而致病，故宜经常洗浴，保持皮肤清洁。产后4周内不能盆浴，以防邪毒内侵而导致带下病、产后发热、产后腹痛及产后血崩等。要特别注意外阴清洁，每天宜用温开水洗涤外阴，及时更换会阴垫，内衣裤要常洗晒。有分娩创伤者，应使用消毒敷料，亦可用药液熏洗。产后三个月内，不可行房事，否则会导致多种产后疾病。《备急千金要方·妇人方》指出："凡产后满百日乃可合会，不尔，至死虚羸，百病滋长，慎之。凡妇人皆患风气，脐下虚冷，莫不由此早行房故也。"

（4）哺乳期养生保健 哺乳期是产妇以乳汁哺育婴儿、产后机体逐渐康复的阶段，一般一年左右。哺乳期合理保健可以使乳母身体得以恢复，乳汁分泌充沛，对母子健康都有重要意义。

①注意乳房卫生。产后应尽早让婴儿吸吮乳头，要帮助乳妇在产后半小时内开奶。初次哺乳前要洗净乳头并涂抹植物油，使乳头的积垢及痂皮变软，然后用肥皂和清水洗净。开始哺乳时，可出现蒸乳反应，乳房往往胀硬疼痛，乳汁排出不通畅，可频繁哺乳，尽量将乳汁排空；也可做局部湿热敷，或用手由乳房四周向乳头方向轻轻按摩乳房，以疏通乳络，使乳汁得行；也可用中药下乳涌泉散等促其通乳。已经有乳房胀痛症状而乳汁分泌充足者，要减少汤类饮食的摄入。

每次哺乳前，乳母要洗手，用温开水清洗乳头。哺乳后也要保持乳头清洁，如仍有余乳，可用手或用吸奶器将乳汁挤出、吸空，以促进乳汁分泌旺盛，并防止乳汁淤积而发生乳痈。若出现乳头皲裂或乳痈，应及时医治。要定时哺乳，既可预防婴儿消化不良，也有利于乳母休息。

②增加饮食营养。《类证治裁·乳症论治》曰："乳汁为气血所化，而源出于胃，实水谷精华也。"乳汁化源于饮食水谷，所以乳母应增进营养，强健脾胃，多喝汤水，以保证乳汁充沛。产后缺乳虽有虚实之别，但总以调养脾胃、滋补气血为主。虾肉、猪蹄、母鸡、花生、黄豆、黄花菜、鲤鱼、鲫鱼、豆腐等均有生乳、催乳之功。

《妇人大全良方·产后门》强调："凡妇人乳汁或行或不行者，皆由气血虚弱，经络不调所致也。"如气血不足之缺乳，可多喝鱼汤、鸡汤、猪蹄汤等，必要时加用当归、黄芪煲汤食用。气血壅闭、经络不通者，可用漏芦、王不留行等疏通气血。芝麻、猪蹄、猪肠、冬瓜、丝瓜、木瓜、赤豆等均系通乳之品，可依据产妇口味加以选食。饮食宜清淡而富有营养，勿滥用补品，勿过食生冷，也不可过咸。忌食辛热刺激性食品。痰湿体质者若滥用滋补，则痰湿凝滞，不仅容易导致乳母形体肥胖，而且会影响乳汁分泌，从而引起缺乳。

③不可滥用药物。许多药物影响乳汁分泌，或经过乳母的血液循环进入乳汁影响婴儿的身体健康。如长期或大量服用，不利于哺乳或使婴儿中毒。例如，乳母服麦芽可导致回乳，服用大黄可使婴儿泄泻。因此，乳母于哺乳期应慎服药物。

（5）更年期养生保健　更年期，或称"围绝经期"，是妇女由壮年的育龄期步入生殖功能衰退的老年期的过渡时期，一般在 45～55 岁。由于肾气渐衰，冲任二脉虚衰，可致阴阳失调，脏腑功能紊乱，一部分妇女会出现烘热汗出、头晕目眩、头痛耳鸣、心悸失眠、烦躁易怒、忧郁悲伤、月经紊乱等症状，称为围绝经期综合征、更年期综合征，或称"经断前后诸证"，表现的轻重因人而异。如果调摄适当，可减缓衰老，避免或减轻更年期综合征，或缩短反应时间，对整个老年期的健康都有重要作用。

①情绪稳定乐观。更年期情志变化的机理多由于肾阴不足、癸水减少，阴虚阳亢而火旺导致，故一般以心肝火旺为主，常出现一系列精神情志的改变，如失眠、烦躁、易怒、忧郁、悲伤等。妇女应当正确认识这一阶段的生理变化，解除思想顾虑，尽量避免不良的精神刺激，消除紧张、焦虑、恐惧等消极心理。注意增加社会交往，使不良情绪得到及时宣泄。根据自己的性格爱好，培养良好的兴趣，以怡情养性，转移注意力。保持情绪乐观稳定，开阔胸怀，以舒缓心理压力，顺利度过更年期。

②注重饮食调养。更年期妇女肾气渐衰，冲任不足，天癸渐竭，故应食用强肾益精之品以调养之。天癸既绝，养在太阴，应顾护脾胃，以助气血生化之源，少食油腻之物，以防止滞碍脾胃，导致运化乏力，痰湿内生，出现肥胖。禁烟并限制饮酒，少吃辛辣刺激性食品，如酒、咖啡、浓茶、胡椒等，多吃蔬菜水果及薯类食物，保持大便通畅，以免助长心肝火旺的病理，使更年期症状加重。

③适量体育活动。更年期妇女应保证睡眠和休息，但要注意过分贪睡反致懒散萎靡，不利于身心健康。只要身体状况许可，就应坚持正常工作。还应选择适合自己的运动方式，如太极拳、太极剑、八段锦等传统运动体育活动，适当运动可以调节气血运行，改善睡眠，避免体重过度增加，愉悦身心，改善健康状况。

④定期检查身体。女性更年期常有月经紊乱，也是生殖器官肿瘤的好发年龄，应每隔半年至一年做一次体检。若出现月经不调或白带增多、绝经后阴道出血、乳房或少腹部包块，需及时就医诊治。对于更年期综合征患者，除了饮食起居方面的调护外，症状严重者配合药物可以改善症状，以免贻误和加重病情。

三、体质

辨体质施养，即在中医理论指导下，根据不同的体质，采用相应的养生方法和措施，纠正体质之偏，以达到却病延年之目的。

（一）体质的基本的概念

体，指形体、生理；质，指特质、性质。体质是指人群及人群中个体禀赋于先天，受后天多种因素影响，在其生长发育和衰老过程中，所形成的结构上和功能上相对稳定的特殊状态，这种特殊状态往往决定其生理反应的特异性及对某些致病因素的易感性和病变过程的倾向性。

"体质"是在中医理论发展过程中形成的病理生理学概念，是机体在先天、后天因素影响下，因脏腑、经络、气血、阴阳等的盛衰偏颇而形成的素质特征。中医学的体质概念，充分体现了中医学"天人合一"的整体观和"形神合一"的生命观。

（二）体质差异形成的原因

人体禀受于先天，长养于后天，因而体质的形成、发展和变化要受到机体内外环境诸多因素的影响。先天禀赋，包括种族、家族遗传、婚育以及养胎、胎教等，决定着个体体质的相对稳定性。后天因素，如饮食营养、生活起居、精神情绪，以及自然环境、社会环境等，对体质的形成和发展变化具有重要影响。

（1）先天因素 《灵枢·决气》载："两神相搏，合而成形，常先身生。"先天因素即"禀赋"，指小儿出生以前在母体内所禀受的一切特征。中医学所说的先天因素，既包括父母双方所赋予的遗传性，又包括子代在母体内发育过程中的营养状态。人体精血禀受于父母，父母的体质特征通过遗传使后代具有类似父母的个体特点。父母双方元气的盛衰、营养状况、生活方式、精神因素等都直接影响到子代禀赋强弱。母体妊娠时胎儿发育的营养状况，对体质特点的形成也起着重要的作用。如过食辛辣燥热等食物，则可使胎儿形成阳盛体质；若营养不足，体虚多病，则易使胎儿形成气血虚弱之体。先天禀赋是体质差异的决定因素，也是保持体质相对稳定的重要条件。

（2）性别因素 男女性别不仅形成各自不同的解剖结构和体质类型，而且在生理特性方面也会显示出各自不同的特点。一般说，男子性多刚悍，女子性多柔弱，男子以气为重，女子以血为先。

（3）年龄因素 "一岁年纪，一岁人。"人体的结构、功能与代谢的变化同年龄有关，从而形成体质的差异。《灵枢·营卫生会》指出："老壮不同气。"即是说年龄不同，对体质也有一定影响。

（4）精神因素 人的精神状态，由于能影响脏腑气血的功能活动，所以可改变体质。如《素问·阴阳应象大论》所谓"怒伤肝""喜伤心""思伤脾""忧伤肺""恐伤肾"，即提示情志异常变化伤及内在脏腑，可影响不同体质的形成。

（5）地理环境因素 人类和其他生物一样，其形态结构、功能活动在适应客观环境的过程中会逐渐发生变化。地理环境不同，则气候、物产、饮食、生活习惯等多有不同，《素问·异法方宜论》在论证不同区域有不同的体质，不同的多发病和不同的治疗方法时，特别强调了不同地区的水土、气候，以及饮食、居住等生活习惯对体质形成的重要影响，说明地理环境对体质的变异，既是一个十分重要的因素，又是非常复杂的因素。

（三）体质的分类

中医学对人体体质所做的分类，古今有别。古代医家主要依据《黄帝内经》所论对体质进行分类，主要有阴阳五行分类、阴阳太少分类、禀性勇怯分类及体型肥瘦分类4种。随着中医学的发展，现代中医常用的体质分类法着眼于阴阳气血津液的盛衰虚实，把人体分为平和质、气虚质、阴虚质、阳虚质、痰湿质、湿热质、气郁质、血瘀质、特禀质九种体质。每种体质有其明显的特征，平和质：阴阳气血调和，以体态适中、面色红润、精力充沛为特征；气虚质：元气不足，以疲乏、气短、自汗等表现为主要特征；阳虚质：阳气不足，以畏寒怕冷、手足不温等虚寒表现为主要特征；阴虚质：阴液亏少，以口燥咽干、手足心热等虚热表现为主要特征；痰湿质：痰湿凝聚，以形体肥胖、腹部肥满、口黏苔腻等痰湿表现为主要特征；湿热质：湿热内蕴，以面垢油光、口苦、苔黄腻等湿热表现为主要特征；血瘀质：血行不畅，以肤色晦暗、舌质紫黯等血瘀表现为主要特征；气郁质：气机郁滞，以神情抑郁、忧虑脆弱等气郁表现为主要特征；特禀质：先天失常，以生理缺陷、过敏反应等为主要特征。

（四）养生要点

体质具有一定的稳定性，同时又备动态可变性。合理的饮食、舒畅的情志及适度的运动可增强体质，促进身心健康，反之，则可使体质衰弱，进而导致各种疾患。运用中医学天人和合的整体观念，对不良体质进行调养，可达到"五脏元真通畅，人即安和"（《金匮要略·脏腑经络先后病脉证》）的健康状态。

本节着重介绍气虚、阴虚、阳虚、痰湿、湿热、气郁、血瘀、特禀等体质的养生方法。至于平和体质，应根据年龄、性别、职业等差异，采用不同的养生方法，不在本章节讨论。

1. 气虚体质

（1）调养原则　补益脾肺，升阳举陷。

（2）养生要点

①精神调养。气虚之人，多性格内向，胆小，缺乏决断能力，情绪不稳定，时常精神不振、健忘、注意力不集中。故在日常生活中，应振奋精神，逐渐培养乐观豁达的生活态度。保持平和心态，避免过度思虑、精神紧张。当烦闷不安、情绪不佳时，可倾听音乐，欣赏戏剧，观看幽默的相声或小品，以消除烦恼，振奋精神。

②饮食调养。饮食以选择性质平和而偏温补的食物为佳，如常食粳米、糯米、小米、黄米、大麦、山药、籼米、小麦、马铃薯、大枣、胡萝卜、鸡肉、鹅肉、兔肉、鹌鹑、牛肉、狗肉、青鱼、鲢鱼等。若气虚甚，可选用"人参莲肉汤"补养。不宜多食生冷、黏滑、苦寒、辛辣刺激性食物，少食油腻及不宜消化的食物。

③体育锻炼。气虚体质者体能、耐力常显不足，故以选择较为柔缓的锻炼方式为宜，如广播操、太极拳、散步、慢跑、按摩四肢及胸腹等，对纠正体质，增强身体素质有很好的帮助。气功可练"六字诀"中的"吹"字功。如运动强度过大、运动时间过久，则易出现疲劳、汗出、气短喘促等正气耗散之象，加重气虚，故应防止过度运动。

④药物调养。气虚之人可选用味甘性温，具有健脾益气作用的药物，如人参、黄芪、茯苓、白术、大枣、山药等。气虚明显者加用补气方剂，偏于脾气虚常见纳呆、腹胀者，宜选四君子汤、参苓白术散或人参健脾丸、补益资生丸等；偏于肺气虚经常感冒者，宜选补肺汤、玉屏风散；偏于肾气虚有夜尿频多者，可选肾气丸。

2. 阴虚体质

（1）调养原则　滋阴降火，镇静安神。

（2）养生要点

①精神调养。阴虚体质之人由于阴津亏虚，阳气不能内敛，火扰心神，故常见性情急躁、心烦易怒，遇事易激惹。精神调养应遵循"恬惔虚无""精神内守"之养神大法。平素加强自我修养，常读提高涵养的书籍，聆听优雅和缓的古典音乐，自觉地养成冷静、沉着的习惯。学会控制自己的情绪，在生活和工作中，对非原则性问题，少与人争，以减少激怒。尽量避免参加争胜负的文娱活动，减少上网次数，缩短在线时间，远离辐射。注意节制欲念，保持平和心态，以保精养神。

②饮食调养。饮食调理以保阴潜阳为原则，宜食用芝麻、糯米、蜂蜜、乳品、甘蔗、蔬菜、水果、豆腐等清淡之品，并着意食用寒凉清润之沙参粥、百合粥、枸杞粥、桑椹粥、山药粥等。条件许可者，可食用燕窝、银耳、海参、淡菜、龟肉、蟹肉、冬虫夏草、老雄鸭等。不宜食用温燥、辛辣、香浓的食物，如葱、姜、蒜、韭、薤、椒等。饭菜以蒸煮为主，不宜采用油煎、油炸、烧烤等烹调方式。

③体育锻炼。阴虚体质者，阳气偏亢，应尽量避免剧烈、耗氧量大的运动方式，以防汗出过多，耗损气阴。着重调养肝肾功能，以太极拳、八段锦等平缓柔和的锻炼方式较为适合。静气功锻炼，如固精功、保健功、长寿功等可调节人体气血经络，交通心肾，保精养神，有利于改善阴虚体质。

④药物调养。可选用滋阴清热、滋养肝肾之品，如女贞子、五味子、墨旱莲、麦冬、天冬、黄精、玉竹、玄参、枸杞子、桑椹、龟甲等诸药。常用方剂有六味地黄丸、大补阴丸等。由于阴虚体质，又有肾阴虚、肝阴虚、肺阴虚、心阴虚等不同，故应随其阴虚部位和程度而调补之，如肺阴虚，宜服百合固金汤；心阴虚，宜服天王补心丸；脾阴虚，宜服慎柔养真汤；肾阴虚，宜服六味地黄丸；肝阴虚，宜服一贯煎。慎用辛温燥烈方药。

3. 阳虚体质

（1）调养原则　温补脾肾，温阳化湿。

（2）养生要点

①精神调养。阳气对神具有温养作用，故《素问·生气通天论》说："阳气者，精则养神。"阳气不足之人性格多沉静、内向，常表现出精神萎靡不振，情绪明显低落，注意力不集中，思维能力下降等表现。因此，要善于运用多种方法振奋精神，调节情绪，消除或减少不良情绪的影响。如可采用歌舞的方法，结合肢体舞蹈和歌曲演唱调动活力，提升阳气，振奋精神。

②饮食调养。应多食味甘、辛，性温热，具有温补作用的食品，如鸡肉、樱桃、龙眼肉、生姜、大葱、韭菜、辣椒等。此类食物可温脾补肾，温阳化湿，有利于改善阳虚体质。根据"春夏养阳"的法则，夏日三伏，每伏可食附子粥或羊肉附子汤一次，配合天地阳旺之时，以壮人体之阳。不宜多食生冷、苦寒、黏腻的食物。即使盛夏，也不可过食寒凉之物，而生姜、羊肉等温热食物反宜多食，正所谓"冬吃萝卜，夏吃姜"。饮料以白开水为主，不宜饮用凉茶及叫乐等碳酸饮料。

③体育锻炼。因"动则生阳"，故阳虚体质之人，要加强体育锻炼，宜采取以振奋、提升阳气的运动锻炼方式。具体项目可视体力强弱而定，如散步、慢跑、太极拳、五禽戏、八段锦、内养操、工间操、球类活动和各种舞蹈活动等。在运动的同时可结合做日光浴、空气浴以强壮卫阳。气功方面，可坚持做强壮功、站桩功、保健功、长寿功等功法。阳虚之人要选择在温暖明媚的天气进行户外锻炼，不宜于阴冷天气或潮湿之地进行长时间运动锻炼。运动量不宜过大、运动形式不宜过激、过猛，切忌大汗淋漓，否则大汗伤阳，加重阳虚。

④药物调养。可选用补阳祛寒、温养肝肾之品，常用药物有鹿茸、海狗肾、蛤蚧、冬虫夏草、巴戟天、淫羊藿、仙茅、肉苁蓉、补骨脂、胡桃、杜仲、续断、菟丝子等，方药可选用金匮肾气丸、右归丸、全鹿丸等。若偏心阳虚者，宜桂枝甘草汤加肉桂常服，虚甚者可加人参；若偏脾阳虚者，选择理中丸，或附子理中丸；脾肾两虚者可用济生肾气丸。慎用甘寒、苦寒药物。

4. 痰湿体质

（1）调养原则　健脾利湿，化痰降浊。

（2）养生要点

①精神调养。痰湿体质者气机容易受阻，气机失于调畅，可见精神抑郁，情绪低落，故要调节心境，以主动积极的心态来面对生活和工作，多与家人和朋友沟通，可多听欢快令人愉悦的音乐，观看喜剧或励志的影视作品。

②饮食调养。饮食以清淡为主，常食用具有健脾利湿、化痰降浊的食物，如薏苡仁、赤小豆、绿豆、白萝卜、荸荠、枇杷、白菜、芹菜、扁豆、蚕豆、包菜等。尽量减少对肉类、海鲜等肥甘厚味之品的摄入。

③体育锻炼。痰湿之体质，多形体肥胖，身重易倦，故应长期坚持体育锻炼，散步、慢跑、球类、武术、八段锦、五禽戏，以及各种舞蹈均可选择。活动量应逐渐增强，让疏松的皮肉逐渐转变成结实、致密之肌肉。气功方面，以站桩功、保健功、长寿功为宜，加强运气功法。

④药物调养。痰湿之生与肺脾肾三脏关系最为密切，故药物调养以调补肺脾肾三脏为重点。若因肺失宣降，津失通调，液聚生痰者，当宣肺化痰，方选二陈汤；若因脾不健运，湿聚成痰者，当健脾化痰，方选六君子汤，或香砂六君子汤；若肾虚不能制水，水泛为痰者，当补肾化痰，方选金水六君煎。

5. 湿热体质

（1）调养原则　清热化湿，分消走泄。

（2）养生要点

①精神调养。湿热体质之人性格多外向，情绪易激动，多怒，好动，不喜静。故平日要加强道德修养和意志锻炼，培养良好的性格，如常读古代文学经典，聆听古典音乐，陶冶情操，沉静心智。有意识控制自己，遇到可怒之事，用理性克服情感上的冲动。

②饮食调养。饮食以清淡为主，主食多选择薏苡仁、赤小豆、绿豆、大米等清热利湿之品。可多食蔬菜、水果，如空心菜、苋菜、芹菜、丝瓜、苦瓜、黄瓜、莲藕等。少食油炸、烧烤及肥甘滋腻助湿生热的食物。忌辛辣燥烈食物，如辣椒、蒜、姜、葱等。另外，牛肉、狗肉、鸡肉、鹿肉等温阳食物宜少食用。酒性辛热上行，湿热之人力戒酗酒。

③体育锻炼。积极参加体育活动，可经常进行大运动量的锻炼，因适当汗出，可使湿热邪气有外泄之机，游泳锻炼是首选项目。此外，跑步、武术、球类等，也可根据爱好进行选择。

④药物调养。可以常用黄连、黄芩、茵陈蒿、苦丁茶等以沸水泡服代茶饮。大便黏滞不爽者，可用荷叶、丝瓜络等泡水代茶饮。心烦易怒，口苦目赤者，宜服龙胆泻肝丸。

6. 气郁体质

（1）调养原则　疏肝理气，调畅气机。

（2）养生要点

①精神调养。气郁之人性格多内向，神情常处于抑郁状态，根据《黄帝内经》"喜胜忧"的原则，应主动寻求快乐，多参加社会活动、集体文娱活动。经常与家人或朋友聊天、谈心，常看喜剧、滑稽剧，听相声，以及富有鼓励、激励的影视作品。多听轻松、开朗、激动的音乐，以提高情志。多读轻松愉悦的书籍，以培养开朗、豁达的性格。在名利上不计较得失，知足常乐。与他人相处，要宽以待人，遇到问题，不苛责他人，从自身找根源。长此以往，逐渐培养起乐观、豁达、宽容的情操，气郁之体亦可得以改善。

②饮食调养。可少量饮酒，以活血通脉，提高情绪。多食一些行气的食物，如佛手、橙子、橘皮、荞麦、韭菜、茴香菜、大蒜、高粱、刀豆、香橼等。

③体育锻炼。多参加体育锻炼及旅游活动，因体育和旅游活动均能运动身体，流通气血，既欣赏了自然美景，调节了精神，呼吸了新鲜空气，又能沐浴阳光，增强身体素质。气功方面，以强壮功、保健功、站桩功为主，着意锻炼呼吸吐纳功法，以开导郁滞。

④药物调养。可常以玫瑰花、佛手花等具有解郁作用的花类泡茶。选用香附、乌药、川楝子、小茴香、青皮、郁金等善于疏肝理气解郁的药为主组成方剂调理，如逍遥丸、越鞠丸等。

7. 血瘀体质

（1）调养原则　活血化瘀，通经止痛。

（2）养生要点

①精神调养。血瘀体质之人常心烦、焦躁、健忘或忧郁、苦闷、多疑，内心孤独感强烈。因此，在情志调摄上，应培养积极、乐观的生活态度，精神愉快则气血和畅，营卫流通，有利血瘀体质的改善。反之，苦闷、忧郁则可加重血瘀倾向。

②饮食调养。可常食桃仁、油菜、山慈菇、黑大豆、山楂、玫瑰花等活血祛瘀作用的食物，米酒、黄酒和红酒等低度酒可少量常饮。

③体育锻炼。气血贵在流通，"不通则痛"，血瘀体质之人常有身体疼痛。可加强体育锻炼，通过运动促进气血流通，达到活血化瘀、通经止痛之效果。如各种舞蹈、太极拳、八段锦、站桩功、长寿功、内养操、保健按摩术，均可实施，总以全身各部都能活动，以助气血运行为原则。

④药物调养。可选用活血化瘀药物，如红花、桃仁、丹参、川芎、当归、三七、续断、茺蔚子等。瘀血明显者，可选用四物汤、桃红四物汤等活血化瘀的方剂；如有肢体关节疼痛者，可选用活络效灵丹；胸痹者，服用丹参滴丸、血府逐瘀胶囊；痛经者选择少腹逐瘀丸、艾附暖宫丸。

8. 特禀体质

（1）调养原则　益气固表，养血消风。

（2）养生要点

①精神调养。特禀体质是由于先天禀赋不足或禀赋遗传等因素造成的一种特殊体质，其对外界环境的适应能力较差，表现出自我封闭、自卑、焦虑、敏感、抑郁等心理反应。

因此，在情志调摄上，多与他人交流，时常阅读励志书籍，培养积极向上的人生观。

②饮食调养。特禀体质者应根据自身实际情况制订相应保健食谱。其中，过敏体质者应避免食用致敏食物，饮食以清淡为主，忌食生冷、辛辣、肥甘厚腻之品。对牛奶、蚕蛹、螃蟹、大虾等异体蛋白食物应慎用。

③体育锻炼。根据各种特禀体质的宜忌选择有针对性的运动锻炼项目，逐渐改善体质。如对花粉过敏者，应避免春季在户外长时间运动；对冷空气过敏者，不宜在寒冷环境中锻炼；对紫外线过敏者，避免在强光下暴晒等。以上过敏体质者可选择于室内进行太极拳、瑜伽等和缓的运动锻炼方式。

④药物调养。可服用党参、黄芪、甘草、当归、何首乌等补益气血的药物。肺气亏虚，易患过敏性鼻炎者，可选用玉屏风散；精血不足，易患荨麻疹者，可服用消风散以养血息风。

第四节　五脏调养

五脏调养是在中医藏象理论指导下，以五脏为核心，以维持脏腑功能稳定协调为目的的综合养生方法。

五脏是生命的基础，是身体强壮的根本。《素问·脉要精微论》说："五脏者，身之强也。""得强则生，失强则死。"因此，中医养生强调以五脏为中心进行调养，使"五脏所藏""五脏所主"功能正常，则人能长久保持健康，却病延寿。即《金匮要略·脏腑经络先后病脉证》称："若五脏元真通畅，人即安和。"同时，各种养生方法的最终目的或效验，都是要使五脏坚固、气血平和，即要使生命的基础得以巩固加强，使五脏生理功能得以正常发挥，进而使以五脏为中心的整个人体生命系统保持正常与协调。

一、肝

肝为阴中之少阳，体阴而用阳。主藏血，具有贮藏血液和调节血量的功能。人体各脏腑组织需要得到肝血的滋养才能发挥正常的生理功能，如《素问·五脏生成》云："故人卧血归于肝，肝受血而能视，足受血而能步，掌受血而能握，指受血而能摄。"而且，肝脏还能根据人体各脏腑器官的活动状态，对血液进行合理的调节和输布，王冰解释为："肝藏血，心行之，人动则血运于诸经，人静则血归于肝脏。"肝为将军之官，风木之脏，喜条达而恶抑郁，善于升发阳气。疏泄既是肝脏之功能，也是肝气条达的具体表现。人体的气、血、津液和精神情志都必须在肝脏疏泄功能的支配调节下，才能发挥各自应有的表现。因此，调养肝脏，最主要的就是要顺应肝喜条达的特性，保持其正常的疏泄，从而维持人体气血津液和精神情志的条达顺畅。

（一）调和情志法

针对肝的调和情志法，主要包括培养积极乐观的人生态度，以及调节、控制不良情绪两个方面。具体而言，主观上应要求自己保持积极向上、愉悦宁静的精神状态，达观、从容地看待和处理世事人情，常保持平常心，以仁爱精神，把各种分外之求、身外之物看开。不以物喜，不以己悲，安常处顺，享受生命，过好每一天。

至于控制不良情绪，则主要应注意以下几个方面的调节。

1. 戒忿怒　"怒则气上"，忿怒的情绪导致气机紊乱，气血运行失常，最终"怒伤肝"，因此，对于难以避免的精神刺激，要学会控制情绪，不激愤、不暴怒，就必须加强平时的自我修养，增强自我控制、调节情志反应的能力，心平气和、理性地对待周遭的不平之事、不顺之事。

2. 摆脱抑郁　近年来，抑郁症的发病率居高不下，越来越引起社会的广泛关注。抑郁症的发生，既有社会心理因素，也有生理改变因素。前者，如营求不遂、际遇不佳、人事关系紧张等，均可使人悒悒不乐，郁郁寡欢，如果长时间得不到化解，就有可能发展为抑郁症。后者，如围绝经期妇女，由于经行断绝，生理周期的改变，可逐步形成精神抑郁的状态。抑郁症的发生并非一朝一夕，而要摆脱抑郁，也需要投入足够的时间、耐心以及适时调节自我情绪。但总的来说，学会交流，懂得倾诉，放松自我，适当的发泄，得失不萦于怀，爱憎不留于意，是预防抑郁症发生的有效手段。

3. 减少焦虑　由于现代社会激烈的竞争和快节奏的工作生活，使许多人在职场、家庭、情感上陷入高度紧张、茫然不知所措的境地；在各种工作、生活压力之下，焦躁急切，烦思苦虑，甚至寝食难安，形颜憔悴。因此，要想摆脱这种身心不安的状态，就必须走出焦虑，不为名利枷锁所困。

调养情志的方法还有很多，除了教材其他章节提到的琴棋书画、花鸟虫鱼的雅趣之外，高濂《遵生八笺》设"燕闲清赏笺"三卷，载雅兴逸玩之事凡数百，足资参稽。如寄情于草木，乐志于山水；赏菊篱下，垂钓江滨；优游山岳，远足域外；枕石漱流，听松观涛；焚香煮茗，藤萝览月，不一而足。所谓"音声动耳，诗语感心""看花解闷，听曲消愁""水声养耳，草色养目"，凡此之类，触物皆有会心处，均有助于保持或恢复肝气的条达舒畅。

（二）日常调养法

肝藏血，主疏泄，喜条达，恶抑郁。因此，在日常起居中养护肝脏，就需顾护肝血，舒畅肝气。

1. 生活规律　早睡早起，按时就寝，不熬夜，是养肝血的关键。人卧则血归于肝，应在23:00前就寝。夜半为水火交泰之际，阴气最盛，人体自我修复旺盛，若常熬夜，则会导致肝血不足、肝火上炎，出现眼睛干涩、疲劳困乏、头晕、易怒等症状。白天要养成定时午睡的习惯，小憩片刻，可减轻疲惫。"肝为罢极之本"，日常生活中还应劳逸结合，注意休息。

2. 适当运动　运动强度因人而异，以运动后不过于疲劳为度。慢跑、骑车、游泳等运动，都可促进体内血液流通，保持精力旺盛。切忌过于剧烈的运动，因肝主筋，四肢活动过于剧烈，则会伤及筋膜，进而影响肝脏。人之运动，由乎筋力，而筋膜的充养源于肝血，肝血充足，则筋力强健，运动灵活。

3. 按摩保肝穴位　可常点按大敦穴、太冲穴、行间穴、太溪穴、肝俞穴。肝经循行于胁肋部，还可配合推搓两胁法，疏肝解郁。

4. 健脾以护肝　肝属木，脾属土，木旺则乘土。肝主藏血，能贮藏血液，调节全身血量；脾主统血，为气血生化之源。因此，提高脾胃的消化功能，就能增加气血，进而使肝脏有血可藏。党参、山药、茯苓、白术、薏苡仁、扁豆等健脾的中药适宜服用。

此外，肝开窍于目，目受血而能视。如果肝血不足，眼失濡养，就会视物昏花。反过来，用眼过度，也会导致肝的功能不能正常发挥。现代科技文明正在急速地改变人们的生活，上班看电脑，回家看电视，日常看手机，已经成为普遍的生活现象。由于过度用眼，易导致肝血暗耗。因此，闭目养神，不仅是养眼的功夫，也是养肝的方法。

（三）饮馔服食法

从药食性质的角度，养肝宜适当服食味酸、甘，或色青的药食。肝在五行属木，在味为酸。《素问·宣明五气》云："酸入肝。"《灵枢·五味》云："五味各走其所喜，谷味酸，先走肝。"酸味之食物、药物摄入体内后，入肝而主收敛，可以制约肝气的过度升散，从而保证肝血的潜藏，发挥其补养作用，故"酸补肝"。《素问·脏气法时论》还言："肝色青，宜食甘，粳米、牛肉、枣、葵皆甘。"说明肝为将军之官，志怒而急，急则自伤。而甘味食物能补、能和、能缓，有滋补和中、调和药性及缓急止痛的作用。故肝病出现急躁易怒或经脉拘急时，可用甘味食物缓和，同时也是增甘味来补脾土，防止肝气过亢，乘克脾土。平常还可多吃些青色的食物，色青入肝，如各种绿叶蔬菜：黄瓜、菠菜、西兰花等。绿豆色青，经现代研究发现可以降低胆固醇、保肝、抗过敏，又可帮助肝脏排毒，可以将之煮成绿豆粥服用。

从五味所伤角度，养肝忌过食酸、辛。五味虽然可以调理、补养五脏之气，但多食或偏嗜某味，也会损伤身体。对肝而言，肝主筋，《素问·宣明五气》："酸走筋，筋病无多食酸。"若"味过于酸"则"肝气以津"，即酸味太过，则会伤害肝脏，如使肝气过敛，则可能出现木气抑郁、筋缓脉阻。过量食用辛味的食物和药物容易影响肝的藏血、主筋功能。

从药食功效的角度，宜适当选择补血、行气或清肝之品。①肝主藏血，只有充足的阴血，才能使其生理功能正常运行。所以我们要在平时就多注意滋养肝血，可用的药物有当归、白芍、阿胶等，方剂如四物汤、小营煎等。常用药膳有鸡肝大米粥、生地天冬猪肝汤、海带黄豆煲鸡汤等。其中之阿胶，补血功效虽佳，但由于其胶质特性，入煎剂会黏附于药罐或其他药物上，故应以开水烊化，即用少许热水或黄酒溶化，或与黄酒、冰糖共蒸，做成固元膏服用。消化功能弱的人不宜服用过量阿胶，防其滋腻碍胃，且应空腹时服用。②肝主疏泄，喜条达恶抑郁，故养肝当顺肝之喜好，选择疏肝理气的药食。疏调肝气常用的药物有柴胡、香附、青皮等，方剂如逍遥丸、柴胡疏肝散等。常用药膳有梅花扁豆粥、九制陈皮黄鱼、海蜇膏等。食物中，如谷物类的高粱能养肝益胃，可以炒食；生麦芽能疏肝行气，可取一小撮，开水冲泡代茶饮。另外，可以用玫瑰花、代代花等芳香开郁的花类，酌加冰糖，代茶饮，能起到疏肝解郁、使心情愉悦的作用。③肝火易炽，因此在养肝之时，若发现有肝火亢盛之势，也当选用适宜药食以清之。例如，可泡菊花、密蒙花、决明子等代茶饮，以清肝明目；还可用栀子、夏枯草、黄芩等药物，或选用成药如泻青丸、当归芦荟丸等；药膳可选用银耳莲子粥、枸杞甲鱼羹、芝麻桃仁粥等。

（四）肝之导引法

肝之导引法除采用教材第十一章"导引养生"中各功法外，再附古籍中所载专用于养肝之导引法，以供学习中参考使用。

1.《黄庭内景五脏六腑补泻图》"肝脏导引法"　此法共一势。正身端坐，右手按于右大腿根部，左手按于右手之上，缓慢左右扭转上身各15次。

原文曰"正月二月三月行之"，即此法适合在春季肝主令时修习，能祛除肝之风邪积聚，预防肝疾的发生，对于肝脏具有保健作用。

2.《灵剑子》导引法　《灵剑子》载录"补肝脏导引三势"，春用之。此导引法共三势：

第一势：取站式或正坐，双目垂帘，似闭非闭，舌抵上腭，用双手掩口鼻，取热气，再上下搓面35遍，使面部极热。闭气，意想从肝脏中一股清气缓缓入肩背，引中丹田气入肝脏，复引入下丹田。

第二势：平身正坐，两手胸前用力交叉，然后向上绕头置于项后，仰头，手用力上托，头仰下压。反复多次至力极。

第三势：接上势，两手叠放压于左大腿腹股沟处，用力向上挺身，反复多次至力极，再换右腿重复前法。

此导引法于春季修炼。肝属木，应春，春为肝气所主，故调肝养肝多宜在春季。

3.《遵生八笺》"养肝坐功法"　正坐，两手重叠按大腿骨的下方，慢慢转过身躯，左右各三五次；又以两手拽相叉，翻覆向胸三五次。然后稍稍闭气，闭目，三咽液，三叩齿而止。其功用能去肝脏平时积聚的风邪毒气。

二、心

心为阳脏，位于胸中而居膈上，故为"阳中之太阳"。心在五行属火，又称"火脏"。心之所以喻为阳脏、火脏，说明心有主持阳气而恶热的特性。心之阳气不但可以维持心脏自身的生理功能，而且对全身具有温煦的作用，推动血液，维持人体生命活动。所以《素问·六节藏象论》称："心者，生之本。"

心对全身各脏腑的功能活动起着指挥和协调作用，故"心为君主之官""心为五脏六腑之大主"。心的这种主宰地位，主要是由心"主血脉"和"主神明"的功能所决定。只有气血供养充足，人体各脏腑才能发挥各自的生理功能；只有心主神志的功能正常，各脏腑的活动才能相互协调。因此，中医养生十分重视养心，务使心阳振，心血充，心脉畅，心神明。心正常发挥"君主"功能，人才能"以此养生则寿，殁世不殆"（《素问·灵兰秘典论》）。

（一）心神保养法

心神保养，就是要保持心脏清静澄明的本性，发挥其任物应事的主宰作用。心神保养的方法很多，但主要从以下三个方面入手。

1. 寡欲 人之欲望是没有穷尽的，必须要有节制，否则就会带来各种损害。正如《老子》所言："五色令人目盲，五音令人耳聋，五味令人口爽，驰骋畋猎令人心发狂，难得之货令人行妨。"因此，《素问·上古天真论》强调"恬惔虚无""志闲而少欲，心安而不惧"，要求人们"内无思想之患，以恬愉为务""适嗜欲于世俗之间，无恚嗔之心""各从其欲，皆得所愿"。所以，节制嗜欲是保养心神的关键。

2. 少思虑 劳心伤神，思虑太过，尤其是焦思苦虑最容易伤害心神。《灵枢·本神》指出："心怵惕思虑则伤神。"减少思虑，并不是饱食终日，无所用心，而是不要脱离实际，不要空想、妄想，要通过修养，掌握正确的思维方法，理性地分析处理事物，这样自然就能避免那些无谓的伤神之虑。

3. 调情志 《灵枢·口问》说："悲哀愁忧则心动，心动则五脏六腑皆摇。"不良的情绪反应不仅直接伤害心神，影响五脏六腑功能的正常发挥，而且还会影响人体的生命基础，因此，保持乐观愉悦、平和宁静的精神状态，"和喜怒"而"无恚嗔"，像嵇康《养生论》所言："修性以保神，安心以全身，爱憎不棲于情，忧喜不留于意，泊然无感，而体气和平。"增强自我调节控制情志反应的能力，化解不良情绪，才能使心神处于"安然不惧"的状态。

另外，养心神还要保持情绪的舒畅。愉悦的心情有助于血脉的通畅，但是过喜则会导致心气涣散、心神不宁。

（二）日常调养法

1. 运动要适度 运动量不宜过大，避免剧烈的、超过身体承受能力的劳动和体育锻炼，以免汗出过多，损伤心阴、心阳。心脏不好的人不宜在清晨锻炼，因为清晨血压骤然升高，血液黏稠度高，易发生心脑血管疾病。

2. 注意劳逸结合 高血压患者、高脂血症患者、糖尿病患者、吸烟者都属于冠心病的高危人群。因此，要养成规律的、良好的生活习惯，劳逸有度，有张有弛，避免慢性疲劳综合征的发生。若疲劳蓄积，并长期处于过劳的状态，易导致血压升高，动脉硬化加剧，甚至有猝死的危险。古人主张劳逸"中和"，有常有节。每天 11:00 ～ 13:00 之午时，最好小睡片刻，以养足心气。有烟酒嗜好者，应戒烟、限量饮酒。

3. 季节交替时要警惕冠心病发作 人体对气温变化较为敏感，气温的骤然升高或降低，都可能诱发冠心病。因此在季节交替时，要及时增减衣物，避免过凉或过热对身体造成影响。有高血压、冠心病病史的老年人要格外注意以下两点：①排便时不可用力过猛，过于用力会引起腹压升高、血压升高、心率加快，导致心肌耗氧量增加，可能诱发心肌缺血。②洗澡时不可密闭门窗过久，以免缺氧。

4. 可按摩穴位保护心脏 保护心脏的穴位有内关穴、郄门穴、心俞穴。还可按揉心前区，能够疏通气血、增强心肺功能。方法：将左手放于左胸心前区，右手压于左手之上，顺时针旋转按摩 30 次，再逆时针旋转按摩 30 次。

（三）饮馔服食法

1. 勿多食咸 对心而言，心主血，《素问·宣明五气》说："咸走血，血病无多食咸。""味过于咸"则会"心气抑"，是因为咸味五行属水，而心五行属火，水克火，过量食用咸味的食物和药物容易克伐心脏，影响心主血脉的功能，导致脉中血液的黏稠度增加，血液循环不畅，使人面色不佳。故《素问·五脏生成》云："多食咸，则脉凝泣而变色。"有心悸、胸痛等不适的人，一定要少吃盐及咸味的食物和药物。

2.心火易亢，需注意清心　清心常用中药有莲子心、苦丁茶等，其中莲子心是祛心火之佳品，可以泡水代茶饮或煮汤。方剂可用导赤散，清心养阴，利水通淋。常用可清心的食物有西瓜、绿豆、百合、苦瓜等；常用药膳有竹叶粥、导赤清心饮、荸荠粥等。

3.注意补养心血、心神　日常应多补血养心，常用中药有柏子仁、酸枣仁等；常用食物有龙眼肉、红枣等；常用药膳有当归乌鸡汤、黄芪鳝鱼汤等。心主藏神，补养心神常用的食物有核桃、小米、百合等；常用中药有灵芝、茯神；还可食用具有养心血、补心气、安心神、益心智功效的药膳，如龙眼肉粥、枣仁粥、柏子仁炖猪心等。

此外，还应注意要少食肥甘厚味，以防气血运行不畅，痰瘀阻络，心失所养。现代研究认为，不可长期食用动物脂肪，否则易致动脉硬化。可多吃些含优质蛋白质、微量元素的食物：海参、瘦肉类（猪、鸡、鸭、牛肉等）、蛋类、豆类（大豆、蚕豆、绿豆、豌豆、赤豆等）、谷物类（小米、黑米、荞麦、燕麦、薏苡仁、高粱等），以保养心脏。其中小麦可以安神除烦，可以取带皮的全小麦熬粥服用。

（四）心之导引法

心之导引法除采用教材第十一章"导引养生"中各功法外，再附古籍中所载专用于养心之导引法，以供学习中参考使用。

1.《黄庭内景五脏六腑补泻图》"心脏导引法"　此法包括四势：

第一势：正身端坐，两手握拳，右手向左，左手向右，两手用力相互搋动各30次。

第二势：正身端坐，用左手按左大腿上，右手向上托举，向上托举时自我加重如拓重石。左右臂交替行功若干次。

第三势：两手十指相交叉，前伸，用脚踏两手中，左右脚互换各30次。

第四势：收势。行功完毕，闭目端坐良久，然后将口中唾液分3次咽下，再叩齿3次而止。

此法需经常修习，可以祛除心胸间各种风邪疾患，预防心脏疾患的发生。

2.《灵剑子》导引法　《灵剑子》载录"补心脏导引三势"，夏用之。此导引法共三势：

第一势：端坐，闭气，双目垂帘，似闭非闭，舌抵上腭，身体侧弯，同时两手上撑过头，掌心向外，至力极。左右行功同。

第二势：正身端坐，闭气，用一手按大腿腹股沟处，一手向上举，挺腰身，至力极，然后左右互换重复前面动作。

第三势：取站式或端坐，将两手合掌于胸前，指尖向前，极力伸臂，至力极为度。

此导引法于夏季修炼。心属火，应夏，夏为心气所主，故补心养心多宜在夏季。

3.《遵生八笺》"养心坐功法"　正坐，两手握拳，用力左右相虚筑各六次；又以一手按腕上，一手向上拓空，如撑起重石；又以两手相叉，以脚踏手中五六次。然后稍稍闭气，闭目，三咽液，三叩齿而止。此功的作用是清除心胸之中的风邪诸疾。

三、脾

脾为后天之本，为气血生化之源。脾为五脏之一，胃为六腑之一，两者关系密切。在五行归类方面，脾胃均属土，脾为戊土，胃为己土；在解剖位置方面，两者同位于膈下脐上，属于中焦，以膜相连；在经络方面，两者互相连属，互为表里；在运化水谷方面，脾主运化，胃主受纳，两者配合共同组成气血化生之源；在调节气机上，脾气主升，胃气主降，两者协调共同组成气机升降之枢纽。中医十分重视脾胃的保养，只有脾胃功能健旺，人体才能气血充足，气机通畅，自然健康长寿。

（一）调和胃气法

脾胃同属中焦，互为表里关系。"脾为胃行其津液"；脾主升，胃主降；脾为湿土，胃为燥土；脾喜燥恶湿，胃喜润恶燥。脾胃协同完成水谷的消化、吸收，精微的输布，进而滋养全身脏腑、经络、肌肉、筋骨。《素问·平人气象论》云："平人之常气禀于胃，胃者，平人之常气也。人无胃气曰逆，逆者死。"所以，调理脾胃，最重要的是调和胃气。

1. 需要做到饮食有节　不可过饥，过饥则耗伤胃气，使得机体营养来源不足，无法保证营养供给；不可过饱，过饱则中焦气滞，水谷精微不能转输以滋养脏腑，元气不充；不可饮食无规律，因胃酸的分泌有固定规律，若长时间不按规律进食，则会加重脾胃的负担；不可偏嗜五味，比如偏嗜肥甘厚味，会使脾气不升，胃气不降，易生痰热、疮疡等病证；不吃腐败食物，长夏多湿热，食物易腐败，所以应更加注意食品卫生。

2. 注意饮食温度，切忌过热过凉　过食生冷，会损伤脾胃阳气，产生湿邪。因此，天气寒冷时，要顾护阳气，重点做好腰腹保暖，避免寒邪侵袭；忌食生冷食物，可服些温经暖胃的香料，如生姜、胡椒等。过食温度高的食物，会导致气血过度活跃，胃肠道血管扩张，对肠胃产生刺激。尤其是老人与小孩，更需要注意饮食温度适宜。

3. 应做到细嚼慢咽　这有利于保护口腔黏膜，有利于唾液腺分泌，防止牙龈炎及口腔溃疡；可减少食道损伤和食道疾病发生，咀嚼时还可促进人脑皮层运动，起到预防大脑老化的作用；长期细嚼食物，可使面部肌肉因运动适度而丰满，有弹性。

4. 要做到劳逸适度　脾主四肢，四肢运动过度会导致过劳，过度劳累会伤及脾胃；若过逸，如久卧伤气，久坐伤肉，也会损伤脾胃元气。因此，要劳逸适度，进行适当的锻炼和劳动。

5. 常做摩腹叩齿　孙思邈《千金翼方·退居》说："平旦点心饭讫，即自以热手摩腹，出门庭行五六十步。"饭后应散步，并以热手摩腹，长期坚持，对调整胃肠功能，促进食物的消化及吸收，防治消化不良和胃肠道慢性疾病大有益处。《千金翼方·小儿·齿病》中还提到："叩齿三百下，日一夜二，即终身不发，至老不病齿。"因为牙齿对于脾胃的消化吸收功能有重要作用，所以，叩齿可保健脾胃。做法是：摒除杂念，全身放松，口唇轻闭，然后上下牙齿有节律地互相轻轻叩击。

（二）日常调养法

脾胃在季节中与长夏相对应，长夏与湿气相通。在日常起居上应注意防暑、防湿。因此，养脾要做到以下几点。

1. 保持恬惔虚无的精神状态　《素问·四气调神大论》中说：夏季应"使志无怒，使华英成秀。使气得泄，若所爱在外。此夏气之应，养长之道也"。夏季为阳盛之时，要使情绪顺应季节与万物，保持开朗的心情与蓬勃向上的精神，遇到挫折调整好情绪，使体内气机通畅，不可过于躁动，不可发怒。"夏养长"，神气充足，人的身体功能才能旺盛协调。"脾在志为思"，过思则伤脾，轻则气结不舒，甚则成劳，故养脾在情志方面还要注意不可思虑过度。

2. 适度运动　在长夏运动可顺应阳气的升发，但是因为长夏炎热，因此需要在锻炼时注意以下几点：①运动前喝些预防中暑的饮料，做好防晒措施，选择吸湿、透气的衣物，宽松且便于肢体活动。②运动时间可选择早上6时或者下午17～18时，这时日照不是很强，户外温度也不高，环境比较舒适。③根据场地和自身情况选择运动，如在户外锻炼，可选择登山、跑步、羽毛球、篮球、游泳等项目；在室内锻炼，可选择瑜伽、舞蹈等；体质比较弱的人，可选择低强度的运动方式，如散步、太极拳、慢跑等；体质强的人，可选择中等强度的运动，但不可运动过量、汗出过多。

3. 按摩保健穴位 可按摩脾俞、曲池、足三里、阴陵泉、丰隆等穴位，健脾、清热、利湿。

（三）饮馔服食法

1. 多食甘苦 脾胃五行属土，土在味为甘，《素问·宣明五气》："甘入脾。"《灵枢·五味》云："谷味甘，先走脾。"所以可多食粳米、大枣、甘草等甘味食、药品，能补益中气、滋养气血。《素问·脏气法时论》云："脾苦湿，急食苦以燥之。""脾色黄，宜食咸。大豆、猪肉、栗、藿皆咸。"苦味能泄、能燥、能坚，有清泄火热、泄降逆气、通泄大便、燥湿坚阴等作用。脾喜燥恶湿，当脾虚湿困时，可食苦味食物、药物以燥湿健脾。

2. 少食酸味 对脾而言，脾主肉，《素问·宣明五气》云："甘走肉，肉病无多食甘。"《素问·生气通天论》云："味过于酸，肝气以津，脾气乃绝。"是因为酸味五行属木，而脾五行属土，木克土，味过于酸，酸从木化，肝气津淫，木盛土亏，所以脾气绝。过量食用酸味的食品、药品容易引起肝气偏胜，克犯脾胃，导致脾胃功能失调。有胃脘胀满、大便溏稀等脾胃功能不好的人，一定要少吃酸味的食物和药物。故《素问·五脏生成》云："多食酸，而肉胝䐃而唇揭。"即皮肉坚厚皱缩，口唇掀起。

3. 常食健脾消食之品 脾胃主运化水谷食物，现代社会生活紧张，工作压力大，许多人三餐不定时，加上一些不良的饮食习惯，如暴饮暴食、狼吞虎咽、抽烟酗酒等，而致食积内停，气机阻滞，脾胃升降失司，导致脘腹胀满，嗳腐吞酸，恶食呕逆，大便泄泻。食积不化，会影响脾之运化、胃之受纳与和降，故须健脾开胃，消食导滞，常用中药有鸡内金、莱菔子、荷叶等；常用食物有山楂、麦芽等；常用药膳有茶叶黑米粥、山楂核桃饮等。饮食失常，还易伤脾胃之气，此时，当益气健脾，常用中药有人参、党参、白术、山药、大枣、茯苓、薏苡仁、莲肉、芡实等；常用食物有糯米、黄花菜、蕈类、鸡、鹌鹑、羊奶、葱、蒜、豆豉等；常用药膳有参枣米饭、益脾饼、山药饼、茯苓包子、山药面、大枣粥、红枣炖兔肉等。

4. 脾喜燥恶湿，宜多食祛湿药食 燥脾化湿常用药物有砂仁、陈皮、厚朴等；常用食物有赤小豆、蚕豆、绿豆、鲫鱼、鸭肉、冬瓜等；常用药膳有沙参知母粥、扁豆薏米汤、绿豆薏苡仁粥等。

需要注意的是，在健脾利湿的方剂或药膳中，经常会使用到淡味药如茯苓以渗湿，取其平淡，既不致上火，又不致寒中。但在运用使也应审时、辨证，淡渗之品毕竟不利于春天升发之气，虽可解脾之湿困，但过用则不利于脾之升清。

（四）脾之导引法

脾之导引法除采用教材第十一章"导引养生"中各功法外，再附古籍中所载专用于养脾之导引法，以供学习中参考使用。

1.《黄庭内景五脏六腑补泻图》"脾脏导引法" 此法包括两势：

第一势：伸腿大坐，一只脚前伸，另一只脚后屈于臀下。两臂交替向后掣伸，各15次。

第二势：收势。正身跪坐，两手按地，身体前倾，左右扭头向后虎视，各15次。

经常修习此法，对于脾脏有保健作用，并能祛除脾脏积聚、风邪、毒气等，可有效预防各类脾脏疾病的发生。

2.《灵剑子》导引法　《灵剑子》载录"补脾脏导引四势"，此导引法共四势：

第一势：季春练法：取站式或坐姿，双手自然下垂，双目垂帘，似闭非闭，舌抵上腭，闭口，然后两手握拳提起如弯弓射雕状，然后双手向左右做拉弓状展臂。

第二势：季夏练法：端身正坐，双臂自然伸直，将手指竖起，向后反拘。然后向上举过头，反复 3 遍，后向前屈身，若干次。

第三势：季秋练法：将两手交叉于头上，两手用力向左右相争。

第四势：季冬练法：两手极力上举 3 遍。再双手握拳如射雕状，向左右拉弓状展臂。

此导引法依四季分为四段。脾属土，旺于四时，故此法依四时季春、季夏、季秋、季冬锻炼。

3.《遵生八笺》"养脾坐功法"　正坐，伸一脚，屈一脚，以两手向后反掣各三五次；又跪坐，以两手撑地，回头用力虎视各三五次。然后稍稍闭气，闭目，三咽液，三叩齿而止。作用是去脾脏积聚的风邪，同时增进食欲。

四、肺

肺在脏腑中位置最高，且外主皮毛，上通鼻窍，所以与外界环境联系紧密，对气候环境变化相当敏感；但肺质柔嫩，不能耐受过寒过热的刺激，所以触冒六淫寒热等邪气，肺往往容易先病，故其又被称为"娇脏"。肺对于人体有重要作用。《素问·六节藏象论》云："肺者，气之本。"肺主气，司呼吸，能主一身之气。肺还有通调水道的功能，能调节治理一身的气机运行和水液代谢，正如一国的宰相，所以中医奉其为"相傅之官"，十分重视爱护。只有肺气充足，人才能少生病，健康长寿。

（一）保养肺气法

肺为气之本，以气为用，肺气的正常不但关乎肺脏本身功能的正常，更影响机体的健康，所以保养肺气是中医养生的大法。

肺气的保养，就是要保持肺气的充足、清轻和运行顺畅，发挥其抵御外邪、调节气机和通调水道的作用。主要包括以下三方面。

1.避邪　肺气有卫外功能，外邪侵袭人体，常常先犯肺，损伤肺气。所以养肺气首先要避邪气：在冬春季节避寒邪，注意防寒保暖，随气温变化而保持衣物合适的厚度；在夏季避温邪，注意居住环境和饮食的卫生，常服清热解毒的食物或药品；在秋季避燥邪，注意多喝水，多服用滋润的食物或药品。

2.少言　中医学认为人的发声说话与肺气息息相关，《难经·四十难》云："肺主声。"人声音的洪亮有力，要依赖肺气的支持，简单来说就是：说一句话耗一分气，如果说话太多就易耗损肺气，导致肺气虚，引发诸多病证。所以孙思邈告诫养生者要"爱气""莫多言"，宜"少语"，少语则肺气得充养，不致无谓耗散，正所谓"少语寡言，肺气自全"。

3.无忧　忧为肺之志。忧，即忧伤，也就是忧愁不尽、悲伤不已。《素问·阴阳应象大论》说肺"在志为忧，忧伤肺"。因悲伤会干扰了正常的心肺之气，使得上焦不通，人的气血不得布散，导致全身无力，甚至无法站立，呼吸困难，鼻涕也会不由自主地流出，中医学认为"悲则气消"。保养肺气要远离忧伤的情绪，保持开朗的心情，用"喜胜悲"。

（二）日常调养法

肺脏的健康需要依靠日常生活中点滴的调养，要根据肺的生理特点，养成好的生活习惯，避免不良的刺激。

1.肺作为人体的"气之主"，以气为本，而气行则健，气郁则病。所以肺的养生，要重视运动，使气血保持流通。但运动需注意不要使人太过疲劳，华佗告诫云："人体欲得劳动，但不当使极尔。"应多选择运动时间长、运动强度适中、有节律的有氧运动，如太极拳、五禽戏等。除此以外，还可多进行深呼吸的锻炼，加深呼吸的幅度，增加肺活量。

2.肺为娇脏，常因外感寒邪，过用生冷，影响肺的正常生理功能，而产生种种病证。《素问·宣明五气》云："五脏所恶……肺恶寒。"因此，肺脏的养生要格外注意避风寒，天热时不要过度贪凉饮冷，气温降低时要及时添加衣物，尤其是背部不能受寒，要避免在风口直吹。

3.肺为"清虚之府，纤芥不容"（《理虚元鉴·劳嗽症论》），外部空气质量的好坏，对肺部的健康有很大的影响。所以家中要常常通风，保持室内空气的轻洁干爽，这样才能保证肺腑的健康和人体呼吸代谢活动的正常运行。如果有时间，应多去旷野山林游玩，享受更清新的空气。此外，还应注意尽量避免接触污浊甚至有毒害的空气，在雾霾的天气出行，注意要带佩戴防尘口罩。有吸烟习惯的人，一定要下决心，逐渐戒除，这对于肺的保养至关重要。

（三）饮馔服食法

1.多食辛苦　肺五行属金，金在味为辛，《素问·宣明五气》云："辛入肺。"《灵枢·五味》云："谷味辛，先走肺。"所以养肺应适当多食辛味药食，如薄荷、生姜、桂枝等，能发散风寒、宣泄肺气，有益于肺。另外，《素问·脏气法时论》云："肺苦气上逆，急食苦以泻之。""肺色白，宜食苦。麦、羊肉、杏、薤皆苦。"即指苦味能泄上逆之肺气，可在日常养肺食药中适当选择添加。

2.不可过食生冷　肺为娇脏，不耐寒凉，食凉饮冷，会阻碍肺部的气机，甚至会导致寒饮停肺等慢性肺病。

3.常补气阴　肺主气，肺气不足表现为呼吸不利，免疫力不足，是现代人亚健康的常见表现。对此，应补益肺气，可选用黄芪、蛤蚧、西洋参等，方可选补肺汤、玉屏风散等。肺为阴脏，其阴津不足，便会出现虚热内生的证候，表现为干咳无痰，口燥咽干，声音嘶哑等，尤其受现代环境污染的影响，这种表现较多见。因此，还需针对性地多食滋肺润燥之品，药物如麦冬、百合、地黄、桑叶、胡麻仁、天花粉等，方剂如百合固金丸、二冬汤、润肺汤、清燥救肺汤等。也可以用菊花和猪肝一起煮汤，滋阴清火。

若是肺热咳喘有痰，可以用川贝母炖雪梨。将雪梨洗净、削皮、切开、去核，成为一个梨盅，在其中放入几粒川贝母与冰糖，隔水蒸一小时左右，取出吃梨。此法可润肺化痰。

（四）肺之导引法

肺之导引法除采用教材第十一章"导引养生"中各功法外，再附古籍中所载专用于养肺之导引法，以供学习中参考使用。

1.《黄庭内景五脏六腑补泻图》"肺脏导引法"　此法包括三势：

第一势：正身端坐，两手按于地上，身体前缩，脊背弯曲，向上举3次。

第二势：正身端坐，用手握拳，手拳反捶脊背，左右各15次。

第三势：收势。行功完毕，闭目端坐良久，然后将口中唾液分3次咽下，再叩齿3次而止。

经常修习此功法，对于肺脏具有保健作用，并能祛除肺家风邪、积劳等，如肺部感染及肺结核等，可有效预防各类肺脏疾病的发生。

2.《灵剑子》导引法 《灵剑子》载录"补肺脏导引三势"，此导引法共三势：

第一势：取站式或正坐，双目垂帘，似闭非闭，舌抵上腭，闭气，用双手相叠抱于头项后，旋转身体，可先顺时针旋转，再逆时针旋转，可各12遍。

第二势：接上势，将两手交叉，上举过头，左右用力伸拽，十指分开，再交叉合起，反复10遍。

第三势：用两拳捶脚胫部，10余遍。叩齿36遍。

3.《遵生八笺》"养肺坐功法" 正坐，两手撑地，蜷缩身体，弯曲背脊，向上三举，以消除肺脏的风邪积劳。接着反过拳来捶击背脊，左右各三五次，以清除胸臆间的风毒。然后闭气为之良久，闭目咽液，三叩齿而止。

五、肾

肾主藏精，《素问·六节藏象论》称其为"封藏之本，精之处也"，肾的藏精体现在两方面：一是藏"先天之精"，此精禀受自父母，具有促进人体的生长、发育和逐步具备生殖能力的作用，是人生命活动的原动力，所以肾被称为"先天之本"。一是藏"后天之精"，此精由脾胃运化水谷而生，用以濡养人体五脏六腑四肢百骸，所以《素问·上古天真论》称其："受五脏六腑之精而藏之。"后天之精的化生，需依赖于先天之精的支持；而先天之精的发挥，又必须得到后天之精的不断充养。两精在肾中相互依存，相互为用，为人体生命活动的正常提供保证。

肾主藏精，而精能生髓，髓居于骨中，骨赖髓以充养。中医学认为肾"主骨生髓"，肾精充足，骨髓生化有源，则骨骼得坚固有力；若肾精虚少，骨髓化源不足，骨则失养，表现为脆弱，不能久立。而牙齿为"骨之余"，若骨骼失养，牙齿也不能"独善其身"，常会松动，甚至脱落。所以当人衰老肾精不足时，常表现为走路不稳，牙齿掉落。

因此，中医养生十分重视养肾，只有肾精充足不泄，肾阴肾阳平衡不偏，肾主水功能顺畅运行，人才能健康长寿。

（一）保养肾精法

肾精为肾所藏之精，是决定寿夭的关键。肾精充旺，则人不易衰老，长生久视；肾精亏竭，则人易衰老，横夭莫救。所以养生要注重保养肾精，主要要做到积精全精、补精益精两个方面。

1. 积精全精 《素问·上古天真论》指出人如果"以酒为浆，以妄为常，醉以入房，以欲竭其精，以耗散其真"，则会"半百而衰"，原因正是"不知持满"，即没有注意保持肾精的盈满。所以孙思邈提出养生者应做到"少思、少念、少事、少语、少笑、少愁、少乐、少喜、少好、少恶、少欲、少怒"，即通过日常生活行为的节制来顾护肾精。性生活会直接耗损肾精，所以应该注意不要过早地结婚，因为"破阳太早，则伤其精气"（《三元延寿参赞书·欲不可早》）。婚后性生活也不应太过频繁，以不影响第二天生活、工作为宜。随着年龄的增长，性生活也应逐渐减少，60岁以后最好慎行性生活。

2. 补精益精 人应在日常生活中，要多注意对肾精的补益，以保障肾精的充足。既可以选择紫河车、熟地黄、黄精、松龄太平春酒等可以补肾填精的药食及方剂，也可以选择艾灸，按摩关元、肾俞、涌泉等有补肾益精作用的穴位，还可以选择一些有补肾作用的导引气功方法。需注意，应在医生的指导下进行，选择正规的、公认有效的方法，切不可迷信一些来路不明的"秘方"。

（二）日常调养法

肾脏的日常起居调养，着重于"养藏"。应注意以下几点：

1. 早睡　充足的睡眠对于气血的化生和肾精的保养有至关重要的作用。

2. 适当运动　早晨或傍晚适当锻炼，如散步、慢跑、打太极拳等。

3. 保持良好的情绪　肾在志为恐，故肾虚多有情绪不定、烦躁不安、善恐等表现。所以，要强化意志，坚定信念，不要担心太多。

4. 注意保护腰　"腰为肾之府"，要注意不要过度用腰，尤其是老年人更应注意。俯身提较重的物体时，先弯腿，再微微弯腰或者不弯腰，可以保护腰。在公园游玩，不宜直接坐在潮湿阴冷的草地或土地上，否则会使腰部为寒湿所困，引起腰痛。冬季寒冷时，为防止寒邪侵袭，可使用护腰带。

5. 按摩养肾穴位　主要有以下几种：①按摩涌泉穴。涌泉穴位于脚底中间凹陷处，是足少阴肾经的起点，是补肾的重要穴位。在每晚睡前，用一手握住脚趾，一手来回擦足心涌泉穴，直至感觉足心发热，两只脚交替摩擦，摩热后睡觉。或者可以用热水泡脚以刺激涌泉穴，也有很好的保健效果。②按摩肾俞穴。肾俞穴位于第2腰椎棘突下，旁开1.5寸，是补肾要穴。可于睡前坐在床上，全身放松，舌抵上颚，两目上视，提肛，用两手摩擦肾俞穴，各一百二十次。主治腰痛，生殖泌尿疾患，耳鸣、耳聋等。③搓揉耳郭。肾开窍于耳，常按摩搓揉耳郭，可补肾气，对于肾气不足引起的头晕、头痛、耳鸣，有较好的养生保健效果。④叩齿。养生谚语云："朝暮叩齿三百六，七老八十牙不落。"在早晨、傍晚反复叩击上下牙齿，可有健齿、固肾、强精、疏通经络的作用。⑤"鸣天鼓"。做法是：两手心掩耳，然后用两手的食指、中指和无名指分别轻轻敲击脑后枕骨，发出的声音如同击鼓。此法可适用于因肾虚引起的头晕、耳鸣、健忘等。

（三）饮馔服食法

适当多食味咸或色黑食物，勿过食甘味。《素问·宣明五气》云："咸入肾。"以咸补肾应该多吃天然咸味的食物，而非多吃盐，这些咸味食物和药物如海带、大豆、紫菜等，能滋养肾气、软坚散结。甘味五行属土，而肾属五行属水，土克水，过量食用甘味的食物易引起脾胃壅滞，气血运化失司，藏于肾的精气也减少，就会使头发失去光泽、易脱落，骨节无力疼痛等，如《素问·五脏生成》云："多食甘，则骨痛而发落。"所以饮食养肾，注意不要吃太多甘味食物，尤其对于已有腰膝酸软、耳鸣等肾虚表现的人，更当谨慎。另外，色黑入肾，故黑芝麻、黑米、黑豆等黑色食物有助于补肾，可以做豆浆，也可以煲汤服用。

1. 分阴阳而补之　药食养肾，多以补为主，但需分清阴阳而有针对性地进补。温补肾阳，可用附子、肉桂、鹿茸等药，方选金匮肾气丸、右归丸、龟苓集等；滋补肾阴，可用石斛、牛膝、龟甲等药，方选左归丸、大补阴丸、六味地黄丸等。还可进食富含维生素的蔬菜、水果。山药能补肾填精，精足则阳强、目明、耳聪；海参能滋阴壮阳，为肾阴肾阳双补之品。另外，肾精为肾中阴阳的根本，因此，药食养肾还需重视填补肾精，可用熟地黄、紫河车、何首乌等药，方选五子衍宗丸、河车大造丸等。

2. 防止补益过度　在运用补益药物或食物的时候，要防止补益过度，要辨清肾阳虚、肾阴虚或肾精亏虚。同时也要防止补品滋腻碍胃，在使用时要根据患者脾胃功能的强健与否进行选择，如同为补肾阳之品，鹿角霜即为鹿角熬胶后剩余的骨渣，补阳力不如鹿茸、鹿角胶，但不至于滋腻而妨碍脾胃运化。另外，可以在服用补品时，酌加砂仁等醒脾开胃的药物作为辅助。

3. 注意药物对肾脏的损害 如西药氯化汞、四氯化碳、巴比妥类等，中药草乌等，这些药应在医生指导下慎用。用时，应采取短期少量或适当配伍，以免损伤肾功能。

（四）肾之导引法

肾之导引法除采用教材第十一章"导引养生"中各功法外，再附古籍中所载专用于养肾之导引法，以供学习中参考使用。

1.《黄庭内景五脏六腑补泻图》"肾脏导引法" 此法包括三势：

第一势：正身端坐，两手掌伸直高举，然后左右侧弯腰，伸引左右两胁，各15次。

第二势：正身端坐，用两手抱左膝，挽肘使膝上举，左右膝互换，同时向左向右扭身，各15次。

第三势：收势。正身站立，两脚与肩同宽，两手叉腰，用左脚前后用力踏地，左右脚互换，不拘数。

经常修习此功法，对于肾脏具有保健作用，并能祛除腰肾及膀胱间风邪积聚等，可有效预防各类肾脏及泌尿系疾病的发生。

2.《灵剑子》导引法 《灵剑子》载录"补肾脏导引三势"，此导引法共三势：

第一势：取坐姿或仰卧位，双目垂帘，似闭非闭，舌抵上腭，闭气，将两手交叉，用一只脚蹬手掌上，反复伸屈多次后，可换另一足重复前面动作。

第二势：取坐姿，用双手扳脚趾，并不住搓捏，若干次。坚持锻炼效果更佳。

第三势：取坐姿，用一手抚住膝部，一手抱头，前后俯仰，左右旋转，若干次。

3.《遵生八笺》"养肾坐功法" 止坐，两手从耳朵左右牵引胁肋三五次，可挽臂向空中抛射，左右相同，扭动身体三五次。然后两脚前后摆动，左右各十几次。接着稍稍闭气，闭目，三咽液，三叩齿而止。此功的作用是祛除腰肾、膀胱间的风邪积聚。

第五节　部位保养

一、头面

（一）头发保健

发宜常梳，常梳头能使气血流通，散风明目，荣发固发，促进睡眠。梳子用材质软质的黄杨木为最佳，其次可递次选用牛角、其他木材、胶木等。也可以指代梳梳头，同时还可结合手指按摩至头皮微热为度。

食物养发方面，肾其华在发，发为血之余，而黑色入肾，一些黑色食品常具有补肾精、养血功效，如核桃、黑豆、黑芝麻、黑米、黑木耳、海带、紫菜等有补肾固发、养血润燥、乌发生发的作用。牛奶、蛋类、黄豆等含丰富的优质蛋白质，多吃能促进头发生长。胡萝卜、西红柿、青椒、杏、海藻、蛋黄等富含维生素A的食物，可使头发光润而有弹性。海带、紫菜、海鱼、海虾等含碘食物，能促使头发滋润健康。花生、芝麻等食物富含氨基酸、甲硫丁氨酸，也是促进头发秀美的营养素。牡蛎、海藻等海产品和蛋、牛奶、牛肉等含锌食物，可防治脱发。动物肝脏、瘦肉、豆类、柿子，以及硬果、根茎类蔬菜等富含铜，食用可防止头发生长停滞。经常食用富含半胱氨酸的食物，如玉米、黑豆、南瓜、南瓜子等，有助于头发的生长。

（二）颜面保养

颜面保养，又称美容保健。中医学认为，心主血脉，其华在面。面部是气血上荣之处，血液循环比较丰富。面部与脏腑经络的关系非常密切，尤以心与颜面最为攸关。颜面部位暴露在人体上部，六淫之邪侵犯人体，颜面首当其冲，如果防护不周，颜面皮肤易变得粗硬老化，尤其是阳光暴晒，易使皮肤老化。

1.科学洗面　经常洗面能疏通气血，有促进五脏精气外荣的作用。洗面宜用含矿物质较少的软水，软水对皮肤有软化作用。冷水洗面或冷水浸面均可保持颜面青春，或用冷温水交替洗面，能加强皮肤血液循环，使皮肤细腻净嫩。洗面次数，一般应早、午、晚各一次。这样可及时去除陈旧的皮脂、污垢物，保持颜面润泽与光洁。

洗面的同时可结合进行浴鼻锻炼，就是用冷水浴鼻，一年四季提倡冷水洗鼻，尤其是早晨洗脸时，用冷水多洗几次鼻，可改善鼻黏膜的血液循环，增强鼻对天气变化的适应能力，预防感冒及呼吸道其他疾患。

2.面部按摩　按摩美容可分两类：一类是直接在面部进行的，即直接按摩美容；另一类是通过按摩远离面部的经络而达美容效果的，即间接按摩美容。如彭祖浴面法（《千金翼方·养性禁忌》）：清晨起床用左右手摩擦耳朵，然后轻轻牵拉耳朵；再用手指摩擦头皮，梳理头发；最后把双手摩热，以热手擦面，从上向下14次。此法可使颜面气血流通，面有光泽，防皱增颜，适宜于面色苍白无华、皱纹多者，还可预防白发及头部的疾病。

鼻的保健按摩分拉鼻、擦鼻、摩鼻尖和"印堂"按摩，可疏通经络，增强鼻部的血液流通，使鼻的外部皮肤润泽、光亮，还能增强鼻黏膜上皮细胞的增生能力，并能刺激嗅觉细胞，使嗅觉灵敏，有效预防感冒和鼻病。

3.饮食美容　食物养颜，须遵循饮食勿偏，饮食宜忌等饮食保健的原则。一般而言，要保持面容青春，应做到多饮水，多食新鲜蔬菜水果，注意饮食营养平衡，适当增加摄食对皮肤有益的保健食品，如龙眼肉、黑豆、羊乳、牛乳、胡萝卜、红枣、樱桃、核桃、芝麻、蜂蜜、香菇、海参、南瓜子、莲藕、冬瓜、小麦等。

（三）眼睛保养

眼睛保养首先要养成良好的生活习惯，起居有常，劳逸结合，积极锻炼，惜精固肾。平时注意用眼卫生，目不久视，目勿妄视，不长时间看电视、用电脑、玩手机；不在光线暗弱的车厢里看书；不用脏手揉眼；及时清洁眼部分泌物。

1.运目保健　运目即指眼珠运转，以锻炼其功能。此法有增强眼珠光泽和灵敏性的作用，能祛除内障外翳，纠正早期近视和远视。具体做法是：早晨醒后，先闭目，眼球从右向左，从左向右，各旋转10次；然后睁目坐定，用眼睛依次看左右、左上角、右上角、左下角、右下角，反复4～5次；晚上睡觉前，先睁目运睛，后闭目运睛各10次左右。

2.按摩健目

（1）熨目　双手掌面互相摩擦至热，两手掌分别按在两目上，使其热气煦熨两目珠，稍冷再摩再熨，如此反复3～5遍，每天可做数次，有温通阳气、明目提神的作用。

（2）捏眦　即闭气后用手捏按两目之四角，直至微感闷气时即可换气结束。连续做3～5遍，每日可做多次，只要坚持练习，就可提高视力。

（3）按双眉　用双手拇指关节背侧按摩双眉，自眉头至眉梢，经攒竹、鱼腰、鱼尾、丝竹空等穴。做时可稍稍用力，自己感觉略有酸痛为度，可连续按摩 5～10 次。本法有明目、醒神之功效，对于防治假性近视或近视眼发展有好处。

3. 导引健目

（1）低头法　身体呈下蹲姿势，用双手分别扳住双脚五趾，并稍微用力向上扳，用力时尽量朝下低头，这样有助于五脏六腑的精气上升至头部，从而起到濡养耳目之作用。

（2）吐气法　腰背挺直坐，以鼻子徐徐吸气，待气吸到最大限度时，用右手捏住鼻孔，紧闭双眼，再用口慢慢地吐气。

（3）折指法　小指做向内折弯，再向后拉升的屈伸运动，每遍进行 30～50 次，并在小指外侧的基部用拇指和食指揉捏 50～100 次。此法坐、立、卧皆可，每天坚持早晚各做一遍，不仅能养脑明目，对白内障和其他眼病也有一定的疗效。

以上诸法可以单独做，也可任选一两种合做，只要坚持练习，就会获得提高视力的效果。

（四）耳部保养

耳功能保健应以预防为主，预防的关键是耳勿极听。所谓极听，有主动和被动之分。前者是指长时间专心致志运用听力去分辨那些微弱、断续不清的音响；后者为震耳欲聋的声响超过了耳膜的负荷能力。极听耗伤精气，损害听力。特别是长期在噪声环境中，对听力会产生缓慢性、进行性损伤，久而久之，可发生听力下降或耳聋。在噪声大的环境有意识地张口，以利进入耳道的声波能较快扩散开，减轻对耳膜、内耳鼓膜的过大压力。孕妇和婴幼儿尤应注意避免噪音的影响。

按摩耳朵可增强耳部气血流通，调动体内正气，以增强机体对疾病的抵抗力，保持生理相对平衡；能润泽外耳肤色，抗耳膜老化，预防冻耳，防治耳病；能活跃肾脏元气，强壮身体，抗衰老，利健康，助长寿。鸣天鼓：以两手掌捂住两耳孔，五指置于脑后，用两手中间的三指轻轻叩击后脑部 24 次，然后两手掌连续开阖 10 次。此法使耳道鼓气，以使耳膜震动，称之为"鸣天鼓"。

（五）口腔保养

做好口腔卫生保健，不仅可以预防口腔和牙齿的疾病，而且可以有效地防治多种全身性疾病。

1. 牙齿保养　镶配的假牙不能完全取代自然牙齿的作用。保持良好的卫生习惯，是固齿保健的重要方法。牙齿保健应从幼儿开始。

（1）正确刷牙　正确的刷牙方法是，上牙由上向下旋转刷，下牙由下向上旋转刷，上、下前牙里面要顺牙缝刷，嚼东西的牙面应前后来回刷。为了把牙面刷得比较干净，必须选用刷头小、毛软而有弹性的保健牙刷。每天至少早晚各刷一次。

（2）剔牙　有些食物嵌塞形成菌斑，是难以通过刷牙去除的，最好用牙科探针轻轻剔出嵌塞食物，清洁菌斑。

（3）口宜勤漱　漱口能去除口腔中的浊气和食物残渣，清洁口齿，进食之后皆需漱口。漱口用水种类很多，如水漱、茶漱、津漱、盐水漱、食醋漱、中药（金银花、野菊花、藿香、佩兰、香薷、薄荷等）泡水漱等。

（4）齿宜常叩　叩齿不仅能健齿，还是养生的重要方法，尤其清晨叩齿意义更大。具体方法是：排除杂念，思想放松，口唇轻闭，然后上下牙齿相互轻轻叩击，先叩臼齿 50 下，次叩门牙

50 下，再错牙叩犬齿部位 50 下。所有的牙都要接触，用力不可过大，防止咬舌，每日早晚各做 1 次。坚持叩齿可以坚固牙齿，使其不易松动和脱落；加强咀嚼力，还可刺激唾液的分泌，促进消化功能。

2. 咽津保健　唾液，为津液所化。中医学认为，它是一种与生命密切相关的天然补品，所以古人予以"金津玉液"的美称。漱津咽唾，古称"胎食"，是古代非常倡导的一种强身方法。

咽津保健常用漱津咽唾的方法：每日清晨睡醒时，坐、卧姿均可，平心静气，以舌舐上腭，或将舌伸到上颌牙齿外侧，上下搅动，然后伸向里侧，再上下左右搅动，古人称其为"赤龙搅天池"，待到唾液满口时，再分 3 次把津液咽下；或者与叩齿配合进行，先叩齿 36 次，后漱津咽下。每次二度九咽，时间以早晚为好。

咽津还可配合气功，具体为：排除杂念，意守丹田，舌抵上腭，双目微闭，松静自然，调息入静，吸气时，舌抵上齿外缘，不断舔动以促唾液分泌；呼气时，舌尖放下，气从丹田上引，口微开，徐徐吐气，待到唾液满口时，分三次缓缓咽下。每日早晚可各练半小时。

二、颈部

健康人的颈部在直立时左右两侧对称适中。颈部的长短粗细与身材比例相称。男性的颈部应该粗壮肥短，有力量之感；女性的颈部应纤细修长，有秀美之态。此外，颈部皮肤要紧张而有弹性，颈部运动要灵活。

近年来，颈椎病的发病率不断上升，且表现出低龄化趋势，提示年龄的增长已不再是颈椎病发病的首要因素，而职业因素越来越被人们所重视。如果对颈部保养方法不当，使颈部长期处于不良姿势，极易导致颈椎周围组织形成慢性劳损而发生纤维组织炎或退行性病变。

1. 端正坐姿　经常伏案工作的人颈椎病发病率较高，提示姿势不良是颈椎病的重要诱因之一。因此端正坐姿是非常重要的预防措施。

正确的坐姿为：保持自然舒服的端正坐位，上身挺直，收腹，下颌微收，两下肢并拢，头部略微前倾，以头、颈、肩、胸保持正常生理曲线为准。同时，还要注意桌与椅的距离适中。

2. 功能锻炼　颈部锻炼活动的准备姿势为：双脚分开与肩同宽，两手臂放在身体两侧，指尖垂直向下（坐时两手掌放在两大腿上，掌心向下），眼平视前方，全身放松。可进行以下运动：

（1）伸颈训练　缓慢向上抬头，要尽可能把头颈伸长到最大限度，并将胸腹一起向上伸（不能单纯做成抬头运动）；将伸长的颈慢慢向前向下进行运动；再缓慢向后向上缩颈，恢复到准备姿势。

（2）屈颈训练　取坐位，双手置于头后部。双手向前用力，缓慢、持续并尽力地牵拉颈后部肌肉，使项部肌肉有紧绷感。取坐位，左（右）手越过头顶，抓住右（左）侧耳上方，向左（右）用力，头部用力向右（左）侧偏，这样相向用力，使右（左）侧项部肌肉有紧绷感。取坐位，双肘支撑桌面，合掌置于前额部，用力屈颈，保持躯干不动，使颈前部肌肉有紧绷感。

（3）旋颈训练　取坐位，左（右）手绕过头后，置于头右（左）侧耳部，用力向左（右）拉，头用力向左（右）旋，眼看左（右）侧大腿部，使右（左）侧项部肌肉有紧绷感。

（4）悬颈训练　取坐位或站位均可，双手伸直用力做类似于撑地动作（立地），颈项向上方伸展（顶天），相当于一个"顶天立地"的姿势，使项肩部肌肉有拉伸的感觉。

（5）缩颈训练　取坐位或站位均可，双手自然下垂，双侧同时用力耸肩，颈项用力向下，似有头向胸腔内缩入的感觉，使两侧项肩交界处肌肉有牵拉感。

（三）合理用枕

枕头选择以符合颈椎生理曲度要求，质地柔软、透气性好者为佳。形状最好为圆柱形，直径大约 20cm。卧床休息时，枕头应放在头颈下，这样可使颈后部的肌肉松弛，颈椎保持正常生理曲度。枕头形成中间低两端高的形状，可对头部起到相对固定作用，减少在睡眠中头颈部的异常活动，并可对颈部起到保暖作用。可选用具有特殊疗养作用的枕头，如颈椎枕。

（四）保健按摩

（1）按摩颈部　坐式，用两手四指指腹自上而下按揉颈部两侧肌肉，每次 2 分钟左右。

（2）拿肩部　用一手拿揉对侧肩部，另一侧同样动作，每侧 1 分钟。

（3）点揉穴位　按揉风池、风府、颈根、肩井、落枕等穴各 1 分钟，以酸痛为度。

（4）拍打肩部　用手掌虚掌拍打对侧肩部各 10 次。

（五）食疗药膳

（1）天麻炖鱼头　天麻 10g，鲜鱼头 1 个，生姜 3 片。天麻、鱼头、生姜放砂锅内，加清水适量，慢炖，调味后食用。

（2）葛根煲猪脊骨　葛根 30g，猪脊骨 500g。葛根去皮切片，猪脊骨切段，共放锅内加清水适量煲汤。饮汤食肉，常用有效。

（3）桑枝煲鸡　老桑枝 60g，母鸡 1 只（约 1000g），食盐少许。鸡洗净，切块，与老桑枝同放锅内，加适量水煲汤，调味，饮汤食鸡肉。

以上诸方为通用方。

三、胸背

（一）胸部保养

胸部为宗气所聚之处，心、肺居于其中，乳房附于其上，胸部保养主要涉及以下几个方面。

1. 胸宜常护　《老老恒言·衣》说："夏虽极热时，必着葛布短半臂，以护其胸背。"说明胸部的保护以保暖避寒为主，目的在于保护胸阳，年老体弱者更应注意。日常生活中，人们穿的背心、上衣，均是以保护胸背的阳气为主。

2. 锻炼健胸　日常生活中，行、坐、站立时尽量挺胸拔背以利于宽胸理气、护养心肺。另外，胸部的各种锻炼，可以宽胸理气、活血提神、养护心肺、延缓衰老。胸为气海，任脉行于胸部正中，五脏六腑之经脉或支脉均循行过胸。通过擦胸、拍胸、扩胸的保健动作，可以行气血，养五脏，通六腑，使五脏六腑、四肢百骸的功能得到加强。

3. 乳房保养　中医学认为在脏腑气血津液中，以肾的先天精气、脾胃的后天水谷之气、肝的藏血与疏泄气机，对乳房的生理病理影响最大。足阳明胃经、足厥阴肝经及冲任二脉与乳房关系密切。隆起的乳房是女性的第二性征，在女性的一生中，乳房起了相当重要的作用。

（1）膳食丰乳　一般来说，乳房的大小和体态胖瘦基本相称。胖人乳房中脂肪积聚较多，所以乳房大些；瘦人乳房中脂肪积聚也相应减少，故乳房小些。乳房发育不够丰满的青年女性，应多吃一些热量高的膳食，促进营养在体内的积累，使瘦弱的身体丰满，同时乳房也由于脂肪的积蓄而变得挺耸与富有弹性。例如：

①豆浆炖羊肉。怀山药 150g，羊肉 500g，豆浆 500g，油、盐、姜适量，炖两小时，每周吃两次。适用于肾阳亏虚，乳房扁平者。②海带炖猪蹄。海带 200g，猪蹄 1 只，花生 150g，鲤鱼 500g，葱、姜、油、盐、酒各少许。先用姜、葱煎鲤鱼，炖 30 分钟，放入配料即可。佐餐食用，可常食。有滋阴养血之功。适用于阴血虚弱，乳房失养而致乳房扁平者。③荔枝粥。荔枝干 15 枚去壳取肉，莲子、怀山药各 150g，瘦肉 250g，同煮粥，每周吃两次。可健脾益气，养肝补血。适用于肝血不足，乳房失养而致乳房扁平者。

（2）运动健乳

①女性丰乳功法。此功来源于"舒筋活络八段功"，通过左右开弓扩胸肩，增大肺活量，扩充肺腔，增强胸肌、背阔肌、三角肌，锻炼肩、肘、锁骨、胸各部关节，能补心益脾，使气血充盈流畅。其动作如下：第一，屈膝半蹲，成骑马步，两臂胸前平屈，肘低于腕，腕比肩稍低，两手松握拳，拳心向下，拳面相对，相距 5 ～ 10cm，眼向前平视。第二，两臂用肘尖弧形地向身后扩张与冲击，随即利用肩筋的弹性，任其弹回。第三，两脚跟碾地，向左转体 90 度成左弓步，两拳变掌，两臂向前平举，掌心转向上，向两侧摆振，随后还原姿势。第四，本动作与第二、三节相同，但左右方向相反。以上动作，左右交替各做 8 次。

②女性乳房健美操。经常进行乳房健美操，可以保持乳房丰满，富有弹性。具体做法：第一，在淋浴时做按摩，先洗净身体和手，然后将右手大拇指紧贴左侧锁骨中央，其余四指向下张开。上下左右按摩肌肉 6 ～ 8 次，然后换左手。第二，两手从两侧捏住乳房，让乳房左右缓慢运动。第三，手掌于胸前相合，相互用力推挤，数到 8 后放松。重复 5 次。第四，臂前伸，齐肩宽，双手撑墙壁，做类似俯卧撑的动作 8 ～ 15 次。

③梳乳。每天用木梳梳乳房，既能保持乳房的健美，又可防病治病。临床实践表明，木梳梳乳能促使乳部血液循环加速，具有增强乳腺分泌和排泄淤积乳汁的作用，对于产后缺乳、积乳、乳痛以及乳腺小叶增生等疾病，均有积极的治疗作用。梳乳时若能先热敷或用药物煎汁外洗，效果更好。如治疗乳汁不通、乳房局部肿痛等，可用赤芍 20g，蒲公英、夏枯草各 30g，水煎外洗并做湿热敷，然后一手托起乳房，一手持木梳由乳房四周向乳头方向轻轻梳去，每次 10 分钟左右。治疗产后缺乳，可先用大葱 30g 加水煎煮，取药液洗乳房，然后轻梳乳房约 10 分钟，再用梳背按摩乳房 10 余次。

（二）背部保养

中医学认为，背属阳，为督脉和足太阳膀胱经循行之处。督脉贯脊而行，总督一身之阳气；太阳经主一身之表，其分布于背部之腧穴与五脏六腑密切相关。

1. 背部保暖　风寒之邪侵袭人体，太阳经首当其冲。若不注意背部保暖，风寒之邪极易通过背部侵入，而损伤阳气，甚至从表入里而致病，或使旧病复发、病情加重和恶化。故明代著名医家冷谦在《修龄要旨·起居调摄》中就提出了"背宜常暖"的主张。

2. 捏脊保养　日常生活中要随时注意坐、站、行的姿态，让整个身体感觉随时都在向上无限延伸。历代医家和养生家都强调保护背部的重要性，提出了捶背、擦背、捏脊等护养背部的方法。捏脊法：取俯卧位，裸背，他人用双手（拇指与食指合作）将脊柱中间的皮肤捏拿起来，自大椎开始，自上而下，连续捻动，直至骶部，可连续捏拿 3 次。此法成人、小儿皆宜，可调和脏腑、疏通气血、健脾和胃，对高血压也有一定的防治作用。

四、腰腹

（一）腰部保养

中医学认为，腰为"肾之府"，是躯体的中点、运动的枢纽，日常生活和工作特别容易导致其劳损，故腰部保养尤为重要。

1.正确用腰 在搬、抬重物时，不要弯腰，应将两足分开与肩等宽，屈膝，保持腰部正常直立位置时的曲度，避免力量集中在腰部，腹肌用力，再托运物体。如物体太重，不可强行用力。屈膝时大腿和小腿的肌肉同时用力，分散了腰部的力量。在膝关节伸直状态下，从地上搬取重物，腰部承受的压力可增加40%，极易损伤腰部的韧带、肌肉和椎间盘。直立挺直的姿势对腰椎关节是最好的。弯腰时，对腰部组织的负担均有不同程度的加重，长时间弯腰可致腰肌劳损，继而发展为脊柱的劳损退变。因此在日常生活中尽量保持背部挺直，避免长时间弯腰工作，以减轻腰部的负担。另外，腰部保暖在腰部保养中的作用也非常重要。

2.腰部按摩 "腰为肾之府"，经常按摩腰部有壮腰强肾之功。《内功图说·分行外功诀》有"腰功"："两手擦热，以鼻吸清气，徐徐从鼻放出，用两热手擦精门（即背下腰软处）。"又有"肾功"："两手摩擦两肾俞穴，各一百二十次。能生精固阳，除腰痛，稀小便。"描述详细，适于操作。常用腰部按摩法还包括揉筋结，即用拇指指腹仔细在腰、骶部触摸，如发现有压痛的硬结时，则以指腹压其上，每结揉1分钟。

3.锻炼健腰 中国传统锻炼腰部的方法很多。很多传统健身术都非常强调腰部活动，如五禽戏、易筋经、八段锦、太极拳等，皆注重活动腰部，通过松胯、转腰、俯仰等活动，达到强腰健体的作用。下面仅举以下几个练腰动作。

（1）旋腰转脊法 取站立姿势，两手上举致头两侧与肩同宽，拇指与眉同高，手心相对，吸气时，上体由左向右扭转，头也随着向右后方扭动；呼气时，由右向左扭动，一呼一吸为1次，可连续做8～32次。

（2）飞燕点水法 早晨或晚上睡在床上使身体呈俯卧位，双下肢伸直，双上肢置于体侧，掌心向上，此时腰肌、上肢肌及下肢肌同时用力收缩，尽量使上胸及下腹部离开床面，保持10～15秒，然后放下休息片刻，连续做5～10次。

（3）仰卧抬臀法 亦称拱桥式，即每天早晨或晚上仰卧在床上，双肘撑于床面，双膝微屈，头置于枕上，此时背部肌肉以及臀部肌肉和大腿后侧肌肉用力收缩，挺胸、抬臀，呈拱桥形，保持半分钟左右，然后复原，如此连续做5～10次。

（二）腹部保养

中医学认为，腹部为"五脏六腑之宫城，阴阳气血之发源"（《厘正按摩要术·按胸腹》），腹部保养对于脏腑功能有很好的促进作用，腹部保养重在注意保暖、重视按摩。

1.腹部保暖 古代养生家很注意腹部的保暖。《老老恒言·安寝》说："腹本喜暖，老人下元虚弱，更宜加意暖之。"除日常注意腹部的保暖外，年老和体弱者可用"兜肚"或"肚束"保暖。

兜肚，是将艾叶捶软铺匀，盖上丝绵（或棉花），装入双层肚兜内。将肚兜系于腹部即可。肚束，又称为"腰彩"。即为宽约七八寸的布系于腰腹部。此法前护腹，旁护腰，后护命门。兜肚和肚束均可配以性味辛温药末装入其中，以加强温暖腹部的作用。

2.腹部保健按摩 "腹宜常摩"，腹部按摩不仅能起到局部治疗作用，而且对全身组织器官功能可起到调节作用。先搓热双手，然后双手相重叠，置于腹部，用掌心绕脐，顺时针方向由小到大转摩36周，再逆时针方向由大到小绕脐摩36周，立、卧均可。饭后、临睡前均可进行。可健脾胃、助消化，并有安眠和防治胃肠疾病的作用。

3. 腹部减肥　食物热量过剩时，身上便开始有脂肪堆积，害处最大者是腰围（腹围）的增大。腹部积脂越多，越容易得糖尿病、高血压、高脂血症等慢性病。腹部减肥方法很多，现简介以下便于操作的方法。

（1）躺卧屈膝　平躺，屈膝至胸前，两膝与水平面垂直，双手放两侧；吐气并将膝盖拉往右肩，两臂水平放置，再将膝拉往左肩，如此重复10次，以锻炼后腰肌肉。

（2）弯腰触足　站立位，两下肢分开与肩宽等，腰部向前弯，先用右手摸左脚，再用左手摸右脚，各摸10次。

（3）直立扭腰　站立位，两下肢分开等肩宽，两手叉腰，上身正直，向左右两侧纵轴向扭转，尽量转至不能转动为度，双侧轮流进行5次。

4. 女性盆腔保养　重视盆腔保养可预防女性盆腔慢性疾病的发生。

（1）轻揉脐腹　自然站立、平坐或者仰卧均可，呼吸自然，全身放松，双掌掌心向内相叠放置于脐腹部，然后按顺时针方向轻揉脐腹部，轻揉一圈为一拍，共轻揉16次，然后再逆时针方向轻揉16次。

（2）横向转胯　自然站立，呼吸自然，全身放松，然后双手扶着胯部两侧，使胯部由左→前→右→后→左方向，做横向圆形转动，转动16圈；然后使胯部向反方向由右→前→左→后→右，做横向圆形转动，转动16圈。

（3）腹式呼吸　自然站立、平坐或仰卧均可，呼吸自然，全身放松，进行腹式呼吸。吸气时小腹稍微向内收，同时前后阴部也稍向内缩紧；呼气时小腹稍微向外鼓，同时前后阴部也稍向外吐。如此做32次。

五、四肢

四肢、手足是人体运动的重要器官，其功能的强弱决定着机体生命力的强盛与否。一般而言，四肢发达，手脚灵活，则人体的生命力旺盛；若四肢羸弱，手足行动迟缓，说明生命力低下，故强身保健也应重视四肢手足的摄养。

（一）上肢的保养

上肢和双手与外界直接接触的机会最多。因此，做好上肢的健康保护和卫生保健，对于防病健体是非常有意义的。

1. 上肢以动为养　上肢经常运动，就是最好的保健方法。上肢运动的方法比较多，如摇肩转背、左右开弓、托肘摸背、提手摸头等。上肢甩法：双手轻轻握拳，由前而后，甩动上肢，先向左侧甩动，再向右侧甩动，然后两肢垂于身体两侧甩动，各24次。本法有舒展筋骨关节、流通经络气血、强健上肢的作用，可预防肩、肘、腕关节疾病，还可调节气血，防治高血压。

2. 按摩保养　按摩是上肢、手腕、手保养的重要手段。

上肢内侧分布着手三条阴经，外侧分布着三条阳经，按摩六条经脉可以疏通局部气血，缓解手臂、手腕疲劳。上肢按摩多以指捏、指掐、按揉、按压、搓、摇等为主。力度要求以用力稳重、钻入筋骨为佳，以可耐受、有胀痛麻的感觉为度。

擦法：双手合掌互相摩擦至热，一手五指掌面放在另一手五指背面，从指端至手腕来回摩擦，状如洗手，以局部有热感为度，双手交替。然后用手掌沿上肢内侧，从腕部向腋窝摩擦，再从肩部沿上肢外侧向下摩擦至腕部，一上一下为 1 次，可做 24 次；另一上肢同法。本法可以促进肌肤的血液循环，增进新陈代谢及营养的吸收，使肌肉强健，除皱悦泽，柔润健手，防治冻疮。可安排在晚上睡前和早晨醒后进行。

（二）下肢的保养

腿脚乃全身的支柱，承担着全身的行动。双脚是运行气血、联络脏腑、沟通内外、贯穿上下的足三阴三阳经脉的重要起止部位。因此，腿脚保健关系到整体，对人的健康长寿至为重要。历代养生家都特别强调下肢和脚的调摄，总结出了一系列行之有效的保健措施，如运动、按摩、保暖、泡足、药疗等。

1. 腿部保养　人的腿如同大树的根一样，根壮叶茂。"人老腿先老"，人的衰老是先从腿部开始的，人到老年时，表现出的衰老征象之一就是腿部不灵，为了防止衰老，必须要加强腿的保养和锻炼。

（1）干浴腿法　适当的腿部按摩，可增强腿力，灵活关节，预防肌肉萎缩、下肢静脉曲张等病。腿部简易自我按摩法如干浴腿法，即平坐，两手先抱一侧大腿根，自上而下摩擦至足踝，然后再往回摩擦至大腿根，一上一下为 1 次，做 20 次，依同法再摩擦另一腿。

（2）运动健腿　健步如飞，被视为健康的标志。步履蹒跚，行动迟缓，则是衰老的表现。人们把炼"腿劲"作为健康长寿的方法之一。下肢运动的方法比较多，如跑步跳跃、长途跋涉、爬山、散步等均可采用。这里介绍几种便于操作的原地锻炼方法：①站立甩腿法。手扶墙或扶树，一脚站立，一脚甩动，先向前甩动右腿，脚尖向上翘起，然后向后甩，脚面绷直，腿亦伸直，如此前后甩动，左右腿各甩动 20 次。②平坐蹬腿法。平坐于凳子上，上身保持正直，先提起左脚向前上方缓伸，脚尖向上，当要伸直时，脚跟稍用力向前下方蹬出，再换右脚做，双腿各做 20次。③蹲马步。双脚分开略宽于肩，采半蹲姿态，因姿势有如骑马一般，而且如桩柱般稳固，因而得名。马步是练习武术最基本的桩步，因此有"入门先站三年桩""要学打先扎马"的说法。蹲马步可壮肾腰，强筋补气，调节精气神，而且下盘稳固，平衡能力好，走路不易摔跤或被人撞倒，还能提升身体的反应能力。

2. 足部保养　足三阳、足三阴经在足部交接，足部穴位通过经脉与脏腑相通。

（1）日常保健

①防寒保暖。脚下为阴脉所聚，阴气常盛，所以足膝部要特别注意保暖，以护其阳气。诸病从寒起，寒从足下生。脚部保暖对于预防感冒、鼻炎、哮喘、心绞痛等有一定的益处。人的双脚温度为 28 ～ 33℃时，感觉最舒服。若降至 22℃以下时，则易患感冒等疾病。②泡洗药浴。用温水泡脚，可促进血液循环，对心脏、肾脏及睡眠都有益处。《琐碎录·杂说》说，"足是人之底，一夜一次洗"，说明人们早就把"睡前浴足"看作是养生保健的措施之一。古今中外许多长寿老人和学者，都认为常洗脚非常有利于健康长寿。除温水泡脚外，还可以用辨证药浴的方法。

（2）足部按摩　足部按摩常作为防病、治疗、保健的一种方法。足部按摩主要是通过按摩穴位和刺激脚部反射区，可舒筋活络，改善血液循环，解除疲劳，强足健步，防治足疾，达到协调脏腑功能、平衡阴阳、固真元、暖肾气、交通心肾等作用。详细操作方法参见本教材"起居养生"中的相关内容。

（3）跷足运动　双脚并拢，用力跷起脚尖，收缩小腿三头肌，使足背跖屈，然后放松，放松小腿三头肌，使足背背屈，再重复，每天连续做数十次，每次 5 ～ 10 分钟。

六、其他部位

（一）通便以护肛门

保持大便通畅的方法很多，主要从以下几个方面注意。

1. 饮食调节　饮食中含纤维素等利便成分的多少，直接影响着大便是否通畅。肉蛋类食品、精制食品不利于肠道的蠕动，容易造成便秘。而五谷杂粮，新鲜蔬菜和水果，尤其是含纤维素多的食品，则可促进肠蠕动而通便。

2. 正确排便　平时要养成良好的习惯，定时进餐，定时排便。养生家曹庭栋在《老老恒言·便器》中指出："（大便）忍愈久，便愈难，便时必至努力，反足伤气。"大便"强忍"和"强挣"都易损伤人体正气，引起痔疮等病。大便用力强挣易扰乱大肠的功能，导致气血紊乱，过度增高腹内压，导致血压上升，特别对高血压、动脉硬化者不利，容易诱发中风。另外，由于腹内压增高，痔静脉充血，还容易引起痔疮、肛瘘等病。而有便意时强忍不排，会扰乱正常的排便规律，多会致大便秘结难解。一般认为，最好能养成每日晨起大便的好习惯，有利于养生。大便至便意消退、肠腑通畅即可结束，不要强求排尽大便而努责。大便时要专心，不要读书、阅报、看手机。

若在饱食后大便，便后宜稍喝一些汤或饮料，以助胃气利消化。《老老恒言·便器》说："饱后即大便，进汤饮以和其气。"若在饥饿时大便，为了防止便后气泄，排便时宜取坐位，便后稍进食物，还可做提肛动作 3 ～ 5 次，以补固正气。

3. 保持卫生　每天晚上睡觉前，最好用温水清洗一下肛门，或经常热水坐浴，保持肛门清洁和良好的血液循环。内裤宜选用薄而柔软的棉布制品制做。

4. 提肛运动　提肛运动就是有规律地往上提收肛门，然后放松，一提一松的一种运动。方法（坐、卧、站立均可）：吸气时，肛门用力内吸上提，紧缩肛门，呼气时放松。每次肛门放松、紧缩 50 次，早晚各一次。若能采取胸膝卧位（双膝跪姿，胸部贴床，抬高臀部）做好提肛运动，则效果更好。提肛运动能改善会阴部的血液循环，改善肛门括约肌功能，预防肛门松弛，对痔疮和脱肛防治均有效，还能对前列腺进行按摩，使前列腺充血减轻、炎症消退。在下列时间坚持提肛疗效会更佳：晚睡前或起床前，躺在床上提肛 56 次；性生活后提肛 16 次；大小便后紧接着提肛 16 次。

（二）利小便以畅前阴

小便是水液代谢后排除糟粕的主要途径，与肺、脾、肾、膀胱等脏腑的关系极为密切。在水液代谢的整个过程中，肾气是新陈代谢的原动力，调节着每一环节的功能活动，故有"肾主水"之称。《老老恒言·便器》说："小便唯取通利。"保持小便清洁、通利，是保证身体健康的重要方面。

1. 小便通利的方法

（1）调摄饮食　水液代谢以通畅和调为顺，不可滞留，故《素问·经脉别论》有"通调水道"之说。对于保证水道通调之法，清代曹庭栋在《老老恒言·便器》中提出了重在饮食调摄的四个要点："或问通调之道如何？愚谓食少化速，则清浊易分，一也；薄滋味，无黏腻，则渗泄不滞，二也；食久然后饮，胃空虚则水不归脾，气达膀胱，三也；且饮必待渴，乘微燥以清化源，则水以济火，下输倍捷，四也。"由此可见，正确调摄饮食，做到少食、素食、食久后饮、渴而才饮等，是保证小便清利的重要方法。

（2）导引壮肾　晚上临睡时，或早晨起床后，调匀呼吸，舌抵上腭，眼睛视头顶上方，随吸气缓缓做收缩肛门动作，呼气时放松，连续做 8 ～ 24 次，待口中津液较多时，可嗽津咽下。这种方法可护养肾气，增强膀胱制约能力，可以防治尿频、尿失禁等症。

（3）端坐摩腰　取端座位，两手置于背后，上下推搓 30 ～ 50 次，上至背部，下至骶尾，以腰背部发热为佳，可在晚上就寝时和早晨起床时进行练习。此法有强腰壮肾之功，有助于通调水道。

（4）仰卧摩腹　早晚之时，取仰卧位，调匀呼吸，将掌搓热，置于下腹部，先推摩下腹部两侧，再推下腹部中央，各做 30 次。动作要由轻渐重，力量要和缓均匀。做功时间亦可在早晚。此法有增强膀胱气化功能，对尿闭、排尿困难有一定防治作用。

此外，情绪、房事、运动对小便的清利也有一定的影响，因此要保持情绪乐观、节制房事和适当运动锻炼。

2. 注意排尿宜忌

（1）及时排尿　排尿是肾与膀胱气化功能的表现，是一种生理反应，小便不可强忍不解，否则会损伤膀胱和肾之气。《备急千金要方·道林养性》说："忍尿不便，膝冷成痹。"《老老恒言·便器》也指出："欲溺即溺，不可忍，亦不可努力，愈努力则愈数而少，肾气窒塞，或致癃闭。"排尿要顺其自然，强忍不尿，努力强排，都会对身体健康造成损害。

（2）注意姿势　男子排尿时的姿势也宜忌。古代养生家认为，饱时肾气充足，男子可以随意站立而解；但饥饿时因体力相对衰减，则应蹲式排尿。

（3）保持卫生　女性排尿后应用软卫生纸揩净，并每晚洗涤阴部。男性也应每晚洗涤，以保持排尿器官的清洁、卫生。

第十六章
病中调养

扫一扫，查阅本章数字资源，含PPT、音视频、图片等

第一节　慢性阻塞性肺疾病

慢性阻塞性肺疾病（chronic obstructive pulmonary diseases，COPD）是一种具有气流阻塞特征的慢性支气管炎和（或）肺气肿，可进一步发展为肺心病和呼吸衰竭的常见慢性疾病。临床呈起病慢，初起时咳嗽呈间歇性，继而出现劳力后气短或呼吸困难，反复发作，逐渐进展的过程，亦有部分患者可见喘息、胸闷及食欲减退、体重下降、外周肌肉萎缩、焦虑等全身症状，肺功能障碍患者活动能力下降，生活质量低，最终导致死亡。

中医学认为，慢性阻塞性肺疾病属"咳嗽""喘证""肺胀"范畴。COPD的形成是一个反复迁延的过程，因此，COPD的咳嗽当属内伤咳嗽范畴，当疾病急性加重时，应属内伤基础上的咳嗽。当病情逐渐发展，肺功能进一步损伤，患者出现气促、喘息时，诊断为喘证。疾病进一步发展，病理表现有肺气肿出现，或临床有肺心病。

1. 精神调摄　避免喜、怒、忧、思、悲、恐、惊等过度情志刺激，保持心态平和、精神愉快；顺应四时季节气候变化，适时增减衣物，尤至冬春等季时可采取相应措施加强预防，避免到人群密集且通风不良的公共场所逗留；饮食宜清淡易消化，同时富含营养；避免过度饱食，忌生冷、辛辣、肥甘、戒烟；适度运动有利于病情康复，包括慢走、踏车等全身运动和腹式呼吸、缩唇呼吸等呼吸训练。循序渐进，注意避免过度劳累；对于高龄、体弱、久病、平素易外感者亦可考虑接种肺炎、流感疫苗，以及注射胸腺素、转移因子、核酸注射液等方法；对于从事煤矿、开凿矿石、隧道建筑、金属加工、造纸、棉纺、水泥制造等工作的人员，均应采取相应措施保证通风换气，加强职业防护。

2. 针推调摄　肺俞、脾俞、肾俞、膈俞、曲池、丰隆、足三里、天突、膻中等穴位为主，每周1～2次，10次为1个周期。还可以采用耳穴贴敷的方法，常用耳穴为肺、胃、口、神门、交感等。慢性阻塞性肺疾病的养生治未病，还常采用穴位敷贴法以冬病夏治，取肺俞、脾俞、肾俞、定喘等穴，以半夏、细辛、干姜、白芥子、生姜等药制成药饼，于三伏气候炎热之时进行。

3. 药膳食疗　慢性阻塞性肺疾病患者的饮食要喝牛奶、蔬菜汁，多吃青菜及止咳平喘化痰的食物，如白果、枇杷、柚子、橘子、芦柑、北瓜、山药、栗子、百合、海带、紫菜、杏仁、桑叶泡茶等；避免寒凉刺激之品，不宜食生冷、过咸、辛辣、油腻等难于消化的食品，要照顾肺脾肾三脏的功能，禁忌峻补滥补，以免产生"虚不受补"的现象。饮食且勿过饱，避免伤脾气，使水湿内停，湿自内生，酿生痰浊。可多食健脾利湿化痰的食物，如白萝卜、荸荠、海姜、白扁豆、薏苡仁、赤小豆、蚕豆等。要戒烟戒酒。

（1）百合柚子饮 新鲜柚子皮一个，百合120g，五味子30g，川贝母30g，放入砂锅内，加水1500mL，煎两小时，去药渣，加入适量白糖，装瓶备用。1剂3日服完，连服5～10剂。

（2）桑叶杏仁饮 桑叶10g，杏仁、沙参各6g，浙贝母3g，梨皮15g，冰糖10g，煎水代茶饮。适用于急性发作者及病后余热未清者。

（3）核桃百合粥 核桃仁20g，百合10g，粳米100g，共煮粥，每日早晚分服。

（4）莱菔子粳米粥 莱菔子粉15g，粳米100g，两味同煮粥，早晚餐温热服之，每日1剂，气虚痰盛型患者尤适宜。

（5）杏仁苡仁鸡蛋汤 杏仁30g，松仁60g，鲜鸡蛋3只，鱼腥草50g，红枣和蜂蜜各适量，薏苡仁洗净；杏仁洗净打烂；红枣去核，放入砂锅，加水1000mL，大火煮沸后，再改小火煮1小时；鱼腥草放入另一锅煮30分钟，取汁冲入鸡蛋和蜂蜜，与松仁、杏仁、红枣汤混合，搅匀即可。每日1～3次，每次150～200mL。

（6）百合白果牛肉汤 百合、白果各60g，红枣15枚，牛肉400g，生姜5片，食盐少许。牛肉洗净切成薄片，白果除壳，热水浸去外薄膜，洗净；百合、红枣、生姜清水洗净；红枣去核；生姜去皮切5片。砂锅中加水500mL，武火煮沸，放入百合、红枣、白果、姜片，改中火把百合煮熟，加入牛肉，炖至肉熟，加入食盐调味即可。每日1～3次，每次150～200mL。

4. 起居调摄 要保持室内空气新鲜，定时开窗通风；室内定期做空气消毒，如醋熏蒸等；避免各种诱发因素，如烟雾、粉尘、刺激性气味、花粉等的接触和吸入；吸烟者劝其戒烟；不宜居住在潮湿的环境里，尤其阴雨季节，要注意湿邪的侵袭。在寒冷季节或气候骤变时，注意保暖。要切记避免受凉，预防感冒的发生，预防呼吸道感染。

注意清除口腔痰冲，痰多者应尽量将痰液排出；注意口腔清洁、勤漱口，皮肤勤洗，保持干净，每于饭后、睡前漱口，预防口腔感染。

5. 运动调摄

（1）加强呼吸肌功能锻炼 慢性阻塞性肺疾病患者应加强呼吸肌功能锻炼，如做保健操、登梯练习等；应长期坚持体育锻炼，可选择不太激烈的运动项目，以利改善呼吸系统的功能，如散步、慢跑、球类、武术、八段锦、五禽戏，以及各种舞蹈，活动量以不感到疲劳为宜。以增强肺活量，改善肺通气功能，促进肺的吐故纳新运动，防止感冒，增强对寒冷和疾病的抵抗能力，增强体质，提高呼吸道防御功能。还可进行腹式呼吸锻炼，每日数次，每次10～20分钟，长期坚持，一般2～3个月后，可改善通气功能。

（2）耐寒锻炼 每日清晨到室外呼吸新鲜空气，冬天开始用温热水洗手、洗脸、洗脚，以后逐渐用冷水代替，经过一段时间的耐寒锻炼，可提高机体耐寒能力，减轻或缓解疾病的发作。

第二节 冠心病

冠心病是冠状动脉硬化性心脏病的简称，也叫缺血性心脏病，是指供给心脏营养物质的冠状动脉发生粥样硬化引起管腔狭窄或闭塞，导致心肌缺血缺氧或坏死引起的心脏病。随冠状动脉病变程度不同，有不同的临床表现，轻者表现为心悸、胸闷、气短，活动后加重；重者可见阵发性心前区绞痛，向左侧肩、臂、背部放射，严重者往往在剧烈胸痛的同时，伴见严重的心律失常，甚至猝死。严重威胁着中老年人的健康和生命。

冠心病属于中医学"胸痹""心悸""真心痛"等范畴。中医学认为，冠心病主要是由于年老体衰、正气亏虚，脏腑功能损伤，阴阳气血失调，再加七情内伤、饮食不节、寒冷刺激、劳逸失度等因素的影响，导致气滞血瘀，胸阳不振，痰浊内生，使心脉痹阻而致病。

1. 常规调养 避免过度情志刺激，保持良好的心理适应能力；调整生活起居，秋冬季节及气候变化时注意保暖防寒；饮食清淡，营养均衡，勿暴饮暴食，坚持低盐、低脂、低胆固醇、低热量、高蛋白质和高维生素饮食，少吃动物脂肪、内脏，多吃豆类及豆制品、粗粮、蔬果，戒烟限酒；适当运动锻炼；按时服药，控制高脂血症、高血压、糖尿病等冠心病危险因素；若出现胸部闷痛发作时应及时到医院就诊。

2. 针刺 主穴：内关、膻中、心俞、厥阴俞、神门；配穴：间使、郄门、乳根、曲池、太冲、三阴交、丰隆、足三里。每日选 2 个主穴，选配穴 2～3 个，主配穴隔日交替选用。针刺得气后留针 20～30 分钟，10 次为 1 个周期，中间停针 3 天左右，再进行第 2 个周期。发作时，用泻法；不发作时，平补平泻，气虚体弱者用补法。

3. 艾灸 取膻中、玉堂、紫宫、厥阴俞、心俞、内关。艾灸时可以将一些内服药，比如复方丹参片、丹参滴丸、硝酸甘油片，三样药物碾碎成粉，用香油或陈醋调和成糊状，抹在需要施灸的穴位处，再进行艾灸，效果更佳。每周 1～2 次，10 次为 1 个周期。

4. 耳穴 常用穴：心脏点、交感、支点；备用穴：神门、心、肾上腺。以常用穴为主，酌加备用穴，以王不留行籽做穴位贴敷。应在耳郭内外对贴，以加强刺激。每日按压 3～4 次，每次按压 5～10 分钟。每周贴敷 2 次，20 次为 1 个周期，要做 2～4 个周期。

5. 推拿按摩 按揉法：按揉膻中、心俞、厥阴俞、足三里、内关、膈俞、心前区阿是穴。每穴各 3～5 分钟，每日 1 次，15 次为 1 个周期，休息 2～3 日后，继续下 1 个周期。

按压法：取一个一角硬币，用一手食、拇指夹持，硬币边缘横放于至阳穴，适当用力按压。心绞痛发作时，按压该穴能迅速缓解疼痛，起效时间多在 5～10 秒，有效作用持续时间为 20～25 分钟。每日按压至阳穴 3～6 分钟，可有效预防心绞痛。

6. 敷贴 姜黄 10 份，制乌头 5 份，血竭 5 份，胡椒 1 份，三七 3 份，桂枝 5 份，麝香 0.1 份，川芎 5 份，薤白 10 份。按比例制成每张重 1.5g 的小膏药。敷贴心俞和膻中穴。每日 1 次，15 次为 1 个周期。

7. 药膳食疗

（1）玉竹猪心 玉竹 50g，猪心 500g，生姜、葱、花椒、食盐适量。将玉竹洗净，切成节，用水稍润，煎熬 2 次，收取药液 1000g。将猪心破开，洗净血水，与药液、生姜、葱、花椒同置锅内，在火上煮到猪心六成熟时，捞出晾凉。将半熟的猪心放在卤汁锅内，用文火煮熟捞起，揩净浮沫。在锅内加卤汁适量，放入食盐、白糖、味精和香油，加热成浓汁，将其均匀地涂在猪心内外即成。每日 2 次，佐餐食。

（2）薤白粥 薤白 10～15g（鲜者 30～60g），葱白 2 茎，粳米 50～100g。薤白、葱白洗净切碎，与粳米一同煮为稀粥。可间断温热服用，发热时不宜选用。

（3）丹参饮 丹参 30g，檀香 6g，冰糖 15g。将丹参、檀香洗净入锅，加水适量，武火烧沸，文火煮 45～60 分钟，滤汁去渣即成。日服 1 剂，分 3 次服用。

（4）山楂饮 山楂 15～30g，水煎去渣，或与荷叶同煎水，加糖适量，代茶饮。

（5）三仁粥 桃仁、酸枣仁、柏子仁各 10g，粳米 60g，白糖 15g。将桃仁、酸枣仁、柏子仁打碎，加水适量，置武火煮沸 30～40 分钟，滤渣取汁，将粳米淘净入锅，倒入药汁，武火烧沸，文火熬成粥。

8. 雅趣 可以通过欣赏音乐、观赏书画、种花养鸟、垂钓游园等活动增加生活乐趣。在选择音乐的时候，要考虑到患者的情志状态。如患者以精神焦虑为主，可选宁心安神类乐曲；若患者以抑郁为主，则可选择情开郁类乐曲。

9. 太极拳 可选练简化太极拳。开始可先练习云手、搂膝拗步、野马分鬃、倒卷肱等单式，随后根据体力情况练半套或全套。若感运动量不够者，则可重复练两遍，或学练四十八式太极拳。平时可结合散步。病情较轻者，心脏功能较好的患者，可练习攀登斜坡和楼梯。

第三节 失眠

失眠属于中医"不寐"的范畴。不寐是以经常不能获得正常睡眠为特征的一类病证，主要表现为睡眠时间、深度的不足，轻者入睡困难，或寐而不酣，时寐时醒，或醒后不能再寐，重则彻夜不寐，常影响人们的正常工作、生活、学习和健康。中医学认为饮食不节、情志失常、劳逸失调、病后体虚等因素均可导致不寐。

1. 常规调养 调整生活起居，保持生活规律，养成良好睡眠习惯；畅情志，消除紧张等不良情绪，避免过度情志刺激，喜怒有节，保持心态平和；适当体力活动与运动锻炼；清淡饮食，晚餐不宜过饱，忌浓茶、咖啡及吸烟。另外，要注意睡眠环境的安宁，床铺要舒适，卧室光线要柔和，并努力减少噪音，去除各种可能影响睡眠的外在因素。

2. 针刺 主穴：神门、内关、百会、安眠，双侧均取。心脾两虚加心俞、脾俞、三阴交；心胆气虚加心俞、胆俞、丘墟；阴虚火旺加太溪、太冲、涌泉；肝郁化火加行间、太冲、风池；痰热内扰加中脘、丰隆、内庭；所有腧穴常规针刺，背俞穴注意针刺的方向、角度和深度。以睡前2小时、患者处于安静状态下施针为佳。留针30分钟。每日或隔日1次，6次为1个周期，周期间隔2日。

3. 耳针 取神门、心、脾、肾、皮质下。每次选2～3穴，捻转中等刺激，留针20分钟。

4. 艾灸 主穴：百会、神门、三阴交。心脾两虚加心俞、脾俞、内关、神阙；阴虚火旺加肾俞、太溪、阴郄；胃腑不和加足三里、中脘；肝火上扰加太冲、行间、肝俞。每次选2～4穴，艾条温和灸，每穴每次灸5～10分钟，艾炷隔姜灸，每穴灸5～7壮。在临睡前1小时左右灸治效果较好。每日灸治1次。

5. 拔罐 取穴：①心俞、肾俞；②神道、膈俞。每次任选一组或两组交替应用，每日1次，用单纯罐法。

6. 穴位注射 取安眠、心俞。用苯巴比妥钠0.01g加入生理盐水或5%葡萄糖液2mL，双侧穴位交替运用，每次取一侧穴位于睡前注射，每日1次。

7. 皮内针法 取安眠1、安眠2。消毒揿钉型皮内针，用镊子夹住针圈，将针尖对准穴位，针圈稍微旋转向下压入穴位，外用小方形胶布固定，埋针1～2天后取出。

8. 推拿 患者取仰卧位。①医者双手用拿法施于头部两侧10遍左右。②按揉印堂，再由印堂以两拇指交替直推至神庭5～10遍，拇指由前庭沿头正中线（督脉）点按至百会穴，指振百会。③双手拇指分推前额、眉弓至太阳穴5～10遍。指振太阳。④侧击头部，掌振两颞、头顶。每日1次，5次为1个周期，治疗2个周期。

9. 传统养生运动 如放松功、六字诀、八段锦等，可调整患者的机体状态，改善紊乱的神经功能。

10. 药膳食疗

（1）茯苓山药粥 生山药12g，白茯苓15g，生薏苡仁12g，生百合10g，枸杞子10g，柏子仁12g，莲子12g，黑芝麻12g，白扁豆12g，芡实10g，麦芽25g。煮粥食用。

（2）百合陈皮饮　百合 50g，陈皮 3g，生甘草 2g，红枣（切碎）15g。将百合、陈皮、生甘草、红枣放入锅内，加适量清水煮沸。或用文火慢煎 20 分钟，取汁代茶饮。

（3）百合洋参银耳羹　百合 50g，西洋参 3g，天冬 10g，银耳 25g，白糖 50g，连藕粉适量。将百合、西洋参、天冬、银耳洗净切片，用水浸泡 30 分钟，加适量清水用莲藕粉勾芡，加入白糖调味即成。

（4）枸杞子酒　枸杞子 30g，高粱酒 1000g。将枸杞子清洗干净，密封酒瓶内 10～20 天即可。日服 1 次，每次 10～15mL。

（5）酸枣仁茶　酸枣仁 12g，甘草 3g，知母 6g，茯苓 6g，茶叶少许。先用水泡，后将上述四味同加水煎煮 20～30 分钟，日饮 3 次。

第四节　高血压

高血压是常见的心血管疾病，亦是导致各种心脑血管疾病最重要的危险因素。世界卫生组织建议的血压判别标准：①正常血压，收缩压 < 140mmHg，舒张压 < 90mmHg。②成人高血压，收缩压 ≥ 140mmHg 和（或）舒张压 ≥ 90mmHg。高血压主要是以体循环动脉血压增高为主的临床症候群。早期症状可见头晕、头胀、胸闷、失眠、注意力不集中等，约半数人可出现不同程度的头痛，常伴后颈部牵拉或板样感觉。随着病情的发展，血压明显而持续地升高，可出现心、脑、肾、眼底等器质性损伤和功能障碍，并出现相应的症状。

中医学中虽没有高血压的病名，但根据其临床表现，本病相当于"眩晕""头痛"的范畴。中医根据辨证施治，在这一领域已经发挥了重要的作用，取得了明显效果，得到广泛的关注。对于高血压，养生治未病是非常重要的，病前养生，可以预防其发生；病中养生，可以控制并发症，"带病延年"。

1. 常规调养　注意劳逸结合，避风寒，慎起居，保证充足睡眠，避免过劳；畅情志，消除紧张等不良情绪，保持心态平和、精神愉快；适当运动锻炼，控制体重；清淡饮食，坚持低盐、低脂、低胆固醇、低热量、高蛋白质和高维生素饮食，少吃动物脂肪、内脏，多吃豆类及豆制品、粗粮、蔬果，禁烟限酒；务必遵医嘱按时服药，并坚持做好血压监测，防治并发症。

2. 针刺　主穴：曲池、风池；配穴：合谷、太冲。双侧均取。曲池深刺，针法向少海穴，进针 1.5～3 寸，得气后使针感上传于肩，下行于腕，以捻转提插手法行针 1 分钟，留针。风池针时令患者仰卧，枕头略高，颈部悬空，以利进针，针感以放射至前额为佳，亦运针 1 分钟，留针。合谷、太冲，以上、下、左、右顺序进针，运针 1 分钟。留针 30 分钟～1 小时，其间每隔 5～10 分钟运针 1 次。每日或隔日 1 次，6 次为 1 个周期，周期间隔 3 日。

3. 耳穴　主穴：降压沟、肝、心、交感、肾上腺、缘中；配穴：枕、额、神门、皮质下。主穴每次取 3～4 穴，酌加配穴，每次选用 4～5 穴。在穴区寻得耳郭敏感点后，常规消毒，以胶布将王不留行籽或磁珠贴压在耳穴上，嘱患者每日每穴按压 4～8 次，每次每穴 5 分钟，以胀、痛、热的能耐受为度。左右耳穴交替贴压，连续 3 天调换 1 次。以 15～21 天为 1 个周期。血压过高者可在降压沟和耳尖点刺放血。

4. 倒捏脊　用两手食指和拇指沿脊柱两旁，用捏法把皮肤捏起来，边捏边向前推进，由大椎起向尾骶腰部进行，重复 3～5 遍。倒捏脊法可以疏通督脉，降低血压。

5. 揉腹　高血压患者仰卧，用两手重叠加压，按顺时针方向按揉腹部，每次 3～5 分钟。揉肚腹可以疏通腹气，健脾和胃，调节升降，有降压的作用。

6.足浴 选取适量药材煎水足浴，水温保持在40℃左右，每次30～40分钟，每日1～2次。阳亢型可选用菊花、磁石、夏枯草、桑叶、钩藤、龙胆草、决明子等；阴阳两虚型可选用制附片、桑枝、桂枝、川芎、伸筋草等；痰湿型可选用法半夏、竹茹、石菖蒲、白术、苍术、红花等；气滞血瘀型可选用柴胡、香附、合欢皮、桃仁、红花、鸡血藤、桂枝、川芎等。

7.敷贴 将适量吴茱萸研末，用醋调，每晚临睡前贴一侧脚心涌泉穴处，一日1次，左右脚交替，可长期坚持使用。

8.药膳食疗

（1）茶饮 肝阳上亢型高血压宜饮鲜芹菜汁、苦丁茶等；痰湿型高血压适宜饮陈皮茶等；气滞血瘀型宜饮玫瑰花茶、丹参茶等；阴阳两虚型可饮红茶、杜仲茶等。

（2）枸杞肉丝 枸杞子100g，猪瘦肉150g，熟青笋50g，猪油100g。猪瘦肉切丝，青笋切丝，枸杞子洗净待用。烧热锅，用冷油滑锅倒出，再放入猪油，将肉丝、笋丝、同时下锅划散，烹黄酒，加白糖、酱油、盐、味精调味，再放入枸杞子翻炒几下，淋上麻油，起锅即成。

（3）竹沥姜汁粥 鲜竹沥50mL，鲜姜汁10滴，大米50g。大米洗净，用砂锅煮粥，熟后加入竹沥和生姜汁，调匀，少量多次温热食用。

（4）胡桃糯米粥 胡桃仁30g，糯米100g。将胡桃仁打碎，糯米洗净。加清水适量煮成稀粥，加少许糖调味即成。每日早晨空腹顿服。

（5）芹菜翠衣炒鳝片 黄鳝120g，西瓜翠衣150g，芹菜150g，姜、葱、蒜各少许。将黄鳝活剖，去内脏、脊骨及头，用少许盐腌去黏液，并放入开水中余去血腥，切片；西瓜翠衣切条；芹菜去根叶，切段，均下热水中焯一下捞起备用。炒锅内加麻油，下姜、蒜茸及葱爆香，放入鳝片稍炒，再入西瓜翠衣、芹菜翻炒至熟，调味勾芡即可。

第五节 中风后遗症

中医学认为，中风是由于正气亏虚，饮食、情志、劳倦内伤等引起气血逆乱，产生风、火、痰、瘀，导致脑脉痹阻或血溢脑脉之外为病，以突然昏仆、半身不遂、口舌㖞斜、言语謇涩或不语、偏身麻木为主要临床表现的病证。

中风后遗症系中风发病半年以上而某些临床症状、体征未能消失，主要表现为一侧肢体肌力减退、活动不利或完全不能活动。患者常伴有同侧肢体的感觉障碍，如冷热不知、疼痛不觉等，有时还可伴有同侧的视野缺损。

1.常规调养 避免喜、怒、忧、思、悲、恐、惊等过度情志刺激，保持心态平和，精神愉快。顺应四季气候变化，调整生活起居，秋冬季节应特别注意保暖防寒。饮食清淡，营养均衡，勿暴饮暴食。坚持低盐、低脂、低胆固醇、低热量、高蛋白质和高维生素饮食，少吃动物脂肪、内脏，多吃豆类及豆制品、粗粮、蔬果，戒烟限酒。定期监测血压。遵医嘱按时服药，控制高脂血症、高血压、糖尿病等中风危险因素。若出现头目眩晕加重、肢体活动不利、言语謇涩，甚至神志不清等情况，应及时到医院就诊。

2.针刺 口眼㖞斜者，取主穴：听会、地仓、合谷、迎香；配穴：风池、水沟、颊车、丝竹空等。半身不遂者取主穴：肩髃、曲池、外关、合谷、环跳、委中、足三里、阳陵泉、太冲；配穴：手三里、大柱、风市、承山、解溪等。针刺得气后留针20～30分钟，10次为1个周期，中间停针3天左右，再进行第2个周期。

3.艾灸 取足三里、悬钟，上肢瘫痪加肩井、合谷、曲池、外关；下肢瘫痪加三阴交，口眼喝斜加下关。隔日灸 1 次，每次灸 10 ～ 20 分钟，15 次为 1 个周期。

4. 推拿按摩　头面颈项部：百会、四神聪、睛明、太阳、颊车、地仓、迎香、风池、风府等穴，眼轮、四轮匝肌、面肌等部位。背部：背俞、督脉诸穴。上肢部肩三穴（肩前穴、肩髃穴、肩贞穴）、曲池、合谷、外关等穴和上肢伸肌群。下肢部：环跳、髀关、伏兔、血海、风市、承扶、殷门、委中、承山、昆仑、解溪等穴和下肢屈肌群。

5. 药膳食疗

（1）黄芪桂枝粥　黄芪 15g，炒白芍、桂枝各 10g，生姜 3 片，4 味水煎取汁，与大米 100g、大枣 5 枚同煮为稀粥服食。

（2）黄芪地龙瘦肉粥　鲜地龙 50g，剖开洗净去泥，猪瘦肉 50g，切丝，共用调味勾芡；取黄芪 10g，大米 50g，加清水适量煮沸后，下地龙及瘦肉，煮至粥熟即可调味服食。

（3）虫草郁金鸡　母鸡 1 只，冬虫夏草 30g，郁金 50g，将鸡剖杀，开腹洗净，纳入冬虫夏草、郁金以及适量调料，缝严后炖烂服用。

（4）橘皮山楂粥　橘皮 10g，山楂肉（干品）15g，莱菔子 12g，先分别焙干，共研为细末；另将糯米 100g 煮粥，粥将成时加入药末再稍煮，入食盐少许调味，候温即可食用。

（5）芪杞炖鳖　鳖肉 200g，黄芪 30g，枸杞子 20g，加适量水同炖至鳖肉熟烂，即可服食。

（6）黄精珍珠牡蛎粥　黄精 10g，珍珠母、牡蛎各 30g，3 味水煎取汁，加大米 50g 煮为稀粥服食。

第六节　阿尔茨海默病

阿尔茨海默病是指老年老化程度超过生理性老化，或过早老化，致使脑功能障碍，引起获得性、持续性智能障碍。阿尔茨海默病起病隐匿，早期症状是近期记忆力减退，智能下降，空间定向不良，但日常生活尚能保持。进一步发展则出现认知功能障碍，失语、失认，甚至生活不能自理等。

中医学中无阿尔茨海默病这一病名，但根据本病的常见症状，属中医学中的"痴呆""癫狂""郁证"等范畴。

1. 常规调养　保持乐观情绪，节思虑，去忧愁、防惊恐，宁静无惧，恬恢虚无，知足常乐，清心寡欲。保持活力，多看书、学习新事物，培养业余爱好。饮食调养强调做到"三定、三高、三低和两戒"，即定时、定量、定质，高蛋白、高不饱和脂肪酸、高维生素，低脂肪、低热量、低盐和戒烟、戒酒。避免使用铝制用具。生活规律，睡眠充足，保持温馨和睦的家庭气氛及舒适美观的居室环境，多与他人交流，保持良好的人际关系。适当进行运动锻炼，如快步走、双手伸展握拳运动、手指旋转钢球或胡桃，或做十指指尖的细致活动等。

2. 针刺　主穴为百会、四神聪、太溪、悬钟、太冲。肝肾亏虚配肝俞、肾俞；痰浊蒙窍配丰隆、阴陵泉；瘀血阻络配膈俞、血海。毫针刺法，每周 3 ～ 5 次，10 次为 1 个周期。中间停针 3 天左右，再进行第 2 个周期。

3. 耳针　取皮质下、心、脾、胃、肾、神门、缘中、脑干。每次选用 3 ～ 5 穴，可用毫针刺法，或用穴位压丸法。隔日 1 次，10 次为 1 个周期。

4. 推拿按摩　食指按揉百会穴 50 次；拇指按揉足三里穴左右各 50 次；拇指按揉涌泉穴：坐在床上，抬起右脚，以左手顺、逆时针方向各按揉涌泉穴 36 次，然后以同样的方法按揉左脚的涌泉穴。

5. 药膳食疗

（1）黑豆大枣粥　黑豆 50g，大枣 12 枚，大米 100g。将黑豆用清水泡软，大枣、大米去杂质后洗净备用，锅内加水适量，放入黑豆、大枣、大米共煮粥，熟后即成。每日 1～2 次，长期食用。

（2）山药炖乳鸽　山药、枸杞子各 20g，乳鸽 1 只。将山药、枸杞子、乳鸽同置锅中，加黄酒、葱、姜，隔水清炖 30 分钟，分次食用。

（3）猪骨粥　猪骨 300g，大米 100g，姜丝 3g，葱末 5g，精盐 1g。锅内加水适量，放入猪骨、大米、姜丝、葱末、精盐共煮粥熟后即成。

（4）黑木耳红枣羹　黑木耳 15g，红枣 10 枚。将上 2 味用水浸泡，洗净后加水适量，用文火烧煮 1 小时，加入蜂蜜适量，分 2 天食用。

（5）枸杞肉末粥　枸杞子 20g，瘦猪肉末 30g，小米 100g。锅内加水适量，放入小米、枸杞子、肉末煮粥，熟后即成。每日 2 次，长期食用。

（6）桂圆枣粥　龙眼肉 15g，红枣 3～5 枚，粳米 100g。将原料置砂锅中加入清水，如常法煮粥，喜甜食者可加红糖少许调味，连食 15 天。

（7）丝瓜豆腐瘦肉汤　丝瓜 250g，猪瘦肉 60g，嫩豆腐 1 块，盐、黄酒、淀粉、香葱适量。猪瘦肉洗净，切成薄片，加盐、黄酒、淀粉勾芡拌匀。起锅加水烧沸后，先下肉片，后倒入豆腐，加盐少许。烧开后倒入丝瓜，再煮沸 3 分钟，至丝瓜刚熟，加葱花即成。佐餐食用，连服 2 周左右。

第七节　慢性胃炎

慢性胃炎（chronic gastritis）是指不同病因引起的慢性胃黏膜炎性病变。其病理变化多局限膜层，病变实质主要是胃黏膜上皮遭到各种致病因子的经常反复侵袭，胃黏膜上皮发生再生性改变，最后导致不可逆的固有腺体萎缩，甚至消失，并可伴有肠上皮化生的癌前组织学病变。本病是一种常见病、多发病，其发病率居各种胃病之首。本病男性多于女性，且随年龄的增长发病率呈上升趋势。慢性胃炎缺乏特异性症状和体征，且症状轻重与胃镜所见的病变程度往往不一致。大多数患者无自觉症状，如有症状多表现为饭后饱胀、上腹部疼痛不适、嗳气、食欲减退、反酸、烧心、呕吐、恶心和消瘦、贫血、腹泻等。

中医可归属于"胃脘痛"的范畴，其具体描述详见于历代文献"胃脘痛""痞满""吐酸""嘈杂""呐呆"等病证中，常见类型为胃阴不足、肝郁气滞、脾胃虚寒、瘀血阻滞、饮食停滞等。

1. 精神调摄　慢性胃炎患者的体质有气虚质、阳虚质、气郁质，兼有瘀血质，常为几种体质的组合。如气虚质者多性格内向、情绪不稳定、胆小不喜欢冒险。在日常生活中，应培养豁达乐观的生活态度，不可过度劳神，避免过度紧张，保持稳定平和的心态。脾为气血生化之源，思则气结，过思伤脾，因此，气虚体质之人应保持好心情和平和的心态。肺主一身之气，悲则气消，悲忧伤肺，所以气虚质不宜过思过悲。阳虚质者性格多沉静、内向，常常情绪不佳，易于低沉。应学会调节自己不良情感的方法，和喜怒，去忧悲，防惊恐。要善于自我排遣或与人倾诉。气郁体质者性格内向不稳定、忧郁脆弱、敏感多疑，有时不能参与正常的人际交往，常与血瘀状态同时出现。长期郁郁寡欢，得不到合理的调摄，可导致孤独的不良心态。在情志调摄上，应培养乐观、欢乐的情绪，精神愉快则气血和畅，营卫流通，有益于气郁体质的改善。瘀血体质的人常心烦、急躁、健忘，或忧郁、苦闷、多疑，常与气郁状态同时出现，两者均可导致孤独的不良心态。在情志调摄上，应培养和保持乐观、欢乐的心态，精神愉快则气血和畅，营卫流通，有益于气郁质和瘀血质的改善。

2. 针灸调摄 针灸主穴：上脘、中脘、内关、足三里、公孙、膈俞、肝俞、脾俞。肝气犯胃者，加期门、太冲；寒邪客胃者，加神阙、梁丘；湿热阻胃者，加内庭、厉兑；瘀血停胃者，加膈俞、血海；脾胃虚寒者，加神阙、气海；胃阴亏虚者，加胃俞、太阴、三阴交。寒邪客胃和脾胃虚寒者，加灸。每周 1 ～ 2 次，10 次为 1 个周期。

3. 穴位调摄 用拇指在患者中脘、内关、足三里和至阳等穴位重压揉按。日常保健，每日 1 ～ 3 次，每次 15 分钟。

（1）刮痧 在上脘、中脘、下脘部和胸骨柄及脊椎两侧，经酒精消毒后，用刮痧板由上往下刮动，用力适度，反复至皮肤出现紫红色皮下出血点为适度，于气滞、脾胃湿热的实证时使用该法。

（2）熨敷 食盐适量炒热，乘热敷于胃脘部，适用于胃寒型疼痛。

4. 饮食调摄 慢性胃炎患者饮食要规律、少食多餐，以软食为主。应细嚼慢咽，忌暴饮暴食，避免刺激性食物，忌烟戒酒，少饮浓茶与咖啡及进食辛辣、过热和粗糙食物。

胃酸过低和有胆汁反流者，宜多吃瘦肉、禽肉、鱼、奶类等高蛋白低脂肪饮食，避免服用对胃有刺激性的药物。

脾主运化，为气血生化之源，饮食调养可选用具有健脾益气作用的食物。如小米、粳米、糯米、扁豆、红薯、牛肉、兔肉、猪肚、鸡肉、鸡蛋、鲢鱼、带鱼、黄鱼、比目鱼、菜花、胡萝卜、香菇、豆腐、马铃薯等。由于气虚者多有脾胃虚弱，因此，要注意调理和顾护脾胃功能。不宜多食生冷苦寒、辛辣燥热等偏性较大的食物，不宜食滋腻、难于消化的食物，亦可选用补气药膳缓缓调补，但禁忌峻补和滥补，以免产生"虚不受补"的现象。

气郁体质者具有气机郁结而不舒畅的潜在倾向，甚者则可影响肝、心、肺、脾等脏的生理功能，肝主疏泄，调畅气机，并能促进脾胃运化。应选用具有理气解郁、调理脾胃功能的食物，如大麦、荞麦、高粱、刀豆、蘑菇、豆豉、柑橘、萝卜、洋葱、苦瓜、丝瓜、菊花、玫瑰花等。

肝郁气滞体质者应少食收敛酸涩之物，如乌梅、南瓜、泡菜、石榴、青梅、杨梅、草莓、杨桃、酸枣仁、李子、柠檬等，以免阻滞气机，气滞则血凝。亦不可多食冰冷食品，如雪糕、冰淇淋、冰冻饮料等。

（1）香橼露 把香橼片约 60g 放入烧瓶内，加入适量清水，盖上瓶塞后接好冷凝管；然后用酒精炉给烧瓶加热，待烧开后收取蒸馏液即得。每日 1 ～ 2 次，每次 1 杯。适用于肝胃气滞型患者。

（2）牛百叶糯米麦粥 牛百叶 100g（洗净切块），糯米 50g，小麦 30g，煮成粥，调味服食。适用于胃阴亏虚型患者。

（3）玉参焖鸭 净鸭 1 只（约 2000g），玉竹 20g，沙参 20g，各种调料适量。将玉竹、沙参洗净，切片混合加水煮提取 2 次，得玉竹、沙参浓缩汁约 40mL，鸭子由背部劈开，洗净后放盆内，加入盐、料酒、葱各少许，入笼蒸至熟烂；锅内注入原汤、鸭子、玉竹和沙参浓缩汁、精盐、料酒、白糖、葱，文火焖至鸭肉熟烂，将鸭子切成大小适宜的块状，淀粉勾成汁，浇上即成，食肉喝汤。可滋补胃阴，适用于胃阴亏虚型患者。

（4）参芪枣煲猪肚 猪肚 250g（洗净切块），党参 20g，黄芪 20g，大枣 3 枚，煮汤，食猪肚饮汤。适用于脾胃虚寒型患者。

（5）三味蜂蜜汤 丹参 25g，檀香 15g，炙甘草 10g，水煎去渣取汁，调入蜂蜜 50mL 温服，每日 1 次。适用于瘀血阻滞型患者。

5. 起居调摄　慢性胃炎患者中气虚体质、阳虚体质、肝郁体质之人较多，中医学认为："脾为生气之源，肺为主气之枢。"要做到四季起居有常，做好预防保健，免受外界风寒雾露等邪气的侵袭。

如气虚者卫阳不足，易于感受外邪，应注意保暖，不要汗出当风，防止外邪侵袭。脾主四肢，故可微动四肢，以流通气血，促进脾胃运化，改善气虚体质。过劳则气耗，在日常生活中要注意避免过度劳累伤脾气和房劳伤肾气。

阳虚者耐春夏不耐秋冬，在寒冷季节宜暖衣温食，以养护阳气，尽量避免强力劳作，大汗伤阳，也不可恣意贪凉饮冷。在阳光充足的情况下，适当进行户外活动，不宜在阴暗潮湿寒冷的环境下长期工作和生活。阳虚之人畏寒，易受风寒侵袭，锻炼时应注意保暖避寒。

气郁质的锻炼方法主要有大强度、大负荷练习法、专项兴趣爱好锻炼法和体娱游戏法。大强度、大负荷的练习是一种很好的发泄式锻炼，如跑步、登山、游泳、打球、武术等，有鼓舞气血、疏肝解郁、促进食欲、改善睡眠的作用。也可有意识学习某一项技术性体育项目，定时进行锻炼。

6. 运动调摄　慢性胃炎患者中气虚体质者的体能偏低，过度运动则可伤气，出现疲劳、出汗，甚至气喘。现代运动生理学研究认为，气虚体质的脏腑功能状态低下主要是心肺功能不足，慢跑、散步等是增强心肺功能的有效锻炼方法，可适当选用。根据自己的体能，可选用一些传统的健身功法，如太极拳、太极剑、保健功等，气功可练"六字诀"中的"吹"字功，常练可以固肾气、壮筋骨。还可经常自行按摩足三里穴位，以健脾益气，调整气虚状态，逐渐改善体质。

第八节　脂肪肝

脂肪肝（fatty liver）是指由于各种原因引起的肝细胞内脂肪堆积过多的病变，从而影响肝脏的正常功能。这是一种常见的肝脏病理改变，可表现为乏力、恶心、呕吐或右上腹不适等。中医学根据其症状，将本病归属于"胁痛""积聚"等范畴。

1. 精神调摄　调整好精神情绪，中医学认为"怒则伤肝""肝脾郁怒，气血亏损"。所以在日常生活中要注意调控和驾驭好情绪，心胸豁达，知足常乐，努力对不良情绪进行合理疏导，做到心宽、心静，这对养肝护肝、预防肝病有着重要的作用。中医学认为春季万物生发，树木生长，五行属木，而肝脏中医五行属木，春季宜养肝。

2. 针灸调摄　针刺取足三里、丰隆、三阴交、中脘、太冲。患者取舒适体位并暴露需针刺穴位处。常规消毒后，毫针直刺足三里1.5寸，丰隆2寸，三阴交、中脘各1寸，太溪、太冲各0.8寸。丰隆、太冲施大幅度提插泻法，足三里、三阴交、中脘施大幅度提插捻转平补平泻法，留针30分钟，足三里、三阴交、中脘隔10分钟加强手法1次。15次为1个周期，休息10分钟后再继续下个周期。

3. 穴位调摄　艾灸取肝俞、章门、中脘，备用穴三阴交、关元、肾俞、足三里。主穴均取，可酌加备用穴1～2个，肝俞、章门先用回旋灸法，至热感明显时改用温和灸，艾条燃着端距皮肤2～3寸。每穴灸10分钟左右，余穴用温和灸，每穴3～5分钟至局部皮肤潮红。最初隔日1次，10次后改为每周2次。

4. 饮食调摄

（1）山楂薏米粥　山楂25g，薏苡仁50g。煮粥食用。

（2）当归芦荟茶　决明子30g，当归15g，芦荟30g，茶叶少许。先用水泡，然后将上述4味同加水一起煎煮，开后再煎20～30分钟，每日喝2次。

（3）芹菜炒香菇　芹菜 400g，香菇 50g，食盐、醋、干粉、酱油、味精等调料适量。同炒至熟即可食用。

（4）玉米须冬葵子赤豆汤　取玉米须 60g，冬葵子 15g，赤小豆 100g，白糖适量。将玉米须冬葵子煎水取汁，和赤小豆一起煮成汤，加适量白糖调味，煮熟后将汤和赤小豆一起食用。

（5）荜茇鲤鱼汤　荜茇 5g，鲜鲤鱼 1000g，川椒 15g，生姜、香菜、料酒、葱、醋各适量。把荜茇、鲤鱼、葱、姜放入锅内，加水适量，武火烧开后用文火炖熬约 40 分钟，加入调料即成。可单独食用，也可佐餐，吃鱼喝汤。适用于肝肾阳虚型脂肪肝。

5. 起居调摄　起居有常对于肝脏有很大的益处，应顺应自然，保证充足的休息。常规调养顺应四季气候变化，调整生活起居；饮食清淡，营养均衡，勿暴饮暴食，勿饥饱失常，戒烟限酒；适当运动锻炼；遵医嘱按时服药，控制高脂血症、糖尿病等危险因素；定期于医院查肝功能、血脂、腹部 B 超。

6. 运动调摄　选择运动疗法治疗脂肪肝时，应该以有氧运动为主，因为有氧运动的强度相当于最大摄氧量的 40%～60%，运动心率相当于最高心率的 70%～80%，对增强心血管功能、呼吸功能、改善血糖、血脂代谢都有明显的作用，同时持续有效的运动还能祛除腹部脂肪。有氧运动包括快步走、游泳、慢跑、爬坡、做健身操、蹬功率车、跳绳、打乒乓球等。运动能够改善脂肪消耗，从而起到减肥的效果。只要肝功能正常，并且体力状况允许，就可以进行运动。

第九节　肝硬化

肝硬化（hepatic cirrhosis）是由多种病因引起的慢性进行性肝病，是以肝细胞广泛变性、坏死，纤维组织弥漫性增生，假小叶和再生结节为组织学特征，后期使肝脏逐渐变形硬化，肝小结构形成和血液循环途径显著改变的疾病。临床上有多系统受累，以肝功能损害和门脉高压为主要表现，晚期常出现上消化道出血、肝性脑病、感染等多种严重并发症。肝硬化是一种常见的慢性疾病，代偿期属中医学"积聚"范畴；失代偿期，出现腹部膨鼓，伴小便短少、腹壁青筋暴露等，与中医的"水鼓"相类似，可归属于"单腹胀""鼓胀"等范畴。此外，还涉及"黄疸""胁痛""水肿""血证"等病证。

1. 精神调摄　肝硬化患者的体质多与气郁、血瘀、阴虚、阳虚等关系密切。因此该病患性格内向不稳定、忧郁脆弱、敏感多疑，有时不能参与正常的人际交往，常与血瘀状态同时出现。由于疾病的折磨，长期郁郁寡欢得不到合理的调摄，导致孤独等不良情绪。在情志调摄上，应培养乐观的心态，精神愉快则气血和畅，营卫流通，有利于气郁体质的改善。

2. 针灸调摄　针灸主穴：肝俞、肾俞、脾俞、太冲、中脘、气海等，寒湿困脾可以加水分、复溜、公孙，有肝脾血瘀可加期门、章门、三阴交，对于虚证可取穴章门、关元、神门、太溪补法兼灸。每周 1～2 次，10 次为 1 个周期。

3. 穴位调摄　用拇指在患者中脘、内关、足三里和至阳等穴位重压揉按。日常保健，每日1～3 次，每次 15 分钟。

4. 饮食调摄　肝硬化患者具有气机郁结而不舒畅的潜在倾向，甚者则可影响肝、心、肺、脾等脏的生理功能，肝主疏泄，调畅气机，并能促进脾胃运化。应选用具有理气解郁、调理脾胃功能的食物，如大麦、荞麦、高粱等。应少食收敛酸涩之物，如乌梅、南瓜、石榴、青梅、杨梅等，以免阻滞气机，气滞则血凝。亦不可多食冰冷食品，如雪糕、冰淇淋、冰冻饮料等。

肝硬化患者瘀血体质明显者，应选用具有健胃、行气、活血化瘀功效的食物，如鸡内金、陈皮、黑豆、黄豆、山楂、黑木耳、平菇、洋葱、韭菜、茴香、香菇、茄子、油菜、羊血、芒果、玫瑰花、番木瓜、海参、红糖、黄酒、葡萄酒等。对非饮酒禁忌者，适量饮用葡萄酒，对促进血液循环有益。

5. 起居调摄 肝硬化患者起居作息要有规律，不要熬夜，应保证良好睡眠。要避免寒冷刺激，居室环境要温暖舒适。生活习惯良好，看电视时间不要太久，注意动静结合，不可贪图安逸，以免加重气血郁滞。春秋季加强室外活动，夏季不可贪凉饮冷，冬季避寒邪，注意保暖。中医学认为"郁而发之"，气郁者当理气、行气，舒畅气机，以协调脏腑生理功能，达到动态平衡。血瘀当活血化瘀，生活要顺应四时变化，起居有常，生活规律，舒畅情志；居室环境宽敞明亮，温度、湿度适宜，衣着宽松，舒适大方；适当增加户外活动，增加社会交往，多交朋友，融入社会、放松身心、享受生活，有利于疾病的康复。

6. 运动调摄 应多采用一些有益于促进气血运行的运动项目，坚持锻炼。一般而言，年轻人运动量可适当加大，如跑步、登山、游泳、打球等。中老年人心血管功能较弱，不宜做大强度、大负荷的体育锻炼，而应该采用中小负荷、多次数健身锻炼，以促进全身气血运行，如易筋经、保健功、导引、按摩、太极拳、太极剑、五禽戏及各种舞蹈、步行健身法、徒手健身操等，以达到改善体质的目的。肝硬化患者由于长期情志不畅、气机郁滞，运动锻炼的目的在于调理气机，舒畅情志。应尽量增加户外活动，可坚持专项兴趣爱好锻炼法和体娱游戏法。如体质允许的话，可选择大强度、大负荷的练习，如跑步、登山、游泳、打球、武术等，有鼓舞气血、疏肝解郁、促进食欲、改善睡眠的作用。

第十节 慢性肾炎

慢性肾小球肾炎，简称慢性肾炎，是原发于肾小球的一组疾病。临床特点是病程长，呈缓慢进行，以蛋白尿、血尿、高血压、水肿为基本临床表现，可有不同程度的肾功能减退。其发病率与地区及种族有关，其中亚洲的发病率占肾小球疾病的 60%。慢性肾炎病程迁延难愈，若治疗不当或不及时，可加速肾纤维化发展，最终导致终末期肾衰竭。患者需要依靠肾替代治疗以维持生命，给患者的身心健康带来巨大影响，为家庭、社会带来严重的经济负担。因此，对于慢性肾炎必须早发现、早治疗，从而有效保护肾功能，延缓肾衰进展，提高患者生活质量，减轻社会负担。

中医学并无慢性肾炎的记载，根据临床表现，慢性肾炎可归属于中医学的"水肿""尿血""腰痛""虚劳""慢肾风"等范畴。其病因病机较复杂，主要缘于先天禀赋不足或后天劳倦太过、起居饮食失调，以及情志所伤引起的肺、脾、肝、肾虚损，气血阴阳失调，加之感受外邪或寒或湿，或热或风，或复感多邪而杂合致病，其病位主要在肾，涉及肺、脾、肝等脏腑，病性属本虚标实。本虚可见阴虚、阳虚、气阴两虚、阴阳两虚等。标实常见风湿、湿热、热毒、瘀血等，可诱发并加重本病，并在整个病程中夹杂出现。

一、常规调养

1. 注意情绪 避免喜、怒、忧、思、悲、恐、惊等过度情志刺激，保持心态平和，精神愉快。在患上慢性肾炎之后，不少患者都会有抑郁、焦虑等问题，这些心理问题会严重地影响慢性肾炎的治疗效果，使得病情不断加重。在面对慢性肾炎的时候，一定要注意个人情绪的调节，用积极乐观的心态面对生活，以帮助自己摆脱慢性肾炎的伤害。

2. 注意饮食　肾炎的患者对于饮食需要格外注意，很多患者就是因为不了解肾炎的饮食注意事项，导致了疾病的加重，应清淡饮食，均衡营养。伴有贫血时，可补充富含铁、维生素 B_{12}、叶酸等食物，如木耳、菠菜等。限制对肾脏有刺激作用的食物，如芥末、辣椒等。采用麦淀粉，一般的米、面等主食中非必需氨基酸含量高，不利于尿素氮的下降，麦淀粉无此弊端，热量又高，故可用麦淀粉代替主食。慢性肾衰竭患者在饮食烹调上应多蒸，少用油炸和煎炒，因为后两种烹饪方法可产生多量的甲基胍，甲基胍是很强的尿毒症素。忌豆腐乳、榨菜等腌制品，忌乳酪、牛肉、虾等高盐、高蛋白、高热量食物，以及草酸高的蔬菜如竹笋、韭菜、菠菜等。如有肾功能不良或浮肿且需要忌盐者，不宜吃香蕉。尿酸指标高的肾病患者，忌食含有高嘌呤的食物。

3. 不要过量喝水　在患有慢性肾炎之后，应当注意饮食习惯，定时饮水，以此来帮助身体补充水分，同时可减低对肾脏的伤害。

4. 适当运动　可以帮助患者调节体质，远离疾病的伤害，在治疗慢性肾炎的过程中，最好可以多进行运动。

5. 注意作息　长时间熬夜对于肾脏的伤害是非常大的，也是诱发慢性肾炎的原因之一，保证充足的睡眠，是预防慢性肾炎的重要方法之一。

6. 注意保暖防潮　避免受凉受湿和过劳等诱因。

7. 尽量避免使用和服用具有肾毒性的药物　肾炎患者在身体不适就诊时，应该把肾炎病史告诉医生，以免接受了肾毒性药物治疗。对于某些具有肾损伤的中草药和西药，都要尽量避免服用。

二、施养要点

1. 针刺　取穴分两组：甲组取肝俞、脾俞、志室、飞扬、太溪；乙组取膻中、鸠尾、中脘、肾俞、气海、三阴交、复溜。两组轮流使用，偏阳虚者加大椎、命门、关元；偏阴虚者加京门、膈俞；面肢浮肿者加人中、阴陵泉、三焦俞、膀胱俞；血压偏高者加太冲、足三里；失眠加风池、涌泉；外感加大椎、身柱、列缺；肾功能不全者加第 5～7 胸椎、背俞。手法以轻捻、浅刺、卧针为主。每周 1～2 次，10 次为 1 个周期。

2. 推拿　用两手掌紧按腰部，用力上下推动或按摩，直至发热，每日早晚各 1 次。

3. 气功　练习内养功，功法简单易学，卧、坐、走、站结合，以卧练为主。

4. 足浴　桂枝 50g，川芎 100g，毛冬青 100g，加水煎煮后，纳于盆中，泡双足，适用于慢性肾炎反复下肢浮肿的患者。

5. 食疗药膳

（1）虫草天门冬老鸭煲　老鸭 2 只，天冬 15g，冬虫夏草 10g，火腿肉 15g，猪瘦肉 60g，共煮汤，喝汤吃肉。利水，补虚损。

（2）五味粥　山药 30g，生薏苡仁 30g，桑根 30g，大枣 10 枚，粟米（小米）60g，煮粥食。益气养阴，滋补脾肾。

（3）冬瓜鲤鱼汤　冬瓜 500g，鲤鱼 250g，砂仁 9g，补骨脂 9g，盐少许，共煮汤食用。温补脾肾，通阳利水。

（4）萸肉胡桃粥　山茱萸 20g，胡桃肉 20g，粳米 100g，白糖适量煮粥。补益肝肾，敛精固涩，健脾和胃。

6. 情志护理　应用各种情志调理方法进行心理干预，以调整患者心态，转移患者的注意力，鼓励患者，使其思想放松、情绪乐观，不断地增强患者战胜疾病的信心。

第十一节　抑郁症

抑郁症是一种常见的情绪障碍，是指一种持久的抑郁状态，伴情绪低落、躯体不适和睡眠障碍等症。当某些刺激过久时会导致人体心理平衡失调，产生抑郁症，该病多由于社会、心理因素引起。

中医学没有抑郁症的病名，其相关描述散见于"郁证""脏躁""百合病""不寐""梅核气""癫证""怔忡"等疾病中。抑郁症的临床表现多种多样，既有情志异常，又有躯体症状。如《伤寒论》记载："胸胁苦满，默默不欲饮食，心烦喜呕，或胸中烦而不呕，或渴，或腹中痛，或胁下痞硬，或心下悸，小便不利。"十分清楚地阐述了情志因素与躯体之间的关系。魏晋时期嵇康的《养生论》中有："形恃神以主，神领形以存。"说明了形神之间的相互关系。《素问·举痛论》曰："怒则气上，喜则气缓，悲则气消，恐则气下，惊则气乱，思则气结。"《灵枢》曰："喜怒不节则伤脏。""忧恐忿怒则伤气。"说明了情志过极对人体的危害。《灵枢·本神》有"肝气虚则恐，实则怒；心气虚则悲，实则笑不休"的记载，说明脏腑功能失常也会引起情志异常变化。

1. 常规调养　尽量避免忧、悲等情志刺激，调节性情，舒畅情志，怡情养性；顺应四时变化，起居有常，生活规律；居室环境宽敞明亮，温度、湿度适宜，衣着宽松，舒适大方；适当增加户外活动，融入大自然之中，尽情享受，回归自然；增加社会交往，多交朋友，融入社会、放松身心。多食用具有理气解郁、调理脾胃功能的食物，如大麦、荞麦、高粱、刀豆、蘑菇、豆豉、柑橘、萝卜、洋葱、苦瓜、丝瓜、菊花、玫瑰花等。加强运动锻炼，调理气机，舒畅情志，如跑步、登山、游泳、打球、武术等，以促进气血运行，疏发肝气，促进食欲，改善睡眠。

2. 针刺　主穴为百会、印堂、太冲、神门、内关、三阴交。如肝气郁结可配伍期门、行间；瘀血内阻可配伍血海、太冲、膈俞；头痛可配伍风池、合谷等。毫针刺法，每周 2～3 次，15次为 1 个周期。中间停针 3 天左右，再进行第 2 个周期。

3. 耳针　可以选取肝、心、交感、皮质下，进行毫针刺法，或用穴位压丸法治疗。隔日 1次，10 次为 1 个周期。

4. 推拿按摩　患者俯卧位，施术者可按揉肝俞、脾俞、胃俞穴，每穴 1～2 分钟；拇指按揉章门穴、期门穴，各 1～2 分钟；用擦法擦胁肋部约 5 分钟。

5. 药膳食疗

（1）橘朴茶　橘络 3g，厚朴 3g，红茶 3g，党参 6g。上 4 味共制粗末，放入茶杯中用沸水冲泡 10 分钟即可。不拘时随饮随冲，至味淡为止，每日 1 剂。

（2）萝卜丝饼　鲜萝卜 250g，蘑菇 50g。洗净切丝，加蘑菇丝、生姜丝，或葱和盐少许，拌成馅，将面粉、水和成面团，将上述馅填入，制成夹心饼，放入油锅内，烙熟即成。

（3）柚皮醪糟　柚子皮（去白）、青木香、川芎各等分，醪糟、红糖各适量。将柚子皮、青木香、川芎制成细末，每煮红糖醪糟一小碗，兑入药末 3～6g，趁热食用，1 日 2 次。

（4）佛手酒　干佛手 100g，栀子 10g，五加皮 20g，高良姜 10g，木瓜 10g，当归 15g，肉桂 5g，桂花 10g，陈皮 10g，紫丁香 5g，砂仁 5g，冰糖 500g，白酒 2000mL。将上述药物研成粗末，放入纱布袋内，再与冰糖、白酒一起置于酒坛内，密封浸泡 20 天后即成。每日 2 次，每次 10mL。

第十二节　更年期综合征

更年期综合征是指妇女在围绝经期，因卵巢功能逐渐衰退或丧失，以致雌激素水平下降所引起的以自主神经功能紊乱代谢障碍为主的一系列症候群。妇女进入更年期以后，卵巢功能开始衰退，使雌激素和孕激素的产生减少，正常下丘脑－垂体－卵巢之间的平衡关系失调，因而产生了下丘脑和垂体功能亢进的现象，表现为促性腺激素分泌增多，引起自主神经功能紊乱，从而出现一系列程度不同的症状，如月经变化，面色潮红，心悸，失眠，乏力，抑郁，多虑，情绪不稳定，易激动，注意力难于集中等。

中医根据其临床表现，将更年期综合征统称为"经断前后综合征"，又称"绝经前后诸症"，亦可参照"年老血崩""脏躁""百合病"等病。

1. 常规调养　正确认识自身的身心变化。更年期妇女要不断学习和掌握有关更年期生理、心理变化规律，以平常心对待更年期，平稳度过反应期。更年期妇女应适当进补，如补充维生素 E、维生素 B、维生素 C 等。饮食要多样化，不可偏食。女性更年期忌吃辣椒、花椒、丁香、茴香、胡椒、芥末、榨菜、葱蒜等刺激性食品；忌喝咖啡、浓茶、白酒等兴奋性饮料。日常生活要有规律，切勿忙闲不均。要注意劳逸结合，保证充足的睡眠。宜选择轻柔缓和、小运动量、大肌肉群耐力性的项目来健身。

2. 针刺　肾阴虚者取肾俞、心俞、太溪、三阴交、太冲，毫针刺法，用补法。肾阳虚者取关元、肾俞、脾俞、章门、足三里，毫针刺法，用补法，可灸。

3. 耳针　取内分泌、卵巢、神门、交感、皮质下、心、肝、脾等穴，用耳穴埋针、压豆，每次选用 4～5 穴，每周 2～3 次。

4. 拔罐　取肝俞、心俞、肾俞、大椎、中脘、关元、神道、灵台等穴位，每次选用 3～5 穴，施以刺络拔罐法，每日或隔日 1 次。

5. 电针疗法　选择足三里、内关、太冲、三阴交。每次对称取穴 2～4 个。用 1.5～2 寸毫针，常规消毒，刺入得气后通上电针仪，电针 10～20 分钟，每日 1 次。

6. 推拿　用掌摩法在腹部顺时针操作，由轻到重，以腹部透热为佳。再用一指禅推法或点法在膻中、中脘、气海、关元穴操作，每穴 1 分钟。继用按揉法在脊柱两侧膀胱经操作 2～3 遍。按揉厥阴俞、膈俞、肝俞、脾俞、肾俞穴，每穴 1 分钟。用擦法在背部督脉、膀胱经和腰骶部操作，以透热为度。患者坐位，拿颈项部 2 分钟。用推法从印堂穴至神庭穴、印堂至太阳穴各推 5～10 遍；点按百会、印堂、太阳穴，每穴 1 分钟。

7. 药膳食疗

（1）黄精芝麻粥　黄精 30g，合欢花、玫瑰花各 10g，大米 100g，芝麻少许。将黄精、合欢花和玫瑰花水煎取汁，加大米煮粥，粥熟后调入芝麻服食。此粥有滋肾养阴、疏肝解郁的功效，适用于围绝经期因肝肾阴虚所致的情志不畅、心烦。

（2）枸杞汤　枸杞子 30g，鱼肚 50g，甲鱼 500g，熟地黄 15g，调料适量。将甲鱼去爪甲及内脏，切块，将鱼肚剖开，洗净切块，熟地黄切小粒，先用清水煮沸，下鱼肚、甲鱼，沸腾后下诸药及葱姜、料酒等，文火炖至鱼肉熟。

（3）冰糖莲子果肉粥　莲子 120g，菠萝 30g，樱桃、龙眼肉各 30g，冰糖少许。将莲子去皮去心，龙眼肉、樱桃洗净，菠萝去皮，切成小块，然后将以上食材与冰糖一并放入锅中加水煮熟。每日连汤带果肉一起服下，连服 1 周。

（4）合欢红糖粥　合欢花 30g，粳米 50g，红糖适量。将粳米洗净，与合欢花、红糖一起放入锅内加水，文火煮成稀粥。可于每晚临睡前 1 小时左右服下。

（5）甘麦大枣粥　小麦 30g，粳米 50g，大枣 10 个，甘草 15g。先将小麦、甘草、大枣加水煎煮后取汁，再将粳米洗净，加入药汁后煮成稀粥。每日分 2 次服下。

（6）归参龙眼猪心汤　当归、党参、龙眼肉、枸杞子、酸枣仁、白芍各 10g，猪心 1 个，食盐适量。将猪心洗净切片，诸药水煎取汁，煮沸，下猪心煮熟，加食盐调味服用。

第十三节　贫　血

贫血，指人体各种原因导致的外周血红细胞容量减少，低于正常范围的下限，不能运输足够的氧至组织而产生的综合征。在一定容积的循环血液内红细胞计数、血红蛋白量和红细胞压积均低于正常标准者。中国血液病学家认为，在中国海平面地区，血红蛋白低于下述水平诊断者，成年男性血红蛋白＜120g/L，成年女性（非妊娠）血红蛋白＜110g/L，孕妇血红蛋白＜100g/L。

中医学中虽没有贫血的病名，但根据其临床表现，相当于"血虚""虚劳""虚损""萎黄"等范畴。中医学认为本病或由于先天禀赋不足，或长期失血，妊娠失养，饮食不节，劳倦过度，久病虚损等引起脾胃虚弱，气血生化匮乏，精气血亏虚所致。气血不足，外不能濡养头面与四肢百骸，则面色萎黄，倦怠乏力，爪甲脆薄，唇舌淡白；内不能布陈五脏六腑，心失所养，则心悸怔忡；脾气亏虚，运化无力，则胃纳呆滞，失于输布津液，水湿潴留，症见腹胀浮肿；肝血不足，失于血养，见头晕目眩；肾精失养，而耳鸣失聪，腰膝酸软。故本病以血虚不足、失于濡养为主要特征，其病性以虚为本。对于贫血症，养生治未病是非常重要的，病前养生，可以预防其发生；病中养生，可以控制并发症，"带病延年"。

1.常规调养　注重病前预防，若因原发病引起的贫血应积极治疗引起贫血的原发疾病。注意劳逸结合，避风寒，慎起居，保证充足睡眠，避免过劳；畅情志，消除紧张等不良情绪，保持心态平和、精神愉快；适当运动锻炼，提高身体免疫力。在日常生活中应加强饮食调理，合理调配饮食结构，食物必须多样化，食谱丰富，不应偏食，否则会因某种营养素的缺乏而引起贫血。要富有营养及易于消化。饮食应有规律、有节制，严禁暴饮暴食，改变偏食及不良饮食习惯，增加含铁量、维生素 B_{12} 丰富的食物，如猪肝、猪血、瘦肉、奶制品、豆类、大米、苹果、绿叶蔬菜等。适当补充酸性食物则有利于铁剂的吸收。积极防治月经病，忌食辛辣、生冷不易消化的食物。平时可配合滋补食疗以补养身体，积极防治并发症。

2.针刺　主穴分为两组：①膏肓、肝俞、四花穴、三阴交；②脾俞、胃俞、肾俞、气海、足三里、阴陵泉。配穴：心悸、气短配内关、膻中；纳减、腹胀、嗳气、呕恶配中脘；腹泻配天枢、大肠俞；头晕、耳鸣配百会、风池；月经不调配天枢、关元。背俞穴约 30°向下斜刺 1～1.5寸，余穴按常规针刺，均用捻转刮针手法，间歇行针 30 分钟，10 分钟行针 1 次；背俞穴、气海、足三里针加艾条灸 30 分钟，每日针 1 次，10 次为 1 个周期，周期间隔 2 日。两组主穴按周期轮换交替使用。

3.艾灸　取百会、心俞、气海、血海、膏肓、关元、足三里，配膈俞穴、脾俞、胃俞、肾俞、三阴交、曲池，每日 1 次，每穴灸 5～15 壮。在施灸过程中，注意施灸温度的调节，以患者感到舒适无灼痛感、皮肤潮红为度，以达到患者能忍受的最大热度为佳，切不可灼伤患者皮肤。

4.按摩　取百会、足三里、神门、大陵，足心肾、心、脾、肝穴（位于足底涌泉穴及周围1.5～3cm）。按揉百会穴 3 分钟，按揉足三里、神门、大陵各 2 分钟，按揉足部穴位（肾、心、脾、肝穴）各 2 分钟。每日按摩 1 次，15 次为 1 个周期。配穴：睡眠多梦者，加揉双侧神门穴各 2 分钟；阴虚内热者，临睡前用手掌擦涌泉穴 100 次，使之发热。

5. 刮痧　取穴：气海、肺俞、膏肓、合谷、足三里、三阴交、涌泉。采用间接刮法。①在患者背部膏肓、肺俞穴处放一层薄布，薄布用红花油浸透，然后再用刮痧板在布上刮拭，以透热为度。②用拇指揉法点揉腹部气海穴，以酸胀为度。③在患者下肢部足三里、三阴交穴处放一层薄布，薄布用红花油浸透，然后再用木鱼石刮痧板在布上刮拭，以透热为度。④用拇指揉法点揉手部合谷穴、足部涌泉穴，以酸胀为度。

6. 耳穴贴压　主穴：取一侧的脾、肾、肝。配穴：取另一侧的肾上腺、大脑皮质、皮质下。主配穴同时取用，两侧交替。操作方法：用王不留行籽进行贴压法。常规消毒后，用 5mm×5mm 的医用胶布将王不留行籽固定于选用的耳穴，每穴固定 1 粒。每日按压 6～8 次（每 2 小时左右治疗 1 次），每个穴位每次按压 3～5 分钟，按压的力量以有明显的痛感但又不过分强烈为度，双侧耳穴交替使用。耳穴贴压疗法可与其他针灸疗法配合使用。

7. 足浴　可采用神曲人参方加减，组成为：神曲 20g，茯苓 15g，生地黄、白术、白芍各 12g，当归 10g，人参 8g。将上述诸药放入药罐中，清水浸泡 20 分钟，加水 2000mL 煎汤，煮沸 20 分钟后去渣取汁，待温后足浴。每次 30 分钟，每日 2 次，每日换药 1 剂，每剂煎汤 2 次，10 日为 1 个周期，周期间隔 5 日。能补气健脾，养血安神，适用于脾胃虚弱、气血亏损、倦怠无力、食欲缺乏、面色萎黄、心悸气短等。或选用其他具有健脾补虚、益气生血功效的方剂煎煮后进行足浴，如黄芪大枣方（黄芪、黄精、党参、熟地黄、何首乌、菟丝子、大枣、当归），补气助阳，健脾益肾；党参红花方（黄芪、党参、玉竹、枇杷核、红花），补气健脾，和血益肾。

8. 药膳食疗　调养配餐时在每日充足能量的基础上，精心选择富含铁的食物，如肉类：肝、肾、瘦肉、鱼禽、动物血；瓜果蔬菜类：坚果、干果（葡萄干、杏干、干枣）、香菇、木耳、蘑菇、海带、豆制品、绿叶及蔬菜等。合理安排餐次和内容，食欲差、胃纳少者可少量多餐进食。

（1）当归党参炖乌鸡　乌鸡 1 只，当归、党参各 15g，葱、姜、料酒、精盐各适量。将当归、党参分别洗净，将乌鸡除内脏，把当归、党参、葱、姜、料酒、精盐放入乌鸡腹内，将乌鸡放入锅内，加水适量，置大火上烧沸，改用小火炖至乌鸡肉熟烂。吃乌鸡肉，喝汤。具有益气养血、补虚强身的功效，适用于血虚体弱、气虚乏力、四肢困倦、脾虚食少等症。

（2）木耳红枣汤　黑木耳 30g，大枣 20 枚。木耳、红枣泡发洗净，共放锅中加水适量煮汤，汤成后加入少许红糖调味。每日 1 剂，吃枣喝汤。功用：补肾养血。

（3）大枣阿胶粥　阿胶 15g，糯米 100g，大枣 10g。将阿胶捣碎；大枣去核与糯米煮粥，粥成时入阿胶稍煮，搅令烊化即成。每日早晚餐温服。功用：养血止血。

（4）猪肝菜粥　猪肝、粳米各 100g，油菜 150g。将猪肝切片，油菜洗净切段，粳米加水熬成薄粥，然后放入猪肝和油菜，加少许葱花、姜片及盐调味，至猪肝熟即可。可作早晚餐服食或点心。功用：补肝养血。

（5）猪血油菜粥　猪血 100g，鲜油菜适量，粳米 100g。将猪血切成小块放沸水中稍煮，捞出；油菜放入沸水中，略烫一下，捞出后切细；粳米加水煮粥，待粥成时放入猪血、油菜，调味即可。作早晚餐服食，可常食。功用：养血补血。

（6）鸡蛋猪腰粥　鸡蛋 1 个，猪腰 1 只，糯米 60g。猪腰去筋膜切片，鸡蛋打碎加入调料拌匀，糯米煮粥，将成时加入鸡蛋、猪腰稍煮即可。可作早晚餐或点心服食。功用：补肾健脾。

（7）当归羊肉羹　当归 25g，黄芪 25g，党参 25g，羊肉 500g，葱、生姜、食盐、料酒、味精各适量。将羊肉洗净，放入锅内，同时将葱、生姜、食盐、料酒投放锅内，将当归、黄芪、党参装入纱布袋内，扎好口，放入铝锅内，加水适量。武火上烧沸，再用文火烧烂羊肉即成。食用时加入味精，吃肉喝汤。功用：养血补虚。

第十四节　糖尿病

糖尿病是由于胰岛素分泌和（或）作用缺陷引起，以血糖水平增高为特征的代谢性疾病。典型的临床表现为多饮、多食、多尿、体重减轻。许多患者无任何症状，仅于健康体检或因各种疾病就诊化验时发现糖尿病。长时间高血糖水平可引起多系统损害，如可导致眼、心、肾、神经、血管等组织慢性进行性病变，最终引起其功能缺陷及衰竭。

糖尿病隶属于中医消渴的范畴。消渴是以多饮、多食、多尿、身体消瘦为特征的一种疾病，类似《黄帝内经》有关"脾瘅""消渴""消瘅"的论述。其中，渴而多饮者为上消；消谷善饥者为中消；口渴、小便如膏者为下消。中医学认为，饮食不节、情志失调、劳欲过度、素体虚弱等因素均可导致消渴。

1. 常规调养　保持情绪稳定，避免喜、怒、忧、思、悲、恐、惊等过度情志刺激，保持精神情绪平衡；饮食清淡，进食低糖易消化食物，适当多摄入能够宣肺、健脾、益肾、化湿、通利三焦的食物，如薏苡仁、赤小豆、扁豆、蚕豆、海蜇、鲫鱼、鲤鱼、胡萝卜、山药、洋葱、紫菜、竹笋等，饮食宜多样化，宜粗不宜细，控制进食总量；适当体育锻炼或体力活动；生活规律，避免熬夜，保证充足睡眠，劳逸适度；限酒戒烟；限用影响血糖的药品或保健品；遵医嘱按时服药，做好血糖监测，防治其他并发症。

2. 针刺　主穴：脾俞、膈俞、胰俞。多饮烦渴加肺俞、意舍、承浆（或金津、玉液）；多食易饥、便秘加胃俞、丰隆；神倦乏力、少气懒言、腹泻加胃俞、三阴交、阴陵泉或腹三针等。用缓慢捻转，中度刺激，平补平泻法，隔日 1 次，每次留针 15 分钟，出针前重复运针 1 次再指压，10 次为 1 个周期。周期间隔 3 ～ 5 日。常规刺法。

3. 耳针　主穴：胰、内分泌、肾上腺、缘中、三焦、肾、神门、心、肝。偏上消者加肺、渴点；偏中消者加脾、胃；偏下消者加膀胱。毫针轻刺激，或王不留行籽贴压法。每次取单耳 4 ～ 5 穴，隔日 1 次，10 次为 1 个周期。

4. 艾灸　选取足三里、曲池、肺俞、膏肓、至阳、肝俞、脾俞、肾俞、京门、中脘、左期门、左梁门、关元、地机，采用小艾炷，前 10 天每穴各灸 3 壮，待患者耐受后逐渐增至 5 壮，坚持每日施灸。若口渴症状严重，可加灸太溪，女性患者可加灸三阴交。糖尿病患者抵抗力差，施灸部位容易化脓，所以开始时必须小灸，然后逐渐增加至 5 壮。

糖尿病患者的膝盖下部如果出现灸痕则不容易愈合，因此施灸时要谨慎，避免在膝盖下部做重灸（多壮灸）。

5. 推拿按摩　取脾俞穴、足三里穴、阳陵泉穴、曲池穴、阴陵泉穴、三阴交穴等穴，一般采用先顺时针摩 30 ～ 40 次，再逆时针摩 30 ～ 40 次。

6. 敷贴　取生石膏 5g，知母 2g，生地黄 0.6g，玄参 1g，炙甘草 1g，党参 0.6g，天花粉 0.2g，黄连 0.3g，粳米少许，制成粉剂，备用。每次取粉 250mg，加盐酸二甲双胍 40mg，混合后敷脐，上盖以药棉，外用纱布固定。每 5 ～ 7 天换药 1 次，每 6 次为 1 个周期。

7. 足浴　水温不宜过高，每日用 37℃左右温水泡脚 20 分钟，用柔软毛巾轻轻擦干足部皮肤，不要用力揉搓。中药材可选择桂枝、苏木、松节、艾叶、莪术、乳香、没药等温经通络、活血化瘀之品。

8. 药膳食疗

（1）糯米桑根茶　糯米（炒黄）、桑根（白皮）各等分。每用 30 ～ 50g，水 1 大碗，煮至半碗，渴则饮。

（2）冬瓜皮西瓜皮汤　冬瓜皮、西瓜皮各 50g，天花粉 15g。水煎服。适用于口渴为主的糖尿病。

（3）菠菜根粥　鲜菠菜根 250g，鸡内金 10g，大米 50g。菠菜根洗净，切碎，加水同鸡内金共煎煮 30 ～ 40 分钟，然后下大米煮做烂粥。每日分 2 次连菜与粥服用。

（4）甘薯叶冬瓜汤　鲜甘薯叶 150g，冬瓜 100g。煎汤，每日分 2 次服用。

（5）猪胰汤　新鲜猪胰 1 条洗净，入开水中烫至半熟，喝汤，每日 1 次。

（6）枸杞粳米粥　枸杞了 20g，粳米 50g，煮粥。

（7）黄芪山药粥　黄芪 30g，山药 60g。将山药研末备用，黄芪水煎取汁 300mL，加入山药粉搅匀煮成粥。每日 1 ～ 2 次。

（8）西洋参粥　西洋参 3g，麦冬 10g，淡竹叶 6g，粳米 50g。先将麦冬、淡竹叶水煎，去渣取汁，加入大米煮粥，待粥将熟时，加入西洋参共煮至稠。

（9）葱花苦瓜　将苦瓜对半剖开，去瓤，切成丝，放入沸水焯熟，用凉水冲凉，沥干水分，放入盘内，加入精盐拌匀。锅内倒入香油，将葱花炒出香味时关火，倒入苦瓜拌匀，即可。

（10）玉米须炖龟　玉米须 100g（干品 50g），乌龟 1 只，葱、生姜、精盐、黄酒各适量。乌龟去头、爪子和内脏，玉米须洗净放入砂锅装纱布袋内，与乌龟放入砂锅内，加姜、葱、精盐、黄酒、水、小火炖熟。

9. 放松功　选择空气新鲜、安静的环境，宽衣松带，自然端正，排除杂念，取端坐式，立式、仰卧式均可。要求自头向下放松，头放松，虚灵顶颈（头轻轻顶起之意）；两肩放松，沉肩坠肘；胸部放松回收；腰部放松挺直，全身无紧张不适之处，精神放松；吸气时默念"静"字，呼气时默念"松"字，做到呼吸自然柔和，使气沉丹田；意守丹田，按揉神阙部收功。

第十五节　血脂异常

血脂是血浆中的胆固醇、甘油三酯和类脂（如磷脂等）的总称，与临床密切相关的血脂主要是胆固醇和甘油三酯。如果脂肪代谢或运转异常，致使血浆中一种或多种脂质含量异常升高，超出规定的指标时，即称为高脂血症，又称为高脂蛋白血症。一般认为，血清胆固醇含量超过 4.1mmol/L，而且连续测定 2 次都高于上述水平时，即可诊断为高脂血症。血脂异常通常是指血清中胆固醇、甘油三酯、低密度脂蛋白胆固醇水平升高，高密度脂蛋白胆固醇水平降低。通常情况下，多数患者并无明显症状和异常体征，多数是在体检时才发现。近年来由于疾病谱发生了改变，血脂异常不仅是导致动脉粥样硬化、心脑血管疾病（冠心病、中风等）的重要因素，而且可以引起脂肪肝、肥胖、胆结石等病。

本病可隶属于中医学"痰证""眩晕""心悸""胸痹"等多个病证的范畴。中医学认为，本病主要由于饮食不节，过食肥甘厚味，加之脾失健运，肝失疏泄，痰瘀结聚，变生膏脂；老年肾虚，五脏衰减，更易发为本病。

1. 常规调养　调整生活起居，生活规律，控制体重；畅情志，消除紧张等不良情绪，避免过度情志刺激，保持心态平和；适当运动锻炼，可选择快慢交替步行、慢跑、骑自行车、游泳、跳绳、太极拳、八段锦、五禽戏等；清淡饮食，坚持低盐、低脂、低胆固醇、低热量、高蛋白质和高维生素饮食，少吃动物脂肪、内脏，多吃豆类及豆制品、粗粮、蔬果，进餐速度要慢，勿暴饮暴食，禁烟限酒；遵医嘱按时服药，防治其他并发症。

2. 针刺 取中脘、脾俞、气海、内关、丰隆、足三里。每次选取 3～4 穴，交替使用。捻转进针，得气后留针 20 分钟，中间行针 1 次，每日 1 次，10 次为 1 个周期。亦可在得气后加电针（频率 8～10Hz 交流脉冲），持续 15 分钟。

3. 耳针 取内分泌、皮质下、神门、交感、心、肝、肾。每次选用 3～4 穴，用碘酒严格消毒后，毫针中等强度刺激，留针 30 分钟，间歇运针，两耳交替使用。隔日 1 次。

4. 艾灸 取足三里、绝骨。患者平卧位，每次灸 1 侧，将艾绒做成黄豆大小的艾炷，每穴灸 3～5 壮，每周 1～2 次，10 次为 1 个周期。

5. 刮痧 刮拭大椎穴、心俞穴、膈俞、脾俞至肾俞、膻中至中庭。每次选 3～5 个部位，每个部位刮拭 20～30 次，以皮肤出现潮红、紫红色等颜色变化，或出现丘疹样斑点、条索状斑块等形态变化，并伴有局部热感或轻微疼痛为度。两次刮拭之间宜间隔 3～6 天，以皮肤上退痧（痧斑完全消失）为准，10 次为 1 个周期。

6. 足浴 轻度高脂血症患者取虎杖 60g，煎煮 30 分钟后，兑水至 40°左右，再兑 20mL 白酒一起倒入泡腿桶中。浸泡双下肢，每日 1 次，每次 30 分钟左右。病情相对重的患者可改虎杖为 30g，再加苍术 30g，草决明 30g，泽泻 30g，生黄芪 20g，党参 20g。

7. 脐疗 生山楂、桃仁、生大黄、没药各 10g，打粉后用牛奶调和好，在肚脐贴敷。每日在睡觉前贴上，白天再把贴敷揭去，10 天为 1 个周期，一般用 3 个周期。

8. 药膳食疗

（1）山楂益母茶 山楂 30g，益母草 10g，茶叶 5g。先将山楂、益母草和茶叶用清水洗净，将上述 3 种原料共研为粗末，用沸水冲泡，代茶饮。

（2）菊花山楂茶 山楂 30g，菊花 10g，茶叶 10g。沸水冲泡，代茶饮，每日 1 剂。

（3）绞股蓝茶 绞股蓝适量泡茶饮用。

（4）大蒜萝卜汁 大蒜头 60g，萝卜 120g。先将大蒜头剥去外包皮，洗净，切碎，捣成大蒜汁。将萝卜除去根洗净，切碎，捣烂取汁，用洁净纱布过滤，将萝卜汁与大蒜汁充分拌和均匀，或可加少许红糖调味即成。早晚 2 次分服。

（5）山楂粥 山楂 30～45g（或鲜山楂 60g），粳米 100g，砂糖适量。将山楂煎取浓汁，去渣，与洗净的粳米同煮，粥将熟时放入砂糖，稍煮一二沸即可。可做点心热服，每日 1 次，10 天为 1 个周期。

（6）菊花决明子粥 菊花 10g，决明子 10～15g，粳米 50g，冰糖适量。先将决明子放入砂锅内炒至微有香气，取出，待冷后与菊花煎汁，去渣取汁，放入粳米煮粥。粥将熟时，加入冰糖再煮一二沸后，即可食用。

（7）薏仁山药粥 山药 150g，薏苡仁 50g，粳米 40g。山药去皮切丁备用。薏苡仁洗干净，倒入锅中，加适量清水，大火烧开，小火慢煮半小时，倒入淘好的大米，倒入切好的山药丁，继续煮至粥黏稠即可。

（8）黄豆木瓜汤 木瓜半个，小油菜 10 颗，泡发黄豆 30g，草菇 4 朵，生姜 1 块。鲜木瓜去皮、去籽，洗净切块，油菜、草菇洗净，姜去皮洗净，草菇、姜切片备用；油锅炒姜片，闻到香味倒入清水，倒入黄豆、草菇，中火烧沸；放木瓜、小油菜，加盐、白糖，大火煮滚，熟透后即可食用。

（9）冬瓜薏米墨鱼汤 冬瓜 250g，薏苡仁 20g，墨鱼 200g。薏苡仁放清水浸泡半小时，冬瓜不去皮，洗净切块备用，墨鱼洗净，去骨取肉备用；汤锅加适量清水，倒入薏苡仁，大火煮沸，改小火煮20分钟，然后加冬瓜煮透明，放墨鱼煮熟，最后加盐调味即可。

第十六节　痛　风

痛风是长期嘌呤代谢异常，血尿酸增高引起组织损伤的一组疾病。本病患病率随年龄而渐增，发病高峰在40～50岁，多见于男性，约占95%。60岁以上女性发病相对较高，约占29%。脑力劳动者、体型较肥胖者发病率较高。儿童和老年人所患痛风中，继发性痛风的发病率较高。

1. 常规调养　避免喜、怒、忧、思、悲、恐、惊等过度情志刺激，保持心态平和，培养愉悦的情绪，塑造开朗乐观的性格，改变心境，提高心理素质；顺应四季气候变化，调整生活起居，防受寒及过度劳累；饮食清淡，营养均衡。

宜选食品：低嘌呤的食物，如精白米、富强粉、玉米、通心粉、馒头、面条、洋葱、胡萝卜、芹菜、茄子、南瓜、西红柿、土豆等；牛奶及脱脂奶粉；蛋及蛋类制品，如面包、蛋糕等；黄色或绿色蔬菜，水果。禁用食品，主张饮食宜"三少一多"，即禁用高嘌呤的食物，如动物肝脏、肾脏、胰、脑、虾蟹、鲤鱼、凤尾鱼、沙丁鱼等；肥肉、禽类、贝类、熏火腿等；干豆类、菠菜、蘑菇、四季豆、带皮谷物等。绝对戒酒，尤其是啤酒要少喝，戒咖啡及茶水，少吃辛辣刺激性食物。痛风病患者除了药物治疗外，控制和矫正过重的体重也很重要，所以坚持适宜的体育锻炼是绝不可忽视的。坚持运动疗法，最为简单的方法是散步。其他运动亦可选择如太极拳、慢跑、五禽戏等；注意饮水，每日可饮水2～3L，以保证尿量，促进尿酸的排泄（排除肾功能不全者）。

2. 针刺　阿是穴、太溪、厉兑、行间，针刺得气后，留针20分钟。每周1～2次，10次为1个周期。

3. 足浴　山慈菇150g，蜈蚣6条，皂角刺120g，玄参、金银花各100g。将上药一同放入锅中加水适量，煎煮2次，合并煎液入木盆中。先熏蒸双足，待温度适宜时（38～45℃）再浸泡双足，每次30～40分钟，每日2次，每次1剂。

4. 按摩　按揉风市、血海、阳陵泉、肩井、外关，按压手三里、环跳，掐压合谷，点压阳溪、委中。

5. 拔罐　腰下部位及上肢部关节炎取大椎、身柱、风门、心俞、膈俞，腰下部及下肢部的关节炎取脾俞、三焦俞、大肠俞。先取大小适宜的火罐，于上穴拔4～6罐，然后依据患病部位的不同而选用穴位，每部位拔4～8个罐不等。留罐时间为15～20分钟。每日或隔日1次，两周为1个周期。

6. 药膳食疗

（1）车前子煮冬瓜　车前子20g，冬瓜100g，菜油、盐、酱油、姜、葱适量，煮汤食。每日1次，10～20天为1个周期。

（2）薏仁大米粥　薏苡仁、大米各50g，加适量清水煮成稀粥即可。每日早晚服，每次1小碗，每2周为1个周期。

（3）独活山药汤　独活、甘草各10g，山药100g，细盐、姜末各适量。共煮汤，当膳用，每日早晚服，每次1小碗，每2～3周为1个周期。

（4）黑豆木瓜茶　黑豆20g，宣木瓜10g，细盐适量，沸水冲泡30分钟即成。代茶饮，每日分3次服，每次1小碗，每2周为1个周期。

（5）冬瓜肉桂茶　冬瓜 100g，肉桂 10g，将冬瓜连皮切碎，加肉桂一起用沸水冲泡 30 分钟即成。代茶饮服，每日分 5 次服，每次 120mL，每 10 ～ 20 天为 1 个周期。

第十七节　慢性疲劳综合征

慢性疲劳综合征是以疲劳、低热（或自觉发热）、咽喉痛、肌痛、关节痛、头痛、注意力不易集中、记忆力下降、睡眠障碍和抑郁等非特异性表现为主的综合征。由于人们在年龄、适应能力、免疫力、社会文化层次等方面所存在的差异，慢性疲劳综合征的表现也错综复杂。大量研究发现，此病的发生与社会环境、经济文化、生活方式和遗传因素等密切相关。中医学并没有慢性疲劳综合征的病名，但中医对慢性疲劳综合征认识多归于"虚劳""萎黄"等病证中。

1. 常规调养　避风寒，适寒温，减少伤风感冒；调饮食，戒烟酒；慎起居，适劳逸，适当安排工作、学习与锻炼；畅情志，少烦忧，保持情绪稳定，舒畅乐观，则有利于此病的恢复。

2. 针刺　主穴：胸、腰夹脊穴，足三里，阳陵泉。每次选取双侧 6 个穴位，常规针刺，留针 30 分钟，隔日 1 次，两周为 1 个周期。

3. 气功　练习八段锦，功法简单易学，内养正气，提升精气神。

4. 足浴　当归 9g，白术 12g，茯苓 9g，熟地黄 9g，川芎 6g，巴戟天 9g，红枣 5 枚。每日 1 次。

5. 药膳食疗

（1）杜仲羊肾粥　羊腰子 2 个，杜仲 15g，食盐、姜、葱、料酒各适量，加适量清水熬成稀粥。每日 1 剂，分 2 次服食。

（2）羊肝当归饮　羊肝 320g，猪肉（瘦）320g，当归 20g，枸杞子 12g，枣（干）30g，党参 20g，生姜 5g。全部材料放入煲内，武火煮滚；慢火煲 2 小时，加盐调味可饮用。每日 1 ～ 3 次，每次 150 ～ 200mL。

（3）熟地山药粥　熟地黄 5 钱，山药 30g，茴香 9g，茯苓 18g，粳米 100g，红糖适量。将药材煎煮取汁，再加入粳米一起煮成稀饭，加糖调味即可。每日早晚分服。

（4）桂圆鸡心汤　鸡心 150g，龙眼肉 50g，红枣 3 颗，葱丝 6g，姜丝 5g，盐 6g，胡椒粉 3g，料酒 10g，味精 3g，香油 5g，高汤 1000g。当膳用，每日早晚服，每次一小碗，2 ～ 3 周为 1 个周期。

第十八节　肥胖

肥胖是指体内脂肪积聚过多，体重超过按身高计算的平均标准体重 20% 者，是常见的营养性疾病之一，其发病率由于诊断标准不一而变异较大。肥胖分两大类，无明显病因者称单纯性肥胖，儿童大多数属此类；有明显病因者称继发性肥胖，常由内分泌代谢紊乱、脑部疾病等引起。

中医学中没有此病名，根据其临床表现可归属于中医学"痰湿""脾约"等范畴。

1. 常规调养　调畅情志，愉悦心境。饮食有节，克服饮食偏嗜、暴饮暴食等不良习惯，限制零食、甜食及高热量食物的摄入，以高蛋白、低碳水化合物及低脂肪为宜。保持居室干燥。多进行户外活动，经常晒太阳或日光浴，借助自然界之力宣通人体之阳气。长期坚持运动锻炼，如散步、慢跑、太极拳、乒乓球、羽毛球、网球、游泳等，但也应避免剧烈活动，以防增加食欲。

2. 针刺 主穴为曲池、天枢、丰隆、阴陵泉、太冲、中脘。脾胃虚弱配足三里、脾俞；胃肠积热配上巨虚、内庭；肾阳亏虚配肾俞、关元；心悸配神门、内关；胸闷配膻中、内关；嗜睡配照海、申脉；腹部肥胖配归来、下脘、中极；便秘配支沟；下肢水肿配三阴交、水分。毫针刺法，每周 3～5 次，10 次为 1 个周期。中间停针 3 天左右，再进行第 2 个周期。

3. 耳针 取胃、脾、肺、内分泌、肾上腺、三焦、神门，每次选用 3～5 穴，可用毫针刺法，或用穴位压丸法。隔日 1 次，10 次为 1 个周期。

4. 拔罐 腹部任脉、肾、脾、胃经脉循行线，背、腰、臀部督脉及膀胱经循行线，大腿部胃、脾经循行线。留罐或闪罐均可，以局部皮下微瘀血青紫为度。隔日 1 次。

5. 推拿按摩 腹部操作：患者仰卧位，施术者掌根按揉神阙穴，揉动 20～25 圈；拇指按揉关元、中脘穴，各 1～2 分钟；腰背部操作：患者俯卧位，施术者按揉脾俞、肝俞、胃俞、大肠俞、肾俞穴，每穴 1～2 分钟；按揉大椎、天宗、肩井、风池穴，每穴 1～2 分钟。下肢部操作：患者俯卧位，施术者以掌推大腿内、后侧脂肪组织，按揉殷门、风市、委中、承山穴，每穴约 1 分钟；患者再取仰卧位，拿其大腿外侧、前侧脂肪组织，并按揉梁丘、伏兔、足三里、丰隆穴，每穴约 1 分钟。

6. 药膳食疗

（1）**茯苓豆腐** 茯苓粉 30g，松子仁 40g，豆腐 500g，胡萝卜、菜豌豆、香菇、玉米、蛋清、食盐、黄酒、原汤、淀粉各适量。将豆腐与茯苓粉拌和均匀，用盐、酒调味，加蛋清混合均匀，上面放香菇、胡萝卜、菜豌豆、松仁、玉米粒，入蒸笼用武火煮 8 分钟，再将原汤 200g 倒入锅内，用盐、酒、胡椒调味，以少量淀粉勾芡，淋在豆腐上即成。佐餐食用。

（2）**参芪鸡丝冬瓜汤** 鸡脯肉 200g，党参 6g，黄芪 6g，冬瓜 200g，黄酒、食盐各适量。砂锅置火上，放入鸡肉丝、党参、黄芪，加水 500mL 小火炖至八成熟，再入冬瓜，加盐、黄酒，小火慢炖，待冬瓜炖至熟烂即成。单食或佐餐食用。

（3）**鲤鱼汤** 鲤鱼 1 条（重 500g），白术 15g，生姜、白芍、当归各 9g，茯苓 12g。将后 5 味切成黄豆大小碎块，加水熬取汁，去药渣，以药汁煮鱼，鱼熟后加入调味品。食鱼喝汤，每日分 3～5 次喝完。

（4）**冬瓜菜窝头** 冬瓜 300g，红薯 200g，玉米粉 100g，食盐 5g，葱 10g，生姜 10g。冬瓜去皮后切成细末。红薯切成细泥，加葱、生姜、盐、玉米粉调匀。将菜窝头捏好后，上笼用武火蒸 20 分钟即成。

（5）**谷芽山楂粥** 山楂 50g，酸梅 20g，谷芽 50g，麦芽 50g，冰糖适量。加入清水 8 碗，煮 45 分钟，加入冰糖溶化即可。

（6）**荷叶减肥茶** 荷叶 60g，生山楂 10g，生薏苡仁 10g，橘皮 5g。将鲜嫩荷叶洗净晒干，研为细末。其余各药亦晒干研为细末，混合均匀。以上药末放入开水瓶，冲入沸水，加塞泡约 30 分钟后即可饮用。以此代茶，日用 1 剂，水饮完后可再加开水浸泡，连服 3～4 个月。

第十九节　骨质疏松症

骨质疏松症是多种原因引起的以单位体积内骨组织量减少为特点的代谢性骨病变。在多数骨质疏松中，骨组织的减少主要由于骨质吸收增多所致。临床表现为腰背部疼痛，肢体缩短，驼背及易发骨折等。中医学没有骨质疏松症的病名，但中医对骨质疏松症的认识多记载于"痹证""腰痛""痿证"等病证中。

1. 常规调养 合理膳食营养，坚持长期预防性补钙，多食用含钙、磷高的食品，如鱼虾、海带、牛奶、干果、豆类等；合理活动，适当锻炼，多进行户外活动，避免肥胖；坚持科学的生活方式，不饮酒不吸烟，少喝咖啡浓茶，尤其绝经后妇女应加强自我保护意识，防摔、防碰、防颠。

2. 艾灸 取悬钟、肾俞、命门穴进行悬灸，可补肾填髓，有效缓解原发性骨质疏松症状。

3. 传统养生运动 如五禽戏、八段锦等，有助于减少骨量丢失。

4. 药膳食疗

（1）黄芪虾皮汤 黄芪20g，虾皮50g。佐餐当汤服食。

（2）芝麻核桃仁粉 黑芝麻250g，核桃仁250g，白砂糖50g。将黑芝麻与核桃仁研末后加白砂糖，拌匀后温开水调服。

（3）羊骨汤 新鲜羊骨500g，羊肾1对。将新鲜羊骨洗净砸碎，与剖开洗净的羊肾同入锅中，加水适量，以武火烧开，撇去浮沫，加料酒、葱段、姜片、精盐，转小火煨炖1～2小时。佐餐当汤，随量饮汤吃羊肾。

（4）猪肉枸杞汤 枸杞子15g，猪肉适量切片，加水共煮，汤食用。

（5）仙茅炖肉汤 仙茅、金樱子各15g，猪肉适量。将药洗净捣碎布包，与肉同炖1～2小时。喝汤，每日1～2次。

第二十节 前列腺增生症

前列腺增生症是一种老年男性的常见病，一般在40岁后开始发生前列腺增生的病理改变，出现相关症状多在50岁以后，早期临床表现通常为尿频、尿急、排尿次数增多等，后期常进展为尿无力、排尿困难、尿失禁等下尿路梗阻表现，严重影响生活质量及健康状态。有研究表明，前列腺增生症的发病率与年龄呈正相关，30岁以后前列腺即会缓慢增长。根据相关统计资料，50岁以上的男性36%～38%有前列腺增生。其病理改变主要为前列腺组织及上皮增生，故称前列腺增生症。

中医无前列腺增生症病名，根据其排尿困难，甚者小便闭塞不通的临床症状，属于中医学"癃闭"范畴。中医学认为，由于肾和膀胱气化失司而导致尿量减少，排尿困难，甚至小便闭塞不通。本病虽在膀胱，但与三焦、肺、脾、肾、肝密切相关。

1. 穴位贴敷 穴位贴敷治疗是中医独特的外治方法，经济实用，简单易行，疗效确切。利用穴位贴敷的中药性辛和温热特性，通过穴位贴敷，刺激和作用于体表腧穴，以达到以温经通脉、温阳利水的作用。可选用关元、神阙、中极3个穴位，用温水清洁穴位皮肤，将调剂好的中药外敷，每24小时更换1次，连续敷用10天为1个周期，治疗效果好。穴位贴敷能明显改善患者的临床症状，降低其残余尿量，提高良性前列腺增生症患者的生活质量。

2. 中药坐浴 中药坐浴简单方便，有扩张血管、促进血液循环之功效。采用前列腺按摩结合中药坐浴治疗重度良性前列腺增生症有很好的效果。前列腺增生症是由于久病，或劳伤肾精，或感受外邪，或内外因素交织，影响三焦水液的运行及气化功能失常所致，导致局部微循环的障碍和代谢产物的堆积，故选用乌药、木香、红花、荔枝核等行气活血通络的中药坐浴，既有药物作用，又有热疗作用，还能克服前列腺包膜不利于药物渗透的弊病，改善局部微循环，有利于局部代谢产物的吸收及转运。

3. 精神调理 患前列腺增生症的患者体质大多为阳虚者，兼有湿热或痰湿或血瘀体质，性格多沉静、内向，常常情绪不佳。应学会调节自己的不良情绪，和喜怒，去忧悲，防惊恐。要善于自我排遣或与人倾诉，宽宏大量，提高心理素质。

4. 饮食调养　肾阳为一身阳气之本，故云："肾阳为根，脾阳为继。"前列腺增生症患者适宜一些甘温的食物，以温补脾肾阳气为主。常用的补阳食物可选用羊肉、猪肚、带鱼、黄鳝、虾（龙虾、对虾、青虾、河虾等）、刀豆、荔枝、龙眼肉、樱桃、杏、核桃、栗子、韭菜、茴香、洋葱、香菜、胡萝卜、山药、生姜、辣椒等，这些食物可补五脏，益精填髓，强壮体质。平素不宜贪生冷、苦寒、黏腻之品。即使在盛夏也不要过食寒凉之品，如田螺、螃蟹、西瓜、黄瓜、苦瓜、冬瓜、芹菜、绿豆、蚕豆、绿茶、冷冻饮料等。

5. 起居调护　前列腺增生症患者体质大多为阳虚之体，适应寒暑变化的能力较差，在严冬应避寒就温，还可遵照"春夏养阳"的原则，借自然界阳气之助以培补阳气，可坚持做空气浴或日光浴等。宜住坐北朝南的房子，不要贪凉而室外露宿或在温差变化大的房子中睡眠，以免受风寒而患病。

阳虚质者耐春夏不耐秋冬，在寒冷季节宜暖衣温食，以养护阳气，尤其要注意腰部和下肢保暖。夏季暑热多汗，容易导致阳气外泄，使阳气虚于内，要尽量避免强力劳作，大汗伤阳，也不能恣意贪凉饮冷。在阳光充足的情况下适当进行户外活动，不宜在阴暗环境下长期工作和生活。阳虚之人畏寒，易受风寒侵袭，锻炼时应注意保暖避寒。

6. 运动锻炼　前列腺增生症患者应以振奋、提升阳气的锻炼方法为主。肾藏元阳，故当温补肾阳，以增强生命的活力。命门乃元阳之所居、精血之海、元气之根，意守此处，可以充养元阳。经脉中督脉统领诸阳，古代道家养生长寿术中的核心功法卧功中以脊柱、腹部运动为主，调节督脉、任脉，滋阴养阳。研究认为，卧功可以使脊神经得到锻炼和强化，巧妙而恰当地调整自主神经功能，还可以施功于性腺，促进性激素分泌，保证了内脏器官的健康，使之发挥最佳功能。按摩疗法中的捏脊法是改善小儿阳虚质的很好方法。自行按摩气海、足三里、涌泉等穴位可以补肾助阳。

根据中医理论"春夏养阳，秋冬养阴"的观点，阳虚体质患者在春夏季加强锻炼效果更好，一天中又以阳光充足的上午为最好的时机，其他时间锻炼则应当在室内进行。运动量不能过大，尤其注意不可大量出汗，以防汗出伤阳。可选择适合自己的项目，如散步、慢跑、太极拳、五禽戏、跳绳及各种球类运动，以振奋阳气，促进阳气的升发和流通。

7. 药膳调补　前列腺增生症患者饮食应避免高粱厚味和辛辣甘甜，以防引起湿热内生，阻遏气血运行，导致湿热下注，血瘀气阻。因此，患前列腺增生症患者应注意饮食清淡，多食鲜蔬水果，戒烟少酒，慎食刺激性食物，以及温性、热性和油腻食物，并保持大便通畅。中医主张药食同源，强调通过饮食调节来保护前列腺，许多有益于前列腺保健和前列腺增生的药膳，例如猕猴桃饮可清下焦湿热，参芪冬瓜汤可升阳利尿等。

（1）猕猴桃饮　将一颗猕猴桃洗净，去皮，绞取汁液，调适量白糖拌匀。饮用时用100mL温开水冲调即可。有清热解渴、利尿通淋的作用。还可以在此基础上，按照口味加入葡萄、西瓜、梨等多汁水果，共同榨汁取液，以增强效果。

（2）参芪冬瓜汤　取生黄芪10g，党参10g，冬瓜100g，陈皮6g，先将黄芪、党参、陈皮放入砂锅，加水500mL煮15分钟，再放入冬瓜片共煮，待冬瓜煮熟，依据口味调入少量食盐即可食用。

第十七章

科普传播

扫一扫，查阅本章数字资源，含PPT、音视频、图片等

　　中医养生科普传播，是指以维护健康、祛病延年为目的，利用各种媒介渠道及方法，制作、发布、拓展、交流中医养生保健知识的过程和行为。传播的主体是具有中医养生保健专门知识的专家学者、中医从业人员等，对象为社会大众。

　　随着经济的发展、生活水平的提高及对疾病危害认识的加深，人们对健康长寿的需求越来越迫切，健康科普传播成为当前社会的关注热点。中医在养生保健研究方面历史悠久，特色明显，优势突出。自古以来，中国社会各阶层对长寿甚至长生的追求从未停止。其中，以中医学理论为坚实基础，以传统文化为深厚底蕴，方法多样、卓有成效的中医养生学，最具学术代表性与大众亲和力。据调查显示，中医养生保健方面的知识是当下社会大众最想了解和学习的内容。因而，中医养生科普传播是中医养生保健的重要研究课题。

一、科普传播媒介与要素

　　随着科技的发展，人们对信息的获取途径及习惯都发生着变化，中医养生科普传播方式与十几年前有了很大不同。大众阅读习惯向碎片化、动态化、自由化之转变，对传统图书、报刊杂志等媒体的主题创意、文字创作、排版发行等都提出了挑战。同时，由于网络速度提升和智能手机普及，其使用已不局限于各类电脑，而是随着各种新媒体渗透影响大众，尤其是进入中青年群体生活的方方面面。人们逐渐习惯了网络信息"即点即得"的获取方式，这对影视媒体都有着一定的冲击。在网上，人们既是信息的接受者，也可以成为信息的发布者，所谓"自媒体"时代已然形成。中医养生科普传播必须适应这种潮流，了解并善于利用各种传播媒介，多途径、通俗易懂地普及中医养生保健知识。

（一）中医养生科普传播媒介

　　从传播学角度而言，传播媒介是"传播赖以实现的中介，是传播活动中具有自身特性与规律的客观存在，对社会的发展起着直接而有力的影响"。大众传播媒介主要包括报刊、书籍、广播、电视、电影、互联网、手机、广告册等。这些媒介主要通过刺激视听，以达到传播信息的目的。故此，中医养生科普传播媒介就是指所有能够承载中医养生保健知识，使之向大众传播的中介。

　　1. 报纸　在我国，报纸历来是主要的媒介形式。在所有可利用的科普传播媒介中，报纸的优势在于：①权威性、真实性。由于历史发展的原因，报纸在大众心目中的权威性、真实性和可信度相对较高。报纸长期以来树立的社会影响力和公正客观报道的社会形象，使它仍然得到多数人的信任。在中医养生科普宣传中，真实性和科学性是底线，因而在这方面与报纸契合度更高。②深度阅读性。报纸由于版面所限，其刊载的养生内容均是经过编辑精心选择、汇总和策划的信

息，且能够针对热点养生问题进行深度分析与报道。这就可以帮助读者准确、深入地了解某一养生主题及其相关知识，并引发读者思考。中医养生科普传播中，同一主题下，对相关知识的及时汇总、分析处理与报道，可以通过报纸完成。③时效性。报纸有旬报、周报、日报、晚报、晨报等形式，出版频率高、时间固定，时效性较强，有时甚至不低于网络。多数机构仍将报纸作为信息发布的正式渠道和法理依据，而网络信息发布虽然更快，但多具有预告性质，且存在不少混乱，容易受到不实信息的干扰。另外，报纸的印刷成本较低，但由于其影响较大，因而广告商愿意把报纸作为广告投放的必备渠道。这一点，对于从事中医养生保健行业的企事业单位是必须考虑的，因为其除了实现盈利目的外，还担负有传播正确的养生健康知识的责任。

养生科普传播如果采用报纸作为媒介，也需要了解报纸的媒介弱势。①内容众口难调。报纸读者群体较大，不易固定，导致内容选择与编排较为繁杂，因而不可能符合每一位读者的兴趣。除了每期报纸的头条和专题外，其他版面内容有时比较零散，影响阅读性。②受纸质、印刷水平、成本等因素影响，报纸多采用黑白印刷，或夹杂少量彩版，在印刷精美程度及图片质量方面，受到一定限制。

报纸刊载的养生类文章，除专题讨论外，多为一千到两千字的短篇内容。这就要求写作时，选点要细，逻辑性要强，语言精练、通俗，说理透彻。科普文章还要注意生动性，最好适当辅以真实案例或故事，可根据主题选择古代养生轶事、名人养生感悟、长寿养生经验、养生诗词、格言等，也可考虑反佐以伤生损寿的教训，以突出主题，增加趣味性或哲理性。

目前国内与中医养生相关的报刊较多，一般开设健康养生专栏。

2. 图书期刊　图书期刊在中医养生科普传播中所具有的优势主要有：①定位明确，针对性强。养生类图书期刊，是针对养生专门设计出版的纸质出版物，而且为了确定杂志的整体风格，对读者群必须有明确定位，有主题鲜明、对象明确的特点，因而其内容不似报纸、电视等那样广泛，其特点在精选与深入。从养生杂志来看，最常用的读者定位方式为年龄定位，针对中青年读者，期刊风格偏时尚、鲜丽、活泼；针对中老年读者，杂志风格偏经济、稳重、质朴，同时字体要适当放大。②印刷精美。在"眼球经济"的现实下，受到其他媒体的冲击，图书和期刊越来越注重印刷质量的提升，包括纸张选择、图文混排、主题与版式的设计等。虽然耗费的成本较高，但确实提高了受众的阅读兴趣。健康养生类图书期刊尤其具有这一特点，因其大多要涉及膳食、运动、旅游等内容，须采用精美的图片，提高印刷质量，才能更加吸引读者。③图书期刊具有收藏和保存价值。平面媒体所具有的保存价值均较高，报纸的保存价值主要体现于其可作为史料佐证，而图书杂志则由于印刷日趋精美，因而也有很高的保存价值。养生类的图书期刊，常可作为馈赠佳品。

养生图书的撰写，关键在于选好主题，精选资料，细致剪裁，认真修改。养生科普期刊中的文章，其写作要点与报纸类有所不同。排版方面，为了让自己的文章更容易为读者喜闻乐见，作者尽量在写好内容基础上，对配图、排版要有自己的规划，甚至可以自己提供图片。图片质量要高，最好为原版，不要经过压缩。在文字风格方面，要照顾到整体风格，因此投稿前要进行研究。对于本科生而言，投稿养生类科普杂志，是最好的科普创作练习方式。这时目标杂志的选择不必局限于中医，只要为养生类科普杂志，均可进行投稿尝试。开始投稿时，由于与杂志社的沟通及自身科普水平所限，可能会遭到拒稿，此时一定要反复沟通，认真修改，拒稿往往是提高的契机。一段时间之后，就可以由投稿变为杂志社约稿，甚至催稿，这时尤其要注意不要产生不耐烦的情绪，更不要仓促成稿，以免影响稿件质量，进而影响养生科普的效果。

与此同时，不可否认的是，在互联网等新媒体的冲击下，以报纸期刊等为代表的平面媒体，受到了不小的影响和威胁，甚至业内有纸媒存亡的不同意见。这一威胁使得在传媒产业规模高速扩张的背景下，平面媒体并未同时出现高速扩张，仅仅维持平稳增长。这种威胁和影响，也促使平面媒体开始改变自身，接受新媒体的存在，并努力与之合作、向之靠拢，平面媒体"数字化"的趋势渐明。因此，对于中医养生科普传播者而言，需要将传统媒体与新媒体结合，才能更好地达到传播中医养生的目的。因此，在向报纸期刊投稿之前，在自己的网络空间、微信、微博中多撰写一些养生类科普文章，是快速入门的捷径，也是持续提高的好方法。

3. 广播 广播通过无线电波向受众传递主播声音，有时可以通过电话等与听众互动。其在中医养生科普传播中所具有的优势主要有：①设备简单，接受方便，覆盖面广，广播受众非常广泛。②传播迅速。广播是传播最方便迅速的媒介。③收费低廉。由于广播仅能刺激听觉，且制作简便，成本不高，因而在广播中发布广告或进行宣传，其费用相对较低。当需要进行迅速的、较大范围的中医养生理论或理念的宣传时，广播是较好的选择。广播的不足主要在于，缺乏对受众视觉的刺激，不能给予受众直观的展示。

对于广播与电视而言，养生专家大多为直接邀约，由具备一定资质（副高职称以上）的养生领域工作者配合主持人讲解，因而本科生在其中大多承担的是辅助老师进行资料搜集整理和讲稿撰写工作。这时要注意资料搜集范围要广，讲稿内容要细致，最好超越主题外一两个领域。讲稿撰写一定要注意逻辑性和条理性，并且对与节目紧密相关的重点内容和关键性语言要进行加黑或标红，以便老师进一步处理。资料搜集广，才可以从容应对可能出现的突发事件，尤其对于需要直播的节目而言，资料准备更要细致。

4. 电视 我国的电视节目非常丰富，有些地区已拥有县级电视台，随着有线电视信号的全国覆盖，多数电视能接收到 40 个以上的频道节目。电视媒体在中医养生传播中的优势在于：①内容丰富，感染力强。电视节目，可以将养生文字、声音、色彩、动作等全部熔于一炉，从视听两端起到刺激作用，在养生宣传中具有极强的直观性和感染力。②容易被人接受。电视节目内容丰富而直观，如新闻报道、热点追踪、电视剧、娱乐节目等，可以通过全方位的手段进行知识信息的传播，也可以通过各种角度对问题进行剖析，且观众在多感官刺激下，不易产生疲劳感，因而容易被人接受。电视节目还可带有较强的娱乐性，更能在养生科普传播中达到寓教于乐、潜移默化的效果。③受众广泛。据格兰研究发布的统计显示，2020 年第一季度，我国有线数字电视用户达到 2.06 亿户，有线视频点播、高清视频点播和有线终端用户均呈环比增长态势。动辄上亿的收视人群，使电视在中医养生传播中，成为一个必须重视的媒介。

与前所提及的媒体相比，在影视中，姿势动作变得十分重要。因而除了要掌握正确标准的养生方法动作外，还要对自身的身形姿态进行有意识的调整。这点可以通过多参加教学活动或科普宣讲活动而加以锻炼，在讲台上与在电视节目中出境有不少相似点，自己的微小不良习惯，如摸鼻、搓颌、频繁眨眼、眼神不定等，都会被台下听众所察知，而影响宣讲效果。日常还应注意大量搜集相关资料而扩大自身知识面，提高逻辑思维能力，从而提高自己的专业素养和应变能力。

电视的不足之处在于：①电视的素材搜集、节目制作等，成本很高，尤其养生类节目，在养生热潮影响下，反而不易做出精品。②电视节目商业化、娱乐化发展，逐利性相对较重，可能出现过度包装、过度宣传的现象，从而影响传播内容的科学性，这一现象在养生图书中也时有出现。

5. 手机网络 手机、网络等新媒体，均是基于互联网而开展，因此具有相似性。在传播媒介中，新媒体具有诸多优势，其发展日趋蓬勃，已经成为一种趋势和潮流，是中医养生科普传播必须顺应和选择的媒介途径。①颇强的互动性。在网络中，不论是通过聊天软件、邮件、论坛还是主题回复，人与人之间可以方便而迅速，甚至实时地进行交流和话题讨论。作为养生传播者，通过网络，可以实时互动，为爱好者答疑解惑。这种实时互动性，是其他媒介所不具备的。这里需要注意的是，涉及资质和法律问题，在个人网站和空间中，可做养生科普传播和养生建议，但不要进行网络诊治活动。②依赖性。上网活动的人，与进入一个小型社会相似，他们会选择在自己熟悉的网上"社会环境"中活动，与熟悉的"网友"交流。因而，在利用网络进行养生科普宣传时，一定要耐心、细心，重视每一次交流的机会，力求态度、专业、沟通或方法方面的成功和愉快的交流。在多次的活动与交流中，双方都会逐渐形成与对象间愉快的交流依赖性，以及较为固定的网络行为习惯，如每天发微博、传照片、逛论坛，手机浏览新闻、查看微信等，中医养生传播可以利用这种依赖性，使自己及受众对养生知识的浏览认知和主题互动成为日常常态。③信息量大，检索方便。网上的信息非常密集，几乎现存所有的知识均可在网上通过一定渠道获得，同时大多数网站均具有方便快捷的检索功能，可以快速找到目标信息。中医养生科普传播可以将养生知识逐步网络化，提供给受众学习使用。

新媒体最大的不足之处在于，其内容的科学性不容易把控。与大众相比，中医养生科普的传播者毕竟是规模有限的群体数量，无法保证每一个受众都能及时得到最新、最权威的养生科普知识。加之"自媒体"时代的来临，许多人可能会将自身并不成熟或不适于其他人使用的养生经验置于网络，更不能排除有些人恶意炒作、歪曲宣传，这就给受众对网络养生知识科学性的甄别带来较大的困难。

6. 宣传册　一般译为"直邮"（DM 或 IDM），最常见的是免费发放的各种宣传册，其他还有传真品、印刷品邮递、公众礼品等。印刷品主要有传单、明信片、小册子、图表、目录册、年月日历等，一般用于广告用途，也可为中医养生科普传播借鉴使用。

（二）中医养生科普传播要素

中医养生科普传播在具体实践中有一些基本要素，主要包括从业热情、传播内容及新媒体的利用等方面，需加以注意。

1. 热爱科普，认识到位　所谓"认识到位"，就是要求中医养生科普传播者的知识层次，要涵盖中医养生学及大众传播学（或科普）两方面。所谓"热爱科普"，就是要求中医养生科普传播者要对中医养生科普事业保持充沛的热情。

首先，认识科普的重要性。科学的发展，必须依靠两翼，一是科学研究与科技开发，一是科学普及。但是，当前我国整个科技卫生界一定程度上存在着重科研、轻科普的认识问题，故此表现出科研强、科普弱的现实情况。在当前的专业评价体系中，表现出较为明显的重视学术论文、专业著作、教材、课题等科研成就，忽视科普成果和科普参与度的情况，这更加剧了专业人员对科普的忽视。其实，一个真正成熟的研究者，应该有两种高水平的著作——高水平的学术著作和高水平的科普著作。国际的科技权威如此，国内如茅以升、钱学森等科学家也是如此。可以说，对于一个研究者而言，科研是事业责任，科普是社会责任。所以，医学院校、医院和每一位医疗卫生学者、工作者、研究者，应该责无旁贷地主动担负起养生科普宣传的重任。同样地，中医养生科普是中医养生专业知识、科学研究与民众实际应用之间的重要桥梁，通过中医养生科普的大众传播，才能真正发挥中医养生维护身心健康、服务社会的学科作用。已故原卫生部部长陈敏章曾说："医学科普在整个卫生事业的发展中占有重要地位，是实现'人人享有卫生保健'战略目标的一项重要保证。"所以，从事中医养生科普传播工作者，必须首先正确认识科普，重视科普。

其次，热爱中医养生科普。"兴趣是最好的老师""热爱是最大的动力"。不论从事何种事业，只有在足够的兴趣和热爱驱动下，才能在该领域内主动要求进步，不断进行自我完善和创新发展。中医养生科普也是如此，要想做好中医养生科普，最根本的就是要热爱这项崇高的事业。对中医养生科普充满热爱，就会努力学习、热情投入、主动工作，就能自发产生强烈的科普责任感，从而以严谨的科学态度和治学精神对待科普创作，向大众传播正确的养生健康知识。同时，热爱中医养生科普，才更能从科普创作中体会到乐趣，给自己持续前进的动力。

再次，完善中医养生科普知识结构。中医养生科普从业者，必须具备中医学、养生学及科普学（或大众传播学）三方面的知识结构，且要有一定的研究深度和实践经验。要将科普做好，并非易事，那种将专业内容简单处理后就向大众传播的方式，不仅不能起到理想的科普传播效果，反而会让受众在枯燥中产生厌烦情绪，从而阻碍了专业知识的普及。因此，中医养生科普者必须要有坚实的中医养生学知识体系，只有自身对中医养生保健理解得较为精深，才能将其正确、细致地加以表达，所谓"深入浅出"。中医文献卷帙浩繁，养生知识渗透其中，只有具备深厚的中医学、文字学功底，才能准确理解和发掘经典医籍、历史文献中有关养生的论述。另外，中医养生科普者还必须具备一定的科普学或大众传播学的基本知识。二者是研究科普及传播规律的专门学科，对如何进行专业知识的大众传播剖析较为透彻。学习这些学科，就能将科普传播从自发变为自觉，减少走"摸索中前进"的弯路。

2. 根于中医，科学严谨 中医养生科普传播，其传播内容必须以中医为根本，必须符合中医学的基本理论、基本原则和基本规律，即中医养生科普传播，必须要保证"中医性"。

首先，养生理论、理念的传播要符合中医基本理论。在中医养生科普传播中，涉及概念、机理、生理病理、病因等理论解释时，必须以中医学基本理论为依据。当中医养生科普传播中遇到某些中医内容较为艰深复杂，如阴阳五行理论、中医古籍条文等，但又需加以解释时，保证"中医性"应该放在第一位。当前中医养生科普传播领域出现的乱象，大多就是因为其传播内容不能保证"中医性"而引起。再深究其原因，有些是传播者本身缺乏中医专业背景，欠缺对中医的理解深度，臆造"理论"；有些则利用大众对中医的神秘感觉，刻意歪曲中医、玄化中医，甚至神化中医。这些行为不仅损害了中医形象，更对大众健康产生了非常不利的影响，是中医养生科普传播中必须抵制的。

其次，中医养生方法的传播必须符合中医基本原则和基本规律。中医养生方法在使用中必须以中医学理论为指导，符合中医规律，才能发挥正常而有利于健康的作用，否则，不仅不能养生，还可能伤生。其中，最基本的是要符合中医学的整体观念和辨证论治。中医学的整体观念，在中医养生中内化为整体和谐的观念和原则；中医学的辨证论治，在中医养生中内化为养生的个体化，即养生要辨别个体之间内外情况的差异而有区别地施以各种养生手段，如辨体质、辨形神、辨职业、辨部位等。因而，一种养生方法普适所有人，一种手段尽养身心内外上下的宣传，是违背养生中医性的，必须为中医养生科普传播所警惕和避免。

中医养生科普传播，其传播内容是针对健康的科学理论和方法，因而必须保证"科学性"。这种"科学性"，又可细分为健康性、严谨性。

首先，中医养生科普传播的最终目的在于提高生命健康质量，因此必须保证"健康性"，就是说，传播的内容必须真正有利于健康的维护和寿命的提升。中医养生科普传播中，可以对传播内容做适当修饰和通俗化处理，但这种处理必须以是否有利于健康和寿命作为衡量标准之一。在传播活动中，有时为了吸引受众，采用一些夸张的字词或语气，是必要的。但这种"夸张"，仅限于字词和语气方面，对医学和科学内容，绝不能做过度夸张处理，也不能将其功效等医学内容扩大化。如某种中药用于养生的科普，可以辅之以趣味故事，可以采用生动的字词描述其外观形象，也可以用通俗的语言解释其功效和用法等，但绝不能将其应用范围和方法随意夸大，否则会有损于健康。

其次，中医养生科普传播必须遵循"严谨性"。中医养生科普传播中使用的中医术语、古籍条文、操作方法等，必须仔细求证，甚至字斟句酌。同时，中医养生科普传播，为了使其更加通俗易懂，更加直观，可以佐以一些西医学的内容。但这些西医学内容必须保证其科学性、正确性，不能违背医学常识，更不能主观臆断，强行在中医学与西医学之间进行引用和解释。当前，由于互联网络发达，大多数专业内容都可以在网上检索到，因而中医养生科普传播时，可以加以利用和参考。对于某些自身不熟悉，且网络中也难以查找到正确解释的内容，则应从严谨性出发，坚决弃之不用。

总之，中医性、科学性是中医养生科普传播必须具备的基本性质，在此基础上，才能谈到进一步增加其趣味性、通俗性等。中医养生科普传播内容的其他属性，必须服从和服务于这两大基本属性。

3. 广搜博采，精于鉴别　中医养生科普创作的材料来源，除本身的学识及经验外，还应做到广搜博采，从而厚积薄发。这就要求在日常生活中多读书、多浏览和记录养生讯息，将有限的精力投入养生之中。同时，自古养生的发展，绝不仅仅局限于中医学领域，在留世的儒、道、释典籍及诗词歌赋、散文小说等文学作品中，大量存在着古今社会各界对养生的追求感悟和经验记录，都可以拿来与中医养生相参，或作为科普素材使用。如中国古代诗歌中，唐朝大诗人白居易有"自静其心延寿命，无求于物长精神"，南宋爱国诗人陆游有"遇事始知闻道晚，抱疴方悔养生疏"等，都是养生科普的颇佳材料。再大而言之，现有的各学科，如文学、哲学、历史学、社会学、心理学等，也有必要进行一定的涉猎，以开拓科普创作思路。现代社会是一个信息社会，还要尽可能了解国内外医学及健康领域的发展动态，避免闭门造车、闭目塞听。

在广泛涉猎、广搜博采的基础上，对搜集到的资料还需进行精心鉴别和选择。选材贵精，是保证科普成果质量的关键。养生知识系统庞杂，门类繁多，精华与糟粕并存，科普创作时必须做精细鉴别。在创作过程中，"识""术""学"三者缺一不可，且三者中以"识"最为重要。有了历史唯物主义和辩证唯物主义的"识"，才能高屋建瓴，不为古欺，不为习囿；才能吸收其精华，弃去其糟粕；才能在真伪纷争、是非难辨的资料堆中，做出果断、正确的判断。人不敢采，我则采之；人不敢用，我则用之。经典不载，有验必征；名著虽存，无稽必弃。这种实事求是的态度，必基于科普创作者卓越的"识"加大胆的魄力。

4. 重点突出，通俗易懂　科普创作要选好题目，重点突出。科普必须就某一问题进行展开，不可能面面俱到，科普一旦"泛化"，容易使受众抓不住重点而失去兴趣。因此，科普选题既要有针对性，立意还要新奇高远。另外，现代社会的人，"碎片化"阅读习惯已形成，读者往往通过标题而判定自身是否对其感兴趣，因此，现代媒体采用的标题，力求新奇、明确，直指关窍，引人注目。中医养生科普也需顺应潮流，向其学习，努力锤炼标题，所谓"题好一半文"。标题的锤炼尽量做到"新、奇、巧、趣"，要求新颖别致、朗朗上口、引人入胜，或韵味无穷。例如《灵魂的妙药——睡眠》《"枇杷"善奏"止嗽曲"》等。但是，标题的取名也要谨防低俗和文不对题。一些网络媒体文章，为了吸引点击量和阅读量，不惜采用骇人听闻的标题，或低俗的词语，更有甚者，标题和内容完全不对应，成为俗称的"标题党"，这些都是正规养生科普宣传所严格禁忌的，也是判定养生科普宣传正规与否的标准之一。

一个好的标题，大致有三种途径可以取得，一是通过不断推敲和精炼，反复琢磨内容，提炼关键词，提升趣味度而渐渐获得，可谓"吟安一个字，拈断数茎须"；二是在反复思考之后的灵光乍现，这一途径必须以上一途径作为基础，是在其久久不能取得突破情况下的"顿悟"，可谓"文章本天成，妙手偶得之"；三是依靠集体力量，在相互争论，否定与再否定的"头脑风暴"中取得最佳题目，可谓"奇文共欣赏，疑义相与析"。

养生科普创作必须注意通俗易懂。科普读物与学术论著的读者群体不同，学术论文、专著的阅读对象是专业人员，教材的阅读对象也是专业院校的师生，都属于专业内的人群；而科普读物的阅读对象主要是非专业的社会大众。科普作品主要是针对非专业人群的，一定要走出医院和学校，跳出专业的固定思维和语言表达方式，在保证科学性的基础上，力求科普内容通俗易懂，让受众读得懂、学得会、用得上。因此，中医养生科普传播，在内容上要适应读者的需求和理解能力，切忌采用过多的专业语言进行说教，多用生活中常用的知识进行讲解，用常见的事物进行比喻；结构上，要注意条分缕析，主次分明，论据充分，论证有力，佐证有趣，切忌故弄玄虚和拖沓冗长；在语言文字上，一定要采用通俗的表达方式，简明扼要，生动活泼。

不够通俗，尤其是语言文字不够通俗，是一些入门级科普写作者的通病。这种情况常常不是有意为之，而是行文中不自主地回到最熟悉的表达方式，从而造成学术名词的堆砌，无意中忽略了通俗性。但是，科普创作源于专业，必要的专业名词术语在所难免，而且少量的专业名词还能提高科普读物的可信度和权威感。所以，关键在于如何对专业名词进行通俗性地"翻译"。在创作之初，可以通过多写多练，刻意多采用口语化的表达，用周围常见事物对名词术语进行解释。经过一段时间的练习后，自然就能纠正"古板"的专业风格，使文字自然带有通俗流畅感。

还要避免矫枉过正，科普文字过于口语化，也是科普创作中常见的误区。尤其在中医养生领域，有些出版物为了抢占市场，编撰周期过短，后期校对甚少，导致文字过于口语化，甚至出现诸如"你听我说，你就这样吃，保准没错""我跟你讲"之类完全不应在正式文体中非引用部分出现的文字。科普创作的通俗化处理，也要注意"信、达、雅"，注意讲求文采，二者并不冲突，应该相辅相成。

5. 手机网络，勤加利用 互联网、手机等新媒体的力量不容忽视。有调查指出，大学生进行中医科普教育，应发挥网络和影视媒体的作用以提高效率。中医养生科普传播者要顺应社会潮流，努力学习新知，学会并熟练应用电子邮箱、论坛、微博、空间博客、即时聊天工具、新闻及音视频网站、手机应用、微信等信息发布平台，普及中医养生，捍卫养生的科学性，揭露养生假象，抨击养生乱象。以微信为例，有研究建议，中医药知识微信传播应该以权威机构及人士为主导，盈利机构及个人为辅助；传播渠道以朋友圈、公众账号为重点，传播内容应更贴近用户需求。

其中，作为专业人员，一旦决定投身养生科普，须在网络占有一席之地，尚要修身以正，直面大众。在网络上，作为传播养生的公众人物，一旦言行出现些许差错，都有可能被无限放大，甚至扭曲，这就要求传播者要有直面大众的勇气，同时也要有一颗包容的心，不能只接受"粉丝"，而拒绝质疑。

二、科普传播规范与引导

中医养生科普传播的发展，当前还处于非常稚嫩的阶段，需要扶持、规范和引导，其可行的发展策略主要有五点。

（一）政策规范

在中医养生科普传播中，政府机构应当发挥主导、规划和规范作用。在国家中医药管理局的主导下，中医养生健康科普活动已取得了不少成果。2007 年至今，由国家中医药管理局、中共中央宣传部、全国人大教科文卫委员会、全国政协教科文卫体委员会、教育部、科技部、劳动和社会保障部、农业部、卫生部、国家人口和计划生育委员会、国家广播电影电视总局、国家食品药品监督管理局、总后卫生部、中华全国总工会、共青团中央、中国科学技术协会、中华慈善总会等17部委联动举办的"中医中药中国行"大型科普宣传活动已从北京推广至全国，深入4000多个城镇，为促进中医药事业发展，提高人民健康水平作出了贡献。自2010年开始，国家中医药管理局通过培训考核，选拔组建了国家中医药管理局中医药文化科普巡讲团，已有六批共220余人，在全国各地举办了中医药文化科普巡讲活动。2014年，国家中医药管理局与原国家卫生和计划生育委员会联合发布了《中国公民中医养生保健素养》和《健康教育中医药基本内容》，推动了中医养生基本知识的普及。2017年10月18日，十九大报告提出了"健康中国"发展战略。2020年10月26日，《中共中央 国务院关于促进中医药传承创新发展的意见》明确指出要"大力普及中医养生保健知识"。

中医养生科普领域当前急需规范，这也需要由政府主导。一直以来，由于缺乏规范和监管，加上媒体有意无意地推波助澜，先后出现"刘太医""绿豆专家"等打着养生保健旗号招摇撞骗的冒牌中医养生专家。近年来，这种乱象由个人转向媒体，大量养生类媒体节目打着养生的"幌子"进行商品营销，促使国家新闻出版广电总局发出《关于做好养生类节目制作播出工作的通知》。随后，国家中医药管理局也发布通知，要求贯彻"通知"精神，做好中医药科普宣传工作。由于涉及政策层面，这里对部分内容略作引用，该局提出，"提高对规范中医养生类节目工作重要性的认识。部分养生类节目含有缺乏甚至违反医学常识的养生内容，或是进行虚假宣传，变相推销药品、保健品、器械，严重误导消费者。规范中医养生类节目，对维护人民群众生命财产安全，树立中医药良好形象意义重大，中医药管理部门要予以高度重视，正确引导广大群众了解中医养生理念与技术。同时，要配合相关部门加强对中医养生类节目的指导。各地中医药管理部门要主动向本地区广播、电视等媒体提供中医药文化与科普专家资源，加强与中医养生类节目制作机构的沟通交流，配合新闻出版广电部门，做好中医养生类节目和出版物审核和监管，推动建立中医养生类节目审查机制。中华中医药学会和各地中医药学会可根据中医养生类节目需求，推荐行业内认可的中医药文化与科普专家，并协助进行有关专家资质和节目内容审核，发现问题及时改正。禁止医疗机构变相发布中医医疗广告。要做好本地区中医医疗广告审批和监督工作，规范医疗机构行为。严禁医疗机构在中医养生类节目中以介绍养生保健常识、接受患者咨询为名，以推荐自身产品或服务为目的的变相发布中医医疗广告"。这些乱象的背后，也显示出面向大众的养生科普领域缺乏规范，进而缺少监管的法理依据，因而，急需在中医药管理部门的主导下，制定切实可行的详细规范，保证科普的健康发展。在各级科学技术协会和民政部门指导下，许多中医学术团体成立了科普分会。这些举措有力地促进了中医养生知识的正确传播。

（二）明确主体

中医养生科普传播的主体，必然是中医养生行业的学者或与养生相关的医疗工作者，医疗机构作为挂靠单位和组织联络者，也可以成为中医科普传播的主体之一。国家新闻出版广电总局已经对养生宣传主体的资质进行了一些规定，但对于医疗机构及中医养生行业的专家学者而言，应该有主动参与科普的责任意识。有文章指出，知名专家的公众信任度高，他们需要站在科普第一线，给老百姓定期做科普宣传，不给虚假商业广告留空间。对于中医养生专业的学生，尤其是硕士和博士研究生，是未来中医养生科普宣传的主力军，也应提前培养投身养生事业、传播中医养生的决心、信心和责任心。

另外，养生馆和保健场所也应该成为中医养生传播的主体和前沿阵地。当前，养生保健馆已渐趋正规，已在积极寻求对专业性的提升。作为本科生，需要以开放的思维接受养生馆类机构，参与对他们的培训、宣讲和业务素质提高课程，也是中医养生传播的一大重要内容和途径。正规的养生保健类机构，由于其体验功能，易为人所信服，因而可以成为中医养生面向大众宣传的一线，其效果甚至超过医疗机构。养生保健类机构还可以成为提高本科生自身养生动手能力及科普传播能力的实习实践基地，有助于对日常所学养生内容进行实践锻炼和提高。

（三）文化先行

中医养生与中华文化关系密切，是中华文化不可分割的重要组成部分。中国历史上，历朝历代都有专门研究、践行养生的学者，不少卓越的思想家也都为丰富、弘扬中医养生作出过贡献。所以中医养生学受传统文化影响颇深，其基本观念肇基于传统文化，经历代养生家、医学家的不断完善才得以形成；其具体方法均来自诸子百家及其传承者的思想和实践，尤其是儒、道、释三家，对中医养生影响更深。因此，中医养生传播不能脱离传统文化，否则，离开中华文化的国学思维方式与术语系统，中医养生学根本无法表达也无法思考，也难以传递给大众真正的中医养生。在传统养生文献中，更有许多有趣或发人深省的养生轶事，深入发掘整理这些文献资料，并以通俗的语言，将其作为载体进行养生文化的宣传，往往更能引起受众的兴趣。近几年，随着对养生学文献整理范围的不断扩大，在非医学文献中，已经发掘出了许多宝贵的养生思想及经验，一些典籍已逐渐列入了中医养生学必读书目中而为学界和社会公认，如《遵生八笺》《闲情偶寄》等。因此，在中医养生传播中，应该广开思路，结合传统文化、融入现代文化、文化先行，方能起到事半功倍的效果。另外，文化先行对于中医养生走出国门也有重要的作用。健康是全世界的共同关注点，因而以却病延年为目的中国养生文化，对于世界有着巨大的吸引力。近些年，以太极、功夫、孔子等文化元素为引领，中华文化得到了世界的瞩目和研究，并在世界范围内掀起了传播热潮。随着这些中华文化元素的传播，中医和中医养生也在世界范围内得到重视。可见，中华文化是中医养生走向世界的引领者。

（四）构建平台

传播需要交流，交流必须通过一定的平台，中医养生科普传播概莫能外。报刊、图书、网络、影视等媒介，都是单一传播元素，实际运用时，往往是多种媒介的综合。例如，一场大型的中医养生交流大会，会前发放的会刊及各种资料，属于杂志、宣传册等媒介；开会时专家、单位代表、个人代表的宣讲，带有影视、广播等视听性质；会议间歇可能开展的养生体验、交流，乃至游览活动，带有体验、操作的性质，也是媒介的一种；会后各媒体的新闻报道，更综合了报纸、杂志、影视、网络等媒介。可以看出，交流大会就像一个平台，综合利用各种媒介，从而提升传播效果，而各种媒介也在利用平台，获取最新信息，促进相互交流和自我发展。这种利用平台将各种传播媒体综合，从而扩大中医养生传播效果的方法，也可称为"资源整合"。可供中医养生科普传播构建使用的平台类型，大致有三类，即会议、学术团体、新媒体等，其中，新媒体在传播媒介中已进行介绍，这里从略。

1. 会议　几乎所有的会议形式均可为中医养生传播所使用，如学术交流会议、宣讲培训会、推介会、博览会、研讨会等。

学术交流会，是中医养生专业领域最常见的传播平台。由于中医养生具有很强的可开发性和大众性，因而养生学术交流会不应当、也不可能完全局限于专业群体。养生会议大多会吸收专业领域外的人群参与，而且他们也愿意与专业群体进行咨询、讨论，这是对中医养生很好的传播。所以，即使是专业性的中医养生学术交流会，其养生传播的平台功能也不可忽视。为了办好养生交流会，还需要寻找企事业单位合作，以保证策划完善、资金充足、准备充分、人员齐备、会务顺利。

中医养生领域现在最常见的面向大众的会议传播平台，是宣讲培训会。宣讲培训会可分为宣讲会和培训会，二者可分可合，其规模可大可小。宣讲会主题是进行养生教育，为某一特定养生内容而召开，可以为养生理论讲解、理念普及、方法宣传等。当前社会的宣讲会，常见者如各种针对老年人的宣讲会，由于主要为商业主导，因而多渗透一些商业行为，如在免费体检、产品体验下的产品推介、购买指导等。有时商业化过度，会产生一些纠纷，必须加以规范约束。培训会主要针对已有一定中医养生基础的人群，通过养生培训，而进一步提高他们的专业水平。这种深造、提高性质的中医养生传播，也必须予以关注。因为培训会往往针对的是中医养生一线的从业人员，他们多来自各种养生馆、养生会所和其他社会养生机构，将他们的专业水平提升，有助于提高中医养生的接受度和社会满意度，有利于中医养生科普传播。培训会的讲授者主要是高等院校或大型医疗机构中有一定资历的中医养生工作者，本科生时常也可参与其中。推介会与宣讲会相似，只是商业气氛更浓；研讨会与宣讲会相似，而交流气氛更好，故此二者从略。

博览会，是各种会议内容的综合。一场大型博览会往往由政府机构主导，社会各界积极参与。养生健康类博览会，一般包括专家宣讲、嘉宾交流、企业宣传、产品展示、现场体验等，会场分为多个区域，如交流区、展示区、体验区等，为了方便成果转化和合作交流，还可设置合作洽谈区。有时博览会主题较多时，还可以分为多个分会场。博览会多固定周期开放，有些较为成功的养生健康类博览会，往往成为业内盛事而吸引各界蜂拥参与，对传播养生非常有利。

2. 学术团体　中医养生类学术团体，也是养生资源整合的良好平台之一。我国的中医养生类学术团体，是由从事中医养生类工作的，或中医养生爱好者为了更好地研究和交流中医养生，推动中医养生发展而自愿发起的，有一定结构形式和制度的非营利性学术组织。这种学术团体可以较为专业，也可以是非专业性的横向联合。由于中医养生的特殊性，一般中医养生类学术团体很少为纯中医专业性，至少要联合或吸纳儒释道等传统文化界的养生研究者，有时还要吸纳国外健康领域的研究者。中医养生类学术团体，由于以中医养生领域的研究者为基础，担负着向大众宣传正确的中医养生理念及方法的责任，因而虽然必须以专业为主导，但又不能过于专业化。以之为平台，可以开展和整合所有中医养生科普传播方法。大致而言，中医养生类学术团体可用于传播养生的方法和活动有主办中医养生学术会议、博览会，提供养生政策制定的咨询和参考，整合专家资源，在电台、电视台进行养生宣讲或制作养生节目，提供区域内的养生培训和养生认证，向大众提供养生参考，中医养生市场的专业性监督，通过其他活动沟通专家和大众等。

（五）影视策划

影视媒体，以其生动性，成为大众喜闻乐见、接受度非常高的传播工具和渠道。影视节目、影视产品的制作十分不易，要想真正做出一个好的影视产品，需要较大的投资、庞大的策划和制作团队、广泛而通畅的宣传渠道等。但是，也要看到，一旦制作成功，其宣传效果有时会好得出人意料。当前的中医养生影视产品制作，还仅限于电视养生类节目，以及面向大众的养生视频等，缺乏专门为中医养生而策划拍摄的电视剧或电影。不过，在一些含有养生元素的电视剧中，已经可以看到养生影视的影响力，如电视剧《红楼梦》中渗透的饮食养生元素，已经是"红学"的重要研究内容；各种功夫电影中涉及修心养性理念及方法，为功夫片的流行增色不少。立足当前，中医养生科普传播者可以从网络开始，将养生心悟、养生活动、养生方法等以视频方式，在网上对养生文化予以展示，逐渐吸引制作团队进行更精深的影视制作。

　　总之，人民大众需要中医养生，呼唤养生科普。中医养生科普传播，应该努力培养、造就一支热爱科普、甘于奉献、具有合理知识结构的人才队伍，在确保中医性、科学性的基础上，利用各种媒介，以通俗、生动的形式，向大众传播正确的中医养生保健知识。历经几千年检验的中医养生，只有通过深入浅出的表达，大众才能看得懂、用得上，才能扩大影响、广为传播。

主要参考书目

［1］黄帝内经素问.北京：人民卫生出版社，1956.

［2］灵枢经.北京：人民卫生出版社，1963.

［3］杨上善.黄帝内经太素.北京：人民卫生出版社，1981.

［4］孙思邈.备急千金要方.北京：人民卫生出版社，1982.

［5］葛洪.抱朴子.上海：上海书店，1986.

［6］高濂.遵生八笺.成都：巴蜀书社，1988.

［7］曹庭栋.养生随笔.上海：上海古籍出版社，1989.

［8］陈直撰，邹铉续增.寿亲养老新书.上海：上海古籍出版社，1990.

［9］丁光迪校注.太清导引养生经 养性延命录.北京：中国中医药出版社，1993.

［10］龚廷贤.寿世保元.北京：人民卫生出版社，1993.

［11］马烈光，李英华.养生康复学.北京：中国中医药出版社，2005.

［12］马烈光.中医养生保健学.北京：中国中医药出版社，2009.

［13］马烈光.中医养生学.北京：中国中医药出版社，2012.

［14］王琦.中医未病学.北京：中国中医药出版社，2015.

［15］马烈光，蒋力生.中医养生学.北京：中国中医药出版社，2016.

［16］陈涤平.中医治未病学概论.北京：中国中医药出版社，2017.

［17］蒋力生，马烈光.中医养生保健研究.北京：人民卫生出版社，2017.

［18］马烈光，樊旭.中医养生学导论.北京：中国中医药出版社，2020.

全国中医药行业高等教育"十四五"规划教材

全国高等中医药院校规划教材(第十一版)

教材目录(第一批)

注:凡标☆号者为"核心示范教材"。

(一)中医学类专业

序号	书　名	主　编		主编所在单位	
1	中国医学史	郭宏伟	徐江雁	黑龙江中医药大学	河南中医药大学
2	医古文	王育林	李亚军	北京中医药大学	陕西中医药大学
3	大学语文	黄作阵		北京中医药大学	
4	中医基础理论☆	郑洪新	杨　柱	辽宁中医药大学	贵州中医药大学
5	中医诊断学☆	李灿东	方朝义	福建中医药大学	河北中医学院
6	中药学☆	钟赣生	杨柏灿	北京中医药大学	上海中医药大学
7	方剂学☆	李　冀	左铮云	黑龙江中医药大学	江西中医药大学
8	内经选读☆	翟双庆	黎敬波	北京中医药大学	广州中医药大学
9	伤寒论选读☆	王庆国	周春祥	北京中医药大学	南京中医药大学
10	金匮要略☆	范永升	姜德友	浙江中医药大学	黑龙江中医药大学
11	温病学☆	谷晓红	马　健	北京中医药大学	南京中医药大学
12	中医内科学☆	吴勉华	石　岩	南京中医药大学	辽宁中医药大学
13	中医外科学☆	陈红风		上海中医药大学	
14	中医妇科学☆	冯晓玲	张婷婷	黑龙江中医药大学	上海中医药大学
15	中医儿科学☆	赵　霞	李新民	南京中医药大学	天津中医药大学
16	中医骨伤科学☆	黄桂成	王拥军	南京中医药大学	上海中医药大学
17	中医眼科学	彭清华		湖南中医药大学	
18	中医耳鼻咽喉科学	刘　蓬		广州中医药大学	
19	中医急诊学☆	刘清泉	方邦江	首都医科大学	上海中医药大学
20	中医各家学说☆	尚　力	戴　铭	上海中医药大学	广西中医药大学
21	针灸学☆	梁繁荣	王　华	成都中医药大学	湖北中医药大学
22	推拿学☆	房　敏	王金贵	上海中医药大学	天津中医药大学
23	中医养生学	马烈光	章德林	成都中医药大学	江西中医药大学
24	中医药膳学	谢梦洲	朱天民	湖南中医药大学	成都中医药大学
25	中医食疗学	施洪飞	方　泓	南京中医药大学	上海中医药大学
26	中医气功学	章文春	魏玉龙	江西中医药大学	北京中医药大学
27	细胞生物学	赵宗江	高碧珍	北京中医药大学	福建中医药大学

序号	书 名	主 编		主编所在单位	
28	人体解剖学	邵水金		上海中医药大学	
29	组织学与胚胎学	周忠光	汪 涛	黑龙江中医药大学	天津中医药大学
30	生物化学	唐炳华		北京中医药大学	
31	生理学	赵铁建	朱大诚	广西中医药大学	江西中医药大学
32	病理学	刘春英	高维娟	辽宁中医药大学	河北中医学院
33	免疫学基础与病原生物学	袁嘉丽	刘永琦	云南中医药大学	甘肃中医药大学
34	预防医学	史周华		山东中医药大学	
35	药理学	张硕峰	方晓艳	北京中医药大学	河南中医药大学
36	诊断学	詹华奎		成都中医药大学	
37	医学影像学	侯 键	许茂盛	成都中医药大学	浙江中医药大学
38	内科学	潘 涛	戴爱国	南京中医药大学	湖南中医药大学
39	外科学	谢建兴		广州中医药大学	
40	中西医文献检索	林丹红	孙 玲	福建中医药大学	湖北中医药大学
41	中医疫病学	张伯礼	吕文亮	天津中医药大学	湖北中医药大学
42	中医文化学	张其成	臧守虎	北京中医药大学	山东中医药大学

（二）针灸推拿学专业

序号	书 名	主 编		主编所在单位	
43	局部解剖学	姜国华	李义凯	黑龙江中医药大学	南方医科大学
44	经络腧穴学☆	沈雪勇	刘存志	上海中医药大学	北京中医药大学
45	刺法灸法学☆	王富春	岳增辉	长春中医药大学	湖南中医药大学
46	针灸治疗学☆	高树中	冀来喜	山东中医药大学	山西中医药大学
47	各家针灸学说	高希言	王 威	河南中医药大学	辽宁中医药大学
48	针灸医籍选读	常小荣	张建斌	湖南中医药大学	南京中医药大学
49	实验针灸学	郭 义		天津中医药大学	
50	推拿手法学☆	周运峰		河南中医药大学	
51	推拿功法学☆	吕立江		浙江中医药大学	
52	推拿治疗学☆	井夫杰	杨永刚	山东中医药大学	长春中医药大学
53	小儿推拿学	刘明军	邰先桃	长春中医药大学	云南中医药大学

（三）中西医临床医学专业

序号	书 名	主 编		主编所在单位	
54	中外医学史	王振国	徐建云	山东中医药大学	南京中医药大学
55	中西医结合内科学	陈志强	杨文明	河北中医学院	安徽中医药大学
56	中西医结合外科学	何清湖		湖南中医药大学	
57	中西医结合妇产科学	杜惠兰		河北中医学院	
58	中西医结合儿科学	王雪峰	郑 健	辽宁中医药大学	福建中医药大学
59	中西医结合骨伤科学	詹红生	刘 军	上海中医药大学	广州中医药大学
60	中西医结合眼科学	段俊国	毕宏生	成都中医药大学	山东中医药大学
61	中西医结合耳鼻咽喉科学	张勤修	陈文勇	成都中医药大学	广州中医药大学
62	中西医结合口腔科学	谭 劲		湖南中医药大学	

（四）中药学类专业

序号	书　名	主　编		主编所在单位	
63	中医学基础	陈　晶	程海波	黑龙江中医药大学	南京中医药大学
64	高等数学	李秀昌	邵建华	长春中医药大学	上海中医药大学
65	中医药统计学	何　雁		江西中医药大学	
66	物理学	章新友	侯俊玲	江西中医药大学	北京中医药大学
67	无机化学	杨怀霞	吴培云	河南中医药大学	安徽中医药大学
68	有机化学	林　辉		广州中医药大学	
69	分析化学（上）（化学分析）	张　凌		江西中医药大学	
70	分析化学（下）（仪器分析）	王淑美		广东药科大学	
71	物理化学	刘　雄	王颖莉	甘肃中医药大学	山西中医药大学
72	临床中药学☆	周祯祥	唐德才	湖北中医药大学	南京中医药大学
73	方剂学	贾　波	许二平	成都中医药大学	河南中医药大学
74	中药药剂学☆	杨　明		江西中医药大学	
75	中药鉴定学☆	康廷国	闫永红	辽宁中医药大学	北京中医药大学
76	中药药理学☆	彭　成		成都中医药大学	
77	中药拉丁语	李　峰	马　琳	山东中医药大学	天津中医药大学
78	药用植物学☆	刘春生	谷　巍	北京中医药大学	南京中医药大学
79	中药炮制学☆	钟凌云		江西中医药大学	
80	中药分析学☆	梁生旺	张　彤	广东药科大学	上海中医药大学
81	中药化学☆	匡海学	冯卫生	黑龙江中医药大学	河南中医药大学
82	中药制药工程原理与设备	周长征		山东中医药大学	
83	药事管理学☆	刘红宁		江西中医药大学	
84	本草典籍选读	彭代银	陈仁寿	安徽中医药大学	南京中医药大学
85	中药制药分离工程	朱卫丰		江西中医药大学	
86	中药制药设备与车间设计	李　正		天津中医药大学	
87	药用植物栽培学	张永清		山东中医药大学	
88	中药资源学	马云桐		成都中医药大学	
89	中药产品与开发	孟宪生		辽宁中医药大学	
90	中药加工与炮制学	王秋红		广东药科大学	
91	人体形态学	武煜明	游言文	云南中医药大学	河南中医药大学
92	生理学基础	于远望		陕西中医药大学	
93	病理学基础	王　谦		北京中医药大学	

（五）护理学专业

序号	书　名	主　编		主编所在单位	
94	中医护理学基础	徐桂华	胡　慧	南京中医药大学	湖北中医药大学
95	护理学导论	穆　欣	马小琴	黑龙江中医药大学	浙江中医药大学
96	护理学基础	杨巧菊		河南中医药大学	
97	护理专业英语	刘红霞	刘　娅	北京中医药大学	湖北中医药大学
98	护理美学	余雨枫		成都中医药大学	
99	健康评估	阚丽君	张玉芳	黑龙江中医药大学	山东中医药大学

序号	书 名	主 编		主编所在单位	
100	护理心理学	郝玉芳		北京中医药大学	
101	护理伦理学	崔瑞兰		山东中医药大学	
102	内科护理学	陈 燕	孙志岭	湖南中医药大学	南京中医药大学
103	外科护理学	陆静波	蔡恩丽	上海中医药大学	云南中医药大学
104	妇产科护理学	冯 进	王丽芹	湖南中医药大学	黑龙江中医药大学
105	儿科护理学	肖洪玲	陈偶英	安徽中医药大学	湖南中医药大学
106	五官科护理学	喻京生		湖南中医药大学	
107	老年护理学	王 燕	高 静	天津中医药大学	成都中医药大学
108	急救护理学	吕 静	卢根娣	长春中医药大学	上海中医药大学
109	康复护理学	陈锦秀	汤继芹	福建中医药大学	山东中医药大学
110	社区护理学	沈翠珍	王诗源	浙江中医药大学	山东中医药大学
111	中医临床护理学	裘秀月	刘建军	浙江中医药大学	江西中医药大学
112	护理管理学	全小明	柏亚妹	广州中医药大学	南京中医药大学
113	医学营养学	聂 宏	李艳玲	黑龙江中医药大学	天津中医药大学

（六）公共课

序号	书 名	主 编		主编所在单位	
114	中医学概论	储全根	胡志希	安徽中医药大学	湖南中医药大学
115	传统体育	吴志坤	邵玉萍	上海中医药大学	湖北中医药大学
116	科研思路与方法	刘 涛	商洪才	南京中医药大学	北京中医药大学

（七）中医骨伤科学专业

序号	书 名	主 编		主编所在单位	
117	中医骨伤科学基础	李 楠	李 刚	福建中医药大学	山东中医药大学
118	骨伤解剖学	侯德才	姜国华	辽宁中医药大学	黑龙江中医药大学
119	骨伤影像学	栾金红	郭会利	黑龙江中医药大学	河南中医药大学洛阳平乐正骨学院
120	中医正骨学	冷向阳	马 勇	长春中医药大学	南京中医药大学
121	中医筋伤学	周红海	于 栋	广西中医药大学	北京中医药大学
122	中医骨病学	徐展望	郑福增	山东中医药大学	河南中医药大学
123	创伤急救学	毕荣修	李无阴	山东中医药大学	河南中医药大学洛阳平乐正骨学院
124	骨伤手术学	童培建	曾意荣	浙江中医药大学	广州中医药大学

（八）中医养生学专业

序号	书 名	主 编		主编所在单位	
125	中医养生文献学	蒋力生	王 平	江西中医药大学	湖北中医药大学
126	中医治未病学概论	陈涤平		南京中医药大学	